高等医学教育课程创新
纸数融合系列教材

供临床、预防、基础、急救、全科医学、口腔、麻醉、影像、药学、检验、护理、法医、生物工程等专业使用

病理生理学

主　编　姜志胜
副主编　孙连坤　杨旭芳　郝　雷　舒　旭
编　者　（按姓氏笔画排序）

王　佐　南华大学
王中群　江苏大学
王向红　河南科技大学
王建丽　山东大学
孙连坤　吉林大学
李淑莲　河南大学
杨　勤　贵州医科大学
杨旭芳　牡丹江医学院
张　灵　吉林大学
张华莉　中南大学
陈燕玲　遵义医科大学
郝　雷　内蒙古医科大学
姜志胜　南华大学
郭　芳　南华大学
唐　群　湖南中医药大学
舒　旭　湖南医药学院
谭红梅　中山大学
魏　蕾　武汉大学

华中科技大学出版社
http://www.hustp.com
中国·武汉

内 容 简 介

本书是高等医学教育课程创新纸数融合系列教材。

本书共十九章，主要内容包括绪论，疾病概论，水、电解质代谢紊乱，酸碱平衡紊乱，糖代谢紊乱，脂代谢紊乱，缺氧，发热，应激，细胞功能异常与疾病，凝血与抗凝血平衡紊乱，休克，缺血-再灌注损伤，心功能不全等。

本书可供临床、预防、基础、急救、全科医学、口腔、麻醉、影像、药学、检验、护理、法医、生物工程等专业使用。

图书在版编目(CIP)数据

病理生理学/姜志胜主编.—武汉:华中科技大学出版社,2021.1(2023.8 重印)
ISBN 978-7-5680-6860-4

Ⅰ.①病…　Ⅱ.①姜…　Ⅲ.①病理生理学-高等学校-教材　Ⅳ.①R363

中国版本图书馆 CIP 数据核字(2021)第 014391 号

病理生理学　　　　　　　　　　　　　　　　　　　　　　　　　　　　　　　　姜志胜　主编
Bingli Shenglixue

策划编辑:周　琳
责任编辑:毛晶晶
封面设计:原色设计
责任校对:刘　竣
责任监印:周治超
出版发行:华中科技大学出版社(中国·武汉)　　　　电话:(027)81321913
　　　　　武汉市东湖新技术开发区华工科技园　　　　邮编:430223
录　　排:华中科技大学惠友文印中心
印　　刷:武汉科源印刷设计有限公司
开　　本:889mm×1194mm　1/16
印　　张:20.5
字　　数:609 千字
版　　次:2023 年 8 月第 1 版第 3 次印刷
定　　价:59.80 元

高等医学教育课程创新纸数融合系列教材
编委会

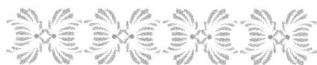

网络增值服务使用说明

欢迎使用华中科技大学出版社医学资源网yixue.hustp.com

1.教师使用流程

（1）登录网址：http://yixue.hustp.com （注册时请选择教师用户）

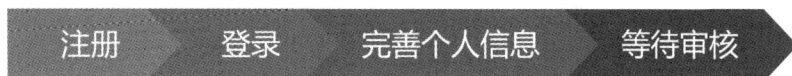

注册 ▶ 登录 ▶ 完善个人信息 ▶ 等待审核

（2）审核通过后，您可以在网站使用以下功能：

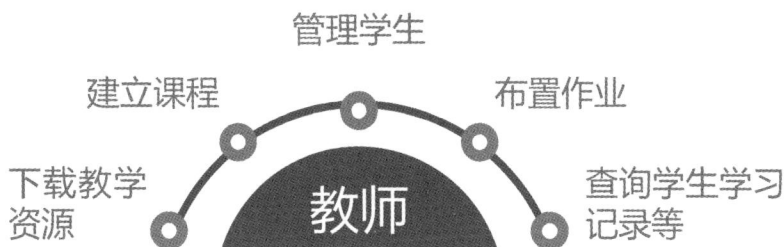

管理学生

建立课程　　　　　　　　布置作业

下载教学资源　　　　教师　　　　查询学生学习记录等

2.学员使用流程

建议学员在PC端完成注册、登录、完善个人信息的操作。

（1）PC端学员操作步骤

①登录网址：http://yixue.hustp.com （注册时请选择普通用户）

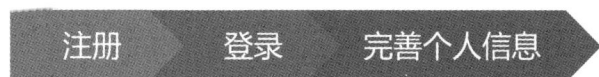

注册 ▶ 登录 ▶ 完善个人信息

② 查看课程资源

如有学习码，请在个人中心-学习码验证中先验证，再进行操作。

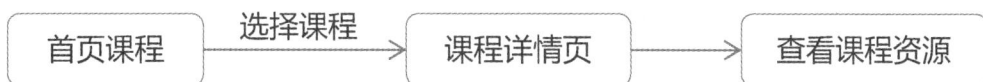

首页课程 ──选择课程──▶ 课程详情页 ──▶ 查看课程资源

（2） 手机端扫码操作步骤

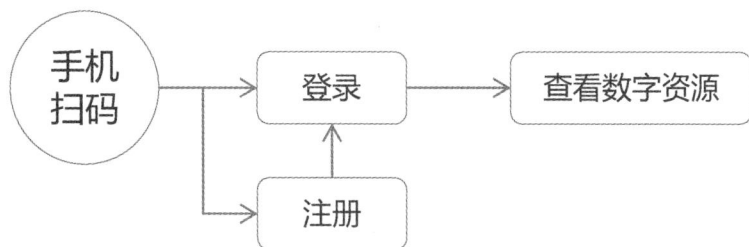

手机扫码 ──▶ 登录 ──▶ 查看数字资源

手机扫码 ──▶ 注册 ──▶ 登录

总序

Zongxu

《国务院办公厅关于深化医教协同进一步推进医学教育改革与发展的意见》指出："医教协同推进医学教育改革与发展,加强医学人才培养,是提高医疗卫生服务水平的基础工程,是深化医药卫生体制改革的重要任务,是推进健康中国建设的重要保障""始终坚持把医学教育和人才培养摆在卫生与健康事业优先发展的战略地位。"我国把质量提升作为本科教育改革发展的核心任务,发布落实了一系列政策,有效促进了本科教育质量的持续提升。而随着健康中国战略的不断推进,加大了对卫生人才培养支持力度。尤其在遵循医学人才成长规律的基础上,要求不断提高医学青年人才的创新能力和实践能力。

为了更好地适应新形势下人才培养的需求,按照《国务院办公厅关于深化医教协同进一步推进医学教育改革与发展的意见》《国家中长期教育改革和发展规划纲要(2010—2020年)》《国家中长期人才发展规划纲要(2010—2020年)》等文件精神要求,进一步出版高质量教材,加强教材建设,充分发挥教材在提高人才培养质量中的基础性作用,培养医学人才。在认真、细致调研的基础上,在教育部相关医学专业专家和部分示范院校领导的指导下,我们组织了全国50多所高等医药院校的近200位老师编写了这套高等医学教育课程创新纸数融合系列教材,并得到了参编院校的大力支持。

本套教材充分反映了各院校的教学改革成果和研究成果,教材编写体系和内容均有所创新,在编写过程中重点突出以下特点:

(1)教材定位准确,突出实用、适用、够用和创新的"三用一新"的特点。

(2)教材内容反映最新教学和临床要求,紧密联系最新的教学大纲、临床执业医师资格考试的要求,整合和优化课程体系和内容,贴近岗位的实际需要。

(3)以强化医学生职业道德、医学人文素养教育和临床实践能力培养为核心,推进医学基础课程与临床课程相结合,转变重理论而轻临床实践,重医学而轻职业道德和人文素养的传统观念,注重培养学生临床思维能力和临床实践操作能力。

(4)问题式学习(PBL)与临床案例进行结合,通过案例与提问激发学生学习的热情,以学生为中心,利于学生主动学习。

本套教材得到了专家和领导的大力支持与高度关注,我们衷心希望这套教材能在相关课程的教学中发挥积极作用,并得到读者的青睐。我们也相信这套教材在使用过程中,通过教学实践的检验和实际问题的解决,能不断得到改进、完善和提高。

高等医学教育课程创新纸数融合系列教材
编写委员会

前言

Qianyan

　　五年制医学教育是我国医学教育的主流,"病理生理学"是高等医学院校五年制临床专业本科生的必修课之一,它研究疾病发生、发展的一般规律与机制,是由基础医学过渡到临床医学的一门十分重要的桥梁课程。学好病理生理学有助于把握疾病的本质和发展趋向,揭示疾病的本质。

　　随着我国高等医学教育的蓬勃发展和教学改革的不断深化,亟须编写多层次的病理生理学教材以更好地满足医学人才培养的需要。为此,来自全国多所医学院校的病理生理学教师根据自己多年的教学经验和科研成果,共同完成了本教材的编写工作。为了突出病理生理学课程的"桥梁"功能,本教材在阐述基本知识、基本理论的同时,还引用了一些临床案例和临床资料,以便学生尽早地将基础理论和临床实践相结合,以培养学生理论联系实际的能力。为了便于学生自学,本教材在每章之初提出了学习目标,章末有学习小结和复习思考题。由于病理生理学涉及面广、发展迅速,本教材除保留一些经典内容外,还以"延伸阅读"的形式补充了一些有价值的新观点、新资料,力求反映病理生理学发展的新动向、新水平。同时,为了提高学生医学专业英语能力,本教材增加了病理生理学专业英语词汇,并将其汇总于书后以供查阅。

　　在本教材编写过程中,得到了编者所在单位的大力支持,在此谨致谢意。由于编写时间仓促、编写经验及水平有限,虽经多次审阅和修改,书中疏漏之处仍在所难免,欢迎广大教师、学生在使用过程中提出批评与建议。

姜志胜

目录

Mulu

第一章　绪　论

本章PPT

学习目标

1. 掌握　病理过程的概念。
2. 熟悉　病理生理学的任务、性质、内容和地位。
3. 了解　病理生理学的研究方法和病理生理学的发展简史和未来趋势。

病理生理学(pathophysiology)是研究疾病发生、发展和转归的规律及其机制的科学,着重从功能和代谢的角度探讨患病机体的生命活动规律,其任务是揭示疾病的本质,为疾病的防治提供理论和实践依据。

第一节　病理生理学的性质、内容和地位

一、病理生理学的学科性质

病理生理学属于医学基础课,是一门与多种学科密切联系的综合性学科,着重从功能和代谢的角度探讨疾病本质。它需要综合运用正常人体中功能、代谢、形态和组织、细胞、基因以及心理和环境等各方面的相关知识,再通过科学的思维方法进行分析并应用到患病机体,从而正确地认识疾病的发生、发展规律及其机制。因此,病理生理学与人体解剖学、组织胚胎学、生物学、生理学、病理学、生物化学、微生物学、免疫学、分子生物学、医学遗传学、药理学等多种医学基础学科密切相关。这些医学基础学科的每一个重大进展都有力地促进了病理生理学的发展,例如生物化学、细胞生物学、分子生物学和结构生物学的进展和渗透,使病理生理学的研究从细胞水平进入分子水平,特别是人类基因组计划的巨大进展为遗传性疾病等以往难以认识的疾病的研究开拓了新的领域,揭示了新的发病机制和防治策略。所以,熟悉和掌握好上述相关学科的基本理论及其先进技术和方法,是学好病理生理学的重要条件。

病理生理学又是一门沟通基础医学与临床医学的桥梁学科。病理生理学的研究对象是患病机体,因此它有责任引导医学生完成从正常人体有关知识的学习向患病机体认识的过渡,病理生理学的知识在基础医学与内科学、外科学、妇产科学、儿科学等临床医学各学科之间架起联系的"桥梁",在医学教育中发挥承前启后的作用。

二、病理生理学的研究内容

病理生理学的研究范围非常广泛,既包括各种疾病发生、发展过程中存在的共同变化和规律,又包括每种疾病中的特殊变化和规律。任何疾病以及采用实验动物复制的各种疾病模型,都存在病理生理学问题。由于疾病种类繁多,内容庞杂,病理生理学作为一门基础学科,不可能也没有必要把它们都纳入其研究的内容,各种具体疾病的特殊变化和规律将分别在临床相关学科中学习。病理生理学侧重研究在多种疾病发生、发展过程中出现的一些普遍的、规律性的问题,主要包括疾病概论、基本病理过程和系统病理生理学三个部分内容。

（一）疾病概论

疾病概论又称病理生理学总论,主要讨论疾病的概念,疾病发生、发展过程中的普遍规律,如疾病发生的原因和条件,疾病发生、发展及转归的基本机制和规律等,从而为正确理解和掌握具体疾病的特殊规律打下基础。

（二）基本病理过程

基本病理过程简称病理过程(pathological process),主要是指在各种不同疾病中出现的共同的、成套的功能、代谢与结构变化。例如,水、电解质和酸碱平衡紊乱,缺氧,发热,缺血-再灌注损伤,休克,弥散性血管内凝血等。

（三）系统病理生理学

系统病理生理学(systemic pathophysiology)又称病理生理学各论,主要论述体内几个重要的器官系统在一些常见疾病的发生、发展过程中,可能出现的一些常见而共同的病理生理变化。例如,循环系统中的心力衰竭、呼吸系统中的呼吸衰竭、肝胆系统中的肝功能衰竭、泌尿系统中的肾功能衰竭等。

三、病理生理学的地位

病理生理学在医学中占据十分重要的地位。这种地位主要体现在以下几个方面:①掌握病理生理学知识可为疾病的正确诊断和治疗打下基础。病理生理学以患病机体为研究对象,寻找疾病的原因和条件,研究患病机体的各种功能、代谢变化及其发生机制,探讨患者体内变化与各种临床表现之间的关系,深入认识疾病的本质,从而有助于正确地诊断疾病,并制订合理有效的治疗方案。因此,对于医学生来说,掌握好病理生理学相关知识是学好临床医学知识的重要前提。②病理生理学的研究成果不断促进临床医学的发展,甚至使其发生重大变革。例如,有关休克、肝性脑病、动脉粥样硬化等的病理生理学研究成果的应用,不仅使临床医学中某些理论发生了根本的变革,而且使相应疾病的防治水平不断获得提高。③深入认识疾病发生、发展的机制是研发现代新药的重要前提。任何药物进入人体后都是通过作用于特定组织细胞内的特定分子(如某些蛋白质和核酸等生物大分子)而生效的。这种能被药物作用并发挥药效的特定分子称为药物靶标(drug target)。探索和确定与特定疾病有关的靶标分子是现代新药开发的基础,只有深入认识疾病的发生、发展机制,才有可能明确针对具体疾病的药物靶标,并通过这些靶标研发出新药。

第二节　病理生理学的主要研究方法

病理生理学是理论性和实践性都很强的学科。要揭示人体疾病中隐藏的规律,必须从事科学研究。病理生理学常用的研究方法如下。

一、流行病学调查

流行病学调查(epidemiology survey)主要用于病因学研究,它既包括对疾病发生的年龄、性别、职业等有关疾病的分布和构成方面的调查,也包括对疾病与气候、水质、生活习惯、营养、遗传、生物大分子改变等各种因素之间关系的调查。通过流行病学调查,人们可以从宏观上探索疾病发生的原因和条件,阐明疾病发生、发展的规律和趋势,并为疾病的防治提供重要依据。近年来,尽管分子流行病学研究取得不断的进展,但一般情况下,流行病学调查属于群体水平的研究,只能为深入研究病因学提供定向性的依据,而病因的真正确定有赖于实验研究,尤其是动物实验研究。

二、临床研究

临床研究(clinical study)包括临床观察和临床试验研究。在尽量不增加患者痛苦和不损害患者健康的前提下,对患者进行周密细致的临床观察和必要的临床检测,例如,使用脑电图、心电图、B超、CT、磁共振等无创性技术进行检查,或采集患者血液、尿液、脑脊液及活检组织等标本进行检测,以深入了解疾病的发生机制及其发展过程中机体的功能、代谢和形态结构的动态变化,为揭示疾病的本质提供最直接的资料。为了探索疾病的动态发展规律,不仅需要在患者的急性发病期间进行临床研究,往往还需要对患者进行长期随访。

延伸阅读

三、动物实验

基于医学伦理和人道主义原则,不允许在人体进行破坏性或创伤性试验,因此,动物实验(animal experiment)在病理生理学研究中占有十分重要的地位,是病理生理学最主要的研究方法。动物实验指在动物体内复制人类疾病的模型或筛选动物自发的类似人类疾病的模型,人为地控制各种条件,对其功能、代谢变化进行动态观察、记录,分析其变化规律,并对其进行实验性治疗、探讨治疗,分析疗效。例如,1908年,Ignatowski等人首次报道用高胆固醇饲料饲喂家兔引发类似动脉粥样硬化(atherosclerosis,AS)的病变,复制出第一个实验性AS家兔模型。随着分子生物学和细胞分子遗传学的发展,以定位转移外源基因为原理的转基因动物模型(transgenic animal model)和以基因同源重组为原理的基因敲除动物模型(gene knockout animal model)得到广泛的应用。如ApoB100转基因鼠、ApoE基因敲除鼠和LDL受体基因敲除鼠都可发生明显的AS病变,且具有人类粥样瘤的典型特征。

动物实验一方面能从整体水平(神经-体液-器官-分子)体现临床疾病的特征,并具有实验条件可严格控制、实验数量足够且可重复、可进行无创或有创性指标检测、可取出组织或器官直接进行进一步研究等优点;另一方面,也存在种属差异、主观感觉难以了解等局限性。因此,动物实验的结果不能不经分析机械地、简单地完全用于指导临床。只有将动物实验的结果和临床资料进行相互比较、分析和综合,才能为临床工作提供借鉴和参考,并为探讨临床疾病的病因、发病机制及防治提供实验依据。

四、离体器官实验

离体器官实验(experiment on isolated organ)通常是指将动物器官摘出体外,在人工环境中培养,观察其在某些因素作用下发生的功能、代谢变化的方法。离体器官实验的优点是可排除神经调节因素造成的干扰,集中研究某一种或几种体液因素对疾病发生、发展的影响;缺点是离体状态下器官功能难以长久维持,不适于慢性疾病或慢性病理过程的实验研究。同时,在体外环境下单独研究某一器官、组织的功能、代谢或形态结构的变化不一定能完全真实地反映疾病时机体内的实际情况。

五、细胞实验

细胞实验(cellular experiment)是指将来源于人体或动物某些组织器官的细胞分离出来或使用细胞系,采用适当的培养液在体外进行培养,以达到不同研究目的的方法。采用这种方法既可以建立细胞病理模型,也可通过观察某些处理因素对细胞功能、代谢、形态结构的影响,从而对疾病过程中的细胞机制进行研究。细胞实验因细胞来源丰富、研究条件便于控制、实验周期短、研究结果重复性好、便于进行基因操控等而广泛应用于病理生理学研究。其缺点是与整体差别大,所得结果必须在整体水平进行检验。

六、分子生物学实验

分子生物学(molecular biology)是从分子水平研究作为生命活动主要物质基础的生物大分子的

结构与功能,从而阐明生命现象本质的科学,其主要研究领域包括蛋白质体系、蛋白质-核酸体系和蛋白质-脂质体系。1973 年 Cohem 和 Boyer 首创 DNA 体外重组技术,此后,分子生物学的理论和技术迅速渗透至生命科学的各个领域,使整个医学科学研究提高到分子水平、基因水平。病理生理学也广泛采用了限制性片段长度多态性分析、分子杂交、聚合酶链反应(PCR)、核苷酸序列的快速测定、基因克隆、基因的原核和真核表达、转基因动物和基因工程等新技术,从分子水平探讨疾病的发病机制,极大地推动了对遗传性疾病及肿瘤、艾滋病、高血压、动脉粥样硬化等复杂或难治性疾病的认识,为人类从分子水平干预疾病的发生、发展提供了强有力的工具。

总之,病理生理学研究中可运用的技术方法非常多,但病理生理学中任何重要理论的确立和重要机制的阐明都不是单纯一种方法取得的结果。只有各种研究方法互相配合,从群体和整体水平、器官系统水平、细胞水平和分子水平对获得的研究结果加以综合分析,才能为揭示人类疾病的发生、发展规律与机制提供坚实的理论依据。

第三节 病理生理学的发展简史及未来趋势

在医学的广阔领域中,病理生理学是一门比较年轻的学科,它的创立和发展与人类对疾病本质的认识过程有着密切的联系,是顺应整个医学实践的迫切需要创立和发展起来的。

19 世纪中叶,法国生理学家伯纳德(Claude Bernard)等开始认识到,仅用临床观察和尸体解剖的方法难以全面、深刻地揭示疾病的本质,于是开始复制人类疾病的动物模型,用实验的方法探索疾病发生的原因、条件以及疾病过程中功能和代谢的动态变化,从而创立了实验病理学(experimental pathology),这就是病理生理学的雏形。1879 年,病理生理学作为新的独立学科最先在俄国喀山大学(现俄罗斯喀山联邦大学)创立,并成立了第一个病理生理学教研室;到了 20 世纪,东欧国家的各医学院校相继开设病理生理学课程并建立病理生理学教研室。20 世纪以来,西欧及北美国家各医学院校虽未建立独立的病理生理学教研室,但开设了病理生理学课程并出版了多种病理生理学教材,有关教学内容由生理学专家和相关临床专家讲授。

在 1953 年,我国东北的医学院校首先创建了独立的病理生理学学科并成立病理生理学教研室,随后,全国省级以上的医学院校也相继成立了病理生理学教研室,开始了病理生理学的教学和科学研究。1985 年中国病理生理学会成立,成为中国科学技术协会领导下的国家一级学会,并先后成立了休克、微循环、实验血液学、心血管疾病、动脉粥样硬化、肿瘤等专业委员会。1985 年《中国病理生理杂志》创刊;1991 年中国病理生理学会成为国际病理生理学会(International Society for Pathophysiology, ISP)的创始成员之一,开展了各种各样的国内外学术交流。经过数十年的辛勤耕耘,我国几代病理生理学工作者已在教学、科研、学科建设和人才培养等方面取得了可喜的成果。

21 世纪是生命科学占主导的世纪。随着生物医学模式向生物-心理-社会医学模式的转变,生命现象的本质、疾病与社会的关系、疾病时的身心变化、人与社会间的协调等问题日益受到关注。医学模式的转变、疾病谱的变化、循证医学的兴起等对病理生理学提出了新的要求。因此,病理生理学的教学中应该更多地体现新医学模式,关注生物、心理、社会、环境等因素在疾病发生、发展、转归及防治中的作用;重视和追踪疾病谱改变的问题;应用循证医学的基本原则及方法进行教学。同时,随着转化医学(translational medicine)的兴起以及各种交叉学科的建立,病理生理学接纳、整合生命科学等的最新成果,并从社会群体及个体、器官系统、细胞和分子水平等进行综合分析,为探讨疾病的发生和发展规律、发病机制及防治提供理论依据。同时,作为沟通基础医学与临床医学的桥梁课程,在病理生理学的教学中要进一步结合临床相关疾病诊治的最新进展,促进基础研究结果的临床应用;紧密追踪和应用后基因组时代(post-genome era)的相关研究成果,促进个体化医疗(personal medicine)的实施。总之,病理生理学工作者正以敏锐的眼光、宽广的胸怀和卓有成效的努力,使病理生理学在新世纪创新型医学人才培养中发挥更积极的作用。

NOTE

学习小结

复习思考题

1. 什么是病理生理学？它的研究内容是什么？
2. 什么是病理过程？病理过程与疾病有什么不同？
3. 为什么说病理生理学是顺应整个医学实践的迫切需要创立和发展起来的？
4. 病理生理学与各门临床学科有什么区别和联系？

（姜志胜）

第二章 疾病概论

学习目标

1. 掌握 疾病、健康、条件、诱因、脑死亡的概念和脑死亡的判断标准。
2. 熟悉 病因的种类及其致病特点,熟悉疾病发生、发展的一般规律和基本机制。
3. 了解 疾病的经过和转归形式,脑死亡的意义。

第一节 疾病的相关概念

一、疾病

疾病(disease)种类繁多,要确定一个能概括全部疾病并反映疾病全部特征的定义是很不容易的。一般认为,疾病是指机体在致病因素的作用下,因自稳态调节(homeostasis control)紊乱而导致的异常生命活动过程。在此过程中,机体出现形态结构改变、功能代谢紊乱、精神及社会适应异常的状态。

每一种疾病有各自的特殊变化和规律,同时,所有疾病也存在一些共同特点:①任何疾病都是由一定的病因引起的,没有病因的疾病是不存在的;②疾病是病因与机体相互作用引起的损伤性因素与抗损伤性反应的综合表现;③疾病发生的基础是机体自稳态调节紊乱而引起的生命活动障碍;④疾病的演变是一个动态过程,其发生、发展和转归都具有相应的规律;⑤患者体内发生的各种病理变化会以一定的形式表现出来,引起相应的症状(指患者主观的异常感觉,如疼痛、乏力、恶心等)、体征(指由疾病引起的并通过对患者进行检查所获得的客观征象,如心脏杂音、肺部啰音等)。

二、健康

随着社会的发展和生活水平的提高,人们逐渐意识到不能将健康(health)简单地看作"不生病""无病痛",而应该从躯体、心理和社会适应能力等方面给予健康全面的认识。世界卫生组织(World Health Organization,WHO)指出,健康不仅是没有疾病和衰弱(infirmity),而且应该是躯体、精神和社会适应方面的一种完好状态(state of complete well-being)。这一概念也体现了生物医学模式向生物-心理-社会医学模式的转变。

躯体上的完好状态指躯体的结构、功能和代谢正常,采用当今的科技手段未发现任何异常现象。精神上的完好状态指人的情绪、心理、学习、记忆及思维处于正常状态,表现为精力充沛、精神饱满、情绪稳定、积极乐观,能从容愉快地工作和学习,能应对紧急的事件,处理复杂的问题。社会适应上的完好状态指人的行为与社会道德规范相吻合,能保持良好的人际关系,能在社会中承担合适的角色。个人健康既是搞好学习、工作和生活的重要保障,也是大众健康的组成部分,关乎社会的健康发展,应予以高度重视。

三、亚健康

事实上并非所有没有病痛的人都能呈现躯体、精神和社会适应的"完好状态",从健康到疾病是量变到质变的过程,两者之间存在中间状态,即亚健康(sub-health)。亚健康是指既非健康,也无疾病的中间状态。亚健康可有多种表现形式:①躯体性亚健康状态:主要表现为精神不振、疲乏无力、食欲不振、学习或工作的效率低等。②心理性亚健康状态:主要表现为心情烦躁、焦虑、抑郁、易怒、睡眠质量不佳等,这些问题的持续存在可诱发肿瘤及心血管疾病等的发生。③人际交往性亚健康状态:主要表现为与社会成员的关系不稳定,心理距离变大,产生被社会抛弃和遗忘的孤独感。亚健康人群虽常常有各种主观感觉的不适,但其各种临床检查和检验结果常为阴性。引起亚健康的原因复杂多样,如工作、学习负荷过重可导致身心疲惫;家庭、社会及个人的麻烦事过多可导致烦躁、忧虑;不良的生活方式,如吸烟、酗酒、赌博、生活和工作懒散等,可破坏人体正常的平衡;环境污染可导致体质下降;某些遗传因素亦可在亚健康的发生中产生作用。此外,疾病恢复期也会存在各种不同程度的不适感觉等,也应列为亚健康。

世界卫生组织的调查表明,人群中真正健康者约占5%,患病者约占20%,而处于亚健康状态者约占75%。亚健康往往处于动态变化中,若加强自我保健,调整饮食结构,减轻工作负荷,积极开展体育锻炼,并配合心理治疗、音乐或生物反馈治疗等各种疗法,亚健康状态可向健康状态转化。若长期忽视亚健康的存在,亚健康状态得不到及时纠正,任由其继续发展,则亚健康状态可向疾病状态转化。因此,医务工作者应当充分认识亚健康的危害,重视疾病预防,促使亚健康状态向健康状态转化。

第二节 病 因 学

病因学(etiology)是研究疾病发生的原因和条件以及两者关系的科学,可为临床治疗提供科学依据。

一、疾病发生的原因

疾病发生的原因简称病因,又称为致病因素。它是指作用于机体能够引起某一疾病,并决定该疾病特异性的体内外因素。病因是引起疾病必不可少的因素,任何疾病都有其病因。但受到人们认识水平的限制,目前还有很多疾病的确切病因尚未阐明,如某些肿瘤和动脉粥样硬化等。随着医学科学的发展,这些疾病的病因终将会被逐渐阐明。认识和消除病因,对疾病的预防、诊断和治疗具有重要意义。疾病的发生可由一种病因引起,也可由多种病因同时作用或先后参与引起。概括起来,病因大致可分为以下几类。

(一)生物因素

生物因素主要包括细菌、螺旋体、真菌、立克次体、支原体、病毒等各种病原微生物和原虫、蠕虫等各种寄生虫。生物因素是最常见的致病因素,常常引起各种感染性疾病。这类病因的致病性取决于病原体侵入机体的数量、侵袭力(invasiveness)、毒力以及机体的抵抗能力。

(二)理化因素

物理因素主要有机械力、高温、低温、电流、电离辐射、极端的大气压、噪声、紫外线、激光等。这些因素是否引起疾病以及引起疾病的严重程度,主要取决于它们的作用强度、范围、部位、持续时间,与机体本身的反应性关联不大。例如,高温直接作用于人体可引起烧伤,温度越高、作用面积越大、作用时间越长,则引起的烧伤越严重。大部分物理因素引起的疾病可不出现潜伏期(紫外线、电离辐射引起的机体损害除外),也无组织器官特异性,而且这些物理因素终止后,在疾病的后续发展过程中不再继续发挥作用。

化学因素有强酸、强碱、各种化学毒物(如汞、砷、氰化物、有机磷农药等),动植物毒性物质、化学毒气等也属此类。根据致病作用的不同,化学因素可分为三类:①引起接触性损伤的化学物质:可通过与机体组织直接接触引起局部组织蛋白质变性,进而导致机体出现组织坏死和炎症反应,如强酸、强碱等。②毒物:可通过消化道、呼吸道、皮肤等途径进入体内导致急性或慢性中毒,其致病作用常表现出一定的组织、器官选择性,如 CCl4 主要损害肝细胞,汞主要损伤肾脏。③致突变剂:进入体内可引起基因突变或染色体畸变,导致肿瘤或其他相应的疾病,如妊娠期使用己烯雌酚,可显著增加下一代个体生殖系统的癌变率。

(三) 营养因素

营养物质是机体维持生命活动不可缺少的,这些物质的缺乏或过多都可能导致疾病的发生。例如,蛋白质、脂肪、糖等长期摄入不足可引起营养不良,导致机体消瘦、免疫力下降;长期摄入过量则可导致肥胖症、高脂血症、高血糖症及心血管疾病等。钠、钾、镁盐等无机盐的缺乏或过多可引起相应的代谢障碍和功能紊乱。铁摄入不足可导致缺铁性贫血,摄入过多又可引起肝纤维化。维生素摄入不足可导致相应的维生素缺乏症,如维生素 D 摄入不足可引起佝偻病,维生素 A 摄入不足可引起夜盲症,而一些脂溶性维生素摄入过多可引起中毒。

(四) 遗传因素

遗传因素指遗传物质的异常改变,如染色体畸变或基因突变等,可直接引起遗传性疾病。染色体畸变包括染色体数目异常和染色体结构畸变两类。目前发现的染色体异常引起的疾病已达到数百种,如 21 号染色体的畸变可引起先天愚型,性染色体畸变(47,XXY)导致 Klinefelter 综合征(两性畸形)。由基因缺失、点突变、插入和融合等基因突变导致蛋白质分子性质和含量异常,从而引起机体功能障碍的一类疾病,称为分子病。分子病可简单地分为由单一基因突变引起的单基因病(如位于 X 染色体的凝血因子Ⅷ基因突变可引起血友病)和由多个基因突变导致的多基因病(如高血压、糖尿病、癌症等)。遗传因素对机体产生影响的另一个重要表现是遗传易感性(genetic predisposition)。突变基因可使机体某些功能、代谢发生潜在的异常变化,一般情况下机体不出现异常,而当内、外环境发生变化时机体易患某种疾病,这种状况称为遗传易感性,即由遗传决定的易于发生某种疾病的倾向性。

(五) 先天因素

与遗传因素不同,先天因素并非指遗传物质的改变,而是指那些能损害胚胎正常发育的因素。如环境污染物、风疹病毒、巨细胞病毒、射线、某些药物、酗酒、大量吸烟等,可导致婴儿出生时就已患病,该类疾病称为先天性疾病。

(六) 免疫因素

免疫系统是机体防御机制的重要组成部分。免疫系统功能紊乱常表现为免疫缺陷、变态反应(超敏反应)和自身免疫反应,可导致机体自身的一系列损害。各种原因引起的免疫缺陷病的共同特点是容易发生致病微生物感染和恶性肿瘤。例如,获得性免疫缺陷综合征(acquired immune deficiency syndrome,AIDS)即艾滋病,是患者感染人类免疫缺陷病毒(human immunodeficiency virus,HIV)后导致的免疫缺陷病,最终患者往往死于各种机会性感染或肿瘤。变态反应是指机体的免疫系统受到某些抗原刺激时发生的异常强烈的反应,可导致组织、细胞的损伤和生理功能障碍。例如,某些药物(如青霉素)、异种血清蛋白、某些花粉或食物等,可引起某些个体出现变态反应,导致支气管哮喘、荨麻疹甚至过敏性休克等变态反应性疾病。自身免疫性疾病是指某些个体能对自身抗原发生免疫反应而导致自身组织受损,如系统性红斑狼疮、类风湿关节炎和溃疡性结肠炎等。

(七) 精神、心理和社会因素

随着医学模式的转变和人们对疾病的认识日趋深化,精神、心理和社会因素在疾病发生、发展过程中的重要性越来越受到人们的关注,它们对疾病的发生、发展和预后都有重要的影响。这类因素包括长期的精神紧张、忧虑、悲伤、愤怒、恐惧等不良情绪反应,不良的人际关系,以及自然灾害、生活事件的突然打击等。例如,高血压、消化性溃疡等疾病,与长期的精神应激有一定关系;神经官能症及某些肿瘤的发生、发展也与精神、心理和社会因素密切相关。

总之,任何疾病的发生都离不开病因的存在。以上仅对常见的致病因素做归纳总结,其他病因还有不少。应该指出,疾病的发生既可由单一病因引起(如理化因素引起的疾病、遗传性疾病、感染性疾病等),也可由多种病因同时作用或先后参与引起,而且在疾病发生、发展过程中病因也可能发生新的变化,因此,要根据不同情况做具体分析。

二、疾病发生的条件

条件(condition)是指能够影响疾病发生、发展的各种体内、外因素。它们本身并不直接引发疾病,但可促进或阻碍疾病的发生、发展。条件既包括外部因素(如气候等自然环境因素,卫生状况、生活习惯、社会医疗体系的健全与否等社会环境因素),也包括年龄、性别、营养状况、生理状态、免疫功能等内在因素。例如,结核分枝杆菌是导致结核病的病因,但并非所有与结核分枝杆菌接触者均发生结核病。在营养不良、过度疲劳、居住环境恶劣等情况下,由于机体免疫功能下降,少量的结核分枝杆菌入侵即可引起结核病。

有些疾病的发生存在明显的诱发因素,即诱因,是指能够加强病因的作用或促进疾病发生的因素。诱因主要通过两个方面发挥作用。一方面,诱因通过降低机体抵抗力或增加机体对病因的敏感性,使机体易于发病;另一方面,诱因通过加强病因的作用,促进疾病的发生、发展。例如,肝硬化患者因食管静脉曲张破裂而发生上消化道大出血,可导致血氨浓度突然增高而诱发肝性脑病。上呼吸道或肺部感染、妊娠、过度体力活动、过多过快输液、情绪激动等常可诱发心力衰竭。与病因相比,诱因往往更易于防止或消除,因而在疾病防治中具有重要意义。

某些疾病的发生可能与多种因素有关,但难以确定哪个因素是原因、哪个因素是条件,可笼统地将促发该疾病的因素称为危险因素(risk factor)。如高脂血症、高血压、糖尿病、肥胖、吸烟等都是动脉粥样硬化的危险因素。

需要强调的是,原因和条件的区分是相对于特定疾病而言的,在不同疾病中原因和条件可以互相转化。同一个因素在某一疾病中是条件,但在另一疾病中则是原因。例如,寒冷是上呼吸道感染的条件,但过度寒冷又是冻伤的原因。营养不良是肺结核发生的条件,但又是营养不良症发生的原因。此外,并非任何疾病的发生都需要原因和条件同时存在。实际上,没有条件的存在,有些疾病同样可以发生。例如,机械暴力、高温和剧毒化学制剂(如氰化物等)作用于人体时,并不需要条件即可引起创伤、烧伤和中毒等。

第三节 发病学

发病学(pathogenesis)是研究疾病发生、发展的规律和机制的科学。任何疾病的发生、发展都有规律和机制可循,不同疾病各有其特定的发生机制和发展规律。本章仅就疾病发生、发展的一般规律和基本机制进行阐述。

一、疾病发生、发展的一般规律

疾病发生、发展的一般规律是指各种疾病过程中普遍存在的共同的基本规律。这些规律主要体现在以下四个方面。

(一)自稳态调节紊乱

自稳态是机体维持正常生命活动的基本条件。正常状态下,机体通过神经、体液的精细调节,在不断变动的内、外环境因素中维持各系统、器官、组织、细胞之间的活动相互协调,维持机体内环境的动态平衡,并适应自然和社会环境,这种状态就是自稳态。自稳态通过自稳态调节机制而实现,使得机体内部各生理变量,如血压、心率、体温、代谢强度、腺体分泌等保持在一定的变动范围之内。自稳态调节紊乱包括以下几种情况:①自稳态调节机制障碍。②内、外环境的变化或刺激过于强烈,以致自稳态调节机制不足以代偿适应。③某些自稳态调节机制正常,但是调控部分的调定点发生了改变,将生理变量调节在异常水平,如发热(参见"发热"章节)。

（二）损伤与抗损伤

病因与机体相互作用可引起一系列功能、代谢和形态结构的改变,这些变化有的属于病因作用于机体造成的损伤性变化,有的则是机体对抗损伤和调整内、外环境平衡关系的抗损伤反应。损伤与抗损伤反应贯穿于疾病过程中,它们构成矛盾的两个方面,相互斗争,又相互依赖,推动疾病的发展,成为疾病发展的基本动力。在疾病过程中,若损伤反应占优势,则导致病情恶化,甚至机体死亡;反之,若抗损伤反应占优势,则病情趋向缓解,疾病向有利于机体的方向发展,直至机体痊愈。例如,机械暴力作用于机体后引起组织破坏、血管破裂、组织缺氧等损伤性反应,而动脉血压下降和疼痛引起的机体反射性交感神经兴奋以及随后发生的血管收缩,可减少出血并在一定程度上维持动脉血压,有利于心、脑等重要器官的动脉血液供应。此外,心率加快、心肌收缩增强有利于增加心排血量,血液凝固过程加速有利于止血,这些变化都属于抗损伤反应。如果损伤较轻,机体通过上述抗损伤反应和适当的治疗可恢复健康;而如果损伤严重,抗损伤反应不足以抗衡损伤反应,又无恰当的治疗,则机体病情恶化,甚至因出现创伤性或失血性休克而死亡。

值得注意的是,在疾病过程中,损伤与抗损伤反应对机体的意义是相对的,二者之间可以互相转化。例如,一定程度的发热可以唤起机体的各种防御反应,增强机体抵御致病因素的能力,但过高的体温又可导致机体出现其他损害。因此,正确区分疾病过程中的损伤和抗损伤反应,有重要的实践意义。在对疾病的治疗过程中,应该尽可能支持和加强抗损伤反应,而消除或减轻损伤反应;当抗损伤反应转化为损伤反应时,则应该及时消除或减轻这种变化,以促使病情好转。

（三）因果转化

因果转化是疾病发展的重要形式。它是指在疾病的发生、发展过程中,机体在原始病因的作用下产生了某些损害性变化,这种变化又可作为新的原因进一步引起新的结果。由于原因和结果不断互相转化和交替发生作用,即使原始病因已不存在,但疾病过程仍能持续发展。例如,机械暴力短暂地作用于机体,可造成血管破裂而导致大出血(图 2-1)。此时,虽然作为原始病因的机械暴力的作用已经消除,但大出血作为新的病因可导致心排血量减少和动脉血压降低,后者又引起交感神经反射性兴奋,儿茶酚胺释放增加,造成皮肤、腹腔脏器的小动脉、微动脉收缩。这些反应虽然可以减少出血,并在短时间内维持动脉血压和保证心、脑等器官的血液供应,但外周组织中小动脉和微动脉持续收缩又可造成组织缺血缺氧,使得毛细血管大量开放,血液大量淤积在微循环中,致使回心血量进一步减少,并进一步加剧心排血量的减少和动脉血压的降低。在上述过程中,血压下降、交感神经兴奋性增加、微血管持续收缩、组织缺血缺氧、毛细血管大量开放、微循环淤血、回心血量减少、心排血量减少等环节互为因果,而每一次因果转化都促使病情发展更趋恶化,形成恶性循环(vicious cycle)。因此,在临床实践中,必须认真分析,根据病情的变化采取有效措施及早预防或阻断发病过程中的恶性循环,促使病情朝着有利于机体健康的方向发展。

（四）局部与整体

任何疾病在本质上都可引起机体的全身性反应,都是全身性疾病,但每种疾病都有其一定的局部表现。在疾病过程中,病灶局部和整体相互影响、相互制约、相互依存。机体的整体功能代谢状态可通过全身神经-体液机制调节和影响局部病变的发生和发展,而局部的病变亦可通过神经-体液机制影响整体的功能、代谢。例如,疖肿是局部的化脓性炎症,可引起局部充血、水肿等炎症反应,还可通过神经-体液机制导致血液白细胞计数升高、发热、寒战等全身性反应,严重时可引起全身性感染甚至脓毒血症。有些局部改变是全身性疾病的表现,如糖尿病患者可出现局部皮肤溃烂,单纯进行局部处理而不控制糖尿病则不能获得预期的治疗效果。因此,在临床实践中,必须辩证地分析局部病变和整体反应的关系,明确在疾病发生、发展过程中起主导作用的是局部还是全身性因素,抓住主要矛盾进行

大出血 → 心输出量↓ → 动脉血压↓ → 交感神经兴奋性↑

机械暴力   回心血量↓   恶性循环   微血管持续收缩

微循环淤血 ← 毛细血管大量开放 ← 组织缺血缺氧

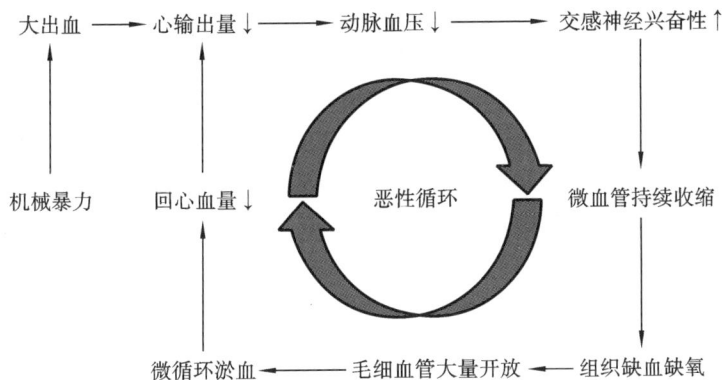

图 2-1　机械暴力致大出血过程中可能出现的恶性循环

处理,才能制订出正确的治疗方案,取得满意的治疗效果。

二、疾病发生、发展的基本机制

疾病发生、发展的机制非常复杂,不同疾病发生、发展的机制各不相同,但各种疾病在发生、发展过程中又存在着共同的基本机制。归纳起来,疾病发生、发展过程中主要存在下述基本机制。

（一）神经机制

神经系统是人体生命活动的调节中枢,机体的功能代谢活动和内、外环境平衡的维持均依赖于神经系统的调节和控制。神经系统的变化在疾病发生、发展过程中具有十分重要的作用。一方面,神经系统本身的功能、代谢和结构障碍能导致疾病的发生;另一方面,许多致病因素通过影响神经系统的功能而导致疾病的发生、发展。神经系统在发病机制中的作用主要如下:①致病因素直接破坏神经组织,如具有高度嗜神经性的乙型脑炎病毒可透过血脑屏障侵犯脑组织引起脑炎。②致病因素通过神经反射引起相应的功能和代谢变化,如腹部钝器击伤可引起迷走反射,导致心搏骤停。③致病因素通过抑制神经递质的合成、释放和分解,或与神经递质结合而阻断正常神经递质的作用,干扰神经系统的功能,如有机磷农药可使乙酰胆碱酯酶失活,从而抑制乙酰胆碱的分解,使大量乙酰胆碱堆积于神经突触和神经-肌肉接头处,引起肌肉痉挛、出汗、流涎等胆碱能神经强烈持续兴奋的表现。④有些致病因素的长期作用可引起大脑皮质功能紊乱,皮质与皮质下中枢功能失调,影响自主神经的正常调节功能,可导致内脏器官功能障碍,如消化性溃疡、高血压等。此外,一些心理、社会因素亦可通过影响中枢神经系统而导致躯体的功能、代谢紊乱,称为心身疾病(psychosomatic disease)。

（二）体液机制

体液是内环境的主要组成部分,许多致病因素可通过体液机制引起和促进疾病的发生、发展。①很多致病因素可直接或间接改变体液的量和体液中各种成分而引起疾病的发生,如脱水、出血可引起血液循环障碍,导致休克发生;大量促凝物质进入血液,可激活凝血系统而导致弥散性血管内凝血。②一些致病因素本身可通过体液的流动而在体内扩散蔓延并侵入远隔部位,如肿瘤可通过体液途径在体内广泛扩散和转移。③各种激素、酶等生物活性物质可通过内分泌、旁分泌和自分泌三种方式作用于其靶细胞上的受体而发挥调节作用。例如,休克时激肽类物质分泌过多,可引起局部血管扩张,毛细血管通透性增加,造成机体血流动力学和微循环失调而出现相应的症状和体征。

值得指出的是,虽然神经机制和体液机制作用方式不同,但在致病过程中两者密切相关,常常共同发挥作用,所以常称为神经-体液机制。例如,各种休克引起交感神经强烈兴奋,可刺激肾上腺髓质释放大量儿茶酚胺。交感神经兴奋与血液中儿茶酚胺的增多共同导致微血管痉挛和组织缺血缺氧。

（三）细胞机制

细胞是生物体的基本单位。细胞正常的功能、代谢和形态结构是机体维持正常生命活动的重要前提。各种致病因素作用于机体后,有些可以直接破坏细胞,如机械力、高温、强酸、强碱和某些化学毒物以及细胞内寄生物(如某些寄生虫、病毒、立克次体、衣原体等)可以直接损害组织细胞。而有些致病因素可通过作用于细胞膜和细胞器,造成组织细胞功能、代谢和(或)形态结构异常,并引起一系列病理变化。例如,某些病因引起细胞膜的各种离子泵(如钠泵、钙泵等)功能失调,造成细胞内、外离子运转失衡,细胞内钠离子、钙离子积聚,导致细胞水肿甚至死亡,并最终导致器官功能障碍。细胞器功能异常主要表现之一为线粒体损伤或功能障碍,引起能量缺乏,从而造成严重的细胞损害以及因线粒体跨膜转运异常而导致的细胞凋亡。此外,溶酶体受损可释放出大量溶酶体酶,引起细胞及周围组织的溶解、坏死。认识细胞功能、代谢和形态结构的损伤及其机制,可以在细胞水平上明确疾病发生的原理。

(四)分子机制

生命现象的物质基础是生物分子,机体的任何生物学功能都依赖于在分子水平上发生的反应,这些反应又受生物大分子所控制。各种致病因素无论通过何种途径引起疾病,在疾病的发生、发展过程中都会以各种形式表现出分子水平的异常,如生物大分子的数量变化、空间构象改变等。近年来,从分子(如蛋白质、核酸、糖类、脂类及其复合体等)水平探讨生命现象和疾病发生、发展的机制受到了广泛关注,关注点主要集中在基因结构和基因表达的异常、蛋白质结构和功能异常、细胞之间的信息传递紊乱、细胞识别功能障碍等方面,形成了分子生物学(molecular biology)、分子病理学(molecular pathology)、分子医学(molecular medicine)等新兴研究领域,使人类对疾病本质的认识进入了一个新的时代。

第四节 疾病的转归

疾病的转归(prognosis)是指疾病过程的发展趋向和结局,可表现为康复和死亡两种形式。其走向主要取决于致病因素作用于机体后发生的损伤与抗损伤反应的力量对比,合理的治疗对疾病的转归有重要的影响。

一、康复

康复(recovery)分为完全康复和不完全康复两种类型。完全康复(complete recovery)也称痊愈,是机体的防御、代偿等抗损伤反应取得绝对优势的结果,具体表现为致病因素的作用已经停止或清除,机体的功能、代谢障碍完全消失,形态结构的损害完全修复以及自稳态调节完全恢复正常。完全康复是疾病的最好结局,有些感染性疾病患者痊愈后还可获得特异性免疫力。不完全康复(incomplete recovery)是指致病因素的作用和机体损伤性变化已经得到控制,主要症状消失,但机体被损害的功能、代谢和形态结构未能得到完全恢复,机体通过动员功能储备、代偿等机制维持相对正常的生命活动。此时患者体内仍然遗留某些病理变化,这可能为疾病的复发留下隐患。如心内膜炎治愈后留下的心瓣膜粘连等。

二、死亡

死亡(death)是生命活动的终止,可分为生理性死亡和病理性死亡两种。生理性死亡是衰老过程的终结,是由机体各器官的自然老化所致,又称老死,实际上很少见。绝大多数死亡属于病理性死亡,它是疾病发展过程的结果。通常又将6 h内因非暴力意外的突然死亡称为猝死(sudden death)。成人猝死的主要原因是心血管疾病,小儿猝死的主要原因是各种感染性疾病,尤其是呼吸道感染,其次是心血管疾病,特别是先天性心脏病。

传统观念认为死亡是机体从活的状态过渡到死的状态的一个渐进的过程,可包括濒死期(agonal

stage)、临床死亡期(stage of clinical death)、生物学死亡期(stage of biological death)三个阶段。濒死期的主要特点是脑干以上的中枢神经功能丧失或深度抑制,主要表现为意识模糊或丧失、各种反射迟钝或减弱、呼吸和循环功能进行性下降、能量生成减少、乳酸等酸性产物增多等。临床死亡期的主要特点是大脑和延髓功能丧失,主要表现为各种反射消失、心脏停搏、呼吸停止,但是细胞或组织器官的代谢活动并未完全停止,因此,如能采取紧急抢救措施,则有可能使机体复苏(resuscitation)或复活。生物学死亡期是死亡过程的最后阶段,此期各重要器官的新陈代谢相继停止,并发生不可逆的功能、代谢和形态结构改变,整个机体逐渐腐烂分解。但是某些对缺氧耐受性较高的组织器官如毛发、皮肤、指甲、结缔组织等,在一定的时间内仍可存在微弱的代谢过程。

显然,上述传统概念不利于准确地认定死亡时间,具有明显的局限性。从 20 世纪 70 年代开始,由于社会、法律及医学的需要,以及复苏技术的进步和器官移植的开展,人们对死亡的概念及判断死亡的标准提出了新认识,即死亡应当是机体作为一个整体的功能的永久性停止。脑作为机体重要的器官,起着联系、整合、调节机体整体功能的作用。根据对死亡的全新认识,1968 年美国哈佛大学医学院死亡意义审查特别委员会,提出将脑死亡(brain death)作为人类个体死亡的判断标准,并给出了判断脑死亡的四条标准。脑死亡是指全脑功能的不可逆的永久性丧失,以及机体作为一个整体的功能的永久性停止。整体的死亡并不意味着各器官、组织同时都发生死亡。例如,脑死亡者的心、肾等重要器官在一定时间内仍可以是存活的,可用于器官移植。随后,法国、英国、瑞典、荷兰、日本、加拿大等国家相继对脑死亡的判断标准提出了补充和修改。现在认为脑死亡的判断标准如下:①深度的不可逆的昏迷和大脑无反应性。②所有脑神经反射(如瞳孔对光反射、角膜反射、咳嗽反射、吞咽反射等)消失。③呼吸停止,指施行人工呼吸 15 min 以上,停止人工呼吸 3~5 min 后仍无自主呼吸出现,这是临床上判断脑死亡的首要指标。④脑电波及诱发电位消失。⑤脑血管造影证明脑血液循环停止。一般认为,后两项标准是判断脑死亡的可靠指标。宣告脑死亡必须十分慎重,需在 12~24 h 多次测定上述指标,并应排除体温低于 32 ℃ 及大剂量使用中枢抑制剂两种情况。目前大多数国家规定,脑死亡需要患者的至少一位主管医生和一位神经科或麻醉科或急诊科的医生共同确认。

需要注意的是,植物状态(vegetative state)或植物人和脑死亡是完全不同的两种状态。植物状态的主要特征:①认知功能丧失,无意识活动,不能执行指令。②保持自主呼吸和血压。③有睡眠-觉醒周期。④不能理解和表达语言。⑤能自动睁眼或在刺激下睁眼。⑥可有无目的性的眼球跟踪运动。⑦丘脑下部及脑干功能基本保持。植物状态时的昏迷是由大脑皮质受到严重损害或处于突然抑制状态所致,而患者脑干的功能是正常的,因此患者可以有自主呼吸、心跳和脑干反应。

脑死亡概念的提出是对死亡观念的突破。这一概念确立和实施的意义如下:①有利于精准判断死亡时间,使法律上有界定死亡的合法依据。②有利于帮助医务人员确定终止复苏抢救的界限,停止不必要的无效救治,减少卫生资源的消耗,还可减轻家庭和社会的经济与情感负担。③为器官移植创造良好的时机和合法的依据。在一定时间内借助呼吸和循环辅助装置可维持脑死亡患者器官组织的低水平血液灌注,有利于局部器官移植后的功能复苏,为更多的人提供生存和健康生活的机会。

近年来,临终关怀(hospice care)和安乐死(euthanasia)受到社会广泛关注。临终关怀是指为临终患者及其家属提供医疗、护理、心理等方面的全方位服务和照顾,使患者在较为安详、平静的状态中接纳死亡。我国也已出现一些临终关怀医院。"安乐死"一词源于希腊文,意指"快乐的死亡或有尊严的死亡",是指对患有不治之症的患者在濒死状态时,为了免除其精神和躯体上的极端痛苦,用医学方法结束其生命的一种措施。由于存在伦理道德、法律等方面的问题,目前对这种"无痛苦的仁慈助死"尚有争议,多数国家(包括我国)尚未通过立法实施。

案例分析

1. 某男,42 岁,工作勤奋,经常加班到深夜。近半年来,逐渐感觉周身疲乏无力,肌肉关节酸痛,食欲不振;到医院做了全面检查之后,未发现阳性体征和阳性检验结果。请问他的身体状况处于何种

学习小结

NOTE

状态？你有何建议？

2. 某男，28岁，身体没有疾病，但嗜好赌博并为此负债累累，社会关系糟糕，精神压力与生活压力巨大，请问他是否符合 WHO 对于健康的定义？

复习思考题

1. 如何判断一个人是否健康？
2. 试从糖尿病合并局部感染的角度出发阐明疾病发生的原因和条件之间的关系。
3. 举例说明疾病过程中的因果转化规律。
4. 什么是脑死亡？它有哪些判断标准？
5. 为什么心脏停搏不是脑死亡的判断指标，而将自主呼吸停止作为脑死亡的首要判断指标？

（姜志胜）

第三章 水、电解质代谢紊乱

学习目标

1. **掌握** 水、电解质平衡的调节;低渗性、高渗性和等渗性脱水发生的原因与机制及对机体的影响;低钾血症和高钾血症发生的原因及对机体的影响。

2. **熟悉** 水肿和水中毒发生的机制。

3. **了解** 低钾血症和高钾血症的防治原则;钙、磷及镁代谢紊乱发生的机制及对机体的影响。

水中的单细胞生物是在液体环境中生存的,人和高等动物机体内的细胞亦然,与单细胞生物的区别是,人体大量细胞共同生活在相对来说很少量的细胞外液中,这是进化的结果。尽管液体量少,但机体具有精确的调节机制,能不断更新并保持细胞外液组成成分、理化特性和容量等方面的相对恒定,以上因素共同构成对生命活动十分重要的内环境。

水、电解质代谢紊乱是临床上常见的病理生理过程之一。多种器官、多种系统的疾病,以及一些全身性的病理过程,都可以引起或伴发水、电解质代谢紊乱。外界环境的变化、某些医源性因素(如药物使用不当),也常可导致水、电解质代谢紊乱。如果水、电解质代谢紊乱得不到及时的纠正,全身各器官系统(特别是心血管系统、神经系统)的生理功能和机体的物质代谢等可发生障碍,严重时常可导致死亡。两者常常互为因果,相互加重。因此,水、电解质代谢紊乱,是临床医学中极为重要的问题之一,需要得到重视。

内环境的相对稳定主要依靠神经-内分泌系统的调节。故本章在简述水、电解质平衡正常调节的基础上,着重讨论水、钠、钾、镁、钙和磷的代谢紊乱。值得注意的是,水代谢与电解质代谢紊乱之间,某一电解质与其他电解质的代谢紊乱之间,水、电解质与酸碱平衡紊乱之间关系密切,多种平衡之间互相联系、互相影响。因此,一旦发生紊乱,则往往是综合性的,即一种障碍往往可以伴有或引起另一种或更多种的障碍。

第一节 水、钠代谢的生理学基础

一、体液的容量和分布

成人体液总量约占体重的 60%,细胞膜将体液分隔成细胞内液(约占体重的 40%)和细胞外液(约占体重的 20%)。血管壁进一步将细胞外液分隔成组织间液(约占体重的 15%)和血浆(约占体重的 5%)。极少部分的细胞外液分布在密闭的腔隙中,称为透细胞液(约占体重的 2%),其因由上皮细胞分泌,又称分泌液。年龄、性别和体型的胖瘦等因素可使体液的含量存在明显的个体差异。随年龄增长,体液量在体重中所占比例逐渐降低,新生儿体液量约占体重的 80%,婴儿约占 70%,学龄儿童约占 65%,成人约占 60%。人体不同的组织中含水量也有很大区别,脂肪组织含水量较小($10\%\sim30\%$),而肌肉组织含水量较多(可达 $75\%\sim80\%$)。

机体的电解质分为无机电解质(即无机盐)和有机电解质(如蛋白质)两个部分。体液中主要的无机电解质有 Na^+、K^+、Ca^{2+}、Mg^{2+}、Cl^-、HCO_3^-、HPO_4^{2-} 和 SO_4^{2-} 等。细胞外液中主要的阳离子为

Na^+,主要的阴离子则为 Cl^-、HCO_3^-,而细胞内液中主要的阳离子是 K^+,主要的阴离子则是 HPO_4^{2-}。细胞膜上的 Na^+-K^+-ATP 酶维持细胞膜内、外 Na^+ 和 K^+ 浓度差及电荷梯度,这在神经及肌肉静息电位和动作电位的产生及冲动传递中起重要作用。细胞外液和细胞内液中主要的无机电解质的含量与分布见表 3-1。

表 3-1　细胞外液和细胞内液中主要的无机电解质的含量与分布

电解质	细胞内液/(mmol/L)	组织间液/(mmol/L)	血浆/(mmol/L)
Na^+	10	145	141
K^+	160	4	4.1
Ca^{2+}	微量	1.5	2.5
Mg^{2+}	17.5	1	1.5
Cl^-	3	115	103
HCO_3^-	8	30	27
HPO_4^{2-}	70	1	1
SO_4^{2-}	—	0.5	0.5

各部分体液中所含阳离子与阴离子的电荷总量是相等的,故体液维持电中性。

二、体液的渗透压

渗透压是各种溶液所固有的特性之一,它是由溶液中溶质的微粒所产生的渗透效应形成的。渗透压的大小取决于溶质的微粒数的多少,而与微粒的大小无关。1 摩尔(mol)任何溶质的分子个数都相等(6.02×10^{23}),所以等物质的量的任何一种非电解质在等体积的溶液中所含溶质微粒数都是一样的,因此其渗透压也是相等的,故定义如下:将 1 mol 溶质溶解在 1 L 水中,所产生的渗透压,称为 1 个渗量(Osmol,Osm),10^{-3} Osm 为 1 毫渗量(mOsmol,mOsm)。但是,电解质在溶液中可发生解离,因此 1 mol 电解质在溶液中可形成数个渗量的渗透压。例如,1 个 NaCl 分子可解离成 Na^+ 和 Cl^- 两个离子,因此,1 mol NaCl 溶液,可产生 2 Osm 的渗透压。同理,1 mol $CaCl_2$ 可产生 3 Osm 的渗透压。所以,体液的渗透压是由其所含的微粒总数所决定的,微粒总数包含阳离子、阴离子和非电解质的微粒个数,即血浆总渗透压 = 阴离子浓度 + 阳离子浓度 + 非电解质浓度,正常范围为 280～310 mOsm/L,其中电解质是起主要渗透作用的溶质,特别是 Na^+、Cl^- 及 HCO_3^- 等单价离子(占渗透压的 90%～95%)。

血浆渗透压分为晶体渗透压和胶体渗透压。血浆中晶体物质微粒(主要是电解质离子)产生的渗透压称为晶体渗透压,占血浆渗透压的绝大部分。由于晶体物质不能自由透过细胞膜,因此晶体渗透压在维持细胞内、外水的平衡中起决定性作用。血浆中蛋白质所产生的渗透压称为胶体渗透压。蛋白质在血浆中含量虽然较高,但因其分子量大,分子个数只占血浆微粒个数的少部分,故产生的渗透压也很小,约 1.5 mOsm/L。由于蛋白质难以透过血管壁,故胶体渗透压在维持血管内、外体液交换和血容量方面起重要作用。正常状态下,细胞内、外渗透压和血管内、外渗透压是相等的。当某侧渗透压发生变化时,水分子透过半透膜向渗透压高的一侧移动来调节渗透压平衡。

三、水、钠平衡及调节

(一)水、钠的生理功能

水参与机体内水解、水化和加水脱氢等重要反应,并为一切生化反应的进行提供溶液环境;水也是良好的溶剂,能使许多物质溶解,而且具有黏度小、流动性高的特点,便于营养物质和代谢产物的运输;水的比热容大,对体温调节起重要作用;水还具有润滑作用,例如,泪液有助于眼球的转动,滑液有助于关节的活动等。此外,体内的水有相当大的一部分以结合水的形式存在(其余的以自由水的形式存在),结合水与蛋白质、黏多糖和磷脂等结合,发挥复杂的生理功能。例如,与蛋白质结合的水能够保证各种肌肉具有独特的机械功能。

钠是细胞外液中主要的阳离子,参与神经、心肌细胞静息电位的维持和动作电位的形成,具有维持神经、肌肉兴奋性以及心脏正常生理功能等重要作用。钠是维持细胞外液渗透压和血容量的基础,钠离子也能通过细胞膜进入细胞内,参与细胞内液的调节。

(二) 水、钠平衡

正常人每天水的摄取和排出处于动态平衡状态。水的来源有饮水、食物水和代谢水。机体有四条途径排出水分,每天由皮肤蒸发的水分(非显性汗液)约 500 mL,通过呼吸蒸发的水分约 350 mL,经粪便排出的水分约为 150 mL,由尿液排出的水分为 1000~1500 mL。必须指出,正常成人每天必须排出至少 500 mL 尿液才能清除体内的代谢废物。因为成人每天尿液中的固体物质(主要是蛋白质代谢终产物以及电解质)一般不少于 35 g,其在尿液中的最大浓度为 8%。最低尿量加上非显性汗液、呼吸蒸发的水分以及经粪便排出的水分,则每天最低排出的水量为 1500 mL。成人要维持水出入量的平衡,每天需水 1500~2000 mL,称为日需要量(表 3-2)。

表 3-2 正常成人每天水的摄入量和排出量

项目	摄入量/(mL/d)	项目	排出量/(mL/d)
饮水	1000~1500	尿液	1000~1500
食物水	700~900	皮肤蒸发	500
代谢水	300	呼吸蒸发	350
		粪便	150
合计	2000~2500	合计	2000~2500

当气温达 28 ℃时,汗腺开始排汗,称为显性出汗。显性出汗时的汗液为低渗溶液,其中的固体物质主要是氯化钠,此外还含有少量钾离子。因此,在高温环境从事体力劳动时,应注意补充水和适量钠、钾离子,如低渗盐溶液。

正常成人体内含钠总量为每千克体重 40~50 mmol,其中约 3/5 是可交换的,约 2/5 是不可交换的,主要结合于骨的基质中。细胞外液容量由 Na^+ 及与 Na^+ 结合的阴离子(Cl^-、HCO_3^- 等)的含量决定,血清 Na^+ 浓度的正常范围是 130~150 mmol/L,细胞内液中的 Na^+ 浓度约为 10 mmol/L。

成人每天随饮食摄入钠 10~20 mmol/L。天然食物中含钠较少,故人们摄入的钠主要来自食盐。摄入的钠几乎全部经小肠吸收。钠主要经肾随尿液排出。肾排钠的特点如下:多摄多排,少摄少排,不摄不排。此外,随粪便和汗液也可排出少量的钠,但大汗和腹泻时可丢失较多的钠而引起水、电解质代谢紊乱。正常情况下每天排出和摄入的钠量几乎相等。

(三) 水、钠平衡的调节

机体内水、钠的平衡紧密相关,共同影响细胞外液的渗透压和容量,其平衡主要受神经-内分泌系统的调节。水平衡主要受渴感和抗利尿激素的调节,在维持体液渗透压方面起重要作用;钠平衡主要受醛固酮和心房钠尿肽的调节,在维持细胞外液的容量和组织灌流方面起重要作用。

1. 渴感的调节作用 渴觉中枢位于下丘脑视上核侧面。渴感机制是机体调节体液容量和渗透浓度相对稳定的重要机制之一,控制着水的摄入。使渴觉中枢兴奋的主要刺激是血浆晶体渗透压的升高。口渴时人会主动饮水,饮水后血浆渗透压回降,渴感消失。此外,有效血容量的减少和血管紧张素Ⅱ的增多也可以引起渴感。抑制渴感的主要因素是血浆渗透压降低和细胞外液容量增加。

2. 抗利尿激素的调节作用 抗利尿激素(antidiuretic hormone,ADH)控制着水的排出,它是一种由下丘脑视上核和室旁核的神经元所分泌,并在神经垂体储存的激素。ADH 调节集合管重吸收水,从而使尿液浓缩的过程与 2 型 ADH 受体(V2R)和水通道蛋白 2(aquaporin 2,AQP2)关系密切。ADH 释放入循环后,与集合管主细胞管周膜上的 V2R 结合,通过与三磷酸鸟苷结合蛋白偶联,激活腺苷酸环化酶(AC),再依次激活 cAMP 依赖的蛋白激酶 A(protein kinase A,PKA)。PKA 使主细胞管腔膜下的胞质囊泡中的 AQP2 发生磷酸化,触发含 AQP2 的胞质囊泡向管腔膜转移并融合嵌入管腔膜,致管腔膜上 AQP2 密度增加,对水的通透性增加,继而通过胞饮作用,将水摄入胞质,由存在于管周膜上持续活化的水通道蛋白 3(aquaporin 3,AQP3)或水通道蛋白 4(aquaporin 4,AQP4)在髓质渗透压梯度的驱使下将水转运到间质,再由直小血管带走。ADH 与 V2R 解离后,管腔膜上的 AQP2 重新回到胞质囊泡(图 3-1)。

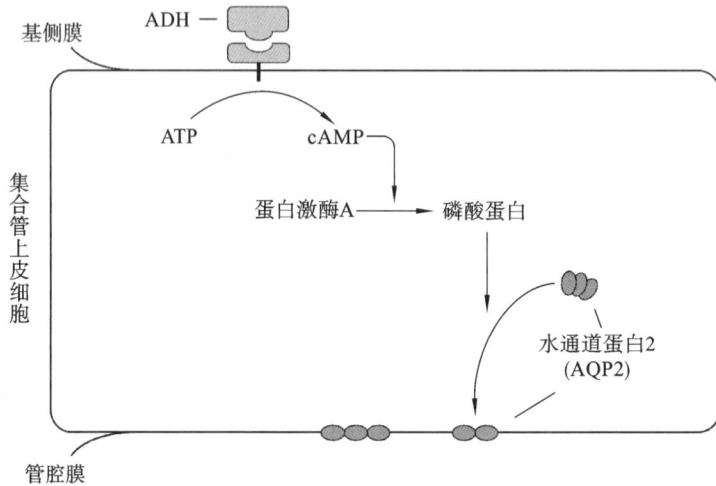

图 3-1 ADH 的作用示意图

促使 ADH 释放的主要刺激是血浆晶体渗透压的增高和循环血容量的减少。当机体失去大量水而使血浆晶体渗透压增高时,可刺激下丘脑视上核或其周围区的渗透压感受器使 ADH 释放增多,血浆渗透压可因肾对水的重吸收增多而有所回降。大量饮水时的情况正好相反,由于 ADH 释放减少,肾排水增多,血浆渗透压得以回升。血容量过多时,可刺激左心房和胸腔内大静脉的容量感受器,反射性地引起 ADH 释放减少,从而产生利尿的效果而使血容量回降。反之,当失血等原因使血容量减少时,ADH 可因容量感受器所受刺激减弱而释放增加,尿量减少,有助于血容量的回升。

血浆有效渗透浓度只要升高 $1\% \sim 2\%$,就能刺激 ADH 分泌。当血浆有效渗透压超过 310 mOsm/L 时,ADH 分泌达顶点。此外,疼痛、情绪紧张、恶心、血管紧张素 Ⅰ 和血管紧张素 Ⅱ 增多可使 ADH 释放增多;动脉血压升高可通过刺激颈动脉窦压力感受器而反射性地抑制 ADH 的释放(图 3-2)。

3. 醛固酮的调节作用 醛固酮(aldosterone)是由肾上腺皮质球状带分泌的盐皮质激素。其主要作用是促进肾远曲小管和集合管对 Na^+ 的主动重吸收,同时通过 Na^+-K^+ 和 Na^+-H^+ 交换而促进 K^+ 和 H^+ 的排出,因此醛固酮有排钾、排氢、保钠的作用。随着 Na^+ 主动重吸收的增加,Cl^- 和水的重吸收也增多,因此醛固酮也有保水作用。

醛固酮的分泌主要受肾素-血管紧张素系统和血浆 Na^+、K^+ 浓度的调节。当循环血容量减少、动脉血压降低(如失血等)时,因肾入球小动脉血压下降和血容量减少,肾入球小动脉管壁的牵张感受器受到刺激,从而使近球细胞的肾素分泌增多。同时由于肾小球滤过率也相应降低,流经致密斑的 Na^+ 随之减少,这也可使近球细胞的肾素分泌增多。肾素增多后,血管紧张素 Ⅰ、血管紧张素 Ⅱ、血管紧张素 Ⅲ 相继增多,血管紧张素 Ⅱ 和血管紧张素 Ⅲ 都能刺激肾上腺皮质球状带,使醛固酮的合成和分泌增多(图 3-3)。

此外,交感神经末梢支配近球细胞处的小动脉,肾交感神经兴奋时能使肾素的释放量增加。近球

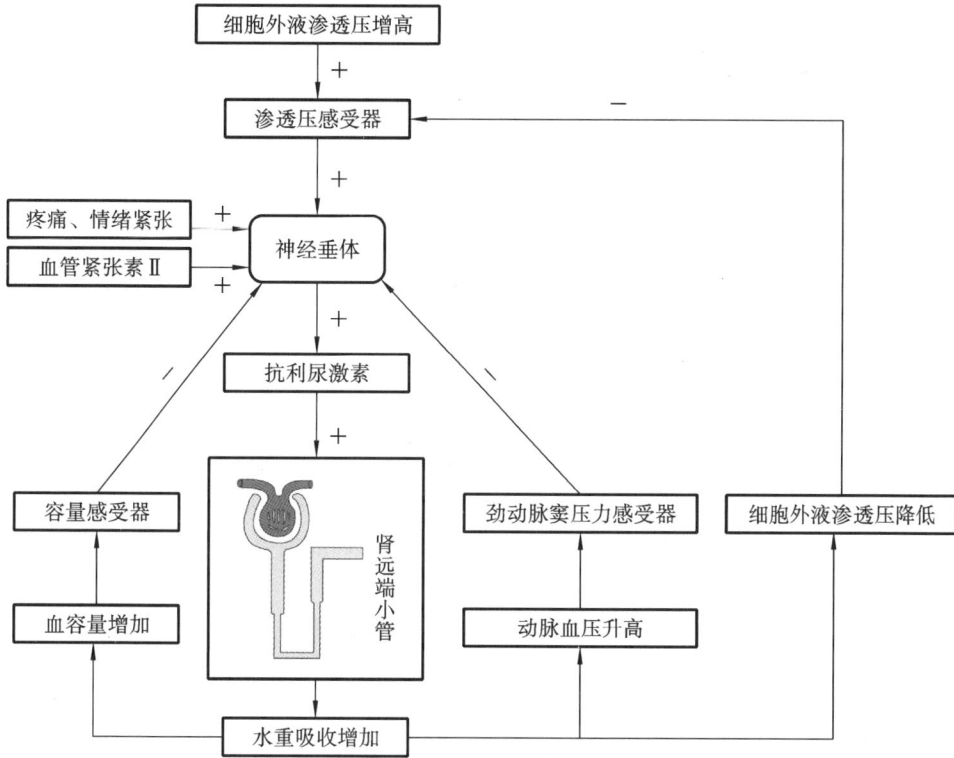

图 3-2 抗利尿激素分泌的调节及作用

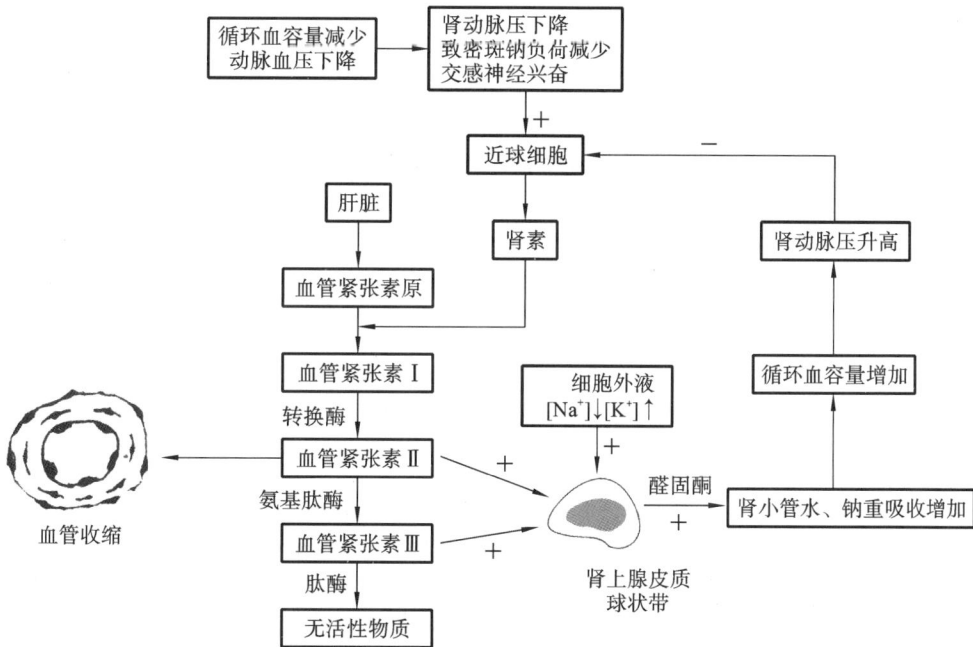

图 3-3 醛固酮分泌的调节及作用示意图

细胞也可被肾上腺素和去甲肾上腺素直接刺激，从而增加肾素的释放。

4. 心房钠尿肽的调节作用 20 世纪 80 年代初，哺乳动物心房中心房利钠因子（ANF）被发现，随后人们对其进行了一系列的研究，为人们理解体液容量和血压的调节机制开辟了一个新的时代，这也是临床医学、生理学和病理生理学研究的一个重大进展。研究已经证明它是一种多肽，故 ANF 后来也被称为心房钠尿肽（atrial natriuretic peptide，ANP）。

ANP 主要存在于哺乳动物的心房肌细胞的细胞质中。从动物心房肌获得的这类多肽称为心钠素(cardionatrin)或心房肽(atriopeptin),而从人类心房肌所得的称为人心房钠尿肽(human atrial natriuretic peptide,hANP),ANP 则是它们的通称。

动物实验证明,急性血容量增加可使 ANP 释放入血,从而产生强大的利钠和利尿作用。血容量增加产生的调节作用可能是通过增高右心房压力,牵张心房肌而使 ANP 释放。反之,限制钠、水摄入或减少静脉回心血量则能减少 ANP 的释放。

目前已经证明,一些动物的动脉、肾、肾上腺皮质球状带等组织上有 ANP 的特异性受体,通过这些受体,ANP 作用于细胞膜上的鸟苷酸环化酶,以细胞内的环鸟苷酸(cGMP)作为第二信使而发挥其效应。

ANP 对水、电解质代谢的重要影响如下。

①强大的利钠、利尿作用:ANP 强大的利钠、利尿作用的机制在于抑制肾髓质集合管对 Na^+ 的重吸收。ANP 也可能通过改变肾内血流分布、增高肾小球滤过率等方式而发挥利钠、利尿的作用。

②拮抗肾素-醛固酮系统的作用:实验证明,体外培养的肾上腺皮质球状带细胞合成和分泌醛固酮的功能可被 ANP 抑制。体内试验又证明 ANP 能使血浆肾素活性下降,有观点认为 ANP 可能直接抑制近球细胞分泌肾素。

③显著减轻失水或失血后血浆中 ADH 水平增高的程度:ANP 与肾素-醛固酮系统及 ANP 与 ADH 之间的相互作用,对于精密地调节水、电解质平衡有重要影响。此外,ANP 还有舒张血管、降低血压的作用。

根据 ANP 释放、对远隔器官的作用及其在肝、肾、肺等器官中降解等特点,人们已公认 ANP 是一种激素,因而心脏除了是泵血器官以外,同时也是一个内分泌器官。

第二节　水、钠代谢紊乱

水、钠代谢紊乱是临床上常见的病理过程。多种器官和系统的疾病,以及一些全身性的病理过程,都可以引起或伴发水、钠代谢紊乱,严重影响疾病的发生、发展和治疗效果。临床上水、钠代谢紊乱常同时或先后发生,互相影响。水代谢障碍常常会影响到钠的平衡,反过来,钠代谢障碍也会影响到水的摄入和排出,所以水、钠代谢紊乱通常一起讨论。但需注意的是,两者的变化不一定平行,此病理过程复杂多变,并且有多种分类方法,有的分类方法以血钠浓度变化为主要依据,有的方法分别讨论体液平衡紊乱和渗透压平衡紊乱。本章从临床实际出发,结合临床思维和工作习惯,遵循容量优先原则,将水、钠代谢紊乱分为体液容量减少和体液容量增多两个部分进行讲解。

一、体液容量减少——脱水

体液容量的明显减少在临床上称为脱水(dehydration)。在体液容量减少的同时,常常伴有血钠浓度的变化。细胞外液渗透压的重要决定因素是血钠浓度。按血钠浓度不同可将体液容量减少(脱水)分为低血钠性(低渗性)、高血钠性(高渗性)和正常血钠性(等渗性)三种情况。

(一) 低血钠性体液容量减少——低渗性脱水

低血钠性体液容量减少——低渗性脱水(hypotonic dehydration)的主要特征如下:失钠多于失水,血清钠浓度<130 mmol/L,血浆渗透压<280 mOsm/L。

1. 原因和机制

(1) 最常见的原因为丧失大量消化液(多因呕吐、腹泻引起,部分是因胃肠吸引术丢失体液而引起)后只补充水分。

(2) 大汗后只补充水分:尽管汗液为低渗液,但大量出汗也可伴有明显的钠丢失(每小时可丢失

30～40 mmol),若只补充水分,可能造成细胞外液低渗。

(3) 大面积烧伤:烧伤面积大,大量体液丢失后只补充水分时,可发生低渗性脱水。

(4) 肾脏失钠:可见于以下情况。①水肿患者长期连续使用排钠性利尿剂(如氯噻嗪类、呋塞米及依他尼酸等)时,由于肾单位稀释段对钠的重吸收被抑制,故钠随尿液大量丢失。若此时再限制钠盐摄入,则钠的缺乏更为明显。②急性肾功能衰竭多尿期,肾小管液中尿素等溶质浓度增高,可因渗透性利尿作用使肾小管上皮细胞对钠、水重吸收减少。③"失盐性肾炎"患者的受损肾小管上皮细胞对醛固酮的反应性降低,导致肾小管对钠的重吸收出现障碍。④若艾迪生病患者只补充水分而忽略了补充钠盐,就可能出现低渗性脱水。

综上可见,低渗性脱水的发生,往往与体液丢失后只补水而未补钠有关。这一点应引起重视。但也必须指出,即使没有采用不适当的补液措施,体液大量丢失本身也可以使一些患者发生低渗性脱水。因为体液大量丢失后细胞外液容量显著减少,对容量感受器产生刺激,引起ADH分泌增多,从而导致肾脏重吸收水增加及细胞外液低渗(低渗性脱水)。

2. 对机体的影响

(1) 细胞外液减少:低渗性脱水主要是细胞外液的减少。如果细胞外液的低渗状态得不到及时纠正,则水可从渗透压相对较低的细胞外液移向渗透压相对较高的细胞内液,从而使细胞外液进一步减少,低血容量的状况进一步加重,患者有休克倾向,体征上往往有静脉塌陷、动脉血压降低、脉搏细速等表现。

(2) 脱水体征明显:细胞外液减少,导致血浆容量减少,血液浓缩,血浆胶体渗透压升高,使组织间液进入血管补充血容量。因此,在低渗性脱水时,组织间液减少最明显。患者皮肤弹性丧失,眼窝凹陷,婴儿表现为囟门凹陷,出现明显的脱水貌。

(3) 尿量变化:低渗性脱水时由于细胞外液渗透压的降低抑制了下丘脑视上核渗透压感受器,ADH分泌减少,抑制肾小管对水的重吸收,所以患者早期尿量一般不减少。但严重脱水时,血浆容量明显减少,ADH释放增多,肾小管对水的重吸收增加,尿量减少。

(4) 尿钠变化:如果是由肾外原因引起的低渗性脱水,则低血容量时肾血流量减少,肾素-血管紧张素-醛固酮系统(RAAS)被激活,肾小管对钠的重吸收增加,患者尿钠含量减少(<10 mmol/L);但如果是由肾失钠引起的低渗性脱水,则患者尿钠含量增多(>20 mmol/L)。

根据缺钠程度和临床症状,可将低渗性脱水分为轻、中、重三度。轻度者丢失NaCl小于0.5 g/kg(体重),中度者丢失NaCl为0.5～0.75 g/kg(体重),重度者丢失NaCl为0.75～1.25 g/kg(体重)。重度患者常发生急性循环障碍,甚至休克,早期尿量一般不减少,后期可出现少尿、血压下降、脉搏细速、皮肤弹性差、明显脱水貌、表情淡漠,严重时发生昏迷,常可导致死亡。

3. 防治原则 除了积极防治原发疾病、避免不适当的医疗措施以外,治疗原则上应补充等渗或高渗盐水以恢复细胞外液容量和渗透压,以补盐为主,先盐后糖。具体处理方法因缺水程度不同而异。如患者已发生休克,则须按照休克的治疗原则进行抢救。

(二) 高血钠性体液容量减少——高渗性脱水

高血钠性体液容量减少——高渗性脱水(hypertonic dehydration)的主要特征如下:失水多于失钠,血清钠浓度>150 mmol/L,血浆渗透压>310 mOsm/L。

1. 原因和机制

1) 失水过多

(1) 单纯失水:①经肺失水:任何原因引起的过度通气都可使呼吸道黏膜的不感蒸发加强以致大量失水。②经皮肤失水:在发热或甲状腺功能亢进时,每日可有数升水通过皮肤的不感蒸发丢失。③经肾失水:可见于中枢性尿崩症和肾性尿崩症。中枢性尿崩症时ADH产生和释放不足,肾性尿崩症时肾远曲小管和集合管对ADH的反应缺乏,故肾脏可排出大量水。失水发生在肾单位的最远侧部分,而在这个部分之前,大部分钠离子已经被重吸收。因此,患者可排出10～15 L只含几毫摩尔钠的稀释尿液。

单纯失水时机体的总钠含量可以正常。

(2) 失水多于失钠:①低渗液的丧失:见于胃肠道失液,如部分婴幼儿腹泻时可能丢失较多消化液,这些消化液的含钠量低。②大量出汗:汗为低渗液,大量出汗时每小时可丢失 80 mL 左右的水分。③经肾丧失低渗尿:如反复静脉内输注甘露醇、尿素、高渗葡萄糖等渗透性利尿剂时,可引起渗透性利尿,排水多于排钠。在上述情况下,机体在失水的同时也失钠,但失水多于失钠。

2) 饮水不足　渴感正常的人,在有水源的情况下,饮水不足很少引起高渗性脱水,因为在水分丧失的早期,血浆渗透压稍有增高,就会刺激口渴中枢。在通过饮水补充水分后,血浆渗透压即可恢复。因此,只有在下述情况下才会发生明显的高渗性脱水。①水源断绝:如沙漠迷路、被困在不能摄取水的环境中。②不能或不会饮水:如频繁呕吐的患者、昏迷患者、极度衰弱的患者等。③渴感障碍:下丘脑病变可损害口渴中枢,有些并不引起失语症的大脑皮质脑血管意外的老年患者,也会发生渴感障碍。

在临床实践中,高渗性脱水的原因往往是综合性的,如婴幼儿腹泻时发生高渗性脱水的原因除了丢失肠液、摄入水不足外,还有发热出汗、呼吸增快等因素引起的失水过多。

2. 对机体的影响

(1) 渴感明显:因失水多于失钠,细胞外液渗透压增高,刺激口渴中枢(渴感障碍者除外),患者感到口渴而想要饮水。

(2) 尿液的变化:除尿崩症患者外,下丘脑渗透压感受器受细胞外液渗透压增高的刺激而使 ADH 释放增多,从而使肾对水的重吸收增多,尿量减少而尿比重增高。

(3) 细胞脱水:细胞外液渗透压增高可使渗透压相对较低的细胞内液中的水向相对高渗的细胞外转移。

以上三点都能使细胞外液得到补充水分,使渗透压回降。可见,高渗性脱水时细胞内液、细胞外液都有所减少,但因细胞外液可能从几个方面得到补充,故细胞外液和血容量的减少不如低渗性脱水时明显,发生休克者也较低渗性脱水少。

(4) 尿钠变化:早期或轻症患者,由于血容量减少不明显,醛固酮分泌不增多,故尿液中仍有钠排出,其浓度还可因肾对水的重吸收增多而增高;晚期和重症患者,可因血容量减少、醛固酮分泌增多而致尿钠含量减少。

(5) 中枢神经系统的变化:细胞外液渗透压增高使脑细胞脱水时,可引起嗜睡、肌肉抽搐、昏迷等一系列中枢神经系统功能障碍症状,严重者甚至可导致死亡。脑体积因脱水而显著缩小,颅骨与脑皮质之间的血管张力增大,可导致患者静脉破裂而出现局部脑内出血和蛛网膜下腔出血。

(6) 脱水热:脱水严重的患者,尤其是婴幼儿,由于从皮肤蒸发的水分减少,散热受到影响,可以发生脱水热。

高渗性脱水可根据脱水程度分为轻、中、重度三级。①轻度:失水量相当于体重的 2%～5%,患者黏膜干燥,汗少,皮肤弹性减低,口渴,尿量少,尿渗透压通常大于 600 mOsm/L,尿比重>1.020(肾脏浓缩功能障碍者(如尿崩症患者等)除外),可出现酸中毒,但不发生休克,婴幼儿啼哭无泪,前囟凹陷,眼球张力低下。②中度:失水量相当于体重的 5%～10%。患者临床表现有严重口渴,恶心,腋窝和腹股沟干燥,皮肤缺乏弹性,血液浓缩,心动过速,直立性低血压,中心静脉压下降,表情淡漠,肾血流灌注量减少,肾功能低下,少尿,血浆肌酐和尿素氮水平增高,血清钾浓度可在正常范围的上限或稍高,尿渗透压通常大于 800 mOsm/L,尿比重>1.025(肾脏浓缩功能障碍者(如尿崩症患者等)除外),此时可能发生酸中毒。③重度:失水量相当于体重的 10%～15%。患者常发生休克,临床主要表现有少尿或无尿,血压下降,脉搏细速。肾脏功能受损,血浆肌酐和尿素氮水平升高,血清钾浓度升高;代谢性酸中毒通常较严重。重度脱水常可导致死亡,脱水程度超过此界限时,很少人能够耐受。

3. 防治原则　首先应防治原发疾病,解除病因。高渗性脱水时血钠浓度高,应以补糖为主,先糖后盐。临床上常给予 5% 葡萄糖溶液,高钠血症严重者可静脉注射 2.5% 或 3% 葡萄糖溶液。应当注意的是,高渗性脱水时尽管血钠浓度高,但患者仍有钠丢失,故还应补充一定量的含钠溶液,以免细胞外液转为低渗状态。

(三)正常血钠性体液容量减少——等渗性脱水

水与钠按其在正常血浆中的浓度比例丢失时,可引起正常血钠性体液容量减少——等渗性脱水(isotonic dehydration)。即使不按比例丢失,但在机体调节后,血钠浓度仍维持在正常范围(130～150 mmol/L),渗透压仍保持在 280～310 mOsm/L 者,亦可引起等渗性脱水。

1. 原因 任何等渗体液大量丢失所造成的脱水,在短期内均属等渗性脱水。常见于:①麻痹性肠梗阻时,肠腔内有大量体液潴留。②大量抽取胸腔积液、腹腔积液,大面积烧伤,大量呕吐、腹泻或胃肠引流,丢失大量等渗体液。③新生儿消化道先天畸形如幽门狭窄、胎粪肠梗阻或胃肠瘘管等所引起的消化液丧失。

2. 对机体的影响 等渗性脱水时主要丢失细胞外液,血浆容量及组织间液量均减少,但由于并未形成较大的渗透压差,故细胞内液变化不大。细胞外液的大量丢失造成容量缩减,血液浓缩;但与此同时,机体借助渗透压的神经-内分泌调节系统使 ADH 和醛固酮分泌增加,导致肾脏对钠和水的重吸收加强,可使细胞外液得到部分补充。患者尿量减少,尿内 Na^+、Cl^- 减少。若细胞外液明显减少,则可发生血压下降、休克甚至肾功能衰竭等。

等渗性脱水如不及时处理,则可通过不感蒸发继续丢失水分而转变为高渗性脱水;如只补水分而不补钠盐,又可转变为低渗性脱水。三种类型体液容量减少的比较见表 3-3。

表 3-3 高渗性、低渗性、等渗性脱水的比较

项目	高渗性脱水	低渗性脱水	等渗性脱水
发病原因	水摄入不足或丢失过多	体液丢失但单纯补水	水、钠等比例丢失而未予补充
发病机制	细胞外液高渗,细胞内液丢失为主	细胞外液低渗,细胞外液丢失为主	细胞外液等渗,细胞内、外液均有丢失
主要表现和影响	口干、尿少、脑细胞脱水	脱水体征、休克、脑细胞水肿	口干、尿少、脱水体征、休克
血钠/(mmol/L)	>150	<130	130～150
尿氯化钠	有	减少或无	减少
治疗	补充水分为主,适当补钠	补充生理盐水或 3% 氯化钠溶液	补充低渗盐水

3. 防治原则 应积极防治原发疾病,此外,应输注低渗的氯化钠溶液,其渗透压以等渗溶液渗透压的 1/2～2/3 为宜。

二、体液容量增多

根据血钠变化,体液容量增多也可分为高血钠性体液容量增多(亦称为高容量性高钠血症)、低血钠性体液容量过多(水中毒)和正常血钠性体液容量过多(水肿),现分述如下。

(一)低血钠性体液容量增多——水中毒

当患者 ADH 分泌过多或肾脏排水功能低下时,若给其输入过多的水,则可引起水在体内潴留,并伴有包括低钠血症在内的一系列症状和体征,即水中毒(water intoxication)。

1. 原因

1)ADH 分泌过多 常见于以下几种情况。

(1)ADH 分泌失调综合征(syndrome of inappropriate ADH secretion,SIADH):经放射免疫法及生物鉴定等方法测定发现,某些疾病患者血清、尿液及癌组织提取液中 ADH 或 ADH 样物质增多,

其原因可能是肿瘤合成并释放较多的类似 ADH 的多肽类物质,或下丘脑受到某些病变的直接刺激而分泌 ADH 过多。这些疾病包括以下几种。①恶性肿瘤:如肺燕麦细胞癌、胰腺癌、霍奇金病以及淋巴肉瘤等。②中枢神经系统疾病:如脑脓肿、脑肿瘤、硬脑膜下出血、蛛网膜下腔出血、脑血管血栓形成、病毒性或细菌性脑炎、细菌性或结核性脑膜炎以及早老性痴呆等。③肺疾病:如肺结核、肺脓肿、病毒性肺炎及细菌性肺炎等。

(2)药物:异丙肾上腺素、吗啡、长春新碱及多黏菌素等能够促进 ADH 释放和(或)使其作用增强。

(3)各种原因所致的应激:见于手术、创伤及强烈精神刺激时。应激时交感神经兴奋而副交感神经被抑制,从而导致副交感神经对 ADH 分泌的抑制被解除,结果使 ADH 分泌增多。

(4)其他:有效循环血容量减少(如休克)时,从左心房传至下丘脑抑制 ADH 释放的迷走神经冲动减少,故 ADH 分泌增多。肾上腺皮质功能低下时,由于肾上腺皮质激素分泌减少,对下丘脑分泌 ADH 的抑制作用减弱,因此 ADH 分泌增多。

2)肾排水功能障碍　见于急、慢性肾功能不全少尿期和严重心力衰竭或肝硬化等,由于肾排水功能急剧降低或有效循环血容量和肾血流灌注量减少,肾排水明显减少,此时若增加水负荷易引起水中毒。

3)低渗性脱水晚期　细胞外液向细胞内转移,可造成细胞内水肿,如此时输入大量水就可引起水中毒。

2. 对机体的影响

(1)细胞水肿:水过多造成细胞外液被稀释,故血钠浓度降低,渗透压下降,加之肾脏不能将过多的水分及时排出,水分向渗透压相对高的细胞内转移而引起细胞水肿。结果使细胞内液、细胞外液容量均增多而导致渗透压都降低。由于细胞内液的容量大于细胞外液的容量,潴留的水分大部分积聚在细胞内,因此,在轻度水中毒患者中,组织间隙中水潴留的程度尚不足以引起明显的凹陷性水肿。

(2)中枢神经系统症状:急性水中毒时,由于脑细胞水肿和颅内压增高,脑症状出现最早而且突出,患者可出现神经精神症状,如凝视、失语、精神错乱、定向失常、嗜睡、烦躁等,并出现视神经乳头水肿;严重者可因发生脑疝而致呼吸、心搏骤停。轻度或慢性水中毒患者发病缓慢,症状常不明显,多被原发疾病的症状、体征所掩盖,可出现低盐综合征(low salt syndrome)表现,即嗜睡、头痛、恶心、呕吐、软弱无力及肌肉挛痛等症状。

3. 防治原则

(1)防治原发疾病。

(2)严格控制进水量,轻症患者在暂停给水后即可自行恢复。

(3)促进体内水分排出,减轻脑细胞水肿。对急性重症水中毒患者,应立即静脉输入甘露醇、山梨醇等渗透性利尿剂或呋塞米等强利尿剂,也可给予 3%～5%氯化钠溶液,迅速缓解体液的低渗状态,但需密切注意心脏功能,因钠离子过多可使细胞外液容量增大而加重心脏负荷。

(二)正常血钠性体液容量增多——水肿

过多的液体在组织间隙或体腔中积聚的病理过程称为水肿(edema),它是多种疾病的临床体征。由于水肿液来自血浆,一般情况下它与血浆的成分相近,因而水肿是等渗液的积聚,一般不伴有细胞水肿。当低渗液积聚时,由水分转入细胞内引起的细胞水肿则称为细胞水合,常见于水中毒等。此外,临床上将过多液体在体腔内积聚的现象称为积液(hydrops),如心包积液、胸腔积液(胸水)、腹腔积液(腹水)、脑室积液、阴囊积液等。

根据水肿波及的范围可将水肿分为全身性水肿(anasarca)和局部性水肿。同时也可根据水肿的发生部位冠以器官或组织的名称来命名,如脑水肿、肺水肿、视神经乳头水肿、声门水肿、皮下水肿等。另外,水肿也常按其形成原因来命名,如肾性水肿、肝性水肿、心源性水肿、营养不良性水肿、淋巴性水肿、炎性水肿等。

1. 水肿的发生机制 正常人体组织液总量的相对恒定,有赖于体内、外液体交换的平衡和血管内、外液体交换的平衡这两大因素的调节。尽管每类水肿有其各自的发生机制,但都可以归类于以下两大因素的失衡。①体内、外液体交换失衡导致细胞外液总量增多,以致液体在组织间隙或体腔中积聚。②血管内、外液体交换失衡导致组织液的生成多于回流,从而使液体在组织间隙积聚。此时细胞外液总量并不一定增多。

1)毛细血管内、外液体交换失衡——组织液生成增多 血管内、外液体交换受多种因素的调控。在维持组织液生成与回流的平衡方面,平均实际滤过压和淋巴回流等起着重要作用。

驱使血管内液向外滤出的力量是平均有效流体静压,在毛细血管动脉端血压为 30 mmHg,相对应的毛细血管静脉端血压为 12 mmHg,组织间隙的流体静压为 −6.5 mmHg,毛细血管血压与组织间隙的流体静压之差即为有效流体静压,毛细血管动脉端和静脉端的有效流体静压分别约为 36.5 mmHg 和 18.5 mmHg。促使液体回流至毛细血管内的力量是有效胶体渗透压,正常人血浆胶体渗透压为 28 mmHg,组织间液的胶体渗透压为 5 mmHg,两者之差即为有效胶体渗透压,为 23 mmHg。有效流体静压与有效胶体渗透压的差值是有效滤过压。因此,毛细血管动脉端和静脉端的有效滤过压分别为 13.5 mmHg 和 −4.5 mmHg,可见正常的组织液在动脉端生成,在静脉端回流,淋巴回流将剩余组织液送回循环系统内,一起维持血管内、外液体交换的动态平衡(图 3-4)。

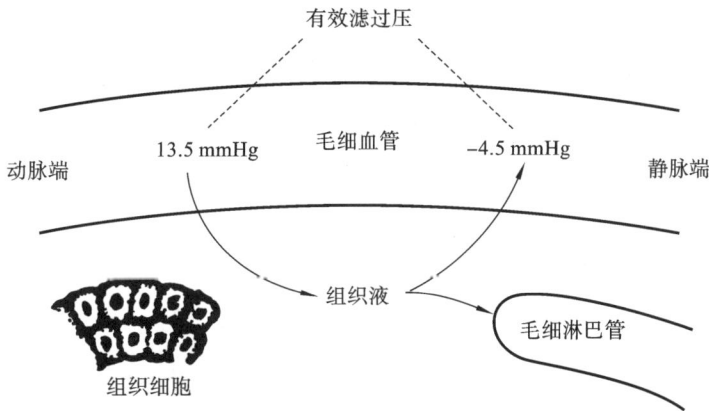

图 3-4 组织液生成与回流示意图

以上因素先后或同时失常,都可以导致组织间液过多积聚而形成水肿。

(1)毛细血管流体静压增高:毛细血管流体静压增高可导致有效流体静压增高,因而使平均实际滤过压增大,组织液生成增多。当后者超过淋巴回流的代偿能力时,便可引起水肿。全身或局部的静脉压升高是有效流体静压增高的主要原因。

(2)血浆胶体渗透压降低:由于晶体物质(电解质)能自由通过毛细血管壁,因此晶体渗透压对血管内、外液体的交换影响不大。而在血管内、外液体交换过程中,限制血浆等液体由毛细血管向外滤过的主要力量是有效胶体渗透压,其中血浆胶体渗透压起重要作用。血浆胶体渗透压主要取决于血浆蛋白尤其是白蛋白的浓度。血浆白蛋白含量降低、血浆胶体渗透压下降,可导致有效胶体渗透压下降,从而使平均实际滤过压增大,组织液的生成增加。以上这些原因导致的水肿,因不涉及微血管壁通透性的改变,故水肿液的蛋白质浓度通常较低。

(3)微血管壁通透性增高:正常毛细血管只容许微量血浆蛋白滤出,而其他部位的血管几乎完全不容许蛋白质透过,因而在毛细血管内、外可形成很大的胶体渗透压梯度。当微血管壁通透性增高时,血浆蛋白可从毛细血管和微静脉壁滤出,于是毛细血管静脉端和微静脉内的胶体渗透压下降,而组织间液的胶体渗透压上升,最终导致有效胶体渗透压明显下降,促使溶质及水分的滤出。此型水肿的水肿液中所含蛋白质量较高,可达 30~60 g/L。

(4)淋巴回流受阻:正常的淋巴回流不仅能将组织液及其所含蛋白质回收到血液循环,在组织液生成增多时,还能代偿回流,因而具有重要的抗水肿作用。淋巴回流受阻时,含高蛋白(可达 30～50 g/L)的水肿液就可在组织间隙积聚,从而形成淋巴水肿(lymphedema)。常见的原因如下:恶性肿瘤细胞侵入并堵塞淋巴管;丝虫病时主要的淋巴管道被成虫阻塞,可引起下肢和阴囊的慢性水肿等。

2) 体内、外液体交换失衡——水钠潴留　由于人体具有精细的容量与渗透压调节机制,以及排泄器官正常的结构与功能,人体水、钠的摄入量与排出量总是处于动态平衡中,从而使体液量保持相对恒定。其中,肾脏对钠、水的调节起重要作用,在正常情况下肾小球的滤过功能与肾小管的重吸收功能是保持平衡的。

肾小管的重吸收功能不能与肾小球的滤过功能保持平衡(球-管失衡),可导致水钠潴留和细胞外液量增多。球-管失衡见于以下三种情况:①肾小球滤过率下降而肾小管重吸收钠、水正常。②肾小球滤过率正常而肾小管重吸收钠、水增加。③肾小球滤过率下降而肾小管重吸收钠、水增加(图 3-5)。

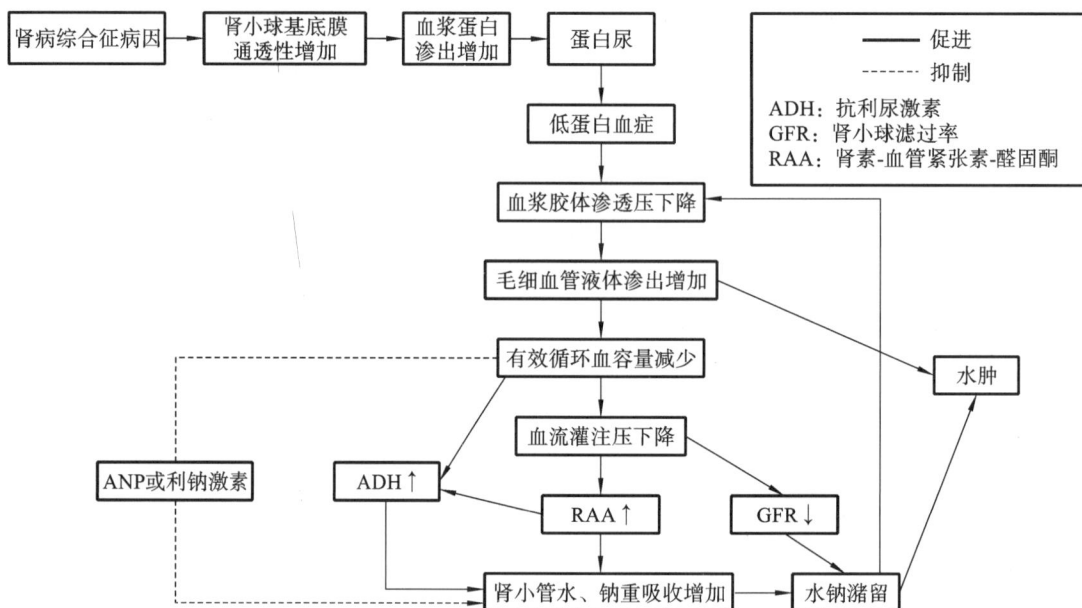

图 3-5　肾性水肿的发生机制

(1) 肾小球滤过率下降:引起肾小球滤过率下降的原因有原发性和继发性两类。①原发性肾小球滤过率下降,见于广泛的肾小球病变。例如,急性肾小球肾炎时,炎性渗出物和内皮细胞的肿胀可导致肾小球滤过率明显下降;慢性肾小球肾炎肾单位严重破坏时,肾小球滤过面积明显减小等也会导致肾小球滤过率明显下降。②继发性肾小球滤过率下降,多继发于有效循环血容量减少者。例如,充血性心力衰竭和肾病综合征时,由于有效循环血容量下降,肾血流量减少。

(2) 肾血流重分布:正常时约有 90% 的肾血流通过靠近肾表面的皮质肾单位。皮质肾单位约占肾单位总数的 85%,其髓袢短,不进入髓质高渗区,对钠、水重吸收功能相对较弱。而数量上约占 15% 的近髓肾单位则髓袢很长,深入髓质高渗区,对钠、水重吸收功能较强。当有效循环血容量减少时,可发生肾血流重新分布的现象,即通过皮质肾单位的血流明显减少,而较多的血流转入近髓肾单位。其直接后果是使钠、水重吸收增加,从而导致球-管失衡。因为肾皮质交感神经丰富,同时因肾素含量较高而形成的血管紧张素Ⅱ也较多,故易引起皮质肾单位血管发生强烈收缩。

(3) 近端小管重吸收钠、水增多:当有效循环血容量减少时,近端小管可以通过以下机制使钠、水的重吸收增加,使肾排水减少,成为某些全身性水肿发生的重要原因。①肾小球滤过分数(filtration fraction,FF)增大:滤过分数增大是肾内物理因素作用的结果。它通过肾小管周围毛细血管内血浆胶体渗透压的增高和流体静压的降低而使近端小管对钠、水的重吸收增加。滤过分数＝肾小球滤过率/肾血浆流量。正常时约有 20% 的肾血浆流量经肾小球滤过。当患者发生充血性心力衰竭或肾病综合征时,肾血流量随有效循环血容量的减少而下降。此时,由于出球小动脉收缩比入球小动脉收缩更为明显,肾小球滤过率下降的程度小于肾血流量下降的程度,即肾小球滤过率相对增高,故滤过分数增大,血浆中非胶体成分滤过量相对增多。因此,通过肾小球后,流入肾小管周围毛细血管内的血液中的血浆蛋白浓度也就相对增高,其血浆胶体渗透压增高而流体静压进一步下降。于是近端小管重吸收钠、水增加,从而导致水钠潴留。②ANP分泌减少:ANP可抑制近曲小管对钠的主动重吸收;循环ANP可作用于肾上腺皮质球状带,抑制醛固酮的分泌。当循环ANP到达靶器官与受体结合后,可能通过环磷酸鸟苷途径发挥其利钠、利尿和扩血管的作用。因此,循环血容量的明显减少也可通过ANP分泌减少而促使近曲小管对钠、水的重吸收增加。

(4)远端小管和集合管重吸收钠、水增加:远端小管、集合管重吸收钠、水功能受激素水平的调节。

①醛固酮分泌增多:醛固酮具有促进远端小管重吸收钠的作用,当其分泌增多时可引起水钠潴留。有效循环血容量下降或其他原因使肾血流减少时,一方面,肾血管灌注压下降,可刺激入球小动脉壁的牵张感受器;另一方面,肾小球滤过率降低使流经致密斑的钠量减少。这两个方面均可使近球细胞分泌肾素增加,于是肾素-血管紧张素-醛固酮系统被激活,血中醛固酮浓度增加。另外,肝功能严重受损时,肝对醛固酮的灭活减少,也可引起血液中醛固酮浓度增加。需要提及的是,醛固酮的增多与水肿形成的关系并不恒定。

多数进行性水钠潴留的患者,醛固酮浓度往往增高;而处于平稳状态的水肿患者,其浓度则可在正常范围内。此外,醛固酮单独增多不一定导致持久的水钠潴留。有试验表明,连续每天使用醛固酮使细胞外液容量扩大,开始时排钠减少,但几天后排钠回升到对照水平,出现所谓的"钠逃逸"或"醛固酮逃逸"现象。进一步研究表明,当细胞外液容量扩大到一定程度后,刺激ANP分泌增加,使近端小管重吸收钠减少,直至与醛固酮的作用相互平衡为止。

②抗利尿激素(ADH)分泌增加:ADH具有促进远端小管和集合管对水的重吸收的作用,是引起水钠潴留的重要原因之一。在充血性心力衰竭时,由于有效循环血容量减少,左心房壁和胸腔大血管的容量感受器所受刺激减弱,这可反射性地引起ADH分泌增加。另外,当肾素-血管紧张素-醛固酮系统被激活后,血中血管紧张素Ⅱ生成增多,后者可致卜丘脑-神经垂体分泌和释放ADH增加。同时,醛固酮分泌增加可使肾小管对钠的重吸收增多,引起血浆渗透压增高,刺激下丘脑渗透压感受器,使ADH的分泌与释放增加。此外,有些水肿中ADH的增多还与肝灭活减少有关。

总之,水肿是一个复杂的过程,有许多因素参与。临床上常见的水肿,通常是多种因素先后或同时发挥作用的。同一因素在不同类型水肿发病机制中所处地位也不同。因此,在临床实践中必须具体问题具体分析,方能正确选择适宜的处理措施。

2. 水肿的表现特征及对机体的影响

(1)水肿液的性状:根据水肿液中蛋白质含量的不同可将水肿液分为漏出液和渗出液。①漏出液(transudate):比重低于1.015,蛋白质含量低于25 g/L,细胞数少于5个/毫升的水肿液。②渗出液(exudate):比重高于1.018,蛋白质含量可达30~50 g/L,且可见多数白细胞的水肿液。

(2)全身性水肿的分布特点:常见的全身性水肿是心源性、肾性和肝性水肿,其水肿的分布各不相同。由右心衰竭导致的心源性水肿,首先出现在下垂部位,立位时以下肢足踝部最早出现且较明显,然后向上扩展。肾性水肿则先表现为眼睑或面部水肿,然后向下扩展。肝性水肿以腹腔积液最显著,而躯体其他部位则不明显。

(3)水肿对机体的影响:水肿对机体可产生有利效应,但其对机体的不利影响也是十分明显的。其影响的大小主要与水肿发生的部位、程度以及水肿发生的速度和持续时间有关。

(三)高血钠性体液容量增多

高血钠性体液容量增多很少见,其特点是血容量和血钠均增高。

1. 原因和机制 主要原因是盐摄入过多或盐中毒。仅见于原发性醛固酮增多症、库欣(Cushing)综合征和医源性钠盐摄入过多的患者,即相当于给予了过多高渗盐溶液。

2. 对机体的影响 高钠血症时细胞外液高渗,液体自细胞内向细胞外转移,导致细胞脱水,严重者引起中枢神经系统功能障碍。

3. 防治原则　除防治原发病外,对肾功能正常者可用强效利尿剂,如呋塞米,以除去体内过量的钠。对肾功能低下或对利尿剂反应差,或血清 Na^+ 浓度 >20 mmol/L 的患者,可用高渗葡萄糖溶液进行腹膜透析。

第三节　钾代谢紊乱

钾代谢紊乱主要是指细胞外液中钾离子浓度的异常变化,包括低钾血症(hypokalemia)和高钾血症(hyperkalemia)。关于在病理情况下细胞内钾离子浓度的改变及其对机体的影响等问题,迄今还知之不多。

一、钾的生理功能,钾平衡及其调节

(一)钾的主要生理功能

1. 维持细胞新陈代谢　钾离子参与体内多种代谢过程,尤其与糖原和蛋白质的合成有密切关系。细胞内一些与糖代谢有关的酶类,如磷酸化酶和含巯基酶等必须在高浓度钾存在时才具有活性。

2. 维持细胞膜静息电位　钾离子是维持细胞膜静息电位的基础。静息电位主要取决于细胞膜对钾离子的通透性和细胞膜内、外浓度差。此电位的存在是神经肌肉组织保持兴奋性的基础。

3. 调节细胞内、外液的渗透压和酸碱平衡　由于大量钾离子储存于细胞内,不仅参与维持细胞内液的渗透压平衡,还影响着酸碱平衡和细胞外液的渗透压。

(二)钾平衡

正常成人体内含钾总量为 $50\sim55$ mmol/kg(体重)。存在于细胞外液中的钾仅为含钾总量的 2% 左右,剩余的 98% 左右存在于细胞内,细胞内钾浓度高达 160 mmol/L, K^+ 是细胞内最主要的阳离子。血清钾平均浓度为 4.5 mmol/L。

一般天然食物含钾比较丰富,成人每天随饮食摄入钾 $70\sim100$ mmol,其中约 90% 在肠道被吸收,其余 10% 随粪便排出。吸收后的钾首先转移至细胞内,随后经肾排出体外,肾排钾量与钾的摄入量也有关,多吃多排,少吃少排,但不吃也排。还有少量钾随汗液排出。由于每天的钾摄入量常大于其细胞外液的含钾总量,因此机体必须有完善的排钾机制,以避免体内的钾潴留而引发威胁生命的高钾血症。同时,由于机体每天最低的排钾量(尿液、粪便)在 10 mmol 以上,可达细胞外液含钾总量的 1/4 左右,因此,钾摄入过少或没有摄入也很快会导致缺钾和低钾血症。

(三)钾平衡的调节

钾平衡主要依靠肾的调节和钾的跨细胞转移两大机制。在一些特殊的情况下,结肠也是重要的排钾场所。

1. 钾排泄的调节　肾排钾受肾小球的滤过、近曲小管和髓袢对钾的重吸收、远曲小管和集合管对钾排泄的调节。一般情况下,肾小球的滤过功能、近曲小管和髓袢的重吸收功能对钾浓度无重要调节作用,机体主要依靠远曲小管和集合管对钾的分泌、集合管对钾的重吸收来调节以维持体内钾的平衡。

1)远曲小管、集合管调节钾平衡　尿液中钾的排泄量取决于钾的摄入量,高钾饮食时可排出大量的钾,低钾饮食时尿液中排钾量少,因此,机体的钾摄入量与排出量保持平衡,机体钾浓度保持相对恒定。

(1)远曲小管、集合管对钾的分泌:正常生理状况下,远曲小管和集合管分泌了 1/3 左右的尿钾。尿钾由该段小管上皮的主细胞(principal cell)分泌。主细胞基底膜面的钠钾泵将 Na^+ 泵入小管间液,同时将小管间液的 K^+ 泵入主细胞内,此时细胞内钾浓度升高,细胞内和小管液之间的钾浓度梯度增加,从而促进钾分泌。主细胞的管腔面胞膜对 K^+ 具有高度的通透性。因此,凡能影响主细胞基底膜面的钠钾泵活性,影响 K^+ 在管腔面胞膜的通透性,改变血液与小管腔的 K^+ 的电化学梯度的因素都可以影响主细胞对钾的分泌。

集合管对钾的重吸收:一般情况下,远曲小管和集合管调节钾平衡的主要机制是分泌钾。在钾摄入量明显不足的情况下,远曲小管和集合管才表现出对钾的重吸收作用。该段小管主要由集合管的闰细胞(intercalated cell)对钾进行重吸收。闰细胞的管腔面分布着 H^+-K^+-ATP 酶,也称为质子泵,向小管腔中分泌 H^+ 而重吸收钾。当机体缺钾时,闰细胞肥大,腔面胞膜增生,对钾的重吸收能力增强。

2)影响远曲小管、集合管排钾的调节因素

(1)醛固酮水平:醛固酮促排钾的功效显著,它可增强钠钾泵的活性,并增加主细胞管腔面胞膜对钾的通透性。血钾浓度升高可直接刺激肾上腺皮质球状带分泌醛固酮,从而反馈调节血钾水平。

(2)细胞外液的钾浓度:因细胞外液钾浓度升高可影响钠钾泵的活性,细胞外液中钾浓度升高可使远曲小管和集合管的泌钾速率明显增加;管腔面胞膜对钾的通透性增大;肾间质液与小管细胞内液钾浓度的差值降低,小管细胞内液钾离子向肾间质的反流也减少。

(3)远曲小管的原尿流速:远曲小管原尿流速增大可促进钾的排泄,这是因为加快的流速可使从小管细胞泌出的钾迅速排出,小管腔中的钾浓度降低,从而促进钾离子的分泌。

(4)酸碱平衡状态:H^+ 浓度升高可抑制主细胞上的钠钾泵,使主细胞分泌 K^+ 的功能受阻。因此,急性酸中毒时肾排钾减少,碱中毒时则肾排钾增多。但慢性酸中毒患者却常存在尿钾增多,其原因与慢性酸中毒可抑制近曲小管对水、钠的重吸收而使远曲小管的原尿流速增大有关。

2. 钾的跨细胞转移 机体对钾浓度快速变动造成负荷的调节主要依靠细胞内、外钾离子的转移来实现,最终可维持血钾浓度的恒定。由于细胞内液具有迅速储备大量钾离子的能力,因此,通过钾离子在细胞内、外的转移可迅速、准确地维持细胞外液的钾浓度。泵-漏机制是调节钾离子跨细胞转移的基本机制。"泵"指钠钾泵,即 Na^+-K^+-ATP 酶,可以将 K^+ 逆浓度差摄入细胞内;"漏"指钾离子顺浓度差进入细胞外液。

(1)促进细胞外钾转入细胞内的主要因素:影响钾离子跨细胞转移的主要激素是胰岛素。胰岛素、β-肾上腺素能受体的激活及细胞外液钾浓度升高等均可直接刺激 Na^+-K^+-ATP 酶的活性,促进细胞摄钾;血清钾浓度的升高可直接刺激胰岛素的分泌,从而促进细胞摄钾;碱中毒也能促进钾离子进入细胞。

(2)促进细胞内钾转移到细胞外的主要因素:酸中毒、剧烈运动时的肌肉收缩、细胞外液渗透压的急剧升高及 α-肾上腺素能受体的激活等过程均可促进 K^+ 从细胞内向细胞外转移。

3. 结肠的排钾功能 正常情况下,肾排出人体摄入钾的 90%,另外约 10% 由肠道排出,结肠泌钾量亦受醛固酮的调控。在肾小球滤过率明显下降、肾功能衰竭的情况下,结肠泌钾量平均可达到钾摄入量的 1/3(34%),成为一个重要的排钾途径。

此外,汗液中也含有少量的钾,平均约为 9 mmol/L,故经汗液的排钾量通常很少。但在炎热环境、重体力活动情况下,也可有相当数量的钾经皮肤丢失。

二、低钾血症

正常人血清钾浓度的范围为 3.5~5.5 mmol/L,血清钾浓度低于 3.5 mmol/L 称为低钾血症。低钾血症时,机体内的含钾总量不一定减少,情况类似于细胞外钾向细胞内转移时。但是,在大多数情况下,低钾血症患者也可能伴有体内钾总量的减少——缺钾。

(一)原因和机制

1. 钾摄入不足 一般饮食中含钾较丰富,故只要能正常饮食,机体就不至于缺钾。但是消化道梗阻、长期昏迷、手术后较长时间禁食的患者不能正常进食,如果这些患者通过静脉输入营养时没有及时补钾或补钾不够,就会导致缺钾甚至低钾血症。如果仅有钾摄入不足,则一定时间内在肾的保钾功能调节下缺钾的症状也不至于十分严重。一般而言,当钾摄入不足时,在4～7天内可将尿钾排泄量减少到20 mmol/L以下,在7～10天内则可降至5～10 mmol/L(正常时尿钾排泄量为38～150 mmol/L)。

2. 钾丢失过多

(1)经胃肠道失钾:这是小儿失钾最重要的原因,常见于严重腹泻、呕吐等伴有大量消化液丧失的患者。腹泻时粪便中钾浓度可达30～50 mmol/L。此时大量的钾随粪便丢失,粪便中钾浓度可比正常时高10～20倍。粪便中钾浓度之所以增高,一方面是因为腹泻减少了小肠对钾的吸收,另一方面是由于腹泻所致的血容量减少可刺激醛固酮分泌增多,而醛固酮不仅可促进尿钾排出,也使结肠泌钾的作用加强。由于胃液含钾量少,只有5～10 mmol/L,故剧烈呕吐时,胃液的丧失并非失钾的主要原因。大量的钾经肾随尿液排出。这是因为呕吐所引起的代谢性碱中毒可促进肾排钾,呕吐引起的血容量减少也可通过继发性醛固酮增多而促进肾排钾。

(2)经肾失钾:这是成人失钾最重要的原因。引起肾排钾增多的常见因素如下。

①利尿剂的长期连续使用或用量过多:碳酸酐酶抑制剂等利尿剂可抑制近曲小管对钠、水的重吸收,呋塞米、依他尼酸、噻嗪类等利尿剂可抑制髓袢升支粗段对Cl^-和Na^+的重吸收,都能使到达远侧肾小管的原尿流量增加,而此处的原尿流量增加可在短时间内带走大量的钾,进而促进肾小管对钾的分泌增多,排泄增多。同样,上述利尿剂还能使到达远曲小管的Na^+量增多,由于Na^+-K^+交换加强而导致失钾。许多利尿剂还有一个引起肾排钾增多的共同机制:通过血容量的减少刺激醛固酮分泌。呋塞米、依他尼酸、噻嗪类利尿剂的作用在于抑制髓袢升支粗段对Cl^-的重吸收,同时可抑制Na^+的重吸收。所以,这些药物的长期使用既可导致低钠血症,又可导致低氯血症。现已证明,任何原因引起的低氯血症均可使肾排钾增多。其可能机制之一是血氯浓度偏低能直接刺激远侧肾小管的泌钾功能。

②某些肾病:当机体发生远曲肾小管性酸中毒时,由于远曲小管泌H^+功能障碍,H^+-Na^+交换减少而Na^+-K^+交换增多可以导致大量失钾。当机体发生近曲肾小管性酸中毒时,HCO_3^-的重吸收也减少,到达远曲小管的HCO_3^-增多,促使远曲小管排钾增多。在急性肾小管坏死的多尿期,肾小管液中尿素增多导致渗透性利尿,新生肾小管上皮对水、电解质重吸收的功能下降,故可发生排钾增多。

③肾上腺皮质激素过多:原发性和继发性醛固酮增多时,肾远曲小管和集合管的Na^+-K^+交换增加,因而有排钾保钠的效果。库欣综合征时,糖皮质激素皮质醇的分泌大量增多,皮质醇也有一定的盐皮质激素样的作用。因此,大量而长期的皮质醇增多也能促进远曲小管和集合管的Na^+-K^+交换而导致肾排钾增多。

④远曲小管中不易被重吸收的阴离子增多:如HCO_3^-、SO_4^{2-}、HPO_4^{2-}、NO_3^-等。上述物质在远曲小管液中增多时,不能被重吸收,导致原尿所带的负电荷增大,使得K^+更易从肾小管上皮细胞进入管腔液而随尿液丧失。

⑤镁缺失:镁缺失常常伴发低钾血症。钾在髓袢升支的重吸收由肾小管上皮细胞膜上的Na^+-K^+-ATP酶完成,同时这种酶又需要Mg^{2+}的激活。缺镁时,可能因为细胞内Mg^{2+}缺失而使此酶失活,因而该处钾的重吸收发生障碍而致失钾。动物实验还证明,镁缺失可引起醛固酮增多,这也可能是导致失钾的原因。

⑥碱中毒:碱中毒时,肾小管上皮细胞泌H^+减少,H^+-Na^+交换减弱,Na^+-K^+交换加强,故尿液排钾量增多。

(3)经皮肤失钾:汗液含钾量少,一般情况下,出汗不会引起低钾血症。但如在高温环境中进行重体力劳动时,大量出汗亦可导致一定量钾的丧失。

3. 细胞外钾向细胞内转移 细胞外的钾向细胞内转移时,可能引起低钾血症,但此时机体的含钾总量并不减少。

（1）低钾型周期性麻痹：该病发作时钾由细胞外向细胞内转移，是一种家族性疾病。

（2）碱中毒：细胞内 H^+ 转移至细胞外可以起到一定的代偿作用，同时由于 H^+-K^+ 交换，细胞外 K^+ 进入细胞内。

（3）过量胰岛素：用大剂量胰岛素治疗糖尿病酮症酸中毒时，可能发生低钾血症的机制有以下两点。

①胰岛素促进细胞糖原合成，钾是糖原合成的原料之一，血浆中 K^+ 可以随葡萄糖进入细胞以合成糖原。

②胰岛素可能直接刺激骨骼肌细胞膜上的 Na^+-K^+-ATP 酶，从而使肌细胞内 Na^+ 排出增多且细胞外 K^+ 进入肌细胞增多。

（二）对机体的影响

低钾血症对不同个体的影响差别很大。临床上，原发病和水、钠代谢紊乱常掩盖了低钾血症。低钾血症的症状严重程度取决于组织细胞失钾的快慢和血钾浓度降低的程度。失钾速度快，则临床症状出现快，而且一般病情也较严重；如果失钾速度较慢，即使失钾程度已较重，症状也可能不显著。一般而言，血钾浓度越低，症状越严重。但应指出的一点是，对可兴奋的组织而言，其兴奋性水平不仅与血钾浓度降低的程度有关，还取决于细胞内液钾浓度与细胞外液钾浓度之比（$[K^+]_i/[K^+]_e$）。$[K^+]_i/[K^+]_e$ 值增大则细胞兴奋性降低，$[K^+]_i/[K^+]_e$ 值减小则兴奋性提高。

钾与细胞内许多酶的激活有关，但是目前尚不清楚细胞内液钾浓度的轻度降低（例如从 160 mmol/L 降至 140 mmol/L）是否会明显地影响这些酶的活性。

动物实验证实，缺钾时细胞内、外可以发生离子异常交换，即细胞内 K^+ 移出而细胞外 Na^+ 和 H^+ 交换进入细胞。在缺钾严重时，细胞内 Na^+ 和 H^+ 的积聚甚至可达到影响酶活性的程度。因此，缺钾引起的细胞功能障碍很可能是细胞内液钠浓度和 pH 发生改变的结果。

1. 对肌肉的影响

（1）肌肉松弛：低钾使肌肉组织兴奋性降低，肌肉松弛无力甚至出现弛缓性麻痹。其中以下肢肌肉松弛最为常见，严重时可累及躯干、上肢肌肉，甚至引起呼吸肌麻痹。后者是低钾血症患者的主要死亡原因。

低钾血症时出现肌肉松弛的机制比较复杂。在大多数情况下，细胞静息电位与阈电位之间的绝对值决定神经肌肉细胞的兴奋性，而细胞内、外液钾浓度比值（$[K^+]_i/[K^+]_e$ 值）又是静息电位的重要决定因素，因此临床症状是否发生，与细胞内、外液钾浓度比值的变化速度关系密切。急性低钾血症时，细胞外液钾浓度（$[K^+]_e$）急剧降低，但是此时细胞内液钾浓度（$[K^+]_i$）变化不明显，故低钾血症时 $[K^+]_i/[K^+]_e$ 值增大，从而导致静息电位负值增大，静息电位与阈电位间的差距（$E_m - E_t$）增大，神经肌肉处于超极化阻断状态，去极化发生障碍，细胞兴奋性将会降低，严重时甚至不能兴奋，此时肌细胞处于超极化阻滞状态。临床上患者先出现肌肉松弛，继而可发生弛缓性麻痹。全身大多数肌肉可以发生这种变化，其中以四肢肌肉麻痹最为明显，严重者可发生呼吸肌麻痹。

急性缺钾时肌肉兴奋性的变化比慢性缺钾时显著得多。在急性缺钾时，一方面细胞外液钾浓度显著降低，另一方面，细胞内 K^+ 在短时间内尚来不及较多地向胞外转移，故细胞内、外液钾浓度差明显增大，$[K^+]_i/[K^+]_e$ 值也显著增大。而在慢性缺钾时，随着时间的推移，细胞内 K^+ 向细胞外转移得也较多，因而 $[K^+]_i/[K^+]_e$ 值的变化可以不明显。因此，即使是同一血钾水平的低钾血症，急性缺钾患者在临床上可以表现出严重的肌肉麻痹，而慢性缺钾患者却表现不明显。

除了受细胞内、外液钾浓度变化的影响外，低钾血症时出现的肌肉松弛也受血浆 Ca^{2+} 浓度及 pH 的影响。细胞外 Ca^{2+} 对骨骼肌细胞膜的 Na^+ 内流有抑制作用，血浆中 Ca^{2+} 浓度增高时，Na^+ 内流受抑制，由 Na^+ 快速内流产生的 0 期去极化也受到影响，细胞膜的阈电位发生上移，从而加大了静息电位与阈电位间的绝对值，最终导致细胞兴奋性降低。相反，血浆中 Ca^{2+} 浓度降低时，细胞膜 Na^+ 内流

延伸阅读

受到的抑制减弱,细胞膜的阈电位下降,静息电位与阈电位之间的绝对值减小,细胞兴奋性增高。同样,由于 Na^+-H^+ 交换,当血浆中 pH 值降低时,细胞兴奋性降低;pH 值升高时,细胞兴奋性升高(图 3-6)。

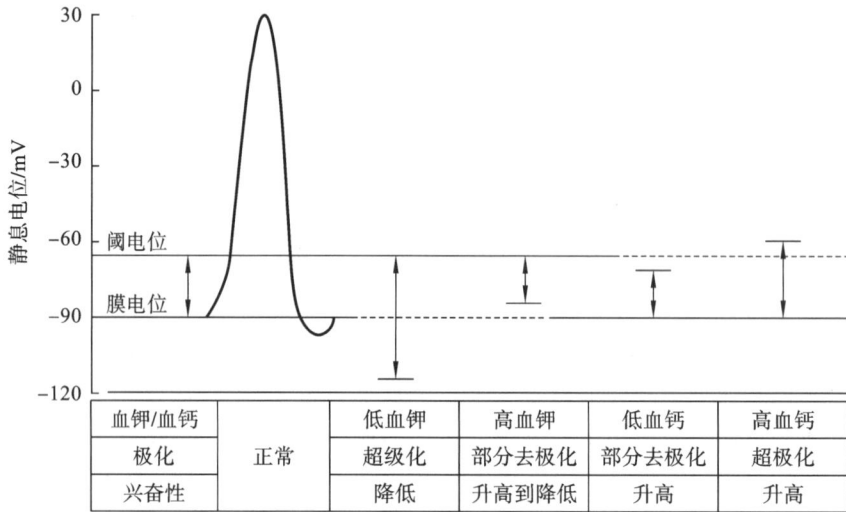

血钾/血钙		低血钾	高血钾	低血钙	高血钙
极化	正常	超级化	部分去极化	部分去极化	超极化
兴奋性		降低	升高到降低	升高	升高

图 3-6 血钾和血钙对神经肌肉兴奋性的影响

(2)横纹肌溶解:钾参与骨骼肌血流量的调节,如局部钾浓度增高可引起血管扩张,致使血流量增加。患者如严重缺乏钾(血钾浓度<2.5 mmol/L),肌肉运动时不能从细胞内释放出足够的钾,导致肌细胞发生缺血缺氧,从而引起肌痉挛、缺血性坏死和横纹肌溶解,甚至可能发生肾功能衰竭。另外,低钾血症严重时发生的横纹肌溶解还与肌肉代谢障碍有关。

2. 对心脏的影响 低钾血症可引起包括心室颤动等在内的多种心律失常。一般认为,低钾血症引起心律失常的发病机制可能主要与低钾影响心肌电生理特性有关。

(1)对心肌兴奋性的影响:依照理论推测,当细胞外液钾浓度降低时,细胞内、外液钾浓度差增大,为了减小浓度差,细胞内 K^+ 外流应当增多,使心肌细胞的静息电位负值增大而呈超极化状态。然而实际上当血钾浓度降低,特别是明显降低(如低于 3 mmol/L)时,心肌细胞的静息电位负值反而减小,这可能是由于细胞外液钾浓度降低时,心肌细胞膜的钾电导低,从而使细胞内 K^+ 外流减少,同时基础的内向钠电流使细胞膜部分极化所致。急性低钾血症时,低浓度血钾能够抑制膜静息时对钾的通透性,从而导致心肌细胞的静息电位负值减小,此时静息电位更加接近阈电位,因而引起兴奋所需的阈刺激减小,即心肌细胞兴奋性增高。细胞外液钾浓度降低时钙内流受到的抑制作用减弱,钙内流加速,复极化 2 期(平台期)缩短,有效不应期缩短。同时心肌细胞钾电位降低所致的钾外流减慢,又可使复极化 3 期(末期)延长。心电图上可见 ST 段压低,T 波增宽、压低,出现明显的 U 波。U 波的出现可能与浦肯野纤维的 3 期复极化有关,一般情况下被心室肌的复极化波掩盖而不明显。近年来有报道显示,从低钾血症患者右心室尖记录到的心肌细胞动作电位中也观察到 3 期复极时间的延长,3 期复极时间的延长说明心肌超常期延长。上述变化使整个动作电位的时间延长,因而后一次 0 期去极化波可在前一次复极化完毕之前就到达。心电图上可出现代表 2 期复极的 ST 段压低,代表 3 期复极的 T 波压低和增宽,并可在其末期出现明显的 U 波,表明心室动作电位时间的 QT 间期延长。

低钾血症对心脏浦肯野纤维的影响大于其对心室肌的影响,浦肯野纤维的复极化过程延长程度大于心室肌的复极化过程延长程度,从而使浦肯野纤维的复极化过程得以显现,进而出现 U 波增高。

(2)对心肌传导性的影响:低钾血症时因心肌静息电位负值减小,钠内流的量减少,速度也变慢,即去极化 0 期膜内电位上升的速度减慢,幅度减小,兴奋的传递也因此而减慢,心肌传导性降低。在心电图上,能观察到 PR 间期延长,表明去极化波由心房传导到心室所需的时间延长,QRS 波群明显增宽,反映心室内传导性降低。

(3)对心肌自律性的影响:在房室束-浦肯野纤维网中的快反应自律细胞及心房传导组织中,当 3

期复极末达到最大复极电位(－90 mV)后,由于外向钾电流减弱,而同时生理状态下的 Na$^+$ 又从细胞外缓慢而不断地进入细胞(背景电流),故进入细胞内的正电荷量逐渐超过流出细胞的正电荷量,细胞膜逐渐去极化,当去极化到达阈电位时就发生 0 期去极化,这就是快反应细胞的自动去极化过程。但是在低钾血症时,钾电导降低,故在到达最大复极电位后,细胞内钾的外流与生理状态下相比有所减慢而钠内流相对增快。因而快反应自律细胞在低钾条件下自动去极化加速,自律性增高。

由上述分析可见,低钾血症时由于心肌兴奋性异常提高、超常期有所延长及异位起搏点自律性增高等原因,临床上患者容易表现出心律失常。另外,心肌传导性降低可以引起传导减缓和单向传导阻滞,同时心肌细胞有效不应期缩短又有助于兴奋折返,因而低钾血症容易引起包括心室颤动在内的多种心律失常(图 3-7)。

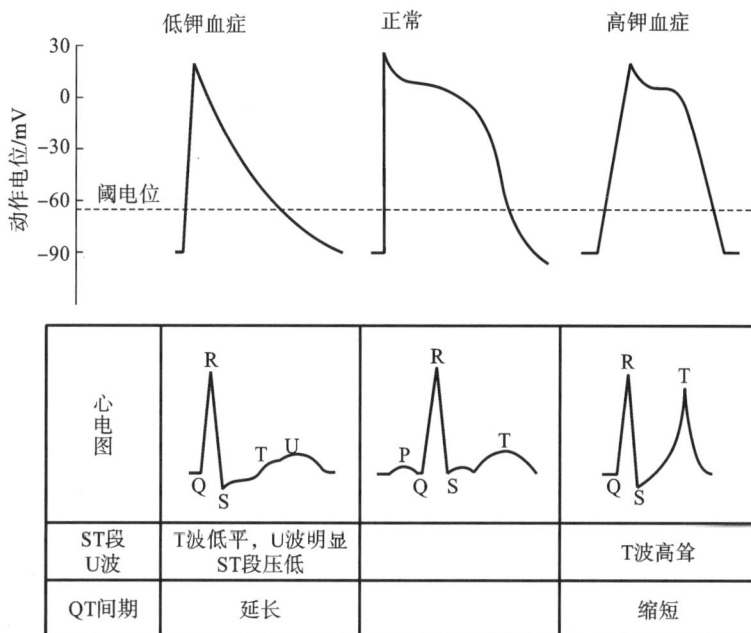

图 3-7　血钾浓度对心肌细胞膜电位及心电图的影响

(4) 对心肌收缩性的影响:细胞外液钾浓度降低,此时钙内流受到的抑制减小,故 2 期复极时钙内流加速,心肌细胞内 Ca^{2+} 浓度增高,兴奋-收缩耦联增强,心肌收缩性增强。然而,低钾血症对心肌收缩性的影响因缺钾的程度和持续时间的不同而异,在早期或较轻度低钾血症时,心肌收缩性增强;但在慢性缺钾进展到较为严重时,心肌收缩性减弱。在组织学中也有相应变化,在严重缺钾的实验动物的心肌中可观察到横纹肌的消失、间质细胞浸润、不同程度的心肌组织坏死和纤维瘢痕形成等病理变化。由此能解释,部分出现严重慢性缺钾的犬可因心力衰竭而发生肺水肿。然而在临床上,由缺钾引起的慢性心力衰竭较少见。

3. 对肾脏的影响

(1) 功能变化:

①尿浓缩功能障碍,主要是由集合管和远曲小管对 ADH 的反应性不足所致。缺钾时集合管和远曲小管上皮细胞受损,ADH 虽能与肾小管上皮细胞膜受体结合并激活腺苷酸环化酶,但 cAMP 生成不足,故发生水的重吸收障碍。

②低钾血症时髓袢升支对 NaCl 重吸收不足以致髓质渗透压梯度的形成发生障碍,从而进一步影响对水的重吸收,可导致多尿和低比重尿的出现;另外,在低钾血症时,肾小管上皮细胞氨生成增加,近曲小管对 HCO_3^- 的重吸收增加,这是低钾血症时发生碱中毒的机制之一。

(2) 肾血流量降低:人和动物缺钾时都可发生肾血管收缩痉挛,从而引起肾血流量减少。肾血管收缩的发生与血管紧张素Ⅱ的浓度增高有关。

（3）肾小球滤过率降低：在实验动物中，肾小球滤过率的降低与肾血流量的减少平行。在患者中，严重而持续的缺钾也可使肾小球滤过率明显降低，当持续时间较长时，肾脏可出现器质性损害。

（4）形态结构的变化：在大鼠中，缺钾引起的病变主要见于髓质集合管，常表现为一些增殖性反应，包括上皮细胞肿胀、增生和胞质内颗粒形成。持续缺钾可导致间质纤维瘢痕形成、肾小球硬化和肾小管扩张等器质性变化。人体缺乏钾时，近端肾小管上皮细胞可以发生空泡变性，空泡变性偶尔也见于远端肾小管上皮细胞。此外，还可见到间质纤维瘢痕形成和肾小管萎缩或扩张。

在以上的变化中，除了显著的纤维化和肾组织的丧失以外，其余一般是可以恢复的。

4. 对消化系统的影响　钾缺乏可导致胃肠道运动减弱，临床上患者常发生恶心、呕吐和厌食。钾严重缺乏还可导致腹胀甚至麻痹性肠梗阻。

5. 对机体代谢的影响

（1）糖代谢：血浆钾浓度降低可抑制胰岛 β 细胞分泌胰岛素，因而低钾血症患者的糖原合成常发生障碍，表现出对葡萄糖的耐量不足，易发生高血糖。严重低钾血症引起的胰岛素分泌减少对于患者而言也有一定的代偿意义，因为胰岛素可通过促进细胞内糖原合成和直接刺激骨骼肌细胞膜上的 Na^+-K^+-ATP 酶而使细胞外钾向细胞内转移，可使低钾血症的情况加重。低钾血症时，胰岛素分泌减少，有助于防止血浆钾浓度的进一步降低。

（2）蛋白质代谢：因为钾是蛋白质合成所必需的，所以缺钾可以引起负氮平衡。钾缺乏可能成为儿童生长障碍的原因之一。

（3）水、电解质和酸碱平衡：

①醛固酮分泌减少：血浆钾浓度降低直接抑制肾上腺皮质球状带细胞对醛固酮的合成及分泌，血浆醛固酮水平的降低能减少肾远曲小管对钾的排泄，因而也具有一定的代偿意义。

②肾产氨增加：低钾血症时，肾远曲小管细胞内酸中毒可使肾排氨增加，氨排出的增多可使远曲小管排钾减少，因而也具有代偿意义。

③多尿多饮：慢性缺钾时，尿浓缩功能减弱，可排出大量低比重尿，水分的丧失引起渴感。动物实验证实缺钾也能引起渴感，从而引起多饮。

④肾排氯增多：缺钾时，肾小管特别是远侧肾小管对氯的重吸收减少，从而使肾排氯增多。

⑤酸碱平衡：低钾血症患者的酸碱平衡状态与原发疾病或引起低钾血症的原因有密切关系。当原发疾病是肾小管酸中毒，或引起缺钾的原因为腹泻时，患者就可能伴有代谢性酸中毒。当引起缺钾的原因是长时间应用高效能利尿药如呋塞米、依他尼酸时，患者就可能有代谢性碱中毒。但是，缺钾和低钾血症本身却往往倾向于引起代谢性碱中毒。原因如下：第一，低钾血症时，远曲小管内 K^+-Na^+ 交换减少，相对地 H^+-Na^+ 交换增多，因而排 H^+ 增多；如前所述，低钾血症时肾远曲小管产氨和排氨增多，氨又可与 H^+ 结合成 NH_4^+ 而排出。第二，低钾血症时（细胞外钾向细胞内转移者除外），细胞内 K^+ 向细胞外转移，细胞外的 H^+ 进入细胞，从而使细胞外液 H^+ 浓度降低。第三，缺钾引起肾排氯增多，而机体缺氯可引起代谢性碱中毒（参阅相关章节）。可见在低钾血症患者中，其表现出的酸碱平衡状态是由原发疾病、缺钾的具体病因和低钾血症本身带来的变化所共同决定的。

（三）防治原则

1. 积极治疗原发疾病　尽快恢复患者的饮食和肾功能，去除引起缺钾的原因如停用某些利尿剂等。

2. 及时补钾　如果患者低钾血症较严重（血钾浓度低于 2.5 mmol/L）或者还有较严重的临床表现如心律失常、肌肉瘫痪等，应及时补钾。

补钾方式首选口服，每天适宜摄入量为 40～120 mmol。只有当临床情况紧急，缺钾可能马上引起威胁生命的并发症时，或者胃肠道症状强烈，患者因恶心、呕吐等原因不能口服时才可选择静脉内补钾。并且仅当每日尿量在 500 mL 以上时才能进行静脉内补钾。输入液的钾浓度不得超过 40 mmol/L，每小时滴入的量一般不应超过 10 mmol。进行静脉补钾时需要按时测定血钾浓度，同时做心电图描记以进行监护。

缺钾时细胞内钾浓度恢复得较慢,有时甚至需经过4～6天补钾才能恢复细胞内、外的钾平衡,而慢性缺钾患者需补钾10天以上。

3. 积极治疗并发症 引起低钾血症的原发病因中,有些可以同时引起水和其他电解质如钠、镁等的丧失,因此应当及时检查其他电解质的状况,一经发现,必须积极处理。如前所述,如果是由缺镁引起的低钾血症,仅单纯补钾而不进行补镁是无效的。

三、高钾血症

人体血钾浓度高于5.5 mmol/L时,称为高钾血症(hyperkalemia)。理论上,体内钾过多可引起细胞内液钾浓度增高,但在实际情况中,高钾血症极少伴有可测得的细胞内液钾浓度的增高。这可能是因为,即使只有相对少量的钾在体内存留,也可能引起威胁生命的高钾血症,这也同时说明,细胞内容纳钾增加的余地是很小的。

应当指出的是,高钾血症不一定总是伴有体内钾浓度过高。例如,未经治疗的糖尿病酮症酸中毒患者,可能会因为渗透性利尿(因高血糖所致)而使尿钾的排出大量增加,机体因而处于缺钾状态。另外,大量失水所致的肾血流量减少和肾小球滤过率降低等可使体内钾浓度升高而导致高钾血症。

(一)原因和机制

1. 肾排钾减少 肾脏是钾排出的主要器官,肾排钾减少是引起高钾血症的主要原因。可见于以下方面。

(1)肾小球滤过率降低:急性肾功能衰竭患者出现少尿或无尿、腹腔积液、休克、出血、慢性肾功能衰竭等均可因肾小球滤过率降低或肾小管排钾功能障碍而导致血钾升高。

(2)盐皮质激素缺乏:醛固酮的主要作用是促进远曲小管和集合管对 Na^+ 的重吸收和对 K^+、H^+ 的排泌。醛固酮分泌减少或作用减弱时,常发生高钾血症。临床上常见于双侧肾上腺切除和肾上腺皮质功能减退患者,也可见于Ⅳ型肾小管性酸中毒和低醛固酮血症患者。产生低醛固酮血症的原因很多,可以是原发性合成障碍(先天性合成酶缺乏)、肾素水平降低、醛固酮抵抗等。同样,Ⅳ型肾小管性酸中毒也是由醛固酮分泌不足或肾小管上皮细胞对醛固酮的反应性降低所引起。

(3)长期应用潴钾类利尿剂:抗醛固酮利尿剂如螺内酯和氨苯蝶啶等,能够降低肾小管对醛固酮的反应性。

2. 细胞内钾转移到细胞外

(1)酸中毒:常在有机酸酸中毒时发生,如乳酸酸中毒、糖尿病酮症酸中毒、急性肾功能不全所致的酸中毒等。酸中毒时,细胞外液中的 H^+ 进入细胞内,细胞内的 K^+ 转移到细胞外液。

(2)缺氧:缺氧时细胞内 ATP 生成减少,细胞膜钠钾泵运转发生障碍,故 Na^+ 潴留于细胞内,细胞外液中的 K^+ 难以进入细胞内。此外,缺氧也可引起组织酸中毒和细胞坏死,细胞内的 K^+ 也释放入血,加重了高血钾的严重程度。

(3)组织破坏:细胞内液钾浓度比血细胞外液高25倍左右。因此,组织被破坏(如血管内溶血、挤压综合征等)时,细胞内钾大量释放入血引起高钾血症。

(4)高钾血型周期性麻痹:发病时,细胞内的 K^+ 向细胞外转移,此时血钾浓度多在5～6 mmol/L范围内。

3. 钾摄入过多 在肾功能正常时,因钾摄入过多而引起高钾血症者极为少见。但是如果在静脉内过多过快输入钾盐是有可能引起高钾血症的,尤其是在肾功能低下时更易发生。

(二)对机体的影响

高钾血症对机体的影响主要表现为心肌兴奋传导异常和肌无力,前者可引起致死性心律失常。

1. 对肌肉组织的影响 当血钾浓度高于8 mmol/L时,机体可出现肌无力甚至麻痹,高钾血症对肌肉组织的影响与起病的快慢及血钾浓度升高的程度密切相关。

(1)急性高钾血症：血钾浓度迅速升高时，细胞内液钾浓度变化不大，$[K^+]_i/[K^+]_e$值可减小，这时，神经肌肉功能的变化取决于血钾浓度升高的程度，即$[K^+]_i/[K^+]_e$值变小的程度。轻度高钾血症时，由于细胞膜内、外液钾浓度差减小，故细胞内钾外流减少，从而使细胞静息电位变小，神经肌肉兴奋性增高，因而患者可出现疼痛、肌肉轻度震颤、手足感觉异常等症状。严重高钾血症时，静息电位显著变小以致接近阈电位水平，细胞膜处于去极化阻断状态。静息电位过小时，钠通道失活，故动作电位的形成和传导都发生障碍。因此，严重高钾血症时神经肌肉的兴奋性降低，可以引起四肢软弱无力，腱反射消失甚至引起肌肉弛缓性麻痹。

(2)慢性高钾血症：当血清钾潴留较缓慢时，细胞内钾也有一定程度的增多，所以与急性高钾血症时相比，$[K^+]_i/[K^+]_e$值变小的程度可能不明显，因而神经肌肉功能的变化也远不如急性高钾血症时明显。有报道指出，慢性肾功能衰竭患者的血钾浓度在数周之内即使逐渐升高到 9.5 mmol/L，也可能并不出现神经肌肉方面的症状。

2. 对心脏的影响 高钾血症对机体的主要危害是出现心搏骤停和心室颤动。但是对高钾血症引起心律失常的发病机制仍无足够证据进行明确的解释。一般来说，心肌传导功能障碍对于发病具有决定性作用，但是也可能与心肌的其他病变、酸碱状态、离子状态等多种因素有关。下面主要从高钾血症时心肌电生理特性的改变进行说明。

(1)对心肌兴奋性的影响：在血钾浓度迅速轻度升高(如血钾浓度为 5~7 mmol/L)时，心肌细胞静息电位负值也轻度减小，这使得阈刺激也减小，即心肌兴奋性增高，类似于高钾血症对神经肌肉兴奋性的影响。而当血钾浓度迅速显著升高(血钾浓度大于 7 mmol/L)时，此时静息电位负值过小，心肌兴奋性将降低甚至消失。

高钾血症时心肌细胞膜对钾的通透性明显增高，当钾外流加快时，心肌 3 期复极化加速。因此，动作电位时间和有效不应期均缩短，但由于细胞外高钾抑制 Ca^{2+} 在复极化 2 期内流，故 2 期有所延长，心电图显示 T 波狭窄高耸，QT 间期缩短。高钾血症对心电图的影响见图 3-7。

(2)对心肌传导性的影响：高钾血症时，由于静息电位负值减小，动作电位 0 期去极化的幅度变小，速度减慢，因而兴奋的传导减慢，即传导性降低。心房内、房室间或心室内均可发生传导延缓或阻滞。心电图上显示 P 波压低、增宽或消失；QRS 波群增宽，PR 间期延长，R 波降低。

(3)对心肌自律性的影响：高钾血症时心肌细胞膜对钾的通透性增高，故在到达最大复极电位后，细胞内钾的外流比正常时加快而钠内流相对减慢，因而自动去极化减慢，自律性降低。

(4)对心肌收缩性的影响：高钾血症抑制钙内流，使心肌收缩性降低。

(三)防治原则

1. 及时治疗原发疾病 治疗引起高钾血症的原发疾病，去除引起高钾的因素。

2. 注射钙剂和钠盐 高钾血症时可采用静脉注射钙剂和钠盐的方式改善心肌电生理特性。

3. 降低血钾浓度

(1)使 K^+ 向细胞内转移：同时静脉注射葡萄糖和胰岛素使 K^+ 向细胞内转移，亦可应用碳酸氢钠，不仅可以通过提高血液 pH 而促进 K^+ 进入细胞内，Na^+ 还能阻断 K^+ 对心肌的毒性作用。

(2)使钾排出体外：阳离子交换树脂聚苯乙烯磺酸钠经口服或灌肠后，能在胃肠道内进行 Na^+-K^+ 交换而促进体内钾的排出。

(3)透析：对于严重高钾血症患者，可用腹膜透析或血液透析(人工肾)排出体内过多的钾。

第四节 镁代谢紊乱

镁离子是人体内具有许多重要生理作用的离子，在阳离子总含量上是机体内仅次于钙、钠、钾的阳离子；在细胞内，镁的含量居第二位，仅次于钾。镁离子(Mg^{2+})是细胞内液的重要成分，它参与细胞内许多酶的反应,在维持细胞正常代谢和生理功能中有着十分重要的作用。

一、镁平衡及其调节

(一)镁在人体中的生理功能

1. 保持酶的活性 镁在许多酶系中作为辅助因子或激动剂参与多种重要反应。镁可以激活许多与生命活动息息相关的酶,如己糖激酶、Na^+-K^+-ATP 酶、羧化酶、丙酮酸脱氢酶、肽酶、胆碱酯酶等,进而参与细胞内许多重要的氧化还原过程。

2. 抑制细胞的兴奋性 在中枢神经系统、神经肌肉和心肌等组织中,镁浓度过高均对细胞兴奋性有抑制作用。

3. 保持遗传的稳定性 镁是细胞 DNA 相关酶系中的主要辅助因子,决定细胞周期并参与凋亡的细胞内调节。在细胞质中,镁离子参与维持膜的完整性,增强细胞对氧化应激的耐受力,调节细胞增殖、分化和凋亡等;而在细胞核中镁离子则参与维持 DNA 的结构、DNA 复制的保真度,激活 DNA 的修复过程。

(二)镁平衡

镁主要存在于绿叶蔬菜、谷物类、鸡蛋等食品中。成人体内镁含量约 12 g(0.5 mol),其中约一半存在于骨骼中,而另一半存在于骨骼肌和其他器官组织中。镁在血液中的含量低,不到 1%。血清镁含量为 0.75~1.25 mmol/L,其中 20% 与蛋白质结合,80% 呈游离状态。成人每天从饮食中摄入的镁约 10 mmol,其中约 3 mmol 被小肠吸收,其余镁则随粪便排出。体液中的镁主要由肾脏排出。

(三)镁平衡的调节

维持镁代谢平衡的主要环节是消化道的吸收和肾脏的排泄。当从饮食中摄入镁的量较少时,小肠对镁的吸收就相对增加。当摄取的食物含钙量少而含活性维生素 D 及蛋白质多时,也能使小肠内镁吸收增加;而摄入镁量较多时,肠道对镁的吸收相对减少。

镁主要在肾小管皮质髓袢升支粗段中被重吸收,此处重吸收镁的量占总滤过量的 65%。此外,镁的重吸收在远曲小管和近端小管亦可进行。很多因素影响肾小管对镁的重吸收,其中最重要的因素是血镁浓度。当机体处于低镁状态时,甲状旁腺受到刺激后增加甲状旁腺激素(parathyroid hormone,PTH)的分泌,此时肾小管重吸收镁增加;相反,当机体发生高镁血症时,肾小管对镁的重吸收显著减低。另外,多肽激素如 PTH、胰高血糖素、降钙素等可增加镁的重吸收,维生素 D 能增强肽类激素的作用。

二、低镁血症

血清镁浓度低于 0.75 mmol/L 称为低镁血症。

(一)原因和机制

1. 镁排出过多

(1)经胃肠道排出过多:正常成人每天从饮食中摄入的镁有 40%~70% 随粪便排出体外。导致低镁血症最常见的原因是小肠病变,如小肠的手术切除、严重腹泻、持续胃肠吸引及脂肪痢等,此时不仅有小肠对镁的吸收不良,消化液中的镁也大量丢失。

(2)经肾排出过多:正常肾小球滤过的镁有 25% 在肾近端小管被重吸收,60%~70% 在髓袢升支和远曲小管被重吸收。随尿液排出的镁,相当于摄入量的 30%~60%。而在下列情况时,肾排镁增多。

① 大量使用利尿药:髓袢利尿药如呋塞米、依他尼酸等可抑制髓袢对镁的重吸收;渗透性利尿剂如甘露醇、尿素、葡萄糖可致尿量增加,从而引起镁随尿液排出过多。

② 高钙血症:Ca^{2+} 与 Mg^{2+} 同为二价阳离子,有相互竞争的作用,被肾小管重吸收时两者互相抑

制,无论是何种原发疾病引起了高钙血症(如甲状旁腺功能亢进或维生素 D 中毒),均可使镁在肾小管中的重吸收减少。甲状旁腺细胞分泌的 PTH 能促使肾小管重吸收镁增多,但是在甲状旁腺功能亢进时,即使增多的 PTH 能使肾小管重吸收镁增多,但由于 PTH 导致的高钙血症对镁的重吸收具有拮抗作用,最终在体液环境中并不能使镁增多。

③ 严重的甲状旁腺功能减退。由上所述,PTH 能增加镁的重吸收,故当 PTH 减少时,相应地肾小管中镁的重吸收减少。

④ 糖尿病酮症酸中毒:糖尿病的严重并发症酮症酸中毒能明显降低肾小管对镁的重吸收,同时原发疾病的高血糖状态又可引起渗透性利尿而使尿量增多,随尿液排出的镁增多。此外,用胰岛素治疗原发疾病时,因胰岛素能促进机体内糖原合成,该过程中关键酶己糖激酶的激活需要镁的参与,又使得细胞外液中的镁过多地转向细胞内液,使细胞外液中镁浓度进一步降低,导致低镁血症加重。

⑤ 酒精中毒:急、慢性酒精中毒者常伴有低镁血症,可能是由血液中乙醇浓度升高可抑制肾小管对镁的重吸收,镁随尿液排出增多所致。此外,慢性酒精中毒者往往伴有营养不良和腹泻,消化液的大量丢失和镁摄入不足是镁持续减少的原因。

⑥ 各种肾损伤:肾小管酸中毒、慢性肾盂肾炎、严重肾结石、肾脏肿瘤、急性肾小管坏死多尿期、肾损害性药物所致肾功能衰竭等可分别因渗透性利尿和肾小管功能受损而导致随尿液排出的镁增多。

⑦ 醛固酮增多、强心苷类药物分别可因抑制肾小管重吸收镁和促进肾排镁增多而引起低镁血症。

⑧ 庆大霉素和顺铂(cisplatin)引起肾小管损害时能使肾保镁的功能发生可复性的缺陷。

2. 镁摄入不足 一般饮食含镁比较丰富,故只要能正常进食,机体就不至于缺镁。但如有持续营养不良、长期禁食、厌食、胃肠不能正常摄食而需长期经静脉输送营养但未注意镁的补充等情况时,机体均可出现镁摄入不足。然而此时仍有少量的镁继续经肾脏排出,故可发生低镁血症。

3. 细胞外液镁转入细胞内液过多 如上所述,治疗糖尿病酮症酸中毒时常使用胰岛素,以降低血糖而促使糖原合成,在此过程中镁是关键酶的激活物质,故细胞外液中的镁过多地转向细胞内液,可进一步引起低镁血症。

(二) 对机体的影响

1. 神经-肌肉兴奋性增高 Ca^{2+} 在神经-肌肉系统中是促使乙酰胆碱由轴突释放到终板膜上进而使肌细胞产生运动的关键因素,生理浓度下一定量的 Mg^{2+} 能竞争性进入轴突,发挥拮抗 Ca^{2+} 的作用,这一生理过程具有维持神经-肌肉兴奋性呈稳定水平的意义。在低镁血症时,上述的稳定被打破,进入轴突内的 Ca^{2+} 增多,故乙酰胆碱释放增多。另外,Mg^{2+} 有助于抑制终板膜上与乙酰胆碱结合的乙酰胆碱受体的敏感性,而低镁血症时这种抑制作用减弱。最终,神经-肌肉接头处兴奋传递加强。此外,对于神经纤维和骨骼肌,Mg^{2+} 可抑制其应激性,因此,机体发生低镁血症时神经纤维、骨骼肌的应激性也增高,临床上表现为小束肌纤维收缩、震颤、Chvostek 征和 Trousseau 征阳性及手足搐搦。Mg^{2+} 对中枢神经系统也有类似的抑制作用,低镁血症时抑制作用减弱,机体可出现反射亢进,对声、光反应过敏,焦虑、易激动等多种神经系统症状;低镁血症时 Mg^{2+} 对消化系统中平滑肌的抑制作用减弱,胃肠平滑肌过度兴奋可导致腹泻或呕吐。

2. 心律失常 体外灌流实验证实,如从灌流液中去除 Mg^{2+},可使心肌细胞静息电位负值显著变小,说明缺镁可使心肌兴奋性增高。另外,心肌细胞中部分快反应自律细胞(如浦肯野细胞)具有缓慢而恒定的 Na^+ 内流(背景电流),这是此类细胞自动去极化的基础,而 Mg^{2+} 对此有阻断作用。机体发生低镁血症时,这种阻断作用减弱,Na^+ 内流相对加速,因而快反应自律细胞的自动去极化增快,导致其自律性增高甚至超过窦房结的节律,故易发生心律失常。

另外,许多低镁血症患者也常表现出其他心血管症状如心律不齐、心房颤动和高血压,其中最严重的是,心肌细胞 Mg^{2+} 的严重缺乏可引起突然的心源性死亡。

血液及组织中镁含量与动脉血压之间呈负相关,各种类型高血压患者均伴有低镁血症。缺血性心脏病患者及部分早期心肌梗死患者常伴有血[Mg^{2+}]下降。由于细胞内 Mg^{2+} 可直接或间接调节许多器官血管床的动脉张力,血[Mg^{2+}]迅速降低可以抑制血管平滑肌,进而引起冠状动脉收缩甚至痉挛。当细胞内[Mg^{2+}]降低或血液和灌流液中Mg^{2+}缺乏时,外周器官和脑膜微循环中的微动脉和小静脉将发生强烈的收缩。

3. 低钙血症 人体中钙和镁的含量受PTH所调控,中度至重度低镁血症又常引起低钙血症,其机制涉及甲状旁腺功能的下降。有人发现,在患有低镁血症的患者血液中存在免疫反应性甲状旁腺激素(immunoreactive PTH,IPTH)减少。此时如给这类患者静脉内注射镁剂,则IPTH浓度在数分钟内就可以明显升高,这提示低镁血症造成的PTH浓度降低与PTH的分泌障碍相关而不是PTH合成障碍。通过与甲状旁腺腺体细胞膜结合的腺苷酸环化酶的介导作用,血钙浓度下降将刺激PTH分泌增加。此过程中腺苷酸环化酶需Mg^{2+}激活,但由于血浆Mg^{2+}浓度已经处于较低水平,故不易激活此酶。因此,虽然低水平血钙能负反馈促进PTH分泌,但由于镁不足,仍不能刺激甲状旁腺分泌PTH,血钙浓度将进一步降低而导致低钙血症。

另外,骨骼系统和肾小管等PTH的靶器官对PTH的反应也减弱。PTH激活并促进靶器官的功能活动同样需要腺苷酸环化酶的介导作用。由于镁具有激活腺苷酸环化酶的作用,故低镁血症时,靶器官上的腺苷酸环化酶同样不能被激活,因而骨钙的动员和钙在肾小管的重吸收发生障碍,血钙得不到补充,低钙血症进一步加重。

4. 低钾血症 镁缺乏时常伴有低钾血症。动物实验证实,限制大鼠饮食中的镁含量可使尿钾排出增加,同时骨骼肌中钾含量减少。如只补钾而不及时补镁,则血钾亦难以恢复。可见,低镁可使低钾状态难以纠正。在部分临床病例中可以了解到,持续性难治性低钾的原因之一是缺镁。在这些病例中如不补镁只补钾,低钾状态同样得不到纠正。关于低镁时肾保钾功能减退的机制,可参阅本章第三节"低钾血症的原因和机制"。

(三)防治原则

(1)积极治疗原发疾病,尽快去除致病因素。

(2)及时合理补镁:发生严重低镁血症且有严重并发症时,特别是并发各种类型的心律失常时必须及时对患者进行补镁。对于因缺镁引起的严重心律失常,必须尽快静脉内缓慢注射或滴注镁盐(一般用硫酸镁)才能达到治疗效果。但是静脉内补镁时需要对患者具体情况具体分析,同时选择补镁的剂量和速度需十分谨慎,如患者肾功能受损,则更要格外小心。在补镁过程中要常常测定血清镁浓度,必须防止因补镁过快而转变为高镁血症。小儿静脉内补镁时还应特别注意防止低血压的发生,因为镁可使外周小动脉等血管扩张。对于程度较轻的低镁血症,也可通过肌内注射的途径补镁。必须根据缺镁的程度和症状的轻重决定补镁的剂量。

(3)注意纠正其他水、电解质代谢紊乱:观察患者一般情况,注意有无过度失水和其他水、电解质代谢紊乱症状,注意补水,还需注意的是补钙和补钾,因为低镁血症常伴有失水、低钙血症和低钾血症。

三、高镁血症

血清镁浓度高于1.25 mmol/L时称为高镁血症(hypermagnesemia)。

(一)原因和机制

具有正常功能的肾脏排镁能力较强,不会因为摄入大量镁而引起高镁血症。因而高镁血症患者常提示有肾功能下降、异常甚至肾功能衰竭。常见于以下情况。

1. 急性或慢性肾功能衰竭 急性或慢性肾功能衰竭伴有少尿或无尿时,由于肾小球滤过功能减弱等原因,肾排镁减少,故易发生高镁血症。肾小球滤过率在10 mL/min时就可能引起轻度高镁血症,若肾小球滤过率<10 mL/min,则引起中度高镁血症。此时如果不及时给患者应用含镁药物,将促进和加重高镁血症。

2. 甲状腺功能减退 甲状腺激素具有促进尿镁排出、抑制肾小管重吸收镁的作用。甲状腺功能减退患者排镁减少,故黏液性水肿患者更可能发生高镁血症。

3. 醛固酮减少 醛固酮与甲状腺激素类似,也具有促进尿镁排出、抑制肾小管重吸收镁的作用,故艾迪生病患者可能发生高镁血症。

4. 镁摄入过多 经食物摄取镁过多的情况少见,多发生在由于低镁性心律失常而进行静脉内补镁过多过快时,在肾功能严重受损的患者中更易发生。

（二）对机体的影响

血清镁浓度小于 2 mmol/L 时,临床上很难觉察,当血清镁浓度升高到 3 mmol/L 时,才会出现较明显的镁过多或镁中毒症状。

1. 降低神经-肌肉兴奋性 由于对 Ca^{2+} 的拮抗作用,镁可以抑制神经-肌肉接头处的兴奋传递,高浓度镁有筒箭毒样作用。故高镁血症患者可发生显著的肌无力甚至弛缓性麻痹,可以累及四肢骨骼肌、吞咽肌和呼吸肌,可导致四肢弛缓性瘫痪、吞咽障碍和说话困难,最严重时患者发生呼吸肌麻痹而窒息死亡。

2. 降低心肌兴奋性 高浓度的镁对心肌也有抑制作用,能抑制房室间和心室内兴奋传导,使心肌兴奋性降低,故可引起传导阻滞甚至心动过缓。当血镁浓度达 7.5～10 mmol/L 时,患者可发生心脏停搏。心电图上可观察到 PR 间期延长和 QRS 波群增宽。

3. 抑制中枢神经系统 镁能抑制突触传递,进而对中枢神经系统的功能活动产生抑制作用。故高镁血症可以引起深腱反射减弱或消失,有的患者还可进一步发生其他精神症状,如嗜睡或昏迷等。

4. 抑制平滑肌 镁对平滑肌有抑制作用。高镁血症时,血管平滑肌收缩受到抑制,外周小动脉、微动脉等扩张,从而导致外周阻力降低,动脉血压下降。镁对内脏平滑肌的抑制作用在胃肠道可表现为嗳气、呕吐、便秘等,而在泌尿系统中可表现为尿潴留等症状。

（三）防治原则

（1）防治原发疾病,去除病因,尽可能改善肾功能。

（2）静脉内注射葡萄糖酸钙,钙对镁有竞争性阻断作用。

（3）可通过透析法直接去除体内过多的镁;如肾功能尚好,也可以适当应用相应的利尿剂促进肾排镁。

（4）应注意纠正可能伴随的高钾血症及抢救呼吸肌麻痹。

（5）引起高镁血症的疾病往往也会引起高钾血症,因此应当及时检查血清钾浓度,发现高钾血症后应积极治疗。

第五节 钙、磷代谢障碍

钙(calcium)和磷(phosphorus)是人体骨骼和牙齿的重要组成成分,除此以外,钙、磷也参与人体许多重要生命活动的调节。正常成人血钙浓度为 2.25～2.75 mmol/L,血磷浓度为 1.1～1.3 mmol/L。多种激素参与调节体内钙磷代谢,消化系统疾病、肾功能障碍及调节钙磷代谢的激素分泌异常等,可能引起血磷和血钙浓度的异常,导致机体功能、代谢紊乱。

一、正常的钙磷代谢、调节和功能

（一）钙、磷的吸收

从食物中摄取的钙要被肠道吸收必须先转变为游离 Ca^{2+}。在肠道环境偏碱性时,钙吸收最少;相对地,肠道环境偏酸性时钙吸收增多。钙的吸收部位在十二指肠,其吸收摄取在小肠黏膜细胞中完成,钙由肠腔进入黏膜细胞需要特殊转运载体钙结合蛋白的介导。磷则主要在小肠前段被吸收,磷的

吸收与 Na^+ 相关,其伴随 Na^+ 的吸收进入小肠黏膜细胞内,在血管侧则是继发性主动转运,随 Na^+ 的泵出转运至细胞外液。

(二)钙、磷的排泄

人体钙主要随粪便排出(80%),剩余小部分的钙则从肾排出,肾小球滤过的钙95%以上被肾小管重吸收。排磷的主要器官是肾脏,肾小球滤过的磷有85%～95%,主要在肾小管近曲小管中被重吸收。

(三)钙和磷的分布

羟基磷灰石是体内钙、磷的主要存在形式,且多位于骨骼和牙齿。正常成年人血钙浓度为 2.25～2.75 mmol/L。血钙分为非扩散钙和可扩散钙。与血浆蛋白(主要是白蛋白)结合的钙是非扩散钙,约占血钙的40%,此类钙不易透过毛细血管壁。可扩散钙主要为游离 Ca^{2+}(45%)及少量与枸橼酸(柠檬酸)、重碳酸根等结合形成的非解离钙,约占血钙的15%。生理状态下主要是游离 Ca^{2+} 发挥作用。游离钙浓度也与血液环境有关,当血液偏酸时,游离 Ca^{2+} 增多,蛋白结合钙减少;血液偏碱时,游离 Ca^{2+} 减少,蛋白结合钙增多。血浆中钙、磷浓度关系密切,正常情况下,两者浓度的乘积为30～40(以 mg/dL 为单位)。如两者浓度的乘积大于40,则沉积于骨组织中的钙、磷以骨盐形式存在;若两者浓度的乘积小于35,则骨骼钙化存在障碍,甚至发生骨盐溶解。

血液中的磷以有机磷和无机磷两种形式存在。血浆中的无机磷也即血磷,其中80%～85%以 HPO_4^{2-} 形式存在。正常成人血磷浓度为 1.1～1.3 mmol/L,血磷的浓度不如血钙稳定。

(四)钙、磷代谢的调节

1. 体内、外钙磷稳态调节 主要由 PTH、$1,25-(OH)_2D_3$ 和降钙素三种激素作用于肾脏、骨骼和小肠 3 个靶器官,进而共同调节体内钙磷代谢。

(1)PTH:PTH 具有升高血钙浓度、降低血磷浓度和酸化血液等作用。血钙浓度是影响 PTH 水平的主要因素之一。低血钙能即时地促进 PTH 释放,同时低血钙的持续作用能够减慢 PTH 的降解速度。此外,$1,25-(OH)_2D_3$ 与 PTH 分泌呈负相关,降钙素则与 PTH 分泌呈正相关。

①对骨的作用:PTH 对骨骼有促进成骨和溶骨的双重作用。大剂量 PTH 促进骨基质及骨盐溶解;小剂量 PTH 促进成骨。

②对肾脏的作用:PTH 促进肾近曲小管、远曲小管和髓袢升支重吸收 Ca^{2+},同时抑制近曲小管及远曲小管对磷的重吸收,最终呈现的结果是尿钙减少、尿磷增多。

③对小肠的作用:PTH 通过激活肾脏 1α-羟化酶,促进 $1,25-(OH)_2D_3$ 的合成,也间接促进小肠吸收钙、磷,但此效应出现较缓慢。

(2)$1,25-(OH)_2D_3$:$1,25-(OH)_2D_3$ 是一种具有生理活性的激素,由肾近曲小管上皮细胞分泌。PTH 能促进肾近曲小管上皮细胞中线粒体内 1α-羟化酶的合成,有利于 $1,25-(OH)_2D_3$ 的产生。其作用如下。

①促进小肠吸收和转运钙、磷。

②具有溶骨和成骨的双重作用:与 PTH 类似,当钙、磷供应充足时,$1,25-(OH)_2D_3$ 主要促进成骨;当肠道钙吸收不足或其他原因造成血钙浓度降低时,$1,25-(OH)_2D_3$ 主要促进溶骨,使血钙浓度升高。

③促进肾小管上皮细胞重吸收钙、磷:通过增加细胞内钙结合蛋白的生物合成来促进钙重吸收,此作用较弱,仅在骨骼生长、修复或钙、磷严重供应不足时作用有所增强。

(3)降钙素:甲状腺滤泡旁细胞(又称 C 细胞)分泌的一种单链多肽类激素,称为降钙素(calcitonin,CT)。血钙浓度升高时,CT 的分泌增加,血钙浓度降低时,其分泌受到抑制。CT 的生理功能如下。

①直接抑制破骨细胞的生成和活性,降低血钙、血磷浓度。

②直接抑制钙、磷在肾小管的重吸收,使尿磷、尿钙排出增多,血钙、血磷浓度下降。

③抑制肾脏中的1α-羟化酶,间接减少小肠对钙、磷的吸收。

在正常人体内,PTH、1,25-$(OH)_2D_3$、CT三种激素之间相互协调,从而适应环境变化,保持人体血钙浓度在生理稳定水平。

2. 细胞内钙稳态调节 生理状态下细胞内钙浓度为 $10^{-8} \sim 10^{-7}$ mol/L,而细胞外钙浓度为 $10^{-3} \sim 10^{-2}$ mol/L。约有44%的细胞内钙存在于胞内钙库内,其主要位于细胞器线粒体和内质网中,其余为细胞内游离钙。

(1) Ca^{2+} 进入胞液的途径:Ca^{2+} 进入胞液是顺浓度梯度的被动转运,有多种载体参与。一般认为,细胞外钙跨膜进入是细胞内钙释放的触发因素,细胞内 Ca^{2+} 增多主要取决于细胞内钙释放。

①质膜钙通道:有两种钙通道,电压依赖性钙通道(voltage dependent calcium channel,VDCC)和受体操纵性钙通道(receptor operated calcium channel,ROCC),亦称配体门控性钙通道(ligand gated calcium channel,LGCC)。

②钙库释放通道:细胞内存在着钙库,钙库上的钙释放通道(calcium release channel)属于受体操纵性钙通道。

(2) Ca^{2+} 离开胞液的途径:Ca^{2+} 从胞液中离开是逆浓度梯度、耗能的主动过程。

①钙泵的运输:Ca^{2+}-Mg^{2+}-ATP酶又称钙泵,它广泛地存在于质膜、内质网膜和线粒体膜上,参与调节钙浓度,与人体多种生理功能息息相关。

②Na^+-Ca^{2+} 的交换:Na^+-Ca^{2+} 交换蛋白主要受跨膜 Na^+ 梯度调节,是一种采用双向转运方式的跨膜蛋白。故 Na^+ 浓度也影响 Ca^{2+} 浓度。

③Ca^{2+}-H^+ 的交换:$[Ca^{2+}]$ 升高时,促进线粒体摄取 Ca^{2+},同时线粒体内的 H^+ 排至胞液。

(五) 钙、磷的生理功能

1. 钙、磷共同参与的生理功能

(1) 参与成骨:骨骼是重要的钙库和磷库之一,参与维持体液中钙、磷浓度的稳定。

(2) 参与凝血:钙、磷在凝血过程中参与重要辅助因子的组成,共同参与凝血过程。

2. Ca^{2+} 的其他生理功能

(1) 调节细胞功能:在细胞外,Ca^{2+} 是重要的第一信使,通过细胞膜上的电压依赖性受体、配体门控性受体、钙敏感受体(calcium sensing receptor,CaSR)等参与细胞调节。钙和体内其他重要金属离子稳态的维持对细胞分化、增殖、凋亡等有重要调节作用。细胞内 Ca^{2+} 还可作为第二信使发挥重要的调节作用。

(2) 调节酶的活性:Ca^{2+} 能激活许多重要的酶,如 Ca^{2+} 能抑制1α-羟化酶活性,从而影响代谢。

(3) 维持神经-肌肉的兴奋性:血钙浓度降低时,神经-肌肉的兴奋性过度增高,机体出现神经过敏症状,可引起抽搐。

(4) 其他:Ca^{2+} 可降低毛细血管和细胞膜的通透性,减少渗出,有助于控制炎症和水肿。

3. 磷的其他生理功能

(1) 调控蛋白质分子的活性:酶蛋白及多种功能性蛋白质的磷酸化与脱磷酸化修饰是机体调控机制中最重要而普遍的调节方式,与细胞分化、增殖等其他功能的调控有密切的关系。

(2) 参与氧化磷酸化:氧化磷酸化是细胞氧化代谢中的关键,是机体能量代谢最核心的反应。

(3) 构成重要物质的组分:磷是构成遗传物质核酸、生物磷脂膜等基本组分的必需元素。

(4) 其他:磷酸盐缓冲对(HPO_4^{2-}/$H_2PO_4^-$)是血液缓冲体系的重要组成成分,磷参与组成的2,3-DPG在调节血红蛋白与氧的亲和力中起重要作用。

二、低钙血症

血清游离 Ca^{2+} 浓度低于1 mmol/L,或血清蛋白浓度正常而血钙浓度低于2.2 mmol/L时,称为低钙血症(hypocalcemia)。

（一）病因和发生机制

机体内存在维生素 D 代谢障碍、慢性肾功能衰竭、甲状旁腺功能减退等是低钙血症的常见病因。

1. 维生素 D 代谢障碍 食物中缺少维生素 D 或紫外线照射不足，引起维生素 D 缺乏；消化道原发性疾病如梗阻性黄疸、慢性腹泻、脂肪泻等所致维生素 D 肠吸收障碍；肝硬化、肾功能衰竭、遗传性原发 1α-羟化酶缺乏症等代谢相关疾病致使维生素 D 代谢障碍，活性维生素 D 减少，引起肠钙吸收减少和尿钙增多，导致血钙浓度降低。

2. 慢性肾功能衰竭 肾脏排出钙的占比低，但是由于肾脏是排磷的重要器官，而体内钙、磷有紧密相关性，血液钙、磷浓度乘积为一常数，故当肾功能障碍时，肾排出磷减少，血磷浓度升高使得血钙浓度降低。肾实质被破坏时 $1,25\text{-}(OH)_2D_3$ 生成不足，抑制了消化道中钙吸收。另外，由于血磷浓度升高，消化道分泌磷酸根增多，与食物钙结合形成难溶的磷酸钙而随粪便排出。肾毒物损伤肠道，影响钙、磷吸收。慢性肾功能衰竭时，骨骼对 PTH 敏感性降低，骨动员减少，血钙浓度降低。

3. 甲状旁腺功能减退(hypoparathyroidism) 因原发疾病需切除甲状旁腺或甲状腺手术时误切除甲状旁腺，遗传因素或自身免疫因素导致甲状旁腺发育障碍或损伤，可致 PTH 缺乏；假性甲状旁腺功能减退患者，PTH 的靶器官受体出现异常。此时，成骨增加，破骨减少，造成一过性低钙血症。

4. 低镁血症 低镁血症时 PTH 分泌减少，也使 PTH 靶器官对 PTH 反应性降低，骨盐 Mg^{2+}-Ca^{2+} 交换障碍，使得血钙浓度降低。

5. 急性胰腺炎 胰腺炎症和坏死释放出的脂肪酸与钙结合成钙皂而影响肠道对钙的吸收，此外，机体对 PTH 的反应性也降低，胰高血糖素和降钙素分泌亢进。

6. 其他 在需要输注大量库存血时，库存血中的抗凝剂枸橼酸盐也可与钙结合而诱发低钙血症。另外，低蛋白血症、肾病综合征、妊娠等也可引起低钙血症。

（二）对机体的影响

短期内血钙浓度严重、快速下降时神经-肌肉兴奋性迅速增加，心肌兴奋性和传导性一过性升高，长期而明显的低钙血症可导致骨骼形态、功能出现异常。

1. 对神经、肌肉的影响 低钙血症时神经-肌肉兴奋性增加，机体可出现痉挛、手足搐搦、喉鸣与惊厥。

2. 对骨骼的影响 儿童缺乏维生素 D 可以出现佝偻病，表现为囟门闭合延迟、方头、鸡胸、念珠胸、O 形腿或 X 形腿等；成人缺乏维生素 D 可表现为骨质软化、骨质疏松和纤维性骨炎等。

3. 对心肌的影响 心肌细胞上的 Na^+ 内流对 Ca^{2+} 有竞争性抑制作用，称为膜屏障作用。低钙血症时 Na^+ 内流提供的膜屏障作用减弱，因而心肌兴奋性和传导性升高。同时膜内、外 Ca^{2+} 的浓度差变小，Ca^{2+} 内流减慢，致动作电位平台期延长，不应期亦延长。心电图可以观察到 ST 段和 QT 间期延长，T 波倒置或低平。

4. 其他 婴幼儿缺钙时，免疫力低下，易发生感染。慢性缺钙可致皮肤干燥脱屑、指甲变脆和毛发稀疏等。

（三）治疗原则

补充足量钙剂和维生素 D 是低钙血症的基本防治原则。同时注意纠正病因，去除致病因素。

三、高钙血症

血钙浓度大于 2.75 mmol/L，或血清游离 Ca^{2+} 浓度大于 1.25 mmol/L，称为高钙血症(hypercalcemia)。

（一）原因和发生机制

甲状旁腺及甲状腺功能亢进、维生素 D 中毒和恶性肿瘤等是高钙血症的重要病因。

1. 甲状旁腺功能亢进　原发性 PTH 增多常见于甲状旁腺腺瘤、增生或腺癌,这是高钙血症的主要原因。过多的 PTH 促进肾对钙的重吸收、溶骨和维生素 D 活化,这些都是引起高钙血症的重要因素。

2. 恶性肿瘤　造血系统中的恶性肿瘤(白血病、多发性骨髓瘤等)和其他恶性肿瘤累及骨骼是引起血钙浓度升高的常见原因。肿瘤细胞能分泌破骨细胞激活因子,这种多肽因子能激活破骨细胞。部分肿瘤如肾癌、胰腺癌、肺癌等即使未发生骨转移亦可引起高钙血症,因为这些肿瘤细胞能异常分泌前列腺素(尤其是 PGE_2),导致溶骨。

3. 维生素 D 中毒　长期服用大量维生素 D 治疗甲状旁腺功能减退或预防佝偻病可造成维生素 D 中毒,引起高钙血症和高磷血症。

4. 甲状腺功能亢进　甲状腺素具有溶骨作用,约 20% 中度甲状腺功能亢进患者存在高钙血症。

5. 其他　肾上腺功能不全、维生素 A 摄入过量、乳碱综合征、类肉瘤病、使用增加钙重吸收的利尿剂如噻嗪类药物等。

(二)对机体的影响

高钙血症时神经-肌肉兴奋性降低,心肌兴奋性、传导性都被抑制,肾小管受损。

1. 对神经、肌肉的影响　高钙血症对神经-肌肉兴奋性有抑制作用,患者临床表现为表情淡漠、浑身乏力、腱反射减弱,严重时患者可出现神经精神症状的进一步加重,如精神障碍、木僵和昏迷。

2. 对心肌的影响　与低钙血症时相反,高钙血症时 Na^+ 内流的膜屏障作用增强,心肌兴奋性和传导性降低。Ca^{2+} 内流加速,致动作电位平台期缩短,复极加速。心电图可观察到 QT 间期缩短,房室传导阻滞,可导致心律失常。

3. 肾损害　肾脏对血钙敏感,高钙血症主要损伤肾小管。早期可以出现肾小管水肿、坏死、基底膜钙化等病理表现,晚期时可见肾小管纤维化、肾钙化、肾结石。患者早期临床表现为肾浓缩功能障碍,晚期发展为肾功能衰竭。

4. 异位钙灶形成　高钙血症时其他组织器官(如血管壁、肾、软骨、关节、胰腺、鼓膜等)易形成异位钙化灶,引起沉积灶相关组织器官功能损害。

血钙浓度大于 4.5 mmol/L 时,提示可能发生高钙血症危象,临床表现为高热、严重脱水、心律失常、意识不清等症状,此时患者容易因心搏骤停、坏死性胰腺炎和严重肾功能衰竭死亡等。

(三)治疗方法

积极治疗原发疾病、降低血钙浓度是防治高钙血症的基本原则。

一般治疗为停用钙剂,大量合理输液以纠正水、电解质紊乱等;病因治疗则应针对不同病因积极控制原发疾病,去除致病因素;降钙治疗可适当使用利尿剂、降钙素、糖皮质激素等;肾功能衰竭严重时采用透析疗法等。

四、低磷血症

血磷浓度小于 0.8 mmol/L 时为低磷血症(hypophosphatemia)。

(一)病因和发病机制

肠道中磷摄入不足、肾排出磷增加和细胞外液中磷向细胞内转移都是引起低磷血症的原因。

1. 磷摄入不足　因其他疾病所致长期营养不良或剧烈呕吐、腹泻,$1,25\text{-}(OH)_2D_3$ 不足,吸收不良综合征等都可引起磷摄入不足;同时长期过量应用与磷结合的抗酸剂(氢氧化铝、碳酸铝等)也影响磷的摄入。

2. 肾排出磷增加　维生素 D 抵抗性佝偻病、原发性或继发性甲状旁腺功能亢进症、急性酒精中毒、代谢性酸中毒、糖尿病、皮质类固醇和利尿剂等都可以导致肾脏对磷的排出增加。

3. 磷向细胞内转移　磷是细胞内多种能量物质的重要组成成分,与高能磷酸化合物如 6-磷酸葡萄糖、1,3-二磷酸甘油酸及 ATP 等的形成密切相关。应用促进合成代谢的胰岛素、雄性激素和糖类、甘油类物质，以及呼吸性碱中毒等病理过程常引起磷向细胞内转移而导致低磷血症。

（二）对机体的影响

低磷血症时，通常无特异性症状，ATP 合成不足，红细胞内 2,3-DPG 减少。轻者可无症状，重者可有肌无力、感觉异常、鸭步态、骨痛、病理性骨折、佝偻病等表现，部分患者可有神经精神症状，如易激惹、精神错乱、抽搐、昏迷等。

（三）治疗原则

尽早诊断、适当补磷是防治低磷血症的基本原则。

低磷血症易被原发疾病的临床症状所掩盖，且无特殊症状，故应及时诊断，适当补磷。

五、高磷血症

成人血磷浓度大于 1.61 mmol/L，儿童血磷浓度大于 1.90 mmol/L 时，存在高磷血症（hyperphosphatemia）。

（一）病因和发生机制

维生素 D 中毒、肾功能不全、甲状旁腺功能减退等是高磷血症的常见病因。

1. 肾功能不全 急、慢性肾功能不全是高磷血症常见的原因，肾小球滤过率低于 20 mL/min 时，肾排磷减少导致血磷浓度上升。同时 PTH 继发性分泌增多，促进骨盐释放，进一步加重高磷血症。

2. 甲状旁腺功能减退 原发性、继发性和假性甲状旁腺功能减退时，尿排磷减少，导致血磷浓度增高。

3. 维生素 D 中毒 维生素 D 中毒时，小肠及肾对磷的重吸收增加。

4. 磷从细胞内移出 高热、急性酸中毒、骨骼肌损伤、肿瘤化疗、淋巴细胞白血病时，细胞中磷大量入血，血磷浓度升高。

5. 其他 甲状腺功能亢进促进溶骨。另外，生长激素异常增多（肢端肥大症活动期）能促进肠钙吸收和减少尿磷排泄。使用含磷缓泻剂及磷酸盐静注都可使血磷浓度升高。

（二）对机体的影响

急性严重高磷血症可抑制肾的重吸收功能，影响钙代谢，常并发与低钙血症和异位钙化有关的临床表现，如迁移性钙化、低血压、急性多发性关节痛等。

（三）防治原则

治疗原发疾病、去除致病因素、降低血磷浓度是防治高磷血症的基本原则。同时需要减少肠道磷吸收，情况严重时使用透析疗法。

案例分析

1. 某男孩，3 岁，腹泻 5 天，发热 3 天。5 天前出现腹泻，为黄色水样便，每天 7～8 次，伴有流涕、发热，近两天出现乏力，呼吸困难 2 h 入院。体格检查：T 38.5 ℃，HR 120 次/分，R 28 次/分，神志不清，口唇发绀，皮肤干燥、弹性差，肠鸣音消失，四肢呈弛缓性瘫痪。实验室检查：Na^+ 128 mmol/L，K^+ 2.31 mmol/L，Cl^- 97 mmol/L。治疗：补液、抗炎，静脉输 0.3% KCl，6 h 后呼吸困难缓解，10h 后四肢瘫痪消失，神志转清。此时血钾浓度为 3.5 mmol/L，继续补钾 5 天，痊愈出院。请问该患儿处于什么水、电解质状态？为什么？

2. 某女，79 岁，突发上呼吸道感染伴发热 3 天，精神状态变差，被送往医院。平素体健，近日食欲下降，近 3 天反应迟钝。体格检查：血压 112/79 mmHg，心率 96 次/分，呼吸 20 次/分，体温 39.1 ℃。皮肤弹性降低，双肺听诊为清音，心律齐，未闻及杂音或奔马律；无腹部肿块，无周围水肿。实验室检查如下：Na^+ 167 mmol/L，K^+ 4.3 mmol/L，Cl^- 105 mmol/L，HCO_3^- 24 mmol/L，BUN（血尿素氮）40 mg/dL。入院后接受抗生素治疗，但未接受静脉补液治疗。请问该患者的身体状况处于什么水、电解质状态？其发生机制如何？

3. 某男，68岁，因严重下腹疼痛被送至急诊科，患者尿急、少尿。既往史无特殊，自述几个月前出现尿流动力下降和排尿不尽。体格检查：血压 140/86 mmHg，有凹陷性水肿，不随体位改变。耻骨上区域有明显压痛，脐水平叩诊呈浊音。直肠指诊可触到前列腺增大，表面光滑，质地中等硬度，中央沟变浅。实验室检查：Na^+ 141 mmol/L，K^+ 5.9 mmol/L，Cl^- 112 mmol/L，HCO_3^- 18 mmol/L，BUN 111 mg/dL。请问该患者的身体状况处于何种水、电解质状态？其发生机制如何？

学习小结

复习思考题

1. 试述低渗性脱水对机体的影响及其机制。

2. 试述高渗性脱水对机体的影响及其机制。

3. 举例说明水肿发生的原因及机制。

4. 试述引起高钾血症的主要原因。

5. 低钾血症最容易导致患者死亡的原因是什么？为什么？

6. 低钾血症和轻度高钾血症均可导致心肌兴奋性升高的机制是什么？

（魏蕾）

第四章 酸碱平衡紊乱

学习目标

1. 掌握 酸碱平衡紊乱的概念;反映酸碱平衡的常用指标及其意义;四种单纯型酸、碱中毒的特点、原因和发生机制,机体的代偿调节及对机体的影响。

2. 熟悉 混合型酸碱平衡紊乱的概念和分类,判断酸碱平衡紊乱的基本方法。

3. 了解 单纯型酸碱平衡紊乱防治的病理生理基础,混合型酸碱平衡紊乱的原因和特点。

为了维持生命活动的正常进行,机体生存的体液环境除了要保证有适当的容量、渗透压及各种电解质含量和分布平衡之外,还需要维持酸碱度的相对恒定。正常人体的酸碱度是一个变动范围很窄的弱碱性环境,用动脉血 pH 表示是 7.35～7.45,平均值为 7.40。尽管机体每天会受到饮食和代谢等多个方面因素的影响,但是经过机体的代偿,内环境的酸碱度总能保持在相对稳定的正常范围内,这种机体依靠体内缓冲系统及肺脏和肾脏的调节功能,维持 pH 在恒定范围内的过程称为酸碱平衡(acid-base balance)。但是在一些疾病或病理过程中,酸碱负荷过度或机体调节机制障碍,可导致体液酸碱度稳定性被破坏,称为酸碱平衡紊乱(acid-base disturbance)。在临床实际工作中,酸碱平衡紊乱在多数情况下是许多疾病或病理过程的继发性变化,但是酸碱平衡紊乱一旦发生,往往使病情更为严重和复杂,甚至威胁患者的生命。因此,及时发现和纠正酸碱平衡紊乱是临床诊断和治疗疾病的重要措施之一。本章以了解机体酸碱平衡调节机制为基础,掌握临床常用的反映酸碱平衡紊乱的检测指标及意义,阐述各型酸碱平衡紊乱的常见病因和发生机制、机体的代偿调节功能及对机体的影响,为临床诊断和防治酸碱平衡紊乱提供理论基础。

第一节 酸碱物质的来源及平衡调节

一、体液酸碱物质的来源

酸碱质子理论认为,供 H^+ 者为酸,受 H^+ 者为碱。即在化学反应中,能够提供 H^+ 的物质称为酸,例如 HCl、H_2CO_3 和 CH_3COOH 等;反之,能够接受 H^+ 的物质称为碱,例如 OH^-、NH_3、SO_4^{2-}、HCO_3^- 等。当酸释放出 H^+ 后必定会形成一个碱,而碱接受 H^+ 后又一定形成一个酸,由此可见,酸碱总是成对出现的,存在于一个共轭体中。

（一）酸性物质的来源

体液中的酸性物质主要在物质分解代谢过程中产生,少量来源于摄入的食物。其根据排出途径可分为挥发酸和固定酸。

1. 挥发酸(volatile acid) 可以以二氧化碳(CO_2)的形式,通过肺排出体外的酸性物质。体内的挥发酸即碳酸(H_2CO_3),是由含碳化合物在氧化分解代谢中产生的。糖、脂肪和蛋白质等充分氧化后最终产生 CO_2,CO_2 本身虽不是酸,但在碳酸酐酶(carbonic anhydrase,CA)的作用下,与水结合即生成碳酸。碳酸可以解离出 H^+ 和 HCO_3^-。成人在安静状态下每天可产生 CO_2 300～400 L,如全部生成 H_2CO_3,则每天产生 15 mol 左右 H^+,是体内产生的最多的酸性物质。

2. 固定酸（fixed acid）　不能变成气体由肺呼出，只能通过肾脏随尿液排出的酸性物质，又称"非挥发酸"。体内固定酸来源于蛋白质分解代谢产生的硫酸、磷酸和尿酸；糖酵解生成的丙酮酸和乳酸；脂肪代谢产生的 β-羟丁酸和乙酰乙酸等。在一般情况下，蛋白质的分解代谢是体内固定酸的主要来源。因此，体内固定酸的生成量与食物中蛋白质的摄入量成正比。正常成人每天由固定酸产生的 H^+ 为 $50\sim100$ mmol，与每日产生的挥发酸相比要少得多。

（二）碱性物质的来源

体内的碱性物质主要来源于食物，如蔬菜和水果等。这些植物性食物含有的有机酸盐，如柠檬酸钠、苹果酸钠、草酸钾等，在氧化代谢过程中生成碱性碳酸氢盐。

此外，体内物质代谢也可生成碱性物质，如氨基酸脱氨基后生成的 NH_3。由于 NH_3 在肝脏经鸟氨酸循环代谢后转变为尿素，故血液中含量甚微，对体液的酸碱度影响不大。

二、机体对酸碱平衡的调节

虽然机体在正常生命活动中不断地生成和摄取酸性及碱性物质，但血液的 pH 能够在一个很窄的范围内维持相对恒定。这是由于机体具有调节酸碱平衡的机制，包括体液对 H^+ 的缓冲、肺对 CO_2 排出量的调节和肾对排酸保碱量的调节。

（一）体液缓冲系统的缓冲作用

体液具有缓冲作用是因为在体液中存在着大量的缓冲对，由能释放 H^+ 的弱酸（缓冲酸）和与其相对应的能接受 H^+ 的弱酸盐（缓冲碱）组成（表 4-1）。当体液中 H^+ 增多时，缓冲碱将其接受；当体液中 H^+ 减少时，缓冲酸将其释出，故体液缓冲的意义在于减小体液中 H^+ 的变化幅度。体液的缓冲系统可分为碳酸氢盐缓冲系统和非碳酸氢盐缓冲系统。

1. 碳酸氢盐缓冲系统　由 HCO_3^-/H_2CO_3 构成，存在于血浆及细胞内。在血浆缓冲系统中该系统最为重要，其特点如下：①缓冲能力强：H_2CO_3 和 HCO_3^- 是血液中含量最高的酸性物质和碱性物质，由它们构成的缓冲系统缓冲效率最高，占血液缓冲系统总量的 1/2。②缓冲潜力大：体液在对酸碱进行缓冲时势必会导致相应的碱和酸的量发生改变，而缓冲能力的维持有赖于机体保持酸和碱的量稳定的能力。此系统属开放性缓冲系统，可通过肾重吸收 HCO_3^- 和肺排出 CO_2 的方式对血液中 H_2CO_3 及 HCO_3^- 的含量进行调节，从而使缓冲物质得以补充或排出，恢复其适当比例，增大其缓冲能力。③只能缓冲固定酸，不能缓冲挥发酸。因为增加的碳酸经此缓冲系统缓冲后仍是碳酸。④此缓冲系统对增加的酸缓冲能力较强，而对增加的碱缓冲能力较弱，因为缓冲对中 HCO_3^- 和 H_2CO_3 的比值是 20：1。

2. 非碳酸氢盐缓冲系统　包括磷酸盐缓冲系统、蛋白质缓冲系统和血红蛋白缓冲系统。①磷酸盐缓冲系统：由 $HPO_4^{2-}/H_2PO_4^-$ 构成，存在于细胞内、外液中，主要在细胞内液中发挥缓冲作用。②蛋白质缓冲系统：由 Pr^-/HPr 构成，存在于血浆及细胞内。蛋白质缓冲系统平时作用不大，当其他缓冲系统被调动后，其作用才显示出来。③血红蛋白缓冲系统：由 Hb^-/HHb 和 $HbO_2^-/HHbO_2$ 组成，存在于红细胞中，含量仅次于碳酸氢盐缓冲系统，在缓冲挥发酸中发挥主要作用。

非挥发酸增加时，所有缓冲系统均可缓冲，但因碳酸氢盐缓冲系统缓冲效率最高，故主要靠碳酸氢盐缓冲系统缓冲。挥发酸增加时，因碳酸氢盐缓冲系统不能缓冲，只能靠非碳酸氢盐缓冲系统缓冲，而血红蛋白缓冲系统在非碳酸氢盐缓冲系统中含量最高，故主要靠血红蛋白缓冲系统缓冲（表 4-1）。

因缓冲物质存在于细胞内、外，故体液的缓冲分为细胞外液缓冲和细胞内液缓冲。

细胞外液缓冲主要是血浆碳酸氢盐缓冲系统发挥作用，细胞内液缓冲主要是非碳酸氢盐缓冲系统发挥作用。而细胞内液的缓冲则伴随有细胞内、外 H^+-K^+ 交换和（或）HCO_3^--Cl^- 交换的进行，故细胞内液缓冲会继发引起血钾、血氯浓度的变化。在慢性代谢性酸中毒时，骨骼组织的钙盐分解增多,也参与对 H^+ 的缓冲,如: $Ca_3(PO_4)_2 + 4H^+ \rightarrow 3Ca^{2+} + 2H_2PO_4^-$,在此反应中,每摩尔磷酸钙可缓冲 4 mol 的 H^+ 。

表 4-1 体液缓冲系统的组成、含量及作用

缓冲系统的分类		缓冲对的组成			在全血缓冲系统中含量/(%)	主要作用
		缓冲酸		缓冲碱		
碳酸氢盐缓冲系统		$H_2CO_3 \rightleftharpoons$	$H^+ +$	HCO_3^-	53	血浆缓冲非挥发酸
非碳酸氢盐缓冲系统	磷酸盐缓冲系统	$H_2PO_4^- \rightleftharpoons$	$H^+ +$	HPO_4^{2-}	5	细胞内液缓冲
	蛋白质缓冲系统	$HPr \rightleftharpoons$	$H^+ +$	Pr^-	7	血浆和细胞内液缓冲
	血红蛋白缓冲系统	$HHb \rightleftharpoons$	$H^+ +$	Hb^-	35	细胞内液缓冲挥发酸
		$HHbO_2 \rightleftharpoons$	$H^+ +$	HbO_2^-		

(二)肺的调节作用

肺在酸碱平衡中的作用主要是通过改变肺泡通气量来调节 CO_2 的排出量,进而调节血浆 H_2CO_3 浓度,使 $[HCO_3^-]/[H_2CO_3]$ 值维持相对稳定。肺泡通气量受呼吸中枢调控,呼吸中枢可接受外周化学感受器和中枢化学感受器的刺激而改变兴奋度。

1. 呼吸运动的外周调节 主动脉体和颈动脉体可感受 PaO_2 、血 $[H^+]$ 和 $PaCO_2$ 的变化,称外周化学感受器。 PaO_2 降低、 $[H^+]$ 增高或 $PaCO_2$ 升高,可刺激外周化学感受器,反射性兴奋呼吸中枢,使肺泡通气量增加,反之则降低。

2. 呼吸运动的中枢调节 延髓腹外侧浅表部位对脑脊液中 $[H^+]$ 变化敏感,称中枢化学感受器。脑脊液 $[H^+]$ 增加,刺激中枢化学感受器,反射性兴奋呼吸中枢,使肺泡通气量增加,反之则降低。由于血液中 H^+ 不易通过血脑屏障,故对中枢化学感受器的直接作用较弱。虽然 $PaCO_2$ 升高不能直接刺激中枢化学感受器,但是由于 CO_2 是脂溶性物质,易于透过血脑屏障而改变脑脊液的 pH,使 $[H^+]$ 增加,故可发挥对呼吸运动的中枢调节。

肺脏在酸碱平衡的调节作用中速度比较快,体液酸碱度发生变化几分钟后即出现呼吸频率和深度的变化,30 min 可达到高峰,发挥最大的代偿作用。

(三)细胞对酸碱平衡的调节作用

细胞对酸碱平衡的调节作用是通过细胞内、外的离子交换来实现的,如 H^+ - K^+ 交换、 H^+ - Na^+ 交换、 Na^+ - K^+ 交换等。当细胞外液 H^+ 增加时, H^+ 可顺浓度梯度差弥散进入细胞内,细胞内 K^+ 则移出至细胞外以维持电中性,所以酸中毒时往往会伴有高血钾;碱中毒时,会伴有低血钾。这是急性呼吸性酸、碱中毒时的主要代偿方式。

(四)肾的调节作用

肾在酸碱平衡中的调节作用是通过调节排酸保碱的量而调控血浆中 HCO_3^- 的含量,维持血液 pH 在正常范围内而实现的。调节方式如下。

1. 重吸收滤液中的 HCO_3^- HCO_3^- 是体内最主要的碱,血浆中 $NaHCO_3$ 流经肾脏时,可自由通过肾小球滤过膜滤出,正常情况下,滤到原尿中的 HCO_3^- 有 80%~90% 在近曲小管被重吸收,其余在远曲小管和集合管被重吸收。随尿液排出的不到滤出量的 0.1%。滤液中 HCO_3^- 的重吸收具有重要意义,因为随尿液丢失 HCO_3^- 等于向体内增加等当量的 H^+ 。滤液中 HCO_3^- 的重吸收在不同节段肾小管有所不同。

肾近曲小管上皮细胞管腔膜存在 H^+ - Na^+ 逆向交换载体,即向肾小管腔分泌 H^+ 的同时将小管液中的 Na^+ 反方向转运入细胞内。此 H^+ - Na^+ 交换是一个继发性主动转运过程,能量来源于基侧膜的 Na^+ - K^+ -ATP 酶。该酶消耗 1 分子 ATP 可将细胞内 3 个 Na^+ 泵出,同时将细胞外 2 个 K^+ 泵入,使细胞内 Na^+ 处于低浓度状态,为 H^+ - Na^+ 交换体提供转运势能。可见近曲小管泌 H^+ 属于钠依赖性

泌 H^+。近曲小管上皮细胞分泌到管腔内的 H^+ 与滤液中 HCO_3^- 结合形成 H_2CO_3；一般情况下 H_2CO_3 脱水生成 H_2O 和 CO_2 的反应相当缓慢，因近曲小管管腔面刷状缘富含碳酸酐酶（CA），可将 H_2CO_3 迅速分解为 H_2O 和 CO_2，故在近曲小管液中没有 H_2CO_3 的堆积。解离出的 H_2O 随尿液排出，脂溶性的 CO_2 则弥散进入肾小管上皮细胞。在近曲小管上皮细胞内，CO_2 和 H_2O 经碳酸酐酶的催化生成 H_2CO_3，H_2CO_3 解离成 H^+ 和 HCO_3^-。H^+ 经管腔膜 H^+-Na^+ 逆向交换载体分泌到管腔内，HCO_3^- 则与 Na^+ 经基膜侧 Na^+-HCO_3^- 同向转运载体转运进入肾小管周围毛细血管。可见，滤液中 HCO_3^- 的重吸收分两步进行：先将滤液中的 HCO_3^- 转化成 CO_2 进入肾小管上皮细胞，再在肾小管上皮细胞内形成一个新的 HCO_3^- 进入血液，完成一次泌 H^+ 和重吸收 HCO_3^- 的循环（图 4-1）。其结果是每分泌 1 mol 的 H^+，也必然同时在血浆中增加 1 mol 的 HCO_3^-。重吸收量的多少受碳酸酐酶的活性影响。碳酸酐酶的活性是 pH 依赖性的，体液偏酸性时活性增高，泌 H^+、重吸收 HCO_3^- 的作用加强，反之则减少。

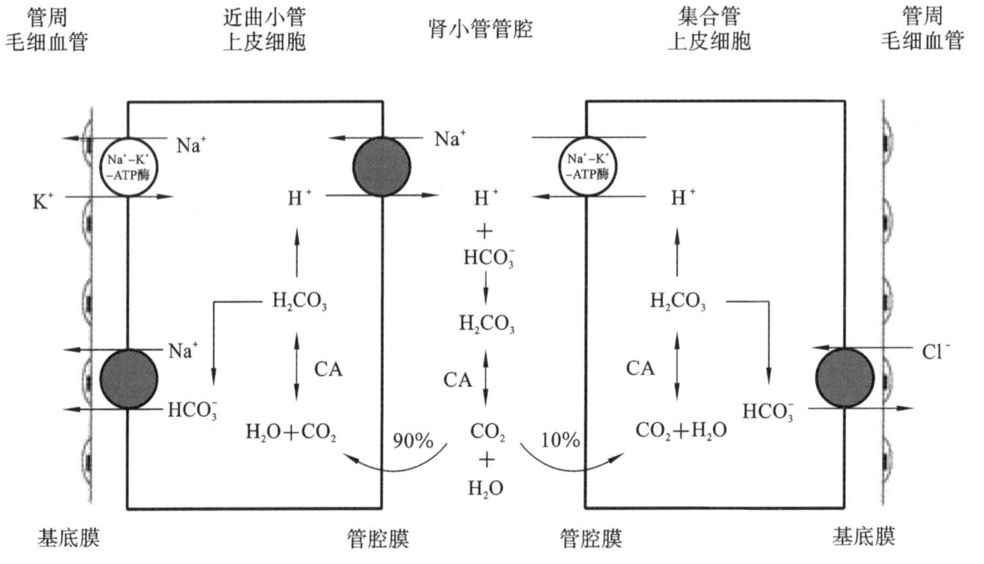

图 4-1 近曲小管和集合管泌 H^+、重吸收 HCO_3^- 过程

○表示主动转运；●表示继发性主动转运；CA 为碳酸酐酶

近曲小管中未被重吸收的 HCO_3^- 到达远端小管和集合管后，也与 H^+ 结合形成 H_2CO_3；但远端肾单位小管腔内几乎不存在碳酸酐酶，因此小管液中有 H_2CO_3 堆积的趋势，按照质量作用定律，H_2CO_3 的堆积将影响反应式 $HCO_3^- + H^+ \rightarrow H_2CO_3 \rightarrow H_2O + CO_2$ 向右进行，即影响 HCO_3^- 在远端肾单位的重吸收。但远端肾小管泌 H^+ 方式与近端小管不同，该部分闰细胞管腔膜存在 H^+-ATP 酶，闰细胞内 CO_2 和 H_2O 在碳酸酐酶的催化下生成 H_2CO_3，H_2CO_3 解离生成 H^+ 和 HCO_3^-。HCO_3^- 以 Cl^--HCO_3^- 逆向交换的方式在基底膜等量重吸收至血浆，H^+ 则通过管腔膜 H^+-ATP 酶主动分泌到管腔，此过程为非钠依赖性泌 H^+。H^+ 的主动分泌维持了陡峭的尿液 H^+ 浓度，并以此推动 $HCO_3^- + H^+ \rightarrow H_2CO_3 \rightarrow H_2O + CO_2$ 向右进行。因此，尽管远端肾单位小管腔内几乎不存在碳酸酐酶，但并不妨碍对剩余 HCO_3^- 的重吸收，而且可根据机体需要改变 H^+ 分泌量，继而对尿液中 HCO_3^- 的重吸收发挥调节作用（图 4-1）。

2. 肾小管管腔内磷酸盐酸化 原尿 pH 约为 7.4，HPO_4^{2-} 与 $H_2PO_4^-$ 的比值是 4∶1，均与血液相近。当形成终尿时，尿液 pH 降到 4.8，HPO_4^{2-} 与 $H_2PO_4^-$ 的比值最大可达 1∶99。这是因为原尿流经远端肾单位时，分泌到管腔的 H^+ 与小管液中的碱性 HPO_4^{2-} 结合，转变为酸性的 $H_2PO_4^-$，称为肾小管的远端酸化作用（distal acidification）。尿液中自由 H^+ 的浓度非常低，以酸性磷酸盐的形式排酸是肾脏排 H^+ 的重要方式，但其作用有限。随着 H^+ 的不断分泌，尿液 pH 降低。当尿液 pH 为 4.8 时，尿液中的磷酸盐几乎都已转变为 $H_2PO_4^-$,缓冲达到了极限,进一步增加排 H^+ 已不可能。尿液中酸性磷酸盐的排出量可在体外通过 NaOH 滴定而测出,故又称为可滴定酸。

3. NH_4^+ 的生成与排出 近端小管上皮细胞是产 NH_4^+ 的主要场所。肾小管上皮细胞内谷氨酰胺在谷氨酰胺酶(glutaminase,GT)的催化下,产生 NH_3 和谷氨酸。谷氨酸在脱氢酶的作用下生成 NH_3 和 α-酮戊二酸,后者进一步代谢生成 2 个 HCO_3^-。NH_3 与细胞内碳酸解离出的 H^+ 结合生成 NH_4^+,经过 NH_4^+-Na^+ 交换体由近端小管上皮细胞分泌入小管液中,同时换回小管液中的 Na^+。进入近端小管细胞内的 Na^+ 则与细胞内的 HCO_3^- 通过基底膜的 Na^+-HCO_3^- 载体同向转运入血液。分泌入管腔中的 NH_4^+ 大部分在髓袢升支粗段被重吸收,在髓质分解成 NH_3。NH_3 是脂溶性的,顺其浓度梯度经肾远端小管弥散入肾小管管腔,与远端小管和集合管上皮细胞分泌的 H^+ 结合生成 NH_4^+(图 4-2)。NH_4^+ 为水溶性,不易通过细胞膜返回细胞内,而以 NH_4Cl 的形式随尿液排出。可见肾脏以 NH_4^+ 的形式排出 H^+,是肾小管排酸保碱的另一种方式。NH_4^+ 的生成和排出是 pH 依赖性的,体液偏酸性,GT 的活性增高,NH_4^+ 的生成增多,反之则减少。尿液的 pH 越低,NH_3 越容易向小管腔中扩散,与 H^+ 结合后排出的 NH_4^+ 越多。严重酸中毒时,肾脏排 NH_4^+ 可增加 10 倍以上。

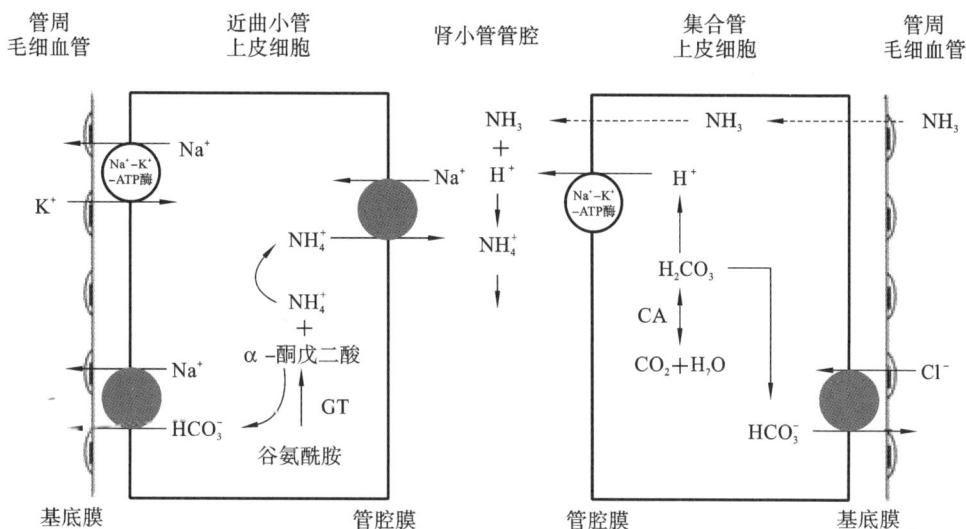

图 4-2 尿 NH_4^+ 的形成和分泌过程
○表示主动转运;●表示继发性主动转运;CA 为碳酸酐酶;GT 为谷氨酰胺酶

因为体内酸的生成量大于碱的生成量,所以生理情况下肾脏对酸碱平衡的维持是首先通过泌 H^+ 重吸收滤液中的 HCO_3^-,减少碱的丢失。然后以排可滴定酸和 NH_4^+ 的方式将体内生成的酸排出体外,同时将肾小管上皮细胞内新生成的 HCO_3^- 转运到血液中,以补充缓冲酸负荷时消耗的碱。当体内酸负荷增加时,肾脏重吸收 HCO_3^-、泌 H^+、泌 NH_4^+ 增加,碱负荷增加时则相反。

上述四个方面的调节因素共同维持体内的酸碱平衡,但在作用时间和强度上有所不同。血液缓冲系统反应迅速,但缓冲作用不能持久;肺的调节作用效能最大,也很迅速,缓冲作用于 30 min 时达最高峰,但不能缓冲固定酸;细胞的缓冲能力较强,但在 3~4 h 后才发挥作用;肾脏的调节作用效率高,但反应更慢,常在酸碱平衡紊乱发生后 12~24 h 才发挥作用,3~5 天达高峰,作用持久,对排出固定酸及保留 HCO_3^- 有重要作用。具体见表 4-2。

表 4-2 体液、呼吸、组织细胞和肾脏在酸碱平衡调节中的作用时间和特点

调节方式	作用时间	作用特点
血浆缓冲	即刻发挥作用	不持久,只缓冲固定酸;对碱缓冲能力较弱
呼吸调节	数分钟开始,30 min 达高峰	仅调节碳酸

续表

调节方式	作用时间	作用特点
细胞内液缓冲	3～4 h 后发挥作用	继发血钾、血氯浓度改变
肾脏调节	数小时起作用,3～5 天发挥最大效能	作用持久,调节固定酸和 HCO_3^-

第二节　反映酸碱平衡状态的血气指标及酸碱平衡紊乱类型

通过血气分析仪测定动脉血的血气指标是临床上判断患者酸碱平衡状态的主要依据。常用的指标有 pH、动脉血二氧化碳分压、标准碳酸氢盐、实际碳酸氢盐、缓冲碱和碱剩余等。

一、反映酸碱平衡状态的血气指标及意义

(一)酸碱度(pH)

溶液的酸碱度取决于其中的 H^+ 的浓度。血液中 H^+ 浓度很低(4×10^{-8} mol/L),因此广泛使用 H^+ 浓度的负对数 pH 来表示溶液的酸碱度。

血液是缓冲液,在缓冲体系中,酸(HA)与其共轭碱(A^-)的关系可表示如下:

$$HA \rightleftharpoons H^+ + A^-$$

酸在水溶液中 H^+ 的解离程度取决于解离常数 K,根据质量作用定律:

$$[HA]K = [H^+][A^-]$$
$$[H^+] = K \times [HA]/[A^-]$$
$$pH = -\lg[H^+] = -\lg K + \lg([A^-]/[HA])$$

血液中存在着多种缓冲对,有着共同的$[H^+]$,因此血液的酸碱度可用各种缓冲对计算,但碳酸氢盐缓冲对在体内占主导地位,用 Henderson-Hasselbalch 方程式计算,血浆 pH 为

$$pH = pK_a + \lg([HCO_3^-]/[H_2CO_3])$$

H_2CO_3 由 CO_2 溶解量(dCO_2)决定,等于溶解度(α)×$PaCO_2$。所以上述公式可以改写为

$$pH = pK_a + \lg([HCO_3^-]/\alpha \cdot PaCO_2)$$

pK_a 是碳酸解离常数的负对数,在温度 38 ℃时约为 6.1,CO_2 在血液中的溶解度为 0.03,$[HCO_3^-]$ 是 24 mmol/L,$PaCO_2$ 是 40 mmHg,因此正常人动脉血 pH 为

$$\begin{aligned} pH &= pK_a + \lg([HCO_3^-]/\alpha \cdot PaCO_2) \\ &= 6.1 + \lg([HCO_3^-]/0.03 \cdot PaCO_2) \\ &= 6.1 + \lg[24/(0.03 \times 40)] \\ &= 6.1 + \lg(20/1) \\ &= 7.40 \end{aligned}$$

正常人动脉血 pH 为 7.35～7.45,平均为 7.40。从式中可知,血液 pH 取决于$[HCO_3^-]/[H_2CO_3]$值,只要$[HCO_3^-]/[H_2CO_3]$值为 20：1,pH 即为 7.40。若 pH 低于 7.35,则为失代偿性酸中毒;若 pH 大于 7.45,则为失代偿性碱中毒。pH 在正常范围内,见于以下三种情况:①酸碱平衡正常,无酸碱平衡紊乱。② 代偿性酸碱平衡紊乱,即血浆 HCO_3^- 或 H_2CO_3 的浓度实际上发生了改变,但通过机体的代偿和调节机制,血浆$[HCO_3^-]/[H_2CO_3]$值仍维持在 20：1 左右,因而 pH 仍处于正常范围内。③ 混合型酸碱平衡紊乱,即患者同时存在酸中毒和碱中毒,且酸中毒和碱中毒的程度大体相当,相互抵消,pH 可以在正常范围内。

(二)动脉血二氧化碳分压

动脉血二氧化碳分压(partial pressure of carbon dioxide,$PaCO_2$)是指物理状态溶解在动脉血中

的 CO_2 分子所产生的张力。二氧化碳在血液中有三种存在形式,包括物理溶解的 CO_2、水合形成的碳酸和化学结合状态的 CO_2(即 HCO_3^- 中的 CO_2)。实际上,碳酸分子只出现在二氧化碳和水的动态平衡中,其浓度比二氧化碳低得多(溶解 CO_2:H_2CO_3=340:1),其溶解量增加时,$PaCO_2$ 增高,水合形成的碳酸也增加,故 $PaCO_2$ 可间接反映血液中碳酸的含量。由于 CO_2 通过肺泡膜的弥散速度很快,所以 $PaCO_2$ 相当于肺泡气二氧化碳分压(P_ACO_2),P_ACO_2 受肺泡通气量的影响,因此,$PaCO_2$ 可以反映肺泡通气功能,是反映酸碱平衡状态中呼吸性因素的指标。通气不足,$PaCO_2$ 升高;通气过度,$PaCO_2$ 降低。$PaCO_2$ 高于正常范围,表示有 CO_2 在体内潴留,血浆中 H_2CO_3 浓度升高,见于呼吸性酸中毒或代偿后的代谢性碱中毒;若 $PaCO_2$ 低于正常范围,则表示肺泡通气过度,CO_2 排出过多,血浆中 H_2CO_3 浓度下降,见于呼吸性碱中毒或代偿后的代谢性酸中毒。

（三）标准碳酸氢盐、实际碳酸氢盐

标准碳酸氢盐(standard bicarbonate,SB)是指在标准条件下(温度 38 ℃,血红蛋白氧饱和度 100%,用 $PaCO_2$ 为 40 mmHg 的气体平衡后)测得的血浆 HCO_3^- 浓度。血浆 HCO_3^- 浓度除了受体内固定酸负荷、碱性物质摄取及肾脏排酸保碱功能等代谢性因素的影响外,还会受血浆中 H_2CO_3 影响。$PaCO_2 \uparrow \longrightarrow H_2CO_3 \uparrow \longrightarrow HCO_3^- \uparrow$,反之则降低。血浆经标准化后排除了呼吸因素的影响,因此,SB 是反映酸碱平衡中代谢性因素的指标。

实际碳酸氢盐(actual bicarbonate,AB)是指隔绝空气的血液标本,在实际体温、血氧饱和度和 $PaCO_2$ 条件下测得的血浆 HCO_3^- 浓度。因检测条件与在体的实际条件相同,因此受代谢和呼吸两个方面因素的影响。

在无外呼吸功能异常的情况下,SB=AB,正常为 22~27 mmol/L,平均为 24 mmol/L。AB 随代谢性因素变化而变化,AB 升高见于代谢性碱中毒或者肾脏代偿后的慢性呼吸性酸中毒;AB 降低见于代谢性酸中毒或者肾脏代偿后的慢性呼吸性碱中毒。如果存在外呼吸功能异常,则两者出现反差,AB>SB 时,表明有 CO_2 潴留,见于呼吸性酸中毒;AB<SB 时,提示 CO_2 排出过多,见于呼吸性碱中毒。

（四）缓冲碱

缓冲碱(buffer base,BB)是指血液中所有具有缓冲作用的碱性物质的总和。全血缓冲碱包括血浆和红细胞中的 HCO_3^-、Hb^-、HbO_2^- 和 HPO_4^{2-} 等。BB 要求以氧饱和的全血在标准状态下测定,正常范围为 45~55 mmol/L,平均为 50 mmol/L。因其在标准条件下检测,排除了呼吸因素的影响,故 BB 是反映代谢性因素的指标。BB 原发性升高见于代谢性碱中毒;BB 原发性降低见于代谢性酸中毒。在呼吸性酸碱平衡紊乱时 BB 可以出现代偿性升高或降低。

（五）碱剩余

碱剩余(base excess,BE)是指在标准条件(38 ℃、血氧饱和度 100%、$PaCO_2$ 40 mmHg)下,将 1 L 全血标本滴定至 pH 7.4 时所消耗的酸或碱的量。若需用酸滴定表示受测血样的碱含量过多,称为碱过剩,消耗的酸用正值表示;若需用碱滴定,说明受测血样的碱含量不足,称为碱缺失,消耗的碱用负值来表示。全血 BE 正常值范围为 -3.0~3.0 mmol/L。测定 BE 时排除了 $PaCO_2$ 升高或降低对酸碱平衡的影响,所以 BE 也是反映代谢性因素的指标。BE 正值增大,见于代谢性碱中毒;BE 负值增大,见于代谢性酸中毒。当机体发生慢性呼吸性酸中毒或慢性呼吸性碱中毒时,由于肾的代偿调节,BE 可继发性升高或降低。

（六）阴离子间隙

阴离子间隙(anion gap,AG)是指血浆中未测定阴离子(undetermined anion,UA)与未测定阳离子(undetermined cation,UC)浓度的差值,即 AG=UA -UC。

Na^+ 占血浆阳离子总量的 90%,称为血浆中可测定阳离子,除 Na^+ 之外的 K^+、Ca^{2+} 和 Mg^{2+} 等称为血浆中未测定阳离子(UC);HCO_3^- 和 Cl^- 占血浆阴离子总量的 85%,称为血浆中可测定阴离子,除 HCO_3^- 和 Cl^- 之外的 Pr^-、HPO_4^{2-}、SO_4^{2-} 和有机酸阴离子等称为血浆中未测定阴离子(UA)。由于

机体各体液呈电中性,血浆中阳离子和阴离子的总当量数相等(图4-3)。血浆阴、阳离子平衡可表示为

$$[HCO_3^-]+[Cl^-]+UA=[Na^+]+UC$$
$$UA-UC=[Na^+]-([HCO_3^-]+[Cl^-])$$
$$AG=UA-UC=[Na^+]-([HCO_3^-]+[Cl^-])$$
$$=140-(24+104)$$
$$=12\ mmol/L$$

可见,在实际计算时,AG等于已测定阳离子与已测定阴离子浓度之差(图4-3)。

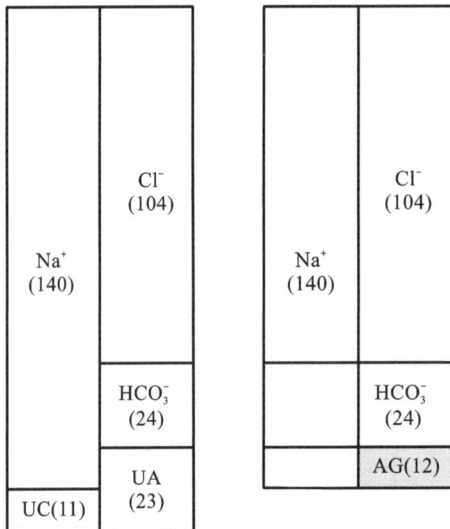

图4-3 血浆阴离子间隙图解(单位:mmol/L)

AG正常范围为10~14 mmol/L,是一项反映血浆中固定酸含量的指标。AG降低对诊断酸碱平衡紊乱价值不大,仅见于未测定阴离子减少或未测定阳离子增多时,如低蛋白血症等。AG增高的意义较大,常见于有固定酸增多的情况,如乳酸酸中毒、酮体生成过多、磷酸盐和硫酸盐潴留及水杨酸中毒等。根据AG的变化,代谢性酸中毒分为AG增高型代谢性酸中毒和AG正常型代谢性酸中毒两类。目前多以AG>16 mmol/L作为判断是否有AG增高型代谢性酸中毒的指标,且有助于诊断混合型酸碱平衡紊乱。

延伸阅读

二、酸碱平衡紊乱分类

尽管机体对酸碱负荷在一定范围内有缓冲和调节能力,但在许多疾病或病理过程中,酸碱负荷过度、不足或机体调节机制障碍,可导致体液酸碱度稳定性破坏,称为酸碱平衡紊乱。酸碱平衡紊乱可以根据发生的原因、复杂程度和机体代偿情况分类。

血液的pH取决于HCO_3^-和H_2CO_3浓度的比值,pH=7.4时$[HCO_3^-]/[H_2CO_3]$为20/1。根据血液pH的变化,可将酸碱平衡紊乱分为两大类:pH<7.35称为酸血症,发生酸血症的原发病理生理学过程称为酸中毒;pH>7.45称为碱血症,发生碱血症的原发病理生理学过程称为碱中毒。血浆中HCO_3^-浓度主要受肾脏调节,代表代谢性因素,由HCO_3^-浓度原发性增高或降低引起的酸碱平衡紊乱称为代谢性酸碱平衡紊乱。血浆中H_2CO_3浓度主要受呼吸调节,代表呼吸性因素,由H_2CO_3浓度原发性增高或降低引起的酸碱平衡紊乱称为呼吸性酸碱平衡紊乱。由此可将酸碱平衡紊乱分为四个基本类型(图4-4)。

因为体内存在着一系列调节机制,当原发疾病使体内酸性或碱性物质的含量发生改变时,其相对应的碱性或酸性物质的含量也会发生继发性的同向改变,以期缩小$[HCO_3^-]/[H_2CO_3]$值的变化。如

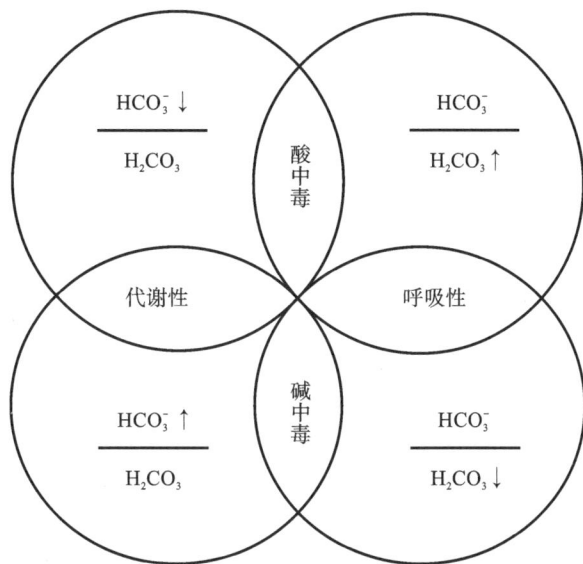

图 4-4 四种单纯型酸碱平衡紊乱的命名原则

果通过机体的代偿，[HCO$_3^-$]/[H$_2$CO$_3$]值仍能维持在 20/1，血液的 pH 处于正常范围内，称为代偿性酸中毒或碱中毒。如果在机体代偿调节后血液 pH 低于或高于正常范围，则称为失代偿性酸中毒或碱中毒。

在临床实践中，出现酸碱平衡紊乱的患者病情往往非常复杂。如果患者只存在单一的酸碱平衡紊乱，称为单纯型酸碱平衡紊乱（simple acid-base disturbance）；如果有两种或两种以上酸碱平衡紊乱同时存在，称为混合型酸碱平衡紊乱（mixed acid-base disturbance）。

第三节 单纯型酸碱平衡紊乱

一、代谢性酸中毒

代谢性酸中毒（metabolic acidosis）是指由 HCO$_3^-$ 被酸负荷消耗或直接丢失等引起的以血浆 HCO$_3^-$ 浓度原发性降低、H$_2$CO$_3$ 浓度继发性降低、血液 pH 降低为特征的酸碱平衡紊乱。代谢性酸中毒是临床上最常见的一种酸碱平衡紊乱类型。

（一）原因与机制

1. HCO$_3^-$ 被固定酸消耗而减少

1）固定酸生成过多

（1）乳酸酸中毒（lactic acidosis）：各种原因引起的缺氧，使组织细胞内葡萄糖的有氧氧化发生障碍而无氧酵解增强，乳酸大量增多，机体发生乳酸酸中毒，常见于休克、心力衰竭、严重贫血等患者，另外还见于急性酒精中毒和大量使用双胍类药物的患者。

（2）酮症酸中毒（ketoacidosis）：多发生于糖尿病、严重饥饿及酒精中毒时。因葡萄糖利用减少或糖原储备不足，脂肪分解加速，产生大量酮体（β-羟丁酸和乙酰乙酸为酸性物质），超出外周组织的氧化能力及肾排出能力时，机体发生酮症酸中毒。

2）固定酸排出减少 严重的肾功能衰竭患者，肾小球滤过率（glomerular filtration rate，GFR）明显降低，降低到正常值的 25％以下，不能将机体在代谢过程中生成的固定酸如硫酸、磷酸等排出体外，而在体内蓄积。常见于急性肾功能衰竭少尿期、慢性肾功能衰竭晚期等。

3) 外源性固定酸摄入过多

(1) 水杨酸中毒：过量服用阿司匹林(乙酰水杨酸)时，可引起血浆中水杨酸根潴留。

(2) 含氯的药物摄入过多：长期或大量服用氯化铵、盐酸精氨酸或盐酸赖氨酸等药物，在体内代谢过程中可解离出 HCl。例如，氯化铵在服用后经肝合成尿素，并释放出 HCl。

2. HCO$_3^-$ 因直接丢失而减少

(1) 经消化道丢失 HCO$_3^-$：肠液、胰液、胆汁中的 HCO$_3^-$ 浓度均高于血浆，因此，严重腹泻、肠道瘘管或肠道引流等均可导致含 HCO$_3^-$ 的碱性液大量丢失。大面积烧伤时大量血浆渗出，也伴有 HCO$_3^-$ 的丢失。

(2) 经肾丢失：见于肾脏泌 H$^+$ 功能障碍时。① 肾小管酸中毒(renal tubular acidosis,RTA)是一种肾小球功能正常、以肾小管排酸障碍为主的疾病。近端肾小管酸中毒(RTA-Ⅱ型)是由 Na$^+$- H$^+$ 转运体功能障碍，碳酸酐酶活性降低，近曲小管上皮细胞重吸收 HCO$_3^-$ 减少，尿液中排泄增多引起血浆 HCO$_3^-$ 浓度降低所致。远端肾小管酸中毒(RTA-Ⅰ型)，是由集合管泌 H$^+$ 功能降低，H$^+$ 在体内蓄积，引起血浆 HCO$_3^-$ 浓度降低所致。② 碳酸酐酶抑制剂的大量使用，可使肾小管上皮细胞内 H$_2$CO$_3$ 生成减少，使 H$^+$ 的分泌和 HCO$_3^-$ 的重吸收减少。③ 轻、中度肾功能衰竭，泌 H$^+$ 减少。

3. 其他原因

(1) 高钾血症：在各种原因导致高钾血症时，通过细胞内、外 H$^+$-K$^+$ 交换，细胞外 H$^+$ 增加，同时远曲小管上皮细胞泌 H$^+$ 减少，固定酸排出减少，引起代谢性酸中毒。

(2) 血液稀释：快速大量输入无 HCO$_3^-$ 的液体，如葡萄糖或生理盐水，血浆 HCO$_3^-$ 被稀释，引起稀释性代谢性酸中毒。

(二) 分类

根据 AG 的变化，将代谢性酸中毒分为两类：AG 增高型代谢性酸中毒和 AG 正常型代谢性酸中毒。

1. AG 增高型代谢性酸中毒 见于由除 HCl 以外其他酸增多引起的代谢性酸中毒。临床常见于乳酸酸中毒、酮症酸中毒、急慢性肾功能衰竭，以及磷酸、硫酸排泄障碍及水杨酸类药物中毒等。血浆 HCO$_3^-$ 浓度由于缓冲固定酸解离出的 H$^+$ 被消耗而降低，缓冲后生成的酸根离子(乳酸根、β-羟丁酸根、乙酰乙酸根、H$_2$PO$_4^-$、SO$_4^{2-}$ 和水杨酸根)，均属于未测定阴离子，使 AG 增大而血氯浓度正常，所以又称为血氯正常型代谢性酸中毒。

2. AG 正常型代谢性酸中毒 ①HCl 增多引起的代谢性酸中毒：HCO$_3^-$ 因缓冲 HCl 解离的 H$^+$ 被消耗而原发性降低，减少的 HCO$_3^-$ 由 Cl$^-$ 补充，使血氯浓度升高。② HCO$_3^-$ 直接丢失，常见于经消化道或经肾直接丢失。由于 HCO$_3^-$ 丢失过多，细胞外液 HCO$_3^-$ 浓度降低，为了维持离子平衡，细胞内 Cl$^-$ 移出细胞，血氯浓度呈代偿性升高，未测定阴离子无变化，所以又称血氯增高型代谢性酸中毒(图 4-5)。

(三) 机体的代偿调节

1. 血浆缓冲作用 固定酸增多时血浆 H$^+$ 浓度增高，H$^+$ 可被血液碳酸氢盐和非碳酸氢盐缓冲系统中的缓冲碱立即缓冲，如 H$^+$ + HCO$_3^-$ ⟶ H$_2$CO$_3$，H$_2$CO$_3$ 又可解离形成 H$_2$O 和 CO$_2$，CO$_2$ 随呼吸经肺排出体外。HCO$_3^-$ 及其他缓冲碱则因不断被消耗而减少。

2. 肺的调节作用 代谢性酸中毒时，由于血液 H$^+$ 浓度增加，以及血浆碳酸氢盐缓冲固定酸后生成 CO$_2$，刺激外周化学感受器，反射性兴奋呼吸中枢，使呼吸加深、加快。其代偿意义在于当代谢性酸中毒时，HCO$_3^-$ 原发性减少，通过肺泡通气量增加，促进 CO$_2$ 排出增多，血浆 H$_2$CO$_3$ 浓度继发性降低，进而使血浆 HCO$_3^-$ 与 H$_2$CO$_3$ 的浓度比值趋近于 20：1，血液 pH 趋向正常。代谢性酸中毒时 PaCO$_2$ 与血浆 HCO$_3^-$ 浓度的变化关系如下：HCO$_3^-$ 浓度每降低 1 mmol/L，PaCO$_2$ 降低 1.2 mmHg。最大极限可使 PaCO$_2$ 降至 10 mmHg。肺的代偿反应非常迅速，一般在代谢性酸中毒发生几分钟后即可出现

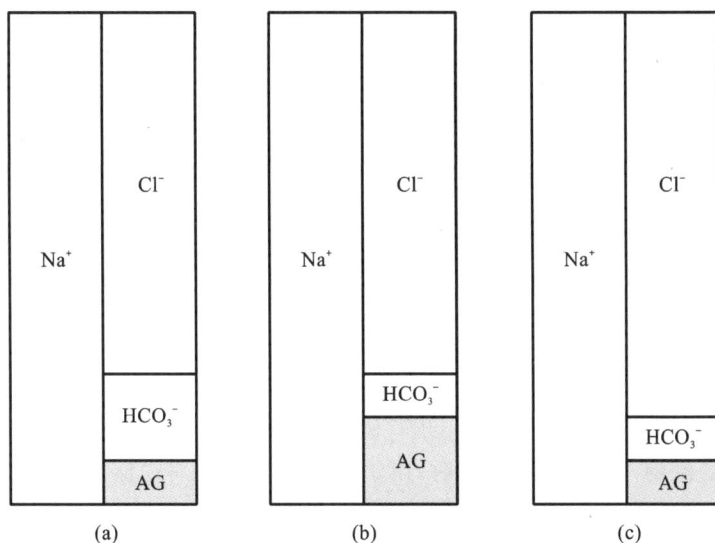

图 4-5 正常和两种代谢性酸中毒 AG 的变化

(a)正常 AG;(b)AG 增高型(血氯正常型)代谢性酸中毒;(c)AG 正常型(血氯增高型)代谢性酸中毒

深大呼吸,30 min 后即达代偿,12~24 h 达到代偿高峰。故呼吸代偿是急性代谢性酸中毒最重要的代偿方式。

3. 组织细胞的调节作用 在代谢性酸中毒发生后 2~4 h,大约 1/2 的 H^+ 进入组织细胞内,被细胞内液缓冲系统中的缓冲碱缓冲,降低血浆 H^+ 浓度。为维持电中性,细胞内 K^+ 向细胞外移出。因此酸中毒易引起高钾血症。慢性肾功能衰竭患者或严重慢性代谢性酸中毒时,骨骼中的磷酸钙、碳酸钙释放入血,对 H^+ 进行缓冲,但可引起骨质脱钙等病理变化。

4. 肾的调节作用 代谢性酸中毒时,肾小管上皮细胞中碳酸酐酶和谷氨酰胺酶(GT)活性增强,肾脏排泌 H^+ 及排泌 NH_3、NH_4^+ 增加,使尿液中可滴定酸和 NH_4^+ 排出增多,同时 HCO_3^- 重吸收增多。肾脏的代偿调节作用较强、持续时间较久,但发挥作用较慢,一般需 3~5 天才能达到代偿高峰,是慢性代谢性酸中毒最重要的代偿方式。由肾功能障碍引起的代谢性酸中毒,因肾脏的纠酸作用几乎不能发挥,故非常严重。

（四）反映酸碱平衡的指标变化趋势

代谢性酸中毒时 HCO_3^- 浓度原发性降低,所以 AB、SB、BB 值均降低,BE 负值加大;经呼吸代偿调节后,H_2CO_3 浓度继发性下降,$PaCO_2$ 降低,AB<SB。通过机体代偿性调节,若 $[HCO_3^-]/[H_2CO_3]$ 值接近 20∶1,则血浆 pH 可维持在正常范围,为代偿性代谢性酸中毒;若 pH 仍低于正常范围,为失代偿性代谢性酸中毒(表 4-3)。

（五）对机体的影响

代谢性酸中毒主要影响心血管系统、中枢神经系统和呼吸系统的功能活动。慢性代谢性酸中毒还可引起骨骼的改变。

1. 对心血管系统的影响

（1）心律失常:代谢性酸中毒时出现心律失常与血钾浓度升高密切相关。代谢性酸中毒时,由于 H^+-K^+ 交换,细胞外 H^+ 进入细胞内,K^+ 与其交换则移出细胞外,同时肾小管上皮细胞排 H^+ 增多,而排 K^+ 减少,可引起高钾血症。血钾浓度升高影响心肌电生理活动,引起各种心律失常,严重时可导致传导阻滞,甚至心室颤动和心搏骤停。

（2）心肌收缩力减弱:Ca^{2+} 介导心肌兴奋-收缩耦联。酸中毒时心肌收缩力减弱,其机制是 H^+ 与 Ca^{2+} 在多个层面上有抑制作用。①H^+ 抑制细胞外 Ca^{2+} 内流。② H^+ 抑制肌质网释放 Ca^{2+}。③H^+ 可以竞争性地抑制 Ca^{2+} 与肌钙蛋白结合,使心肌兴奋-收缩耦联发生障碍。

（3）血管对儿茶酚胺的反应性降低：酸中毒时，H^+ 的增多可使血管平滑肌对儿茶酚胺的反应性下降，引起小血管舒张，血压下降。毛细血管前括约肌舒张可以使真毛细血管网大量开放，血管床容量增大，回心血量减少，动脉血压下降，严重者可导致休克。因此，纠正酸中毒、改善微循环是休克抢救的首要措施。

2. 对中枢神经系统的影响 中枢神经系统功能障碍的主要表现是抑制，如反应迟钝、嗜睡等，严重时可出现昏迷。其机制如下：①H^+ 增多抑制生物氧化酶类的活性，使氧化磷酸化过程减弱，ATP 生成减少，脑组织能量供应不足。②H^+ 增多使脑内谷氨酸脱羧酶活性增高，抑制性神经递质 γ-氨基丁酸生成增多。

3. 对骨骼的影响 慢性代谢性酸中毒时，如慢性肾功能衰竭患者，由于沉积于骨骼中的钙盐溶解释放入血，中和增多的 H^+ 发挥缓冲作用而影响骨骼的生长发育。小儿可出现骨骼生长延缓，严重者可发生肾性佝偻病和骨骼畸形。成人则可出现骨软化症、纤维性骨炎、骨质疏松，还易发生骨折。

4. 对呼吸系统的影响 代谢性酸中毒时，由于 H^+ 浓度升高，对中枢及外周化学感受器的刺激作用加强，呼吸中枢兴奋，呼吸加深、加快，称为 Kussmaul 呼吸。

5. 高钾血症 代谢性酸中毒往往伴有高钾血症。机制如下：① 细胞内缓冲时血液中的 H^+ 进入细胞，将细胞内 K^+ 转移至细胞外。② 肾排钾减少。

在高钾性酸中毒时，肾小管上皮细胞缺 H^+ 使 H^+-Na^+ 交换减弱，K^+-Na^+ 交换增强，尿液中排 H^+ 减少，尿液呈碱性，称为反常性碱性尿。

（六）防治原则

1. 去除病因，防治原发疾病 针对病因治疗原发疾病是治疗代谢性酸中毒的基本原则和主要措施，如纠正缺氧，补液扩容，注射胰岛素，纠正水、电解质平衡紊乱等。在治疗过程中，要注意保护肾脏功能，让其发挥更大的代偿作用。

2. 补充碱性药物 补碱的作用不是纠正酸中毒这一病理生理过程本身，而是为了减轻酸血症对机体的危害，因此，仅在原发病因不能迅速消除和（或）酸血症程度严重（[HCO_3^-]＜16 mmol/L），影响血流动力学时才需要补碱。

（1）碱性药物的选择：常用的碱性药物有碳酸氢钠、乳酸钠及三羟甲基氨基甲烷（THAM）。碳酸氢钠可直接补充血浆缓冲碱，作用迅速，是临床纠正代谢性酸中毒的首选碱性药物。乳酸钠可通过肝脏代谢生成碳酸氢钠而发挥作用，肝功能不全或乳酸酸中毒时不宜使用。三羟甲基氨基甲烷是不含钠的有机胺类碱性药，其体内作用是 $THAM+H_2CO_3 \rightarrow THAM \cdot H^+ + HCO_3^-$，可见其既可缓冲碳酸用于治疗呼吸性酸中毒，又可在中和碳酸后生成 HCO_3^-，用于纠正代谢性酸中毒，但其对呼吸中枢有抑制作用，治疗时要注意给药速度。

（2）补碱剂量：临床上有很多补碱计算公式，但基本原则是剂量宜小不宜大。因为血 pH 恢复到 7.25 时，心肌收缩力对儿茶酚胺的反应性多可恢复，心律失常发生机会亦大为减少。

（3）速度不可过快：防止出现如下并发症。

①低钾血症：如严重腹泻引发代谢性酸中毒时，既有 HCO_3^- 丢失，也有 K^+ 丢失。但酸中毒时，由于细胞内 K^+ 外流，血钾浓度无明显降低，往往会掩盖缺钾情况。快速补碱易使细胞外的 K^+ 快速转移到细胞内，出现低钾血症。故代谢性酸中毒补碱时应监测血钾情况，必要时要同时补钾。

②手足搐搦：肾功能不全引起代谢性酸中毒时，往往合并低钙血症，但在酸性环境下，结合钙可解离为钙与血浆蛋白，使游离钙增多。如果快速补碱纠正酸中毒，Ca^{2+} 与血浆蛋白在碱性条件下可生成结合钙，使游离钙明显减少，患者出现手足搐搦。

③昏迷：快速大量补碱时，血浆中 HCO_3^- 急速增多，并因此抑制呼吸，使 CO_2 迅速潴留，CO_2 是脂溶性的，在血液中潴留后又很快弥散入脑，使脑内 PCO_2 增高，因 HCO_3^- 为水溶性，通过血脑屏障极慢，快速补碱后，脑中代谢性酸中毒未得到纠正（HCO_3^- 浓度未升高），却又增加了 H_2CO_3 量，使 pH 降低更明显，患者出现昏迷。

二、呼吸性酸中毒

呼吸性酸中毒(respiratory acidosis)是指由 CO_2 呼出障碍或吸入过多引起的以血浆 H_2CO_3 浓度原发性增高、HCO_3^- 浓度继发性增高、pH 降低为特征的酸碱平衡紊乱。

(一)原因与机制

1. CO_2 呼出障碍 各种原因引起的肺通气功能障碍而导致的体内 CO_2 潴留是引起呼吸性酸中毒的主要原因,临床上常见的原因如下。

(1)呼吸中枢抑制:外伤性颅脑损伤、脑炎、脑血管意外、麻醉剂或镇静剂使用过量等,均可使呼吸中枢受到抑制,导致肺泡通气功能障碍,引起 CO_2 潴留。

(2)呼吸肌麻痹:急性脊髓灰质炎、脊神经根炎、有机磷中毒、重症肌无力、家族性周期性麻痹及重度低钾血症时,呼吸运动动力减弱,肺通气量减少,引起 CO_2 排出障碍。

(3)胸部疾病:胸部创伤、胸廓畸形、严重气胸或胸腔积液等均可限制肺泡的扩张和回缩,使 CO_2 排出受阻。

(4)肺顺应性下降:见于肺纤维化、肺不张、肺实变等广泛的肺组织病变,因均可引起限制性通气障碍而导致呼吸性酸中毒。

(5)呼吸道阻塞:呼吸道内异物、溺水窒息、严重的喉头痉挛或水肿等原因可使气道阻塞,气体流动阻力增大,常造成急性呼吸性酸中毒。慢性阻塞性肺疾病、支气管哮喘等,则是慢性呼吸性酸中毒的常见原因。

(6)呼吸机使用不当:呼吸机通气量设置过小而使 CO_2 排出困难。

2. CO_2 吸入过多 通风不良的矿井、坑道内 CO_2 浓度高,长时间处在这种环境中可因吸入 CO_2 过多而引起呼吸性酸中毒。

(二)分类

呼吸性酸中毒按病程可分为急性和慢性两类。

1. 急性呼吸性酸中毒 常见于气道严重阻塞、急性心源性肺水肿、呼吸中枢抑制或呼吸肌麻痹引起的呼吸暂停及急性呼吸窘迫综合征等。

2. 慢性呼吸性酸中毒 常见于气道或肺部慢性病变引起的慢性阻塞性肺疾病及肺广泛性纤维化或肺不张,一般指 CO_2 高浓度潴留持续达 24 h 以上者。

(三)机体的代偿调节

呼吸性酸中毒时机体内 H_2CO_3 浓度原发性增高,因其发病的主要环节是肺泡通气功能障碍,所以呼吸系统不能发挥代偿调节作用。另外,由于血液中碳酸氢盐缓冲系统不能有效地缓冲血浆中增加的 H_2CO_3,而非碳酸氢盐缓冲系统含量较低,因此血液缓冲系统对 H_2CO_3 的缓冲能力也极为有限。故呼吸性酸中毒时,早期主要靠细胞内缓冲,晚期主要靠肾脏调节。

1. 细胞内缓冲

(1)组织细胞的调节作用:急性呼吸性酸中毒时 CO_2 大量潴留,血浆 H_2CO_3 浓度升高。H_2CO_3 可解离为 H^+ 和 HCO_3^-,H^+ 通过 H^+-K^+ 交换进入组织细胞内,被细胞内蛋白质缓冲系统缓冲,解离出的 HCO_3^- 则留在血浆中,使血浆 HCO_3^- 浓度继发性增高,同时 K^+ 移出细胞,易引发高钾血症。

(2)红细胞缓冲:血浆中的 CO_2 能够迅速弥散进入红细胞,在碳酸酐酶的作用下和 H_2O 生成 H_2CO_3,再解离成 H^+ 和 HCO_3^-。H^+ 不断被血红蛋白缓冲对缓冲,HCO_3^- 则与血浆中 Cl^- 交换而入血,使血浆 HCO_3^- 浓度升高,血氯浓度则降低。

通过细胞内缓冲这种代偿方式增加的血浆 HCO_3^- 量非常有限,一般 $PaCO_2$ 每升高 10 mmHg,血浆 HCO_3^- 浓度仅增高 0.7～1 mmol/L,不足以维持血浆 HCO_3^-/H_2CO_3 值在正常范围内,因此急性呼吸性酸中毒往往呈失代偿状态。

2. 肾脏的调节作用 慢性呼吸性酸中毒时,$PaCO_2$升高,H^+浓度升高,肾小管上皮细胞内碳酸酐酶和谷氨酰胺酶活性增高,肾小管上皮细胞排泌H^+及NH_3、NH_4^+增多,同时重吸收HCO_3^-增多,使血浆HCO_3^-浓度代偿性增高。通过肾脏和组织细胞的代偿作用,$PaCO_2$每升高10 mmHg,血浆HCO_3^-浓度可代偿性增高3.5~4.0 mmol/L,能使血浆HCO_3^-与H_2CO_3的浓度比值接近20:1,因此,轻度或慢性呼吸性酸中毒有可能为代偿性呼吸性酸中毒。

（四）反映酸碱平衡的指标变化趋势

呼吸性酸中毒时,$PaCO_2$原发性升高。急性呼吸性酸中毒时肾脏来不及代偿,而细胞内缓冲提高血浆HCO_3^-浓度的作用又非常有限,SB、BB、BE值变化不大,故pH降低明显,为失代偿性呼吸性酸中毒。慢性呼吸性酸中毒时,由于肾脏发挥强大的代偿作用,HCO_3^-浓度代偿性升高较明显,表现为AB、SB、BB值均继发性升高,BE正值增大。由于有CO_2潴留,AB>SB。pH在机体代偿后在正常范围内,为代偿性慢性呼吸性酸中毒;若pH仍低于正常范围,则为失代偿性慢性呼吸性酸中毒(表4-3)。细胞缓冲可导致血钾浓度增高,血氯浓度降低。

（五）对机体的影响

呼吸性酸中毒对机体的影响与代谢性酸中毒相似,也会引起心律失常、心肌收缩力降低、外周血管扩张及高钾血症等,发生机制也相近。但中枢神经系统功能紊乱较代谢性酸中毒更为显著。可能的机制如下。

1. 脑脊液酸中毒更明显 急性呼吸性酸中毒与急性代谢性酸中毒相比,前者脑脊液pH降低较血液pH降低更为明显。呼吸性酸中毒是CO_2原发性潴留。CO_2为脂溶性,能迅速通过血脑屏障,使脑脊液中H_2CO_3浓度与血液中H_2CO_3浓度几乎同步升高。血液中增多的H_2CO_3可由红细胞缓冲,而脑脊液中无红细胞,不能对增多的H_2CO_3进行有效的缓冲。另外脑脊液内HCO_3^-浓度代偿性升高需要较长时间。因此,呼吸性酸中毒时脑脊液pH降低较血液pH降低更为显著。代谢性酸中毒时血浆HCO_3^-原发性减少。HCO_3^-为水溶性,通过血脑屏障的速度极为缓慢,脑脊液中HCO_3^-浓度与血液中HCO_3^-浓度达到平衡需较长时间,故急性代谢性酸中毒时脑脊液pH降低不如血液pH降低明显。

2. CO_2扩张脑血管 呼吸性酸中毒伴有CO_2潴留,高浓度CO_2能够直接扩张脑血管,使脑血流量增加、颅内压升高,严重时可引起视神经乳头水肿,患者表现为持续性头疼,尤以夜间和晨起为甚。根据CO_2潴留的严重程度不同,患者早期主要表现为头痛、视物模糊、烦躁不安和疲乏无力等,进一步发展则出现震颤、精神错乱、嗜睡,甚至昏迷等症状,称为"CO_2麻醉"或"肺性脑病"(肺性脑病发生机制详见"肺功能不全"章节)。

3. 严重缺氧 通气功能障碍是引起呼吸性酸中毒最常见的原因,通气是一个双向过程,呼气时CO_2排出,吸气时O_2摄入。故通气功能障碍引起呼吸性酸中毒时一定伴有严重缺氧。缺氧时脑能量供给不足,中枢神经系统功能紊乱更为严重。

（六）防治原则

(1) 积极治疗原发疾病,改善肺泡通气功能。

针对不同病因,采取相应的治疗措施,治疗原发疾病,改善肺泡通气功能。如排出呼吸道异物、控制感染、解除支气管平滑肌痉挛及使用呼吸机、呼吸中枢兴奋剂等,促进CO_2排出,使$PaCO_2$下降到正常水平。对于慢性呼吸性酸中毒患者,切忌过急地使用人工呼吸机迅速排出体内潴留的CO_2。这是因为慢性呼吸性酸中毒时肾脏可发挥代偿调节作用,HCO_3^-浓度继发性增高,若$PaCO_2$迅速下降到正常水平,机体通过肾脏的代偿增多的HCO_3^-来不及迅速排出体外,结果又转为代谢性碱中毒,使病情更加复杂。

(2) 谨慎补碱。

慢性呼吸性酸中毒时,由于肾脏排酸保碱作用加强,血浆HCO_3^-浓度代偿性增高,此时如补碱过量,易合并代谢性碱中毒。若使用$NaHCO_3$,因HCO_3^-与H^+结合后生成H_2CO_3,后者解离为CO_2,在通气功能障碍时,CO_2 不能被及时排出,可使血浆 $PaCO_2$ 进一步升高,诱发肺性脑病,加重病情。严重呼吸性酸中毒需要补碱时,可选用能缓冲 H_2CO_3 的三羟甲基氨基甲烷。

三、代谢性碱中毒

代谢性碱中毒(metabolic alkalosis)是指由 H^+ 大量丢失或碱性物质摄入过多等引起的以血浆 HCO_3^- 浓度原发性升高,H_2CO_3 浓度继发性增高,血液 pH 升高为特征的酸碱平衡紊乱。

(一)原因与机制

1. H^+ 丢失过多

(1)经胃丢失 H^+:见于严重呕吐及胃液引流,含 HCl 的酸性胃液大量丢失。正常情况下,胃壁细胞富含碳酸酐酶,可催化 CO_2 和 H_2O 生成 H_2CO_3,进而解离为 H^+ 和 HCO_3^-。H^+ 与来自血浆的 Cl^- 形成 HCl,进食时分泌到胃腔中,HCO_3^- 则返回血液,使血浆 HCO_3^- 浓度一过性增高,称为"餐后碱潮"。当酸性食糜进入十二指肠后,在 H^+ 刺激下,十二指肠上皮细胞与胰腺生成 H_2CO_3,解离形成的 H^+ 返回血液,中和血液中来自胃壁细胞的 HCO_3^-;解离形成的 HCO_3^- 与消化液中的 H^+ 中和。胃液大量丢失引起代谢性碱中毒的机制如下。

①经消化道直接失 H^+:剧烈呕吐时,因大量丢失胃液中的 H^+,十二指肠上皮细胞和胰腺因失去刺激而减少分泌,使血浆中来自胃壁细胞的 HCO_3^- 得不到来自十二指肠上皮细胞和胰腺 H^+ 的中和,血浆 HCO_3^- 浓度增高。

②继发性肾脏失 H^+:呕吐还会引起 K^+、Cl^-、体液的丢失。①失 K^+ 引起血钾浓度下降,细胞内 K^+ 向细胞外转移,换回 H^+,结果使小管细胞内 K^+ 少 H^+ 多,肾脏泌 H^+ 增加。②失 Cl^- 引起血氯浓度降低,原尿中伴 Cl^- 重吸收的 Na^+ 减少,代之以 H^+-Na^+ 交换和 K^+-Na^+ 交换增加来促进 Na^+ 的重吸收。H^+-Na^+ 交换增加,肾脏失 H^+。③失液可以引起继发性醛固酮分泌增多,醛固酮不仅促进远曲小管和集合管的 K^+-Na^+ 交换,也促进 H^+-Na^+ 交换,结果肾脏失 H^+ 增加。上述因素引起肾脏失 H^+ 增加,同时 HCO_3^- 重吸收也增加,使血浆 HCO_3^- 浓度增高,引起代谢性碱中毒。

(2)经肾丢失 H^+:

①使用某些利尿剂后经肾排出 H^+ 过多:长期使用髓袢利尿剂(呋塞米、依他尼酸)或噻嗪类利尿剂时,抑制了肾小管髓袢升支对 Cl^- 的主动重吸收,进而抑制 Na^+ 的被动重吸收,使到达远曲小管的尿流量增加,Na^+ 浓度增高,远曲小管和集合管细胞则通过增强 H^+-Na^+、K^+-Na^+ 交换的方式增加对 Na^+ 的重吸收,而 H^+、K^+、Cl^- 随尿液排出增多。此外,由于远端肾小管的尿液流速增快,起到冲刷作用,肾小管腔内 H^+ 浓度迅速降低,也促进了 H^+ 的排泌。肾泌 H^+ 增多,HCO_3^- 吸收入血增多,使血浆 HCO_3^- 浓度升高,机体发生代谢性碱中毒。同时,低血钾、低血氯还可以引起低钾性碱中毒和低氯性碱中毒。

②肾上腺皮质激素过多,使肾排出 H^+ 过多:见于原发性醛固酮分泌增多(如肾上腺皮质增生或肿瘤)或继发性醛固酮分泌增多(如有效循环血容量减少、创伤等)。醛固酮作用于集合管,可增加泌氢细胞的 H^+-ATP 酶活性,促进 H^+ 分泌;还可通过保 Na^+ 排 K^+,促进 K^+ 排泌而引起低钾性碱中毒。库欣综合征时糖皮质激素分泌过多,而糖皮质激素也具有盐皮质激素的活性,可引起代谢性碱中毒。

总之,凡是能引起低钾、低氯、体液丢失的情况均可促进肾排出 H^+ 增加,引起代谢性碱中毒。

2. 外源性 HCO_3^- 负荷过多 常为医源性,主要见于以下情况。

(1)碳酸氢盐等碱性药物摄入过多:见于消化性溃疡患者服用过量的 $NaHCO_3$,纠正代谢性酸中毒时静脉输入过多的 $NaHCO_3$、乳酸钠等。

(2)大量输入库存血:库存血多用柠檬酸盐抗凝,每升库存血含有 13 mmol 的柠檬酸盐,在体内代谢可以生成约 30 mmol HCO_3^-,故大量输入库存血,尤其是在肾的排泄能力减退时,可引起代谢性碱中毒。

3. 脱水 严重脱水会使细胞外液明显减少,血浆 HCO_3^- 浓度可因血液浓缩而增高,造成浓缩性碱中毒。

4. 低钾血症 低钾血症时因细胞外液 K^+ 浓度降低,细胞内 K^+ 向细胞外转移,同时细胞外的 H^+ 向细胞内移动,使细胞内 H^+ 浓度增高,导致细胞外碱中毒和细胞内酸中毒。同时,肾小管上皮细胞缺钾,使 K^+-Na^+ 交换减弱,H^+-Na^+ 交换增强,H^+ 排出增多,HCO_3^- 重吸收增多,造成低钾性碱中毒。

(二)分类

根据给予生理盐水治疗后代谢性碱中毒能否得到纠正,可将其分为两类,即盐水反应性碱中毒(saline-responsive alkalosis)和盐水抵抗性碱中毒(saline-resistant alkalosis)。

1. 盐水反应性碱中毒 输入生理盐水可纠正的代谢性碱中毒。大部分代谢性碱中毒属于此类,如剧烈呕吐、胃液引流及大量使用利尿剂等引起的代谢性碱中毒。此时常伴有细胞外液容量减少和低氯血症等。给予等张或半张盐水后,通过补充细胞外液容量和补充 Cl^- 能够促进过多的 HCO_3^- 经肾排出,碱中毒得到纠正。

2. 盐水抵抗性碱中毒 不能用生理盐水纠正或不能耐受大量输液的代谢性碱中毒。常见于原发性醛固酮增多症、库欣综合征、严重低钾血症及全身性水肿患者使用利尿剂后等。

(三)机体的代偿调节

1. 血液缓冲系统的调节作用 代谢性碱中毒时,血浆 H^+ 浓度降低,OH^- 浓度升高,OH^- 可被血液缓冲系统中的弱酸(H_2CO_3、$HHbO_2$、HHb、HPr、$H_2PO_4^-$)所缓冲,而使 HCO_3^- 和其他缓冲碱浓度增高。但由于血液缓冲系统的组成成分中,碱性成分远多于酸性成分(如碳酸氢盐缓冲系统中 $[HCO_3^-]/[H_2CO_3]$ 值为 20:1),所以血液缓冲系统在碱中毒时的缓冲调节能力比较弱。

2. 肺的代偿调节 代谢性碱中毒时,细胞外液 H^+ 浓度降低,对中枢和外周化学感受器的刺激减弱,反射性地抑制呼吸中枢,呼吸运动变浅变慢,肺泡通气量减少,CO_2 排出减少,引起血浆 H_2CO_3 浓度和 $PaCO_2$ 继发性升高,以维持血浆 $[HCO_3^-]/[H_2CO_3]$ 值接近正常。一般血浆 HCO_3^- 浓度每增加 1 mmol/L,$PaCO_2$ 增加 0.7 mmHg。但这种代偿是有限的,因为呼吸抑制不但引起 CO_2 潴留,还导致 PaO_2 降低。当 PaO_2 低于 60 mmHg 时又可通过刺激外周化学感受器兴奋呼吸中枢,从而限制了 $PaCO_2$ 升高的程度,即最高不能超过 55 mmHg,所以很少能达到完全代偿。

3. 组织细胞的调节作用 代谢性碱中毒时细胞外液 H^+ 浓度降低,通过细胞内、外离子交换,细胞内的 H^+ 向细胞外转移,细胞外液的 K^+ 进入细胞,结果使细胞外液的 H^+ 浓度相应增高,继发低钾血症。

4. 肾的调节作用 生理情况下肾脏具有很强的排出过多 HCO_3^- 的能力。血浆 H^+ 浓度下降,pH 升高,使肾小管上皮细胞内碳酸酐酶和谷氨酰胺酶活性减弱,肾小管上皮细胞泌 H^+、泌 NH_4^+ 减少,尿液中 HCO_3^- 重吸收也相应减少,随尿液排出增多,血浆 HCO_3^- 浓度相应降低。故单纯由碱性物质摄入过多引起的代谢性碱中毒较少见,即使发生程度也较轻。但大多数代谢性碱中毒发生时肾脏难以充分发挥代偿作用。因为引起代谢性碱中毒的原发疾病症状(如严重呕吐等)不仅直接引起失 H^+,还同时造成机体低钾、低氯、体液容量不足,此时肾脏将被迫多排 H^+,从而干扰了 HCO_3^- 经肾排出,使代谢性碱中毒持续存在。"低钾、低氯、细胞外液容量不足"被称为代谢性碱中毒的"维持因素"。

(四)反映酸碱平衡的指标变化趋势

代谢性碱中毒时,HCO_3^- 浓度原发性升高,所以 AB、SB、BB 值均增加,BE 正值加大,pH 升高;经呼吸代偿调节后 $PaCO_2$ 继发性升高,由于有 CO_2 潴留,AB>SB。在肺与肾的代偿性调节作用下,血浆 pH 可维持在正常范围内,为代偿性代谢性碱中毒;若 pH 仍高于正常范围,为失代偿性代谢性碱中毒(表4-3)。

(五)对机体的影响

1. 对中枢神经系统的影响 严重的代谢性碱中毒可引起中枢神经系统兴奋症状,患者表现为烦躁不安、精神错乱、谵妄、意识障碍等。其发生机制与中枢抑制性神经递质 γ-氨基丁酸减少有关。碱中毒时,血浆 pH 升高,脑内谷氨酸脱羧酶活性降低,使 γ-氨基丁酸生成减少;而 γ-氨基丁酸转氨酶活性增高,使 γ-氨基丁酸分解增强。γ-氨基丁酸是中枢神经系统中最重要的抑制性递质,γ-氨基丁酸减少导致其对中枢神经系统的抑制作用减弱,患者出现中枢神经系统兴奋症状。另外,中枢神经系统兴奋也与脑组织缺氧有关。

2. 对血液系统的影响 碱中毒时,血红蛋白氧离曲线左移,在相同氧分压下血氧饱和度增加。血红蛋白与氧的亲和力增高,氧合血红蛋白不易将结合的氧释放,进而造成组织缺氧。

3. 对神经-肌肉兴奋性的影响 正常情况下,血清钙是以游离钙与结合钙两种形式存在的,pH 可影响两者之间的相互转变。Ca^{2+} 能稳定细胞膜电位,对神经-肌肉细胞的应激性有抑制作用。急性代谢性碱中毒时,血清总钙量无变化,但游离钙减少,神经-肌肉应激性增高,患者表现为面部和肢体肌肉抽动、腱反射亢进及手足搐搦等。但如果代谢性碱中毒患者同时伴有严重的低钾血症,则可能掩盖碱中毒对神经-肌肉的影响,患者出现肌无力、麻痹等症状。

4. 对呼吸系统的影响 代谢性碱中毒时,由于 H^+ 浓度降低,对外周化学感受器的刺激作用减弱,引起呼吸运动变浅变慢。

5. 低钾血症 当细胞外液 H^+ 浓度降低时,细胞内 H^+ 移出,而细胞外 K^+ 向细胞内转移,血钾浓度降低。此交换发生在肾小管上皮细胞,肾小管上皮细胞内 H^+ 减少、K^+ 增多,故 H^+-Na^+ 交换减少,而 K^+-Na^+ 交换增多,肾排 K^+ 增多导致血钾浓度降低。

在低钾性碱中毒时,肾小管上皮细胞缺钾使 K^+-Na^+ 交换减少,H^+-Na^+ 交换增多,尿液中 H^+ 增多,尿液呈酸性,称为反常性酸性尿。

（六）防治原则

1. 防治原发疾病的同时去除代谢性碱中毒的维持因素 在代谢性碱中毒时,肾脏往往不能发挥调节作用,这是因为碱中毒的维持因素持续存在,所以纠正代谢性碱中毒的根本途径是去除代谢性碱中毒的维持因素。由于引起代谢性碱中毒的原因不同,维持因素不同,治疗措施也不同。

（1）盐水反应性碱中毒:其维持因素主要是有效循环血容量不足和低血氯。生理盐水有扩容和提高血氯浓度(生理盐水中 Cl^- 的浓度高于血氯浓度)的作用,故生理盐水治疗有效。临床上可采用口服或静脉注射等张(0.9%)盐水或半张(0.45%)盐水。因患者同时还有低血钾,最好的治疗方案是生理盐水加 KCl 静脉输入。

（2）盐水抵抗性碱中毒:①原发性醛固酮增多症:醛固酮增多是维持因素,此醛固酮的增多非容量不足继发所致,给予生理盐水并不能抑制醛固酮分泌,故治疗无效。可采用醛固酮拮抗剂。②严重缺钾:低血钾是维持因素,生理盐水中没有钾,单纯补充生理盐水不能纠正缺钾,应给予补钾治疗。③全身性水肿:患者因不能耐受大量输液,故不能采用生理盐水治疗,可采用碳酸酐酶抑制剂乙酰唑胺治疗,其机制是抑制肾小管上皮细胞内的碳酸酐酶活性,减少 H^+ 的排泌和 HCO_3^- 的重吸收,同时促进 Na^+ 排出,该治疗方案既达到纠正碱中毒的目的,也有助于减轻水肿。

2. 给予含氯酸性药物 对于严重的代谢性碱中毒可直接给予酸进行治疗。如可用 0.1 mmol/L 的 HCl 溶液缓慢静注。$HCl + HCO_3^- \rightarrow H_2CO_3 + Cl^-$,直接降低血浆 HCO_3^- 浓度。此外,临床上也使用盐酸精氨酸和盐酸赖氨酸治疗。

3. 纠正水、电解质紊乱 虽然盐水可以恢复血浆 HCO_3^- 浓度和补充 Cl^-,但并不能改善缺钾状态。伴有重度缺钾的患者,应注意补充 K^+。对游离钙减少的患者也可补充 $CaCl_2$。

四、呼吸性碱中毒

呼吸性碱中毒(respiratory alkalosis)是指由于肺泡过度通气,CO_2 大量排出引起的以血浆 H_2CO_3 浓度原发性降低,HCO_3^- 浓度继发性降低,血液 pH 升高为特征的酸碱平衡紊乱。

（一）原因与机制

1. 低氧血症 吸入气氧分压过低（如初到高原时），以及外呼吸功能障碍（如急性呼吸窘迫综合征、肺炎和肺水肿等），都因为 PaO_2 降低而反射性刺激呼吸中枢，通气过度，导致 CO_2 排出增多。

2. 呼吸中枢异常兴奋 中枢神经系统疾病如脑血管意外、脑炎、脑外伤、脑肿瘤等均可刺激呼吸中枢而引起过度通气。某些药物如水杨酸等可直接兴奋呼吸中枢引起通气增强。革兰阴性杆菌败血症患者常可出现过度通气，可能与炎性产物刺激有关。

3. 精神性通气过度 癔症发作或小儿哭闹时，可引起精神性通气过度。

4. 机体代谢增强 甲状腺功能亢进、发热的患者，可因分解代谢亢进或体温升高引起呼吸中枢兴奋而使通气过度，$PaCO_2$ 降低。

5. 人工呼吸机使用不当 呼吸机通气量设置过大，导致患者 CO_2 排出过多。

（二）分类

呼吸性碱中毒按病程可分为急性和慢性两类。

1. 急性呼吸性碱中毒 一般指 $PaCO_2$ 在 24 h 内急剧下降而导致 pH 升高。见于人工呼吸机使用不当、高热和低氧血症等引起的过度通气。

2. 慢性呼吸性碱中毒 常见于慢性颅脑疾病、肺部疾病、肝脏疾病、缺氧和氨中毒等，$PaCO_2$ 持久下降而导致 pH 升高。

（三）机体的代偿调节

$PaCO_2$ 降低虽对呼吸中枢有抑制作用，但如导致肺泡通气过度的原因持续存在，肺的代偿调节作用就不能发挥出来，急性呼吸性碱中毒主要依靠细胞内缓冲，慢性呼吸性碱中毒则主要依靠肾排酸减少进行代偿。

1. 细胞内缓冲

（1）组织细胞的调节作用：急性呼吸性碱中毒时 CO_2 大量排出，血浆 H_2CO_3 浓度迅速降低，而 HCO_3^- 浓度相对升高。细胞内 H^+ 通过 H^+-K^+ 交换移出到细胞外与 HCO_3^- 结合生成 H_2CO_3，使血浆 HCO_3^- 浓度相应降低，而 H_2CO_3 浓度有所升高。同时细胞外 K^+ 移入细胞内，以维持电荷平衡，易引发低钾血症。

（2）红细胞缓冲：血浆中浓度相对较高的 HCO_3^- 可与红细胞内的 Cl^- 进行交换。HCO_3^- 进入红细胞后，与 H^+ 结合生成 H_2CO_3，H_2CO_3 分解为 CO_2 和 H_2O，CO_2 从红细胞内弥散进入血浆形成 H_2CO_3，使血浆 H_2CO_3 浓度有所回升，血浆 HCO_3^- 浓度相应降低。在 HCO_3^- 进入红细胞时，有等量 Cl^- 与其交换，因此呼吸性碱中毒时血氯浓度可增高。一般 $PaCO_2$ 每下降 10 mmHg，血浆 HCO_3^- 浓度代偿性降低 2 mmol/L，因此急性呼吸性碱中毒往往是失代偿的。

2. 肾脏的调节作用 慢性呼吸性碱中毒时，低碳酸血症持续存在，血浆 H^+ 浓度降低，肾小管上皮细胞内碳酸酐酶、谷氨酰胺酶活性降低，使得肾小管上皮细胞排泌 H^+ 以及排泌 NH_3、NH_4^+ 减少，重吸收 HCO_3^- 减少，而随尿液排出增多，引起血浆 HCO_3^- 浓度代偿性降低。$PaCO_2$ 每下降 10 mmHg，血浆 HCO_3^- 浓度可代偿性降低 5 mmol/L。

（四）反映酸碱平衡的指标变化趋势

急性呼吸性碱中毒时肾脏来不及代偿，细胞缓冲系统能力又较弱，所以急性呼吸性碱中毒常为失代偿性，表现为 $PaCO_2$ 原发性降低，AB、SB、BB、BE 值无明显变化，而 pH 升高。慢性呼吸性碱中毒时，由于肾脏发挥代偿作用，HCO_3^- 浓度下降较明显，表现为 AB、SB、BB 值降低，BE 负值增大。由于 CO_2 呼出过多，AB<SB。若 pH 在正常范围内，为代偿性慢性呼吸性碱中毒；若 pH 高于正常范围，则为失代偿性慢性呼吸性碱中毒（表 4-3）。

表 4-3 单纯性酸碱平衡紊乱常用检测指标变化

类型	pH	[H$^+$]	PaCO$_2$	SB	AB	BB	BE
代谢性酸中毒	↓	↑	↓	⇓	⇓	⇓	负值加大
呼吸性酸中毒	↓	↑	⇑	↑	↑	↑	正值加大
代谢性碱中毒	↑	↓	↑	⇑	⇑	⇑	正值加大
呼吸性碱中毒	↑	↓	⇓	↓	↓	↓	负值加大

注：⇓原发性降低，⇑原发性增高，↓继发性降低，↑继发性升高。

（五）对机体的影响

呼吸性碱中毒对机体的影响与代谢性碱中毒相似，机体可有低钾血症、神经-肌肉应激性增高、组织缺氧和中枢神经系统功能障碍等表现。但机体发生急性呼吸性碱中毒时中枢神经系统功能紊乱的表现更为明显。患者更易出现气促、眩晕、四肢和口周感觉异常、意识障碍及手足搐搦等。其发生机制除了碱中毒对脑功能产生损伤外，还与 PaCO$_2$ 降低所致的低碳酸血症引起脑血管收缩导致脑血流量减少有关。据报道，PaCO$_2$ 下降到 20 mmHg 时，脑血流量可减少 30%～40%。

（六）防治原则

1. 防治原发疾病和去除引起通气过度的原因 大多数呼吸性碱中毒可自行缓解，如适当调整呼吸机的潮气量和呼吸频率；对精神性通气过度患者进行心理治疗或酌情使用镇静剂；对低张性低氧血症患者给予吸氧治疗等。

2. 提高吸入气中 CO$_2$ 浓度 急性呼吸性碱中毒患者可吸入含 5% CO$_2$ 的混合气体。也可通过反复屏气或者用纸袋罩在口鼻处的方法，提高血浆 H$_2$CO$_3$ 浓度。

3. 对症处理 手足搐搦者可静脉注射葡萄糖酸钙进行治疗；明显缺钾者应及时补钾。

第四节 混合型酸碱平衡紊乱

混合型酸碱平衡紊乱（mixed acid-base disturbance）是指患者同时存在两种或三种不同类型的酸碱平衡紊乱。患者同时存在两种酸碱平衡紊乱称为双重混合型酸碱平衡紊乱；患者同时存在三种酸碱平衡紊乱称为三重混合型酸碱平衡紊乱。因在同一患者体内不可能同时存在呼吸性酸中毒和呼吸性碱中毒，所以，双重混合型酸碱平衡紊乱只有五种类型，三重混合型酸碱平衡紊乱只有两种类型，见表 4-4。

一、双重混合型酸碱平衡紊乱

（一）酸碱一致型

1. 代谢性酸中毒合并呼吸性酸中毒

（1）原因：常见于通气功能障碍同时伴有缺氧者。①心跳和呼吸骤停。②慢性阻塞性肺疾病并发心力衰竭、休克。③糖尿病酮症酸中毒并发肺部感染等。

（2）特点：由于代谢性和呼吸性因素均向着酸性方向发展，而 PaCO$_2$ 原发性升高不能通过肾脏来代偿，血浆 HCO$_3^-$ 浓度原发性降低，也不能通过呼吸代偿。因此患者体内 pH 显著降低，SB、AB 及 BB 值均降低，AB>SB，血浆 K$^+$ 浓度升高，AG 增大。

2. 代谢性碱中毒合并呼吸性碱中毒

（1）原因：高热、肝功能衰竭或脑外伤等同时伴有反复呕吐。

（2）特点：由于代谢性和呼吸性因素均向着碱性方向发展，pH 向同一方向变化，pH 明显升高。而 PaCO$_2$ 原发性降低不能通过肾脏来代偿，血浆 HCO$_3^-$ 浓度原发性增高，也不能通过呼吸代偿，常呈严重的失代偿状态。因此患者体内 pH 显著升高，SB、AB 及 BB 值均升高，AB<SB，血浆 K$^+$ 浓度降低。

（二）酸碱相消型

1. 呼吸性酸中毒合并代谢性碱中毒

（1）原因：慢性阻塞性肺疾病或肺源性心脏病患者，在通气未改善之前应用碱性药物过量，或伴有严重呕吐或长期使用排钾利尿剂。

（2）特点：由于酸中毒和碱中毒同时存在，血液 pH 向相反方向变化，血液 pH 最终取决于两种紊乱的严重程度，可高，可低，也可正常。$PaCO_2$ 和血浆 HCO_3^- 浓度都原发性升高，且都超出彼此代偿预测值的上限。患者 AB、SB、BB 值均升高，BE 正值增大。

2. 代谢性酸中毒合并呼吸性碱中毒

（1）原因：①糖尿病、肾功能衰竭、心肺疾病合并感染。②慢性肝功能衰竭并发肾功能衰竭。③水杨酸中毒。

（2）特点：由于酸中毒和碱中毒同时存在，血液 pH 向相反方向变化，血液 pH 最终取决于两种紊乱的严重程度，可高，可低，也可正常，$PaCO_2$ 和血浆 HCO_3^- 浓度均原发性降低，且均低于彼此代偿预测值的下限。患者 AB、SB、BB 值均降低，BE 负值增大。

3. 代谢性酸中毒合并代谢性碱中毒

（1）原因：①急性胃肠炎患者剧烈呕吐合并腹泻。②肾功能衰竭或糖尿病患者伴剧烈呕吐。

（2）特点：两种紊乱使血浆 HCO_3^- 浓度升高和降低的作用同时存在，彼此相互抵消，因而血液 pH、$PaCO_2$ 和血浆 HCO_3^- 浓度的最终变化取决于何种紊乱占优势，可高，可低，也可正常。AG 增高型代谢性酸中毒合并代谢性碱中毒者，AG 增大。

二、三重混合型酸碱平衡紊乱

1. 呼吸性酸中毒合并 AG 增高型代谢性酸中毒和代谢性碱中毒 临床上主要见于严重肺源性心脏病（通气功能障碍引起呼吸性酸中毒、心功能不全机体缺氧引起代谢性酸中毒）患者大量使用利尿剂（代谢性碱中毒）。特点是 $PaCO_2$ 明显增高，AG＞16 mmol/L，HCO_3^- 浓度一般也升高，Cl^- 浓度明显降低。

2. 呼吸性碱中毒合并 AG 增高型代谢性酸中毒和代谢性碱中毒 可见于糖尿病酮症酸中毒（AG 增高型代谢性酸中毒）患者合并脱水（浓缩性碱中毒）及因败血症导致换气功能加强（呼吸性碱中毒）。其特点为 $PaCO_2$ 降低，AG＞16 mmol/L，HCO_3^- 浓度可高可低，Cl^- 浓度一般低于正常水平。

三重混合型酸碱平衡紊乱复杂且多变，必须在充分了解原发疾病的基础上，结合实验室检查结果，进行综合分析后才能得出正确诊断。

混合型酸碱平衡紊乱的类型及特点如表 4-4 所示。

表 4-4　混合型酸碱平衡紊乱的类型及特点

类型	典型病例	$PaCO_2$	$[HCO_3^-]$	pH
酸碱一致型双重混合型酸碱平衡紊乱				
呼酸＋代酸	心跳和呼吸骤停	↑	↓	↓↓
呼碱＋代碱	肝功能衰竭伴反复呕吐	↓	↑	↑↑
酸碱相消型双重混合型酸碱平衡紊乱				
呼酸＋代碱	慢性阻塞性肺疾病伴剧烈呕吐	↑	↑	不定
呼碱＋代酸	水杨酸中毒	↓	↓	不定
代酸＋代碱	严重呕吐伴腹泻	不定	不定	不定
三重混合型酸碱平衡紊乱				
呼酸＋代酸＋代碱	肺源性心脏病心力衰竭患者大量使用利尿剂	↑↑	不定	不定
呼碱＋代酸＋代碱	糖尿病酮症酸中毒患者合并脱水及因败血症导致换气功能加强	↓	不定	不定

注：呼酸，呼吸性酸中毒；呼碱，呼吸性碱中毒；代酸，代谢性酸中毒；代碱，代谢性碱中毒；

不定，取决于酸化和碱化的相对优势；↑，升高；↑↑，明显升高；↓，降低；↓↓，明显降低。

第五节 判断酸碱平衡紊乱的病理生理基础

由于病因和严重程度的不同,以及机体代偿调节能力的个体差异,临床上所见酸碱平衡紊乱往往更为复杂。在疾病过程中,酸碱平衡紊乱可导致患者病情加重甚至危及生命,因此,及时了解患者的酸碱平衡状态,尽早发现和正确判断酸碱平衡紊乱的类型,并进行有效的治疗是临床工作的重要环节。

在判断酸碱平衡紊乱时,患者的病史和临床表现能够提供重要线索,血气检测结果是判断酸碱平衡紊乱类型的决定性依据,了解机体的代偿方式、代偿范围及代偿限度是鉴别单纯型酸碱平衡紊乱和混合型酸碱平衡紊乱的条件。此外,血清电解质检查也是有价值的参考资料。下面介绍判断酸碱平衡紊乱类型的六步法。

一、评价 pH

通过此评价可将酸碱平衡紊乱从 4 种可能类型缩减为 2 种可能类型,即是酸中毒还是碱中毒。

pH <7.35,酸血症,提示肯定存在酸中毒的情况,可能是代谢性酸中毒,也可能是呼吸性酸中毒,也可能两种情况都存在。

pH >7.45,碱血症,提示肯定存在碱中毒的情况,可能是代谢性碱中毒,也可能是呼吸性碱中毒,也可能两种情况都存在。

二、评价 $PaCO_2$

通过此评价可确定酸碱平衡紊乱是代谢性的还是呼吸性的,将范围从上面 2 种类型缩减为 1 种确切的酸碱平衡紊乱类型。但不排除合并有其他酸碱平衡紊乱类型的情况。

pH<7.35,酸血症:可能是 HCO_3^- 原发性减少引起的代谢性酸中毒,也可能是 H_2CO_3 原发性增多引起的呼吸性酸中毒。代谢性酸中毒者在呼吸代偿后 $PaCO_2$ 继发性降低,呼吸性酸中毒者 $PaCO_2$ 原发性增高,故伴有 $PaCO_2$<40 mmHg 的酸血症患者一定存在代谢性酸中毒,伴有 $PaCO_2$>40 mmHg 的酸血症患者一定存在呼吸性酸中毒。

pH>7.45 碱血症:可能是 HCO_3^- 原发性增多引起的代谢性碱中毒,也可能是 H_2CO_3 原发性减少引起的呼吸性碱中毒。代谢性碱中毒者在呼吸代偿后 $PaCO_2$ 继发性增高,呼吸性酸中毒者 $PaCO_2$ 原发性减少,故伴有 $PaCO_2$>40 mmHg 的碱血症患者一定存在代谢性碱中毒,伴有 $PaCO_2$<40 mmHg 的碱血症患者一定存在呼吸性酸中毒。

三、选择计算公式

依据已确定的酸碱平衡紊乱类型使用合适的代偿公式进行计算(表 4-5)。

表 4-5 常用单纯型酸碱平衡紊乱的预计代偿公式及代偿限值

酸碱平衡紊乱类型	原发性变化	继发性代偿	预计代偿公式	代偿时限	代偿极限
代谢性酸中毒	$[HCO_3^-]\downarrow\downarrow$	$PaCO_2\downarrow$	$\Delta PaCO_2\downarrow=1.2\Delta[HCO_3^-]\pm2$	12～24 h	10 mmHg
代谢性碱中毒	$[HCO_3^-]\uparrow\uparrow$	$PaCO_2\uparrow$	$\Delta PaCO_2\uparrow=0.7\Delta[HCO_3^-]\pm5$	12～24 h	55 mmHg
呼吸性酸中毒	$PaCO_2\uparrow\uparrow$	$[HCO_3^-]\uparrow$			
急性			$\Delta[HCO_3^-]\uparrow=0.1\Delta PaCO_2\pm1.5$	几分钟	30 mmol/L
慢性			$\Delta[HCO_3^-]\uparrow=0.35\Delta PaCO_2\pm3$	3～5 天	42～45 mmol/L
呼吸性碱中毒	$PaCO_2\downarrow\downarrow$	$[HCO_3^-]\downarrow$			

酸碱平衡紊乱类型	原发性变化	继发性代偿	预计代偿公式	代偿时限	代偿极限
急性			$\Delta[HCO_3^-]\uparrow=0.2\Delta PaCO_2\pm2.5$	几分钟	18 mmol/L
慢性			$\Delta[HCO_3^-]\uparrow=0.5\Delta PaCO_2\pm2.5$	3～5 天	12～15 mmol/L

注:①有"Δ"表示变化值,无"Δ"表示绝对值。②代偿极限:单纯型酸碱平衡紊乱代偿所能达到的最小值或最大值。③代偿时限:体内达到最大代偿反应所需的时间。

四、确定是否存在其他酸碱平衡紊乱类型

1. pH 不在正常范围内　一般继发性改变符合代偿规律者为单纯型酸碱平衡紊乱,不符合代偿规律者为混合型酸碱平衡紊乱。

(1) 代谢性酸中毒:机体通过代偿,$PaCO_2$ 继发性降低,若 $PaCO_2$ 实测值高于预测值,表明合并呼吸性酸中毒,这是因为通气功能障碍限制了 CO_2 排出,使呼吸代偿不足。若实测值低于预测值,表明合并呼吸性碱中毒,这是因为另有刺激过度通气的因素存在,机体才会出现 CO_2 排出过多,使呼吸代偿过度。

(2) 代谢性碱中毒:机体通过代偿,$PaCO_2$ 继发性增高,若 $PaCO_2$ 实测值高于预测值,表明合并呼吸性酸中毒,这是因为通气减少除了碱血症可抑制呼吸外,还有其他阻止 CO_2 排出的因素存在,使呼吸代偿过度。若实测值低于预测值,表明合并呼吸性碱中毒,这是因为另有刺激过度通气的因素存在,机体才会出现 CO_2 排出过多,使呼吸代偿不足。

(3) 呼吸性酸中毒或呼吸性碱中毒:首先根据病史确定是用急性代偿公式计算还是用慢性代偿公式计算。呼吸性酸碱平衡紊乱时,机体通过代偿,HCO_3^- 浓度将随 $PaCO_2$ 的变化发生同向改变。如果 HCO_3^- 增多(呼吸性酸中毒时)或减少(呼吸性碱中毒时)的实测值大于预测值,表明合并代谢性碱中毒,因为代谢性碱中毒抑制 HCO_3^- 排出而使其增多;如果实测值小于预测值,表明合并代谢性酸中毒,因为代谢性酸中毒消耗 HCO_3^- 而使其减少。

2. pH 在正常范围内(7.36～7.44)

(1) $PaCO_2>44$ mmHg,HCO_3^- 浓度>27 mmol/L:见于呼吸性酸中毒合并代谢性碱中毒。

可从两个酸碱平衡紊乱公式中任选一个进行计算,会发现无论用哪个公式计算,实测值都大于预测值。

(2) $PaCO_2<36$ mmHg,HCO_3^- 浓度<21 mmol/L:见于呼吸性碱中毒合并代谢性酸中毒。

可从两个酸碱平衡紊乱公式中任选一个进行计算,会发现无论用哪个公式计算,实测值都小于预测值。

(3) $PaCO_2$、HCO_3^- 浓度均在正常范围内:见于代谢性酸中毒合并代谢性碱中毒,且程度一样。此时如果代谢性酸中毒是 AG 增高型代谢性酸中毒,证明此种类型酸碱平衡紊乱的唯一线索就是 AG 增高。如果不是 AG 增高型代谢性酸中毒,则没有任何证据。

五、评价 AG

(1) 通过计算 AG 可以分析是否有潜在的代谢性酸中毒。

(2) 计算"$\Delta AG-\Delta[HCO_3^-]$"判断是否存在其他的代谢性酸碱平衡紊乱。

①$\Delta AG=\Delta[HCO_3^-]$,表明存在单纯 AG 增高型代谢性酸中毒。因为缓冲 HA 消耗的 HCO_3^-($\Delta[HCO_3^-]$)正好被固定酸释放出的 A^-(ΔAG)补充。

②$\Delta AG>\Delta[HCO_3^-]$,提示 AG 增高型代谢性酸中毒合并有低氯型代谢性碱中毒。因为单纯 AG 增高型代谢性酸中毒增高的 AG(ΔAG)应与降低的 HCO_3^- 浓度($\Delta[HCO_3^-]$)相等,当 $\Delta[HCO_3^-]$ 降低很少时,唯一的解释就是被另外来源的 HCO_3^- 补充。

③$\Delta AG>\Delta[HCO_3^-]$,提示 AG 增高型代谢性酸中毒合并有 AG 正常型代谢性酸中毒(高氯型代

NOTE

谢性酸中毒），因为 HCO_3^- 的减少部分（$\Delta[HCO_3^-]$）除了被 HA 消耗外，还被 HCl 消耗。

六、做出鉴别诊断

结合病史和临床表现，为每种拟判定的酸碱平衡紊乱类型找出理论依据。如酸中毒患者多表现为淡漠嗜睡、血压偏低、心律失常、血钾浓度增高；碱中毒患者多表现为烦躁不安、肌肉抽搐、精神错乱、低钾低氯等。

学习小结

案例分析

1. 某慢性支气管炎、肺气肿患者，近日因肺部感染入院。化验检查结果如下：血 pH 7.33，$PaCO_2$ 9.46 kPa (71 mmHg)，SB 36 mmol/L，红细胞比容 55%。请分析其酸碱平衡紊乱类型，并说明诊断依据。

2. 某患者有肝功能不全伴肾功能衰竭病史，化验检查结果如下：血 pH 7.35，$PaCO_2$ 24 mmHg，SB 14 mmol/L，血 $[Na^+]$ 140 mmol/L，血 $[Cl^-]$ 106 mmol/L，血 $[K^+]$ 4.5 mmol/L。请分析该患者酸碱平衡紊乱的类型并说明诊断依据。

复习思考题

1. 动脉血 pH 正常是否表示无酸碱平衡紊乱？为什么？
2. 碳酸氢盐缓冲系统在调节体内酸碱平衡中具有哪些特点？
3. 试述代谢性酸中毒降低心肌收缩力的机制。
4. 为什么急性呼吸性酸中毒的患者中枢神经系统功能紊乱的表现较代谢性酸中毒患者更明显？
5. 酸中毒是如何引起血钾浓度升高的？
6. 剧烈呕吐易引起何种酸碱平衡紊乱？机制如何？
7. 对剧烈呕吐引起的酸碱平衡紊乱最好的治疗方案是什么？机制如何？
8. 什么是反常性酸性尿？低钾性碱中毒患者为什么会出现反常性酸性尿？

（郝雷）

第五章　糖代谢紊乱

学习目标

1. 掌握　高血糖症、低血糖症、胰岛素抵抗的概念,高血糖症的原因和发病机制。
2. 熟悉　低血糖症的原因和发病机制;高血糖症、低血糖症对机体的影响。
3. 了解　糖的来源与去路以及血糖的调节;糖代谢紊乱防治的病理生理基础。

　　人体中的糖具有极其重要的生理功能,它不仅是机体的主要能量来源,也是结构物质的重要组成部分。在正常情况下,机体通过激素、肝脏以及神经系统等的调节,维持糖代谢处于平衡状态,使血糖浓度的变化局限在一定的生理范围内($3.89 \sim 6.11$ mmol/L)。在机体调节糖代谢的内分泌激素中,胰岛 β 细胞分泌的胰岛素是体内唯一能降低血糖水平的激素,它能增强靶细胞对葡萄糖的摄取利用,同时促进糖原、脂肪、蛋白质的合成,而胰高血糖素、肾上腺素、糖皮质激素和生长激素等均能使血糖水平升高。糖代谢紊乱分为高血糖症(血糖浓度过高)和低血糖症(血糖浓度过低)。糖代谢紊乱,尤其是高血糖症在临床上非常常见,掌握糖代谢紊乱的基本理论知识有利于及时发现和正确处理。

第一节　概　　述

　　糖是人类食物的主要成分,占总量的 50% 以上。食物中的淀粉、糖原、蔗糖和乳糖等在肠道经消化成为单糖后被吸收,然后由血液运送到全身各组织器官,供细胞利用或糖原合成。糖的主要生理功能是氧化供能,1 mmol 葡萄糖(glucose)完全氧化成二氧化碳和水可释放 2840 kJ (679 kcal)的能量。糖也是细胞及组织的重要组成成分,由糖和蛋白质结合形成的糖蛋白是某些激素、酶、凝血因子和抗体的组成成分;细胞膜上某些激素受体、离子通道等也是糖蛋白;蛋白多糖是结缔组织基质的主要成分;糖脂是神经组织和生物膜的重要组成成分。糖在体内还可以转化成为脂肪、非必需氨基酸,并以核糖形式参与核酸的组成。因此,糖既是人体重要的供能物质,又是人体重要的组成成分之一。

　　血糖主要是指血液中的葡萄糖,全身各组织都从血液中摄取葡萄糖以氧化供能,特别是脑组织不能利用脂肪酸,正常情况下主要依赖葡萄糖供能。红细胞没有线粒体,完全通过糖酵解获能。骨髓及神经组织代谢活跃,经常利用葡萄糖供能。脑、肾、视网膜、红细胞等组织合成糖原的能力极低,几乎没有糖原储存,必须不断由血液供应葡萄糖。当血糖浓度异常时,会严重妨碍这些组织的能量代谢,从而影响其功能,所以维持血糖浓度的相对稳定有着重要的临床意义。血糖浓度的稳定依赖于激素、肝脏和神经系统的调节作用,使血糖的来源和去路达到动态平衡。

　　1. 血糖的来源　①饱食时,食物中的糖类物质经消化吸收进入血液中,这是血糖的主要来源。②短暂饥饿时,肝储存的糖原分解成葡萄糖入血,这是空腹时血糖的直接来源。③在长期饥饿、禁食情况下,非糖物质如甘油、某些有机酸及生糖氨基酸等,通过糖异生作用转变成葡萄糖,以补充血糖。

　　2. 血糖的去路　①葡萄糖在各组织细胞中氧化分解供能,这是血糖的主要去路。②进餐后,肝脏、肌肉等组织可将葡萄糖合成糖原,糖原是糖在体内的储存形式。糖原的合成具有重要意义,当机体需要葡萄糖时糖原可以被迅速动员。③转变为非糖物质,如脂肪、非必需氨基酸等。④转变成其他糖及糖衍生物,如核糖、脱氧核糖、氨基多糖、糖醛酸等。⑤当血糖浓度高于 9.0 mmol/L (160 mg/dL)时,则随尿液排出,即尿糖。尿糖多见于某些病理情况,如糖尿病等。

正常人的血糖维持在较稳定的水平,这是体内多种因素参与调节的结果,其中主要是激素的调控。胰岛素由胰腺 β 细胞分泌,是机体内唯一能降低血糖的激素。胰岛素的分泌受血糖控制,血糖浓度升高导致胰岛素分泌加强,血糖浓度降低则胰岛素分泌减少。胰岛素降低血糖的机制是使血糖去路增加、来源减少,主要包括以下几种:①胰岛素可促进肌肉、脂肪细胞等对葡萄糖的摄取和利用。②加速葡萄糖合成为糖原储存于肝脏和肌肉中,抑制糖原分解。③加快糖的有氧氧化。④抑制肝内糖异生,促进葡萄糖转变为脂肪酸储存于脂肪组织。体内有多种升高血糖的激素,重要的如下:①胰高血糖素:胰高血糖素是升高血糖水平的主要激素。胰高血糖素具有很强的促进糖原分解作用和糖异生作用,使血糖水平明显升高;胰高血糖素还可激活脂肪酶,加速脂肪的动员和氧化供能,促进脂肪分解,减少组织对糖的利用,进一步使血糖水平升高。②糖皮质激素:糖皮质激素可促进蛋白质分解而使糖异生的原料增多,还可加速糖异生过程;通过抑制丙酮酸的氧化脱羧,阻止体内葡萄糖的分解利用;协同增强其他激素促进脂肪动员的效应,促进机体利用脂肪酸供能。③肾上腺素:肾上腺素是强有力的升高血糖水平的激素。肾上腺素可加速肝糖原分解,升高血糖水平;促进肌糖原无氧氧化生成乳酸,为肌肉收缩提供能量。肾上腺素主要在应激状态下发挥调节作用。此外,生长激素也可通过增强糖异生作用和促进糖原分解进而影响血糖水平。

第二节 高血糖症

高血糖症(hyperglycemia)是指血浆中葡萄糖浓度长期持续超出正常水平,以空腹血糖浓度高于 6.9 mmol/L (125 mg/dL)为诊断标准。当血糖浓度高于其肾阈值 9.0 mmol/L (160 mg/dL)时,则机体出现尿糖。

引起高血糖症的原因很多,包括生理性高血糖和病理性高血糖。生理性高血糖常见于情绪激动、紧张、恐惧等,引起交感神经系统兴奋,导致肾上腺素等分泌增多,从而导致血糖浓度升高,称为情感性高血糖;或一次摄入大量糖,致血糖浓度迅速升高,称为饮食性高血糖。生理情况下的暂时性高血糖及尿糖者,空腹血糖浓度多正常,无更多的临床意义。病理性高血糖常见于糖尿病(diabetes mellitus,DM)。糖尿病是由胰岛素分泌和(或)作用缺陷所引起的,长期碳水化合物、脂肪及蛋白质代谢紊乱可引起多系统损害,导致眼、肾、神经、心脏、血管等组织器官慢性进行性病变、功能减退及衰竭;病情严重或应激时可发生急性严重代谢紊乱,如糖尿病酮症酸中毒、高渗高血糖综合征等。

早在公元前 2 世纪,我国传统医学对糖尿病已有认识,认为其属"消渴症"的范畴,在《黄帝内经》中已有论述。糖尿病是常见病、多发病。循证医学结果显示,严格控制血糖可以减少各种慢性并发症。1991 年,WHO 和国际糖尿病联盟(International Diabetes Federation ,IDF)决定将 11 月 14 日定为世界糖尿病日,旨在引起全世界对糖尿病的关注和重视。

一、病因和发病机制

(一)胰岛素分泌减少

胰岛 β 细胞占胰岛细胞的 60%～70%,主要分泌胰岛素,胰岛 β 细胞的数量和分泌功能正常是调控和稳定血糖水平的基本条件。任何引起胰岛 β 细胞结构和功能破坏的因素,均可导致胰岛素分泌障碍,使血液中胰岛素含量降低,出现高血糖症。目前已发现免疫因素、遗传因素及环境因素均与胰岛 β 细胞的损伤有关。

NOTE

1. 免疫因素 胰岛 β 细胞进行性免疫损伤可直接导致胰岛素分泌不足,其中90％是由细胞免疫介导的。

(1)细胞免疫异常:细胞免疫异常在胰岛 β 细胞自身免疫性损伤过程中尤为重要。可能的作用如下:①介导细胞毒性 T 细胞针对胰岛 β 细胞特殊抗原产生破坏作用。②T 细胞、B 细胞、巨噬细胞、粒细胞和 NK 细胞均参与了炎症反应。激活的 T 细胞、巨噬细胞释放多种细胞因子,在胰岛 β 细胞自身免疫性损伤中起重要作用,如白细胞介素-1（interleukin-1，IL-1）能抑制胰岛 β 细胞分泌胰岛素;肿瘤坏死因子(tumor necrosis factor，TNF)和干扰素-γ(IFN-γ)两者的共同作用,可诱导胰岛 β 细胞表面的Ⅱ类抗原表达,导致胰岛 β 细胞损伤。③激活的 T 细胞使辅助性 T 细胞分泌针对相应抗原的各种抗体。④胰岛细胞抗体(islet cell antibody，ICA)还可启动补体依赖或抗体依赖的细胞毒性作用,导致胰岛 β 细胞发生炎症损伤。上述各种细胞因子的协同作用,使胰岛 β 细胞自身免疫性损伤进一步恶化,并放大破坏性的炎症反应。胰岛的炎症反应使胰岛 β 细胞的功能逐渐丧失,胰岛 β 细胞数量逐渐减少,胰岛素分泌逐渐减弱,最终导致高血糖症的发生。

(2)自身抗体形成:胰岛自身抗体的产生与胰岛 β 细胞的损伤有关。其中起主要作用的抗体包括胰岛细胞抗体（ICA）、胰岛素自身抗体（autoantibody to insulin，IAA）、抗谷氨酸脱羧酶抗体（GADA）、抗酪氨酸磷酸酶抗体（IA-2）等,这些抗体可作为胰岛 β 细胞自身免疫性损伤的标志物。自身抗体形成的可能机制为多种因素导致抗原错误提呈至辅助性 T 细胞,产生针对胰岛 β 细胞的特异性抗体,大量胰岛 β 细胞出现自身免疫性损伤。

(3)胰岛 β 细胞凋亡:胰岛 β 细胞凋亡在糖尿病的发病中扮演重要角色。胰岛 β 细胞对各种促凋亡刺激非常敏感。胰岛 β 细胞凋亡的信号转导途径主要包括死亡受体介导的信号途径(外源性途径)、线粒体途径(内源性途径)及颗粒酶 B 途径。这些信号转导途径的共同特征如下:各种刺激和应激信号激活特定的信号转导途径,使胱天蛋白酶(caspase)最终被激活,激活的胱天蛋白酶剪切胞内底物,如核纤层蛋白、脱氧核糖核酸内切酶抑制物、细胞骨架蛋白等,从而破坏细胞结构和细胞代谢,导致细胞凋亡。细胞因子 IL-1 被认为是胰岛 β 细胞凋亡的重要效应因子,特别是 IL-1β,除此之外,IFN-α、IFN-γ 也可诱导胰岛 β 细胞凋亡。

2. 遗传因素 遗传易感性可能对胰岛素分泌障碍起重要作用,某些相关的基因突变可促发或加重胰岛 β 细胞自身免疫性损伤的过程。

(1)组织相容性抗原(histocompatibility antigen，HLA)基因:HLA 基因位于 6 号染色体短臂上,对胰岛素分泌障碍具有促进作用。现已明确,HLA-DQβ 链和 HLA-DQα 链等位基因对胰岛 β 细胞免疫耐受性的丧失有决定性作用。而胰岛 β 细胞免疫耐受性的选择性丧失,可使其易于受到环境因素与特殊细胞膜抗原的相互作用的影响,进而发生自身免疫性损伤。1 型糖尿病患者中约65％的患者有 DR3/DR4 的表达,而 DQ 基因作为 DR 基因的等位基因表达频率亦有增加。

(2)细胞毒性 T 细胞相关性抗原4(cytotoxic T lymphocyte-associated antigen-4，CTLA-4)基因:该基因位于人类染色体 2q33,它编码 T 细胞表面的一个受体,该受体参与多种 T 细胞介导的自身免疫紊乱、T 细胞增生和 T 细胞凋亡。CTLA-4 基因外显子 1 第 49 位存在 A/G 的多态性。CTLA-4 49/G 与高滴度的谷氨酸脱羧酶抗体（GADA）及残存胰岛 β 细胞功能存在相关性。CTLA-4 49/A 的多态性表达,可以激活各种 T 细胞,导致胰岛 β 细胞发生自身免疫性损伤。

(3)叉头蛋白 3 基因:叉头蛋白是调控多种基因表达的转录因子家族,其中的成员之一 FoxP3 主要表达于 CD4⁺CD25⁺调节性 T 细胞,参与体内免疫系统的调节,可影响 CD4⁺CD25⁺T 细胞的发育和功能。CD4⁺CD25⁺T 细胞通过抑制效应细胞,可以诱导自身耐受,在防止发生自身免疫反应中有重要作用。叉头蛋白 3 基因表达异常时,CD4⁺CD25⁺T 细胞减少,不足以维持自身免疫耐受,经由 T 细胞介导可引起胰岛 β 细胞选择性破坏。临床上可见因叉头蛋白 3 基因突变所导致的 X 染色体连锁的多发性内分泌腺疾病,带有该突变基因的新生儿在出生几天内就可发生 1 型糖尿病。

3. 环境因素 与胰岛 β 细胞破坏有关的环境因素主要有病毒感染、化学损伤及饮食因素等,以病毒感染最为常见。

(1) 病毒感染:病毒感染是与 1 型糖尿病发病有关的主要环境因素。在遗传易感性素质的基础上,胰岛感染了病毒如腮腺炎病毒、风疹病毒及柯萨奇 B4 病毒、巨噬细胞病毒等,可使胰岛 β 细胞损伤而引发糖尿病。病毒导致胰岛 β 细胞破坏的机制如下:①病毒诱导细胞溶解,直接破坏胰岛 β 细胞,并在病毒损伤胰岛 β 细胞后激发自身免疫反应,使胰岛 β 细胞进一步被破坏。②增加胰岛素抵抗和胰岛 β 细胞被破坏的程度。③使胰岛 β 细胞失去免疫耐受,引发胰岛 β 细胞的自身免疫反应。④刺激调节性 T 细胞及效应性 T 细胞,引发胰岛 β 细胞的自身免疫性损伤。

(2) 化学损伤:对胰岛 β 细胞有毒性作用的化学物质或药物(如四氧嘧啶、链脲霉素等)可损伤胰岛 β 细胞。四氧嘧啶发挥直接毒性作用,选择性使胰岛 β 细胞被快速破坏。链脲霉素在临床上用于治疗巨型胰岛细胞瘤,其结构中的巯基(—SH)可诱导胰岛 β 细胞发生自身免疫反应,使胰岛 β 细胞被破坏,导致胰岛 β 细胞数量进一步减少。

(3) 饮食因素:携带 HLA DQ/DR 易感基因的敏感个体易受饮食因素的影响。例如,牛奶蛋白与胰岛 β 细胞表面的某些抗原相似,可以通过"分子模拟机制",即当抗原决定簇相似而又不完全相同时,诱发交叉免疫反应,引起胰岛 β 细胞的自身免疫性损伤。

在现代人的生活中,高糖、高脂肪、高蛋白和低膳食纤维的不平衡饮食,暴饮暴食,进食频率过多等不良饮食习惯非常普遍,长期的不良饮食习惯可导致胰岛素分泌持续增多,易诱发糖尿病。

(二) 胰岛素抵抗

胰岛素抵抗(insulin resistance,IR)是指机体对胰岛素的生物调节作用敏感性降低,单位胰岛素所产生的生物效应降低。具体表现为外周组织(肝、骨骼肌、脂肪组织等)对胰岛素的敏感性下降。胰岛素抵抗时血液中胰岛素含量可正常或增高。

胰岛素抵抗的发病机制根据作用的环节不同,可分为受体前水平、受体水平和受体后水平胰岛素抵抗。

1. 受体前水平胰岛素抵抗　主要指胰岛 β 细胞分泌的胰岛素生物活性降低,失去对受体的正常生物学作用。

(1) 胰岛素基因突变:已经证实突变位于胰岛素基因的非编码区和前胰岛素原的编码区,包括信号肽、胰岛素链、C 肽和 A 链,以及信号肽酶和激素原转换酶的蛋白水解剪切位点。这些突变影响胰岛素合成的不同步骤,引起胰岛素原错误折叠。胰岛素基因点突变,可使其一级结构改变,C 肽裂解点的氨基酸不正常,导致胰岛素原不能完全转变成胰岛素,异常的胰岛素与受体的结合能力或生物活性降低。此外,胰岛素降解酶(insulin degradation enzyme,IDE)是细胞水平催化胰岛素降解最重要的酶类,IDE 的基因表达和活性的改变都能影响胰岛素在体内的降解。已证实 IDE 基因突变与 2 型糖尿病的发生密切相关,而其活性过高促使胰岛素降解加速可能是引起胰岛素抵抗的原因之一。

(2) 胰岛素抗体的形成:这是受体前水平胰岛素抵抗的最常见机制。抗体根据来源分为内源性抗体和外源性抗体。内源性抗体(endogenous antibody)可能是胰岛 β 细胞被破坏后所产生的,对胰岛素的生物活性有抑制作用。外源性抗体仅出现于接受过胰岛素治疗的患者,与胰岛素制剂的纯度有关。胰岛素抗体与胰岛素结合,阻碍了胰岛素与受体的正常结合,因此削弱了胰岛素正常的生物学效应。

(3) 胰岛素拮抗激素过多:胰岛素拮抗激素(糖皮质激素、甲状腺素、生长激素和肾上腺素等)异常增多,可引起胰岛素抵抗。可见于内分泌疾病,如肢端肥大症、库欣综合征、甲状腺功能亢进、嗜铬细胞瘤,也可见于应激状态,如感染、创伤、手术后等。

2. 受体水平胰岛素抵抗　细胞膜上胰岛素受体结构或功能异常,或者数量减少,胰岛素不能与受体正常结合,使胰岛素不能发挥降低血糖的作用。胰岛素受体上调或下调受多种因素的影响,处于动态平衡,如肥胖和高胰岛素血症可以使胰岛素受体数目减少,与胰岛素结合力下降,胰岛素的生理效应降低。运动、减肥则可以产生相反的变化,使胰岛素敏感性增加。

(1) 胰岛素受体异常:胰岛素受体异常多由胰岛素受体基因(insulin receptor gene,IRG)突变所致,位于 19 号染色体短臂末端的胰岛素受体基因可有 65 种突变位点,包括错义突变和无义突变、插入突变、缺失突变以及复合重排等,可导致受体功能的全部或部分丧失,受体与胰岛素的亲和力下降。

(2)胰岛素受体抗体的形成:1975 年 Flier 等在研究合并黑色棘皮症的胰岛素抵抗综合征时发现存在胰岛素受体抗体(IRA)。IRA 可竞争性抑制胰岛素与其受体的结合,而且这种竞争性抑制作用将导致受体后的信号转导也发生障碍。

3. 受体后水平胰岛素抵抗 胰岛素与靶细胞受体结合后,信号向细胞内传递所引起的一系列代谢过程属于胰岛素受体的"下游事件"。在胰岛素敏感的组织细胞胞质内存在胰岛素受体底物(insulin receptor substrate,IRS),有两种,分别是 IRS-1 和 IRS-2。它们是传递胰岛素各种生物作用的信号蛋白。胰岛素受体属于受体酪氨酸激酶,由 α 和 β 两种亚基组成四聚体,其中 β 亚基具有激酶活性,可将胰岛素受体底物磷酸化。胰岛素信号转导途径复杂多样,但主要有两条途径:①胰岛素-胰岛素受体底物-磷脂酰肌醇 3 激酶(phosphatidylinositol 3-kinase,PI3K)-蛋白激酶 B(protein kinase B,PKB)和(或)非典型蛋白激酶 C(protein kinase C,PKC)-葡萄糖转运蛋白-4(glucose transporter 4,GLUT4)途径。②RAS 蛋白活化丝裂原激活蛋白激酶(mitogen-activated protein kinase,MAPK)途径。其中 IRS-PI3K-PKB 途径是介导胰岛素刺激细胞摄取、利用葡萄糖的主要途径,可大致分为四个步骤:①胰岛素与靶细胞表面的胰岛素受体的 α 亚基结合,同时使 β 亚基在蛋白酪氨酸激酶(protein tyrosine kinase,PTK)的作用下产生受体的磷酸化。②受体磷酸化后,其 β 亚基可使 IRS-1 磷酸化并使其激活。③IRS-1 磷酸化的酪氨酸与信号分子 PI3K 结合,依次激活信号转导通路下游的多个信号分子。④刺激 GLUT4 转位,促进细胞对葡萄糖的摄取,刺激糖原合酶,调节糖原合成的一系列反应(图 5-1)。

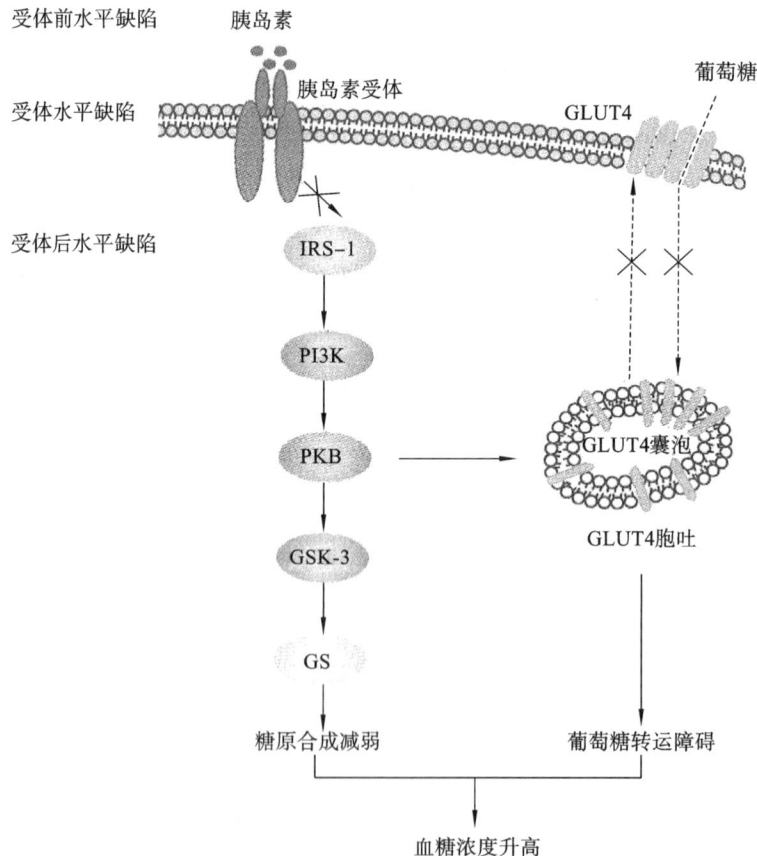

图 5-1 葡萄糖转运蛋白-4 转位

注:IRS-1,胰岛素受体底物 1;PI3K,磷脂酰肌醇 3 激酶;PKB,蛋白激酶 B;GSK-3,糖原合酶激酶-3;GS,糖原合酶;GLUT4,葡萄糖转运蛋白-4。

当信号转导途径中的 IRS 家族、PI3K、PKB、糖原合酶激酶-3(glycogen synthase kinase-3，GSK-3)以及 GLUT4 发生异常改变时，就会导致机体发生胰岛素抵抗。胰岛素信号转导途径的异常在胰岛素抵抗的发生中占有主要地位，如 2 型糖尿病的致病因素就是由受体后水平缺陷引起的，而与胰岛素受体基因突变关系不大。

(1) 胰岛素受体底物基因突变：IRS 属于细胞质中的适配蛋白，主要连接受体等多种效应分子，介导细胞(包括胰岛 β 细胞和外周靶细胞)对胰岛素等信号因子的反应，是胰岛素信号转导过程中的主要成员。IRS 的降解异常、磷酸化异常及在细胞内的分布异常是导致胰岛素信号转导减弱和胰岛素抵抗的主要机制之一。IRS 的降解异常常与蛋白酶对 IRS 的降解加速有关；磷酸化异常常见于 IRS 丝氨酸/苏氨酸位点磷酸化水平异常增高和 IRS 酪氨酸位点磷酸化水平降低；IRS 分布异常常见于 IRS 在胞质中过度聚集。

(2) PI3K 异常：PI3K 活化后，一方面使含 GLUT4 的囊泡加速向细胞膜转运并镶嵌在细胞膜上，调节细胞对葡萄糖的摄取；另一方面，抑制磷酸烯醇式丙酮酸羧激酶（phosphoenolpyruvate carboxykinase，PEPCK)和葡糖-6-磷酸酶（glucose-6-phosphatase)的表达，从而抑制糖异生，增加葡萄糖利用和糖原合成。IRS 基因变异，游离脂肪酸(free fatty acid，FFA)、TNF-α 增多等可导致 PI3K 的表达水平和活性降低，使胰岛素信号无法通过 PI3K 通路传递，导致葡萄糖摄取障碍，糖原合成受阻，糖异生增强，从而出现胰岛素抵抗。

(3) PKB 异常：PKB 是 PI3K 直接作用的靶蛋白。正常生理情况下，PKB 激活一方面使糖原合酶激酶-3(GSK-3)N 端丝氨酸 9 (Ser9)位点磷酸化，降低 GSK-3 的活性，继而促进糖原合成，抑制糖异生；另一方面，PKB 还能促进 GLUT4 向质膜转位，促进脂肪细胞对葡萄糖的摄取。PKB 表达和(或)活性的改变，与胰岛素抵抗的发生有密切关系。持续高血糖可损害胰岛素刺激的葡萄糖利用和糖原合成，这一作用可能与 PKB 的活性下降有关。激活 PKB 基因可诱导 GLUT4 向质膜转位和升高 GLUT4 水平，促进脂肪细胞对葡萄糖的摄取，调节葡萄糖的代谢。

(4) GSK-3 异常：GSK-3 是一种多功能丝氨酸/苏氨酸激酶，在基础状态下有活性，但在胰岛素、表皮生长因子(epidermal growth factor，EGF)、成纤维细胞生长因子(fibroblast growth factor，FGF)等信号因子的刺激下，其丝氨酸位点发生磷酸化，使 GSK-3 失活，启动糖原合成，促进葡萄糖转运等。在胰岛素抵抗患者的肌肉中，GSK-3 的表达水平及活性均显著升高。GSK-3 的表达水平及活性升高与胰岛素抵抗的发生、发展有密切关系。其主要原因如下：①GSK-3 表达及活性异常会使胰岛素诱导的 IRS-1/IRS-2 磷酸化水平异常增高，促进胰岛素抵抗的形成。②GSK-3 表达水平或活性升高使糖原合成酶的丝氨酸多位点磷酸化而失活，从而抑制糖原合成酶活性，减少糖原合成。③PI3K/PKB 途径异常，使 Fox 家族的成员转录因子 1(Fox1)磷酸化障碍，导致 Fox1 从细胞核向细胞质的转位减少，致使转录因子活性增高，引起 Fox1 作用的靶基因葡糖-6-磷酸（glucose-6-phosphate，G-6-P）和 PEPCK 的表达水平增高，从而促进糖异生。④GSK-3 对葡萄糖转运也存在调节作用。

(5) GLUT4 异常：肌肉和脂肪细胞对胰岛素刺激下的葡萄糖摄取作用，主要是通过对胰岛素敏感的 GLUT4 来实现的。GLUT4 存在于特殊的膜结构中，称为 GLUT4 囊泡。在基础条件下，大多数 GLUT4 被限制在胞内，细胞表面的 GLUT4 很少。在胰岛素刺激下，IRS-1 磷酸化，从而活化 PI3K，促进 GLUT4 囊泡以胞吐形式从内核体(endosome)经由高尔基体向细胞表面转位，因而细胞表面 GLUT4 增多，组织对葡萄糖摄取增加。胰岛素信号转导通路蛋白的缺失和异常可导致 GLUT4 的表达减少、易位受阻及 GLUT4 囊泡不能与细胞膜融合等，均与胰岛素抵抗的发生有关。

胰岛素抵抗(IR)按其作用的靶器官主要可分为肝、肌肉和脂肪组织 IR。①肝 IR。经胰岛 β 细胞分泌的胰岛素通过门静脉到达肝，约 50% 被肝摄取。在肝脏内胰岛素的作用主要表现为抑制糖原的分解和糖异生过程。肝细胞摄取葡萄糖的能力主要依赖于门静脉内的葡萄糖与细胞内的葡萄糖浓度差。当餐后门静脉内葡萄糖的水平上升时，胰岛素激活糖原合酶，肝细胞摄取葡萄糖增加。糖原合成酶的激活还可降低葡糖-6-磷酸的水平，从而进一步加快葡萄糖的摄取。然而，当肝脏发生 IR 后，胰岛素抑制糖原分解和糖异生过程的作用降低,表现为血糖浓度升高。②肌肉 IR。葡萄糖在外周被利用的主要场所是肌肉组织。葡萄糖的跨膜转运是骨骼肌利用葡萄糖的主要限速步骤,因此肌肉组织对葡萄糖的摄取与 GLUT 有着密切的关系。骨骼肌细胞中分布的 GLUT 主要是 GLUT4。目前发现的 GLUT 共有 5 种,分别是 GLUT1、GLUT2、GLUT3、GLUT4 和 GLUT5。与其他几种 GLUT 不同,GlUT4 主要分布在细胞质。运动或进食后,GLUT4 的转运效率可比平时提高上千倍,以满足肌肉收缩对能量的需求及餐后迅速将葡萄糖转运至细胞内。在胰岛素刺激下,细胞内的 GLUT4 转位至细胞膜,而 IR 发生时,GLUT4 的转位功能发生障碍,骨骼肌对葡萄糖的利用率减低。③脂肪组织 IR。脂肪逐级水解所需要的酶统称为脂肪酶,其中甘油三酯脂肪酶是脂肪水解的限速酶。由于甘油三酯脂肪酶受多种激素的调节,因此其又被称为激素敏感性脂肪酶。然而,众多的激素中只有胰岛素能够抑制甘油三酯脂肪酶的活性。当 IR 发生时,脂肪组织对胰岛素的敏感性降低,甘油三酯脂肪酶的活性异常,导致脂肪分解作用加速,使血浆游离脂肪酸的水平升高。血中游离脂肪酸水平升高,超过脂肪组织的储存能力和其他组织对它的氧化利用能力时,过多的游离脂肪酸以甘油三酯的形式在非脂肪组织沉积,造成组织功能损伤,如异位沉积在胰岛 β 细胞,肝、骨骼肌及心肌细胞等,脂质的异位沉积已被认为是形成 IR 的重要因素。

综上所述,胰岛素抵抗的发生机制是错综复杂的,涉及多个因素的相互作用、相互影响。胰岛素信号转导障碍则是产生胰岛素抵抗和高血糖症的主要机制,也是当今研究的热点,但其中许多机制尚未完全阐明。

(三)胰高血糖素分泌增多

胰高血糖素(glucagon)是胰岛 α 细胞分泌的由 29 个氨基酸残基组成的直链多肽,主要靶器官为肝脏和肾脏。它也是维持血糖稳态的重要调节激素,其作用与胰岛素相反,即促进肝糖原分解、抑制肝糖原合成、促进糖异生,并能促进脂肪分解。

胰岛素是抑制胰高血糖素分泌的主要因素,胰岛素缺乏会导致胰高血糖素分泌增多。胰高血糖素分泌还受血糖浓度的负反馈调节,但持续高血糖可降低胰岛 α 细胞对血糖浓度的敏感性,导致葡萄糖反馈抑制胰高血糖素分泌的能力下降或丧失,胰高血糖素水平升高。此外,糖尿病时高胰岛素血症与高胰高血糖素血症可以同时存在,而此时胰岛素水平的升高并不能抑制胰高血糖素的分泌,提示胰岛 α 细胞存在胰岛素抵抗。其原因可能与血中的游离脂肪酸增多,异位沉积在胰岛 α 细胞有关。

(四)其他因素

1. 肝源性高血糖 肝硬化、急慢性肝炎、脂肪肝等肝脏疾病,可引起糖耐量降低,血糖浓度升高。主要机制如下:①继发性胰岛功能不全。②胰高血糖素灭活减弱,糖代谢的酶系统被破坏,功能结构发生改变。③胰岛素抵抗。④肝脏疾病治疗过程中摄入过多的高糖食物、应用大量糖皮质激素和利尿剂等。

2. 肾源性高血糖 尿毒症、肾小球硬化等肾脏功能严重障碍时,也可引起高血糖。其导致血糖浓度升高的机制如下:尿毒症患者内源性胰岛素分泌正常,而细胞对胰岛素的敏感性却是降低的,胰岛素表现出不同程度的抵抗,同时由于肾糖阈的改变,肝糖原分解加强,从而引起血糖浓度升高。

3. 应激性高血糖 主要与体内儿茶酚胺、糖皮质激素及胰高血糖素分泌增多有关,可见于外科手术、严重感染、大面积创伤、烧伤、大出血、休克等患者。

4. 妊娠性高血糖 妊娠时胎盘可产生雌激素、孕激素、催乳素和胎盘生长激素等多种拮抗胰岛素的激素,还能分泌胰岛素酶,加速胰岛素的分解。

5. 药源性高血糖 重组人生长激素(recombinant human growth hormone,rhGH)可明显升高血糖浓度,甚至可引起难以控制的高血糖症。使用抗精神病药物治疗的患者,胰岛素抵抗指数上升。免疫抑制剂(如他克莫西)可抑制葡萄糖刺激下的胰岛素分泌。

6. 肥胖性高血糖 肥胖患者血中游离脂肪酸含量过高,抑制葡萄糖的摄取和利用,肥胖患者脂肪细胞膜胰岛素受体表达下调,加重胰岛素抵抗。

7. 其他因素引起的高血糖 肢端肥大症、高脂血症、某些遗传疾病如 1 型肝糖原沉着症等均可引起高血糖。

二、高血糖对机体的影响

病理性高血糖主要见于糖尿病。糖尿病是一种由多个病因引起的以慢性高血糖为特征的代谢性疾病,是由胰岛素分泌和(或)作用缺陷所引起的。长期糖、脂肪及蛋白质代谢紊乱可引发多系统损害,导致眼、肾、神经、心脏、血管等组织器官的慢性进行性病变、功能减退及衰竭;病情严重或合并应激时可发生急性严重代谢紊乱,如糖尿病酮症酸中毒、高渗高血糖综合征。

(一)代谢紊乱

1. 三大物质代谢紊乱 糖尿病的代谢紊乱主要是由胰岛素分泌绝对不足和(或)胰岛素生物学效应降低所致。肝、肌肉和脂肪组织对葡萄糖的摄取、利用减少,肝糖原分解增加,导致高血糖的发生;脂肪组织分解代谢增强,血中游离脂肪酸和甘油三酯浓度增高;蛋白质合成减少,分解加速,出现负氮平衡。蛋白质代谢出现负氮平衡时,机体逐渐消瘦,疲乏无力,体重减轻,如发生在儿童时期,则生长发育受阻。患者常容易饥饿、多食。故糖尿病患者的临床表现常被描述为"三多一少",即多饮、多食、多尿和体重减轻。

2. 渗透性脱水和糖尿 高血糖引起细胞外液渗透压增高,水从细胞内转移至细胞外,可导致细胞内液减少,引起细胞脱水。脑细胞脱水可引起高渗性非酮症糖尿病昏迷,在临床上常见于糖尿病患者处于应激状态或使用糖皮质激素治疗时,容易发生血糖浓度急骤上升。血糖浓度高于肾糖阈时,肾小球滤过的葡萄糖超过肾小管重吸收葡萄糖的能力,葡萄糖在肾小管液中的浓度升高,肾小管液中的渗透压明显升高,从而引起渗透性利尿,导致细胞外液大量丢失,患者发生脱水。临床常表现为糖尿、多尿、口渴。

3. 酮症酸中毒 高血糖症时,由于机体不能很好地利用血糖,各组织细胞处于糖和能量的饥饿状态,可引起脂肪组织分解加速,产生大量脂肪酸,脂肪酸在肝脏进一步转化为乙酰乙酸、β-羟丁酸和丙酮。此外,外周组织对酮体的利用率降低,大量的酮体在体内堆积形成酮症,发展成为糖尿病酮症酸中毒。

(二)多系统器官损害

对于长期持续的高血糖患者,血红蛋白和组织蛋白可发生糖基化生成晚期糖基化终末产物(advanced glycation end-products,AGEs),导致机体 AGEs 堆积。AGEs 刺激糖、脂肪、蛋白质及自由基生成增多,导致血管内皮细胞损伤、细胞间质增多及相应的组织结构发生变化等,这是高血糖引发多系统损害的病理基础,患者可出现眼、心、肾、神经等多器官并发症。

1. 高血糖对心血管系统的影响 高血糖对心血管系统的影响是多方面的。①急性高血糖可引起心肌细胞凋亡,进而损伤心功能。②高血糖可引起内皮细胞黏附性增加、新血管生成紊乱、炎症反应、血栓形成等,其损害程度与高血糖的峰值成正比。高血糖还可以通过诱导一氧化氮(NO)化学性失活而直接损伤血管内皮细胞。③高血糖可以增加血液黏滞度。④高血糖可引起血管基底膜增厚。

高血糖引起的血管病变包括微血管病变和大血管病变,以微血管病变为主。微血管病变是糖尿病的特异性并发症,其典型改变是微循环障碍和微血管基底膜增厚。微血管病变可累及全身各组织器官,主要表现在视网膜、肾、神经和心肌组织,其中以糖尿病肾病和视网膜病变尤为重要。①糖尿病肾病:糖尿病肾病是慢性肾脏病变的一种重要类型,是导致终末期肾功能衰竭的常见原因,是 1 型糖尿病患者的主要死因;在 2 型糖尿病中,其严重性仅次于心脑血管疾病。主要表现为蛋白尿、高血压和氮质血症。糖尿病肾病早期就可观察到肾小球高灌注和高滤过,肾血流量和肾小球滤过率(GFR)都升高,且增加蛋白质摄入后其升高的程度更显著。

过高血糖通过肾脏血流动力学改变及代谢异常引起肾脏损害,其中代谢异常导致肾脏损害的机制主要如下:①肾组织局部糖代谢紊乱,可通过非酶糖基化形成 AGEs。②多元醇通路的激活。③甘油二酯-蛋白激酶 C 途径的激活。④己糖胺通路代谢异常。这些代谢异常除参与早期高滤过外,还促进肾小球基底膜(glomerular basement membrane,GBM)增厚和细胞外基质蓄积,增加肾小球毛细血管的通透性。②糖尿病性视网膜病变:病程超过 10 年的糖尿病患者常合并程度不等的视网膜病变,是失明的主要原因之一。长期高血糖使正常糖酵解过程受阻,葡萄糖不能从正常途径分解,同时山梨醇通路激活,使视网膜毛细血管周细胞内山梨醇堆积,周细胞功能丧失,内皮细胞增生,基底膜增厚,致毛细血管狭窄、闭塞,视网膜缺血缺氧。糖化血红蛋白增多,血液呈高凝状态,血液黏滞度增加,微血栓形成,也可导致视网膜缺血缺氧。

高血糖大血管病变主要表现为动脉粥样硬化,主要侵犯主动脉、冠状动脉、脑动脉、肾动脉和肢体外周动脉等,引起冠心病、脑血管病、肾动脉硬化、肢体动脉硬化等。动脉粥样硬化升高了患者心肌梗死、休克、肢端坏疽等的发生率。糖尿病足(肢端坏疽)是一种以慢性、进行性肢端缺血、手足麻木及溃烂为临床表现的疾病,主要由血管病变、周围神经病变及机械性损伤合并感染所致。糖尿病患者周围神经损伤及动脉粥样硬化,致使血管腔狭窄或阻塞,毛细血管内皮细胞损伤与增生,基底膜增厚。再加上高血糖时血液黏稠,两者共同作用使肢端微循环障碍加重,肢端缺血、缺氧、水肿,容易发生细菌感染。

2. 高血糖对神经系统的影响 神经元的能量主要来自葡萄糖。糖代谢紊乱时,神经系统不可避免地受到影响。血糖浓度升高使神经元内的糖醇出现堆积,循环系统受累使神经元得不到充足的血氧供应,造成神经元的缺血和功能障碍,从而引发末梢神经炎、自主神经功能紊乱等神经系统疾病。高血糖引起的神经病变分为周围神经病变和自主神经病变,包括脑神经、感觉神经、运动神经及自主神经病变。临床上周围神经病变最常见于远端对称性多发性神经病变患者,以手足远端感觉神经受累最多见,通常为对称性,下肢较为严重。

3. 高血糖对免疫系统的影响 高血糖对免疫系统的影响主要表现为使吞噬细胞的功能降低。原因在于高血糖状态会使血浆渗透压升高,从而抑制白细胞的趋化活性、黏附能力和吞噬能力,致使机体免疫力下降,容易发生感染。其次,念珠菌、肺炎链球菌、大肠杆菌及其他革兰阴性菌,它们在含有高浓度葡萄糖的组织中极易生长,因此,皮肤及软组织感染、肺炎、泌尿系感染在糖尿病患者中极为常见。如长期尿糖阳性的女性容易发生阴道炎。

4. 高血糖对血液系统的影响 高血糖可引起血液凝固性增高,导致血栓形成。这可能与以下因素有关:糖具有高黏度、不易水解的特性,一旦血糖浓度升高,很容易吸附于红细胞的表面,使血液黏度增高,易形成血栓,这是临床上高血糖症合并冠心病及其他慢性血管病变的重要病理基础之一。高血糖时,糖化血红蛋白增多,使红细胞变形能力下降,造成微循环淤滞,也促进血栓形成。

5. 高血糖对眼晶状体的影响 高血糖时,晶状体肿胀,出现空泡,某些透明蛋白变性、聚合、沉淀,导致白内障。其可能机制如下:过多的葡萄糖进入晶状体后,形成的山梨醇和果糖不能再移出晶状体,致使晶状体内晶体渗透压升高,水进入晶状体的纤维中,引起纤维积水、液化而断裂。代谢紊乱,致使晶状体中的 ATP 和还原型谷胱甘肽等化合物含量降低、晶状体蛋白糖基化等。

6. 高血糖对其他器官、系统的影响 高血糖时,由于组织蛋白非酶糖基化作用增加和血管病变,皮肤出现萎缩性棕色斑、皮疹样黄瘤。长期血糖浓度增高引起的糖、脂肪、蛋白质代谢紊乱及血管病变,可导致骨和关节的病变,如关节活动障碍、骨质疏松症等。

三、高血糖症防治的病理生理基础

糖尿病治疗的近期目标是通过控制高血糖和相关代谢紊乱,消除糖尿病症状和防止出现急性严重代谢紊乱。远期目标是通过良好的代谢控制预防或延缓糖尿病慢性并发症的发生和发展,提高患者生活质量、降低病死率和延长寿命。近年来循证医学的发展促进了糖尿病的治疗理念的进步,糖尿病的控制已从传统意义上的治疗转变为系统管理。

(一)糖尿病健康教育

糖尿病健康教育是重要的基础管理措施,是决定糖尿病管理成败的关键。教育和指导应该是长期的、随时随地进行的,特别是当血糖控制较差需要调整治疗方案或因出现并发症需要进行胰岛素治疗时,具体的教育和指导是必不可少的。血糖自我监测是指导血糖控制达标的重要措施,也是减少低血糖发生的重要手段。指尖毛细血管血糖检测是最理想的方法,自我血糖监测适用于所有的糖尿病患者。

（二）饮食治疗

合理的饮食有利于控制高血糖,减轻体重,改善代谢紊乱;同时可以减轻胰岛 β 细胞的负荷,使胰岛组织得到适当恢复,并可减少降糖药物用量。生活方式干预特别是饮食控制对预防 2 型糖尿病的作用是长期而持久的,能明显预防或延缓糖尿病的发生。

（三）运动疗法

运动疗法在糖尿病的管理中占重要地位,尤其对肥胖的 2 型糖尿病患者,合理的运动可减少机体儿茶酚胺的分泌,降低血浆胰岛素水平,上调胰岛素受体数,提高肌肉等组织对胰岛素的敏感性。同时,适量运动可以增强外周组织的脂蛋白酶活性,提高肌肉利用脂肪酸的能力,降低血脂水平,控制体重。运动前、运动后要检测血糖水平。运动量大或激烈运动时应建议患者调整食物及药物,以免发生低血糖。

（四）药物疗法

1. 降糖药物　口服药物包括增加胰岛素敏感性或刺激胰岛素分泌的药物,如二甲双胍及磺脲类药物格列苯脲、格列吡嗪、格列齐特等。二甲双胍通过改善周围组织细胞(如肌肉细胞等)对胰岛素的敏感性,增加对葡萄糖的摄取和利用,抑制肝糖异生,降低肝糖输出来降低血糖浓度;磺脲类药物主要通过刺激胰岛 β 细胞分泌胰岛素来降低血糖浓度。

2. 胰岛素治疗　胰岛素是控制高血糖的重要和有效手段。应用外源性胰岛素可快速有效地降低血糖浓度,控制高血糖症;或作为体内胰岛素绝对缺乏的终生替代治疗,有可能延缓自身免疫反应对胰岛 β 细胞的损害。使用胰岛素时,应密切监控血糖水平,防止因剂量过大而导致低血糖反应。低血糖严重时可因中枢神经系统的代谢被抑制而引起昏迷和休克,即胰岛素休克。

（五）其他疗法

可进行胰岛细胞移植、胰岛干细胞移植等,以替代损伤的胰岛 β 细胞分泌胰岛素。

第三节　低血糖症

低血糖症(hypoglycemia)是一组由多种病因引起的以静脉血浆葡萄糖浓度降低、交感神经兴奋和中枢神经系统功能障碍为主要表现的临床综合征。诊断低血糖症的标准如下:静脉血浆葡萄糖浓度低于 2.8 mmol/L(50 mg/dL)。

一、病因及发病机制

当血糖的来源小于去路时,即可导致低血糖,成为低血糖症发生的中心环节,包括机体对葡萄糖摄入减少、肝糖原分解减少、糖异生减少,而组织消耗利用葡萄糖增多两个方面。

（一）血糖来源减少

1. 肝功能障碍　常见于重症肝炎、肝硬化晚期、肝癌晚期、重度脂肪肝患者,其可能机制如下。①肝细胞广泛受损可导致肝糖原储备严重不足,糖原分解减少,糖异生障碍,以至于在空腹时发生低血糖症。②肝细胞被大量破坏时,肝细胞对胰岛素灭活作用减弱,血液中胰岛素水平也增高。③肝癌、肝硬化时葡萄糖消耗增多,据报道,肝癌组织比正常肝组织需要更多的葡萄糖,可能与肝癌细胞的糖原分解增加、消耗过多有关,丙酮酸等非糖物质异生的葡萄糖减少,以至于发生低血糖。此外,肝癌细胞能异位分泌胰岛素样物质。④肝细胞被大量破坏后,对雌激素的灭活作用减弱,雌激素在血液中含量增高,可拮抗生长激素及胰高血糖素的作用。⑤遗传性代谢性肝病,如糖原贮积病和半乳糖血症等,由于有关糖原代谢的酶系功能失常或不足,肝糖异生障碍引起低血糖。

2. 肾功能障碍　正常情况下,肾脏的糖异生能力只有肝脏的 1/10,但长期饥饿时,肾脏的糖异生能力大大增加,肾脏也是拮抗低血糖的主要器官之一。慢性肾功能衰竭时,肾糖异生减少,肾脏清除胰岛素的能力降低而易引起低血糖。慢性肾功能衰竭导致低血糖症的主要机制如下:①血液中丙氨酸水平降低,肾脏中糖异生底物不足。②肾脏对胰岛素的清除率下降。③肾性糖尿病患者由尿路失糖过多。

3. 胰岛素拮抗激素缺乏　胰高血糖素是升高血糖浓度的主要激素,生理状态下,血糖降低会触发胰高血糖素的分泌并减少胰岛素的释放。胰高血糖素缺乏导致低血糖症的机制如下:①胰高血糖素与受体结合障碍,使糖原合成酶活性增高而抑制磷酸化酶,肝糖原分解减少,血糖浓度降低。②促进2,6-二磷酸果糖的合成,糖酵解被激活,糖异生减少。③抑制磷酸烯醇式丙酮酸羧激酶的合成,激活肝 L 型丙酮酸激酶,抑制肝脏摄取血液中的氨基酸,从而抑制糖异生。④通过抑制脂肪组织内激素敏感性脂肪酶,减少脂肪动员,使血中游离脂肪酸减少,也可间接促进周围组织摄取葡萄糖,引起低血糖。此外,其他拮抗激素如糖皮质激素、肾上腺素、儿茶酚胺等缺乏均能导致低血糖症的发生。

4. 酒精过量　酒精可以抑制体内糖异生与肝糖原分解的反应。饮酒过多时,尤其是空腹大量饮酒后,由于酒精在肝内氧化,NAD^+ 过多地还原为 $NADH$,造成乳酸转变为丙酮酸的反应受到抑制,糖异生作用减弱,当有限的肝糖原被动用后,即可发生低血糖。口服磺脲类药物或需胰岛素治疗的糖尿病患者饮酒也易并发低血糖症。

5. 营养不良　年老体弱、重症慢性疾病、消化道肿瘤、吞咽困难、精神障碍和精神性厌食等患者可由于食物摄入不足而诱发低血糖症状。

（二）血糖去路增加

1. 胰岛 β 细胞瘤　胰岛 β 细胞瘤又称胰岛素瘤,肿瘤或胰岛 β 细胞增殖造成胰岛素分泌过多,临床上以反复发作的空腹低血糖症为主要特征。该病是器质性低血糖症中最常见的原因。

2. 胰腺外肿瘤　许多胰腺外的胸腔或腹腔肿瘤(如纤维瘤、纤维肉瘤、间皮瘤、腹腔黏液瘤等)也可引起低血糖症,临床表现与胰岛 β 细胞瘤所致低血糖症相似,患者多于饥饿时发生低血糖,病情较严重,其可能机制如下:①肿瘤组织代谢旺盛,葡萄糖消耗增多。②患者多食欲不振,肝糖原储备不足,糖异生原料减少。③肿瘤分泌胰岛素样生长因子-Ⅱ,抑制机体胰高血糖素和生长激素的分泌。

3. 自身免疫性疾病　自身免疫性疾病患者血液中往往有胰岛素抗体和胰岛素受体抗体。其作用机制如下:①胰岛素抗体与胰岛素结合后,形成了无生物活性的复合物,并使胰岛素降解减少,但当胰岛素与胰岛素抗体突然解离释放大量游离胰岛素时,可造成低血糖,往往可引起特别难治的空腹低血糖。如胰岛素自身免疫综合征(insulin autoimmune syndrome,IAS),可能是继胰岛 β 细胞瘤和胰腺外肿瘤之后,引起自发性低血糖的第三大原因。②胰岛素受体抗体可以通过封闭胰岛素与受体结合,阻碍胰岛素发挥生物效应而产生胰岛素抵抗,引起典型的抗胰岛素性高血糖。另外,胰岛素受体抗体具有很强的胰岛素活性,其活性比胰岛素强 10 倍,胰岛素受体抗体与胰岛素受体结合产生的类胰岛素作用也可引起低血糖。有的患者高血糖与低血糖交替发作。

4. 反应性低血糖　可能与进食后神经体液系统对胰岛素分泌或糖代谢的调节欠稳定有关。①胃大部切除术患者进食后胃排空过快,葡萄糖迅速吸收入血,从而刺激胰岛素大量分泌,其分泌高峰晚于血糖高峰,多于进食后 2 h 左右出现,引起继发性急性低血糖反应。②2 型糖尿病早期,由于患者的胰岛 β 细胞早期分泌迟钝,胰岛素快速分泌相出现障碍,胰岛素从胰岛 β 细胞释放延迟,表现为口服葡萄糖耐量试验(oral glucose tolerance test,OGTT)的早期为高血糖,继之出现迟发性低血糖。③特发性反应性低血糖,可能与胰高血糖素受体的降解和受体敏感性下降及分泌障碍有关。

5. 药源性低血糖　口服降糖药物和(或)注射胰岛素也是造成低血糖的常见原因,主要见于药物应用剂量过大、用法不当、摄食不足和进行不适当的运动时。尤其是老年人或肝肾功能不全者，会因为药物不能及时代谢而出现低血糖。另外，一些常用药物也可以诱发低血糖，如β肾上腺素能受体拮抗剂、血管紧张素转化酶抑制剂、奎尼丁、水杨酸类、环丙沙星、三环类抗抑郁药等均有单用或与其他药物合用引起低血糖的可能。

6. 葡萄糖消耗过多 常见于哺乳期妇女、剧烈运动或长时间重体力劳动后，尤其是自主神经功能不稳定或糖原储备不足者。临床上还常见于中度腹泻、高热和重症甲状腺功能亢进者。

二、低血糖症对机体的影响

低血糖症对机体的影响以神经系统为主，尤其是交感神经和中枢神经系统。

（一）对交感神经系统的影响

低血糖可使肾上腺素分泌增多，儿茶酚胺分泌增多，可刺激胰高血糖素的分泌从而导致血糖水平增高，又可作用于β肾上腺素能受体而影响心血管系统。患者出现面色苍白、心悸、发冷、出汗、血压升高等交感神经兴奋症状，伴冠心病者常因低血糖发作而诱发心绞痛甚至心肌梗死。

（二）对中枢神经系统的影响

中枢神经系统对低血糖最敏感，脑细胞活动所需要的能量几乎完全来自葡萄糖，但脑细胞的糖储备量有限，一旦发生低血糖即可引发脑功能障碍。患者最初表现为神经功能轻度受损，继之出现大脑皮质受抑制症状，随后皮质下中枢和脑干相继受累，最终将累及延髓而致呼吸循环功能障碍。低血糖纠正后，患者按上述顺序逆向恢复。

三、低血糖症防治的病理生理基础

低血糖症状会随血糖水平恢复正常而很快消失，脑功能障碍症状则在数小时内逐渐消失，较重低血糖患者需要数天或更长时间才能恢复。由于严重持久的低血糖发作易导致不可逆性脑损伤甚至死亡，故应早识别和防治低血糖。

（一）病因学防治

针对不同病因，采取相应的治疗措施。对确诊的胰岛β细胞瘤或胰腺外肿瘤导致的低血糖症患者，应及早进行肿瘤切除术；对因口服降糖药物引起低血糖症的患者，则应及时调整药物种类、剂量、用法。同时，进餐应定时、定量，适量运动，避免过度疲劳及剧烈运动，防止血糖水平出现剧烈波动。此外，患者外出时应随身携带糖果、饼干之类的食物，并随身携带患者求助卡，以防发生意外。

（二）低血糖发作时的处理原则

轻者口服糖水、含糖饮料，或进食糖果、饼干、面包、馒头等即可缓解。重者和疑似低血糖昏迷的患者，应及时测定血糖，立即静脉推注 50% 葡萄糖溶液 40～60 mL，继以 5%～10% 葡萄糖溶液静脉滴注，可迅速升高血糖水平。

案例分析

学习小结

患者，女，52 岁。乏力、多尿伴体重减轻 2 年余。2 年前无明显诱因出现全身无力，排尿增多（排尿量为 2000～3000 mL/24 h），无明显心悸、多汗等症状。发病以来，食欲佳，睡眠尚可，体重减轻 5 kg。既往无服用特殊药物史。查体：T 36.8 ℃，P 76 次/分，R 16 次/分，BP 136/86 mmHg，身高 160 cm，体重 67 kg。神志清，营养中等，浅表淋巴结未触及。甲状腺不大，未闻及血管杂音。心肺检查未见异常。腹部平软，无压痛及反跳痛，肝脾肋下未触及。实验室检查：空腹血糖 9.1 mmol/L，餐后 2 h 血糖 13.8 mmol/L，糖化血红蛋白 7.9%。

试分析：(1)该患者的诊断是什么？主要依据是什么？(2)该患者出现多尿的可能机制是什么？

复习思考题

1. 简述病毒感染引起胰岛 β 细胞破坏的发病机制。
2. 简述引起受体后水平胰岛素抵抗的主要机制。
3. 严重肝脏疾病为什么会引起高血糖症？
4. 糖代谢紊乱为什么会引起渗透性脱水？
5. 低血糖症为什么易引起中枢系统功能障碍？

（王向红）

第六章 脂代谢紊乱

本章PPT

学习目标 ....

1. 掌握 高脂蛋白血症的基本概念。
2. 熟悉 脂质代谢途径。
3. 了解 脂蛋白的组成、分类。

脂质(lipid)是脂肪酸和醇作用生成的酯及其衍生物的总称,是一大类中性的脂溶性化合物。正常脂代谢由三个部分组成:内源性代谢途径、外源性代谢途径和胆固醇逆向转运。脂代谢紊乱是指各种遗传性或获得性因素引起血液及其他组织器官中脂类及其代谢产物异常的病理过程。

血脂是血浆中脂肪成分的总称,包括甘油三酯(triglyceride,TG)、磷脂、胆固醇、胆固醇酯和游离脂肪酸(free fatty acid,FFA)等。肠道吸收的外源性脂质、肝肠合成的内源性脂质及脂肪组织储存的脂肪动员都必须先经血液再到其他组织,因此脂代谢的核心是血脂代谢。脂质不溶于水,必须与血液中的载脂蛋白(apolipoprotein,apo)结合在一起才能在血液中运输并进入组织细胞。脂蛋白(lipoprotein)是脂质成分在血液中存在、转运及代谢的形式。血浆脂蛋白代谢紊乱是指各种因素造成血浆中一种或多种脂质成分水平增高或降低、脂蛋白量和质发生改变,主要表现为高脂蛋白血症和低脂蛋白血症,常为血脂代谢紊乱的指征。脂代谢紊乱可引起一些严重危害人体健康的疾病,如动脉粥样硬化性心脑血管疾病、肥胖症、脂肪肝等,或使发生肿瘤的风险性增加。

第一节 概 述

一、脂蛋白的组成、分类和功能

成熟的脂蛋白是球状颗粒,由含胆固醇酯和甘油三酯的疏水性核和含磷脂、游离胆固醇(FC)、载脂蛋白的亲水性外壳组成。各类脂蛋白含有的蛋白质、胆固醇、甘油三酯、磷脂等成分的比例和含量不同,使得脂蛋白的密度、颗粒大小、分子量、带电荷强度各不相同。应用超速离心法可将血浆脂蛋白分为四类:乳糜微粒(chylomicron,CM)、极低密度脂蛋白(very low density lipoprotein,VLDL)、低密度脂蛋白(low density lipoprotein,LDL)和高密度脂蛋白(high density lipoprotein,HDL)。这四类脂蛋白的密度依次增大,而颗粒直径则依次变小。除上述四类脂蛋白外,还有一种由 VLDL 代谢产生的中间密度脂蛋白(intermediate density lipoprotein,IDL),其组成和密度介于 VLDL 和 LDL 之间。转运和代谢血浆中非水溶性的胆固醇和甘油三酯是脂蛋白的一个主要功能。

二、脂蛋白的正常代谢

(一)脂蛋白代谢相关的蛋白

脂蛋白颗粒中的蛋白质因起到运载脂质的作用而被命名为载脂蛋白,目前已经有 20 余种,主要在肝脏和小肠黏膜细胞中合成,其中临床意义较为重要且认识比较清楚的有 apoA、apoB、apoC、apoD、apoE 和 apo(a)等。由于氨基酸组成的差异,每一型又可分为若干亚型,如 apoA 包括 apoA I 、 apoAⅡ、apoAⅢ、apoAⅣ、apoAⅤ等。载脂蛋白在脂蛋白功能和代谢等方面具有非常重要的作用,主要体现在:①与血浆脂质结合形成水溶性物质,成为转运脂质的载体。②作为配基与脂蛋白受体结合,使脂蛋白被细胞摄取和代谢。③载脂蛋白是多种脂蛋白代谢酶的调节因子。

血浆中还存在着能将甘油三酯和胆固醇酯在脂蛋白间转运的蛋白质,包括胆固醇酯转运蛋白(cholesterol ester transfer protein,CETP)、磷脂转运蛋白(phospholipid transfer protein,PLTP)、微粒体甘油三酯转运蛋白(MTP)等。

(二)脂蛋白代谢相关的受体和酶

脂蛋白受体有多种,如 LDL 受体(LDLR)、LDL 受体相关蛋白(LRP)、apoE 受体、VLDL 受体和清道夫受体(scavenger receptor,SR)等。调节脂代谢的酶包括卵磷脂-胆固醇酰基转移酶(lecithin-cholesterol acyltransferase,LCAT)、脂蛋白脂肪酶(lipoprotein lipase,LPL)、肝脂酶(HL)、3-羟-3-甲基戊二酰辅酶 A 还原酶(3-hydroxy-3-methayl glutaryl coenzyme A reductase,HMG-CoAR)和酰基辅酶 A:胆固醇酰基转移酶(ACAT)等。这些受体和酶的缺乏或活性降低都可能影响脂蛋白代谢,导致脂代谢紊乱。

(三)脂蛋白代谢相关的途径

脂蛋白的代谢途径可分为外源性代谢途径、内源性代谢途径和胆固醇逆向转运(图 6-1)。外源性代谢途径是指饮食摄入的胆固醇和甘油三酯在小肠中合成 CM 及其代谢过程;内源性代谢途径是指由肝合成的 VLDL 转变成 IDL 和 LDL,以及 LDL 被肝或其他器官代谢的过程;胆固醇逆向转运(reverse cholesterol transport,RCT)是指外周组织细胞中脂质以 HDL 为载体转运到肝脏进行分解代谢的过程。

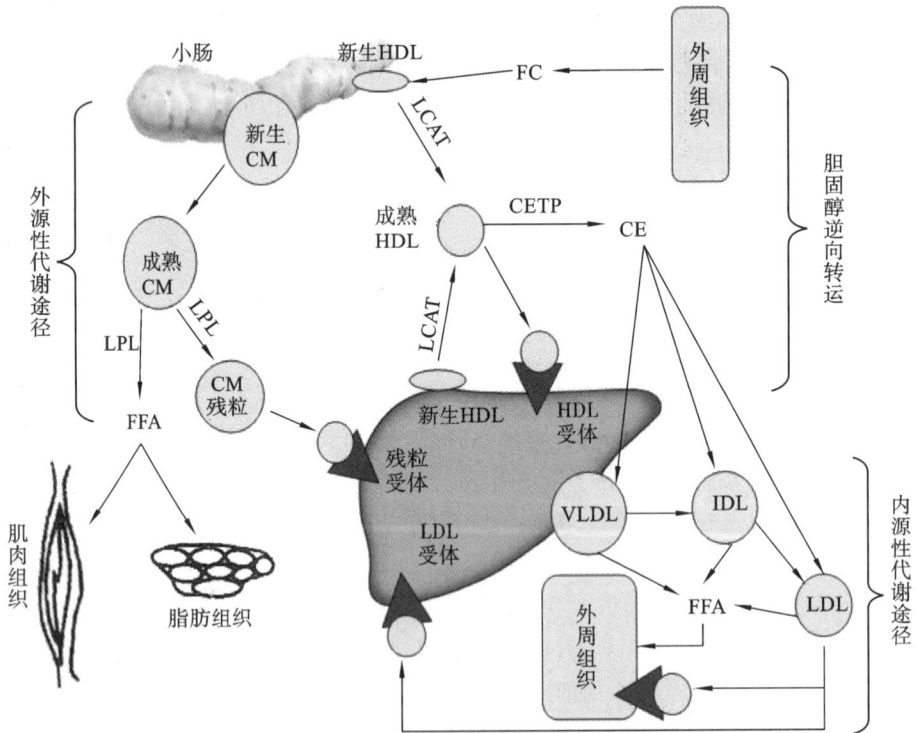

图 6-1 正常脂蛋白代谢过程示意图

1. 外源性代谢途径 饮食摄入的胆固醇和甘油三酯在小肠中合成 CM 及其代谢过程。食物中的脂质在小肠中形成新生的 CM,新生的 CM 经淋巴管进入体循环,通过脂蛋白交换成为成熟的 CM,成熟的 CM 在 LPL 的作用下甘油三酯被水解,释放出的 FFA 被外周组织摄取利用,形成 CM 残粒并被肝细胞摄取代谢。

2. 内源性代谢途径 由肝合成的 VLDL 转变成 IDL 和 LDL,以及 LDL 被肝或其他器官代谢的过程。肝脏合成 VLDL 并分泌入血,VLDL 被 LPL 水解为 VLDL 残粒,又称为 IDL,部分 IDL 被肝细胞摄取代谢,其余的 IDL 被 LPL 和 HL 进一步水解,转变为 LDL,LDL 与全身各组织细胞膜表面的 LDLR 结合并被细胞摄取和降解。

3. 胆固醇逆向转运 外周组织细胞中脂质以 HDL 为载体转运到肝脏进行分解代谢的过程。胆固醇逆向转运主要由 HDL 承担,分为三个步骤:①细胞内游离胆固醇从肝外组织细胞中移出,三磷酸腺苷结合盒转运子 A1(ATP-binding cassette transporter A1,ABCA1)介导游离胆固醇转运到细胞膜上,HDL 中的 apoA I 作为细胞膜胆固醇移出的接受体。②HDL 接收的游离胆固醇在 LCAT 的作用下生成胆固醇酯进入 HDL 的核心,形成成熟的 HDL,在 CETP 的作用下,胆固醇酯由 HDL 转移到CM、VLDL 和 LDL 颗粒中。③HDL 及这些接收了胆固醇酯的脂蛋白在代谢过程中被肝脏摄取时,其中的胆固醇酯也就同时被运回肝脏,在肝脏中转化为胆汁酸后被清除。胆固醇的这种双向转运既满足了全身组织对胆固醇的需要,又避免了过量的胆固醇在外周组织的蓄积,具有重要的生理意义。

延伸阅读

三、脂代谢紊乱的分型

血脂代谢紊乱是脂代谢紊乱的主要形式,血脂水平高于正常上限即为高脂血症(hyperlipidemia),我国一般以成人空腹血总胆固醇(total cholesterol,TC)浓度≥6.22 mmol/L(240 mg/dL)和(或)甘油三酯浓度≥2.26 mmol/L(200 mg/dL)为高脂血症的标准。由于血脂在血液中以脂蛋白的形式存在和运输,高脂血症也表现为高脂蛋白血症(hyperlipoproteinemia);而低脂血症表现为低脂蛋白血症,目前对低脂血症的血脂水平没有统一的标准,一般认为血浆总胆固醇浓度低于 3.10 mmol/L(120 mg/dL)为有临床意义的判断标准。

(一)高脂蛋白血症

高脂蛋白血症的分型较为复杂,主要有以下几种。

1. 病因分型

(1)原发性高脂蛋白血症:少部分是由先天性基因缺陷所致,如 LDLR 基因缺陷引起家族性高胆固醇血症(familial hypercholesterolemia,FH)。大部分原发性高脂蛋白血症是由脂蛋白代谢相关基因突变与环境因素相互作用引起的。

(2)继发性高脂蛋白血症:由全身系统性疾病所致,包括糖尿病、甲状腺功能减退、肾病综合征、肾功能衰竭、肝胆系统疾病、系统性红斑狼疮、糖原贮积症、骨髓瘤、脂肪萎缩症、多囊卵巢综合征等。此外,长期较大剂量使用某些药物(如利尿药、降压药、性激素、口服避孕药、糖皮质激素、免疫抑制剂等)也可能引起继发性高脂蛋白血症。

2. 表型分型 按各种血浆脂蛋白升高的程度不同而进行分型,目前多采用 1970 年世界卫生组织修订的分类系统,将高脂蛋白血症分为 I、II a、II b、III、IV、V 共 6 型,各型的特点如表 6-1 所示。表型分型有助于高脂血症的诊断和治疗,但过于繁杂。

3. 简易分型 临床上多采用简易分型,将高脂血症分为以下几型:①高胆固醇血症:血清总胆固醇浓度升高,相当于 WHO 分型的 II a 型。②高甘油三酯血症:血清甘油三酯浓度升高,相当于 WHO 分型的 I、IV 型。③混合型高脂血症:血清总胆固醇、甘油三酯浓度升高,相当于 WHO 分型的 II b、III、V 型。

表 6-1 表型分型中各型高脂蛋白血症的特点

表型	脂质变化	脂蛋白变化	易患疾病	相当于简易分型
I	TC↑或正常,TG↑↑↑	CM↑	胰腺炎	高甘油三酯血症
II a	TC↑↑	LDL↑	冠心病	高胆固醇血症
II b	TC↑↑,TG↑↑	VLDL↑,LDL↑	冠心病	混合型高脂血症

续表

表型	脂质变化	脂蛋白变化	易患疾病	相当于简易分型
Ⅲ	TC↑↑,TG↑↑	β-VLDL↑	冠心病	混合型高脂血症
Ⅳ	TG↑↑	VLDL↑	冠心病	高甘油三酯血症
Ⅴ	TC↑,TG↑↑↑	CM↑,VLDL↑	胰腺炎	混合型高脂血症

(二)低脂蛋白血症

低脂蛋白血症分为原发性和继发性两种。原发性低脂蛋白血症主要由基因突变引起,按基因突变所导致脂蛋白减少的类型可分为两类:一种主要影响含有 apoB 的血浆脂蛋白如 LDL,包括家族性低 β-脂蛋白血症、无 β-脂蛋白血症和乳糜微粒残留性疾病等;另一种主要影响含有 apoA 的血浆脂蛋白即 HDL,如家族性低 α-脂蛋白血症(也称 Tangier 病,特征为 HDL 的严重减少)、LCAT 缺乏症等。

第二节　高脂蛋白血症

一、病因及影响因素

高脂蛋白血症主要由三个方面的因素引起:遗传性因素(基因突变及基因的多态性)、营养性因素、疾病性因素(代谢性疾病和其他疾病)。此外,年龄、不健康的生活方式(如缺乏运动和酗酒等因素)也可引起高脂蛋白血症。

(一)遗传性因素

遗传是导致脂代谢紊乱的内在影响因素,其中包括单基因突变导致的严重血脂异常和遗传异质性引起的血脂异常。某些脂蛋白受体(如 LDLR)、脂蛋白代谢酶(如 LPL)和载脂蛋白(如 apoB100、apoCⅡ、apoAⅠ、apoAⅤ、apoCⅢ 和 apoE)等的遗传缺陷都能干扰脂蛋白的代谢,导致高脂蛋白血症。

1. LDLR 基因异常　LDLR 是细胞表面的一种糖蛋白,能识别和结合含 apoB100 和 apoE 的脂蛋白残粒(如 CM 残粒、VLDL 残粒)及 LDL,摄取胆固醇进入细胞内进行代谢。LDLR 基因的各种类型的突变引起的受体功能障碍均可导致血浆胆固醇水平明显升高,是家族性高胆固醇血症发生的主要原因。

2. LPL 基因异常　LPL 是血液中主要的脂解酶,也是清除血浆脂蛋白中甘油三酯的限速酶。已经证实 LPL 基因缺陷可导致Ⅰ型或Ⅴ型高脂蛋白血症。LPL 最大活性的表达依赖于 apoCⅡ 的激活,apoCⅡ 基因缺陷与 LPL 基因缺陷都可因为甘油三酯的水解障碍而引发高甘油三酯血症。

3. apoB100 基因异常　apoB 是 LDL 颗粒上的主要载脂蛋白,也是 LDLR 的配体,其主要功能是结合和转运脂质,介导血浆 LDL 的降解和清除,在体内胆固醇代谢平衡中起重要作用。apoB 基因突变及基因的多态性与血脂代谢紊乱密切相关,家族性 apoB100 缺乏症(FDB)是由于 2 号染色体上的 apoB 基因突变造成 apoB100 上第 3500 位的精氨酸被谷氨酸所置换,因而影响了 LDL 的分解代谢。

4. apoE 基因异常　apoE 在 CM 和 VLDL 残粒的清除过程中起关键作用。apoE 基因的多态性和基因插入与缺失均可改变 apoE 的分子结构、分泌速率、释放入血及其功能状态,进而影响 CM 和 VLDL 残粒的分解代谢。以 apoE2 纯合子为例,由于其与 LDL 受体的亲和力仅为 apoE3 的 1%～2%,在其他一些遗传和环境因素的影响下,VLDL 过度生成或 LDLR 活性减弱时,可引起家族性异常 β-脂蛋白血症等。

此外,枯草溶菌素转化酶 9(PCSK9)、三磷酸腺苷结合盒转运子 G5(ABCG5)和三磷酸腺苷结合盒转运子 G8(ABCG8)、LCAT、衔接子蛋白、胆固醇 7α-羟化酶 1、脂肪酶成熟因子 1 等基因的突变均可导致血脂代谢异常。

（二）营养性因素

在影响血脂水平的诸多因素中，营养是最重要的环境因素。饮食中的胆固醇和饱和脂肪酸含量高均可导致血浆胆固醇浓度升高。血浆甘油三酯浓度也与饮食结构有关。例如，进食含糖量高的食物，可引起血糖浓度升高，刺激胰岛素的分泌，胰岛素可促进肝脏合成甘油三酯和 VLDL，因而引起血浆甘油三酯浓度升高。高糖饮食还可诱发 apoCⅢ 基因的表达，使血浆 apoCⅢ 的浓度升高，而 apoCⅢ 是 LPL 的抑制因子，可造成 LPL 活性的降低，从而影响 CM 和 VLDL 中甘油三酯的水解，引起高甘油三酯血症。

（三）疾病性因素

1. 糖尿病 糖尿病患者尤其是血糖水平控制不良者常有Ⅳ型高脂蛋白血症。1 型糖尿病患者由于胰岛素缺乏，LPL 活性受到抑制，使 CM 在血浆中积聚，可伴有高甘油三酯血症。2 型糖尿病患者常有胰岛素抵抗，内源性胰岛素分泌过多，引起高胰岛素血症，继而减弱胰岛素对 LPL 的激活作用，引起甘油三酯水平升高。

2. 肾病 肾病综合征时发生高脂蛋白血症是由脂蛋白合成增多和降解障碍双重机制引起的，主要表现为血浆的 VLDL 和 LDL 水平升高，呈Ⅱb 或Ⅳ型高脂蛋白血症；而肾功能衰竭、肾移植术后的患者常出现甘油三酯水平升高、HDL 水平降低。

3. 甲状腺功能减退 周围末梢血中的甲状腺激素水平直接影响脂代谢的各个环节，甲状腺功能减退时，脂代谢紊乱或相关因素异常主要表现为高胆固醇血症、高甘油三酯血症、高 VLDL、高 LDL、低 LDL 受体活性、低 LPL 活性等。

血脂异常还可见于异型蛋白血症（如系统性红斑狼疮、多发性骨髓瘤）、肝胆系统疾病（如各种原因引起的胆道阻塞、胆汁性肝硬化）、胰腺炎、糖原贮积症（Ⅰ型）等。

（四）其他因素

1. 酗酒 酗酒是导致血脂异常的危险因素。酒精可增加体内脂肪的合成率，降低 LPL 的活性，使甘油三酯的分解代谢减慢，导致高甘油三酯血症。酗酒还会引起 LDL 和 apoB 水平显著升高，而 HDL 和 apoAⅠ水平显著降低，导致胆固醇代谢紊乱。此外，酗酒还会引起脂蛋白过氧化情况的发生，导致循环中的氧化低密度脂蛋白（oxidized low density lipoprotein, oxLDL）浓度升高。

2. 缺乏运动 习惯于久坐不动的人血浆甘油三酯水平比坚持体育锻炼者要高。体育锻炼可增加 LPL 的活性，升高 HDL 水平特别是 HDL2 水平，并降低肝脂酶的活性。长期坚持体育锻炼，还可以使外源性甘油三酯从血浆中清除增多。

3. 年龄 年龄也是影响血脂水平的一个重要因素，随着年龄的增加，LPL 活性减退，肝细胞表面的 LDLR 的活性和数量均降低，使 LDL 分解代谢速率降低。老化的肝细胞还降低饮食诱导的 apoB100 的合成，导致血浆甘油三酯水平升高。

二、发生机制

脂代谢是一个包括脂质的外源性摄取、内源性合成及机体内脂蛋白、受体和酶相互作用的复杂过程。正常情况下，血脂的分解利用和吸收合成保持动态平衡，血脂含量的变动可稳定在一定的范围内。当脂质来源、脂蛋白合成与代谢及转运等过程发生障碍时，均可导致血脂代谢紊乱。

高脂蛋白血症除少部分是由全身性疾病所致（继发性高脂蛋白血症）外，大部分是因脂蛋白代谢相关的基因突变（表 6-2），或与环境因素相互作用而引起（原发性高脂蛋白血症）。本文按脂代谢的各个环节异常阐述高脂蛋白血症的发生机制。

表 6-2 引起严重高胆固醇血症的单基因突变

疾病	突变基因	简明发病机制
常染色体显性遗传		
家族性高胆固醇血症	LDLR	LDL 清除减少伴 LDL 产生增多
(familial hypercholesterolemia,FH)		
家族性载脂蛋白 B100 缺乏症	apoB	LDL 清除减少
(FDB)		
家族性高胆固醇血症 3	PCSK9	LDL 清除减少
(FH3)		
常染色体隐性遗传		
常染色体隐性高胆固醇血症	ARH	LDL 清除减少
(ARH)		
谷固醇血症	ABCG5 或 ABCG8	LDL 排泄减少伴 LDL 清除减少
(sitosterolemia)		

（一）外源性脂质或其他相关物质摄取增加

1. 饮食中脂肪含量高 饮食中的脂质主要包括甘油三酯、胆固醇和磷脂,食物源性胆固醇占机体胆固醇来源的三分之一。不同个体对食物源性脂质的摄取差别很大,占比为 25%～75%。健康年轻男性、女性每天外源性胆固醇摄入量增加 100 mg,血浆胆固醇水平分别增加 0.038 mmol/L(1.47 mg/dL)和 0.073 mmol/L(2.81 mg/dL)。机体可通过减少内源性胆固醇的合成来平衡外源性胆固醇摄取的增加。长期的高脂饮食可从三个方面导致血脂水平增高:①促使肝脏胆固醇含量升高,LDLR 合成减少,脂质代谢减少。②饮食中大量的甘油三酯被摄取,使得小肠经外源性途径合成 CM 大量增加。③促使肝脏经内源性途径合成 VLDL 增加。

2. 饮食中饱和脂肪酸含量高 一般认为饱和脂肪酸摄入量的百分比每增加一个单位,血浆总胆固醇含量增加 0.052 mmol/L(2.01 mg/dL),其中主要为 LDL。在饱和脂肪酸中,月桂酸升高胆固醇效果最明显,其次是肉豆蔻和棕榈酸,长链硬脂酸几乎没有效果。饱和脂肪酸摄入的增加引起胆固醇增多的机制主要在于:①降低细胞表面 LDLR 的活性。②促进 apoB 的产生。饮食中胆固醇含量高和apoE4 基因型有助于饱和脂肪酸对胆固醇水平的升高效果。

3. 肠道脂质摄取增加 肠道脂质摄取主要与肠黏膜上皮细胞表达的三种蛋白质有关,尼曼匹克C1 型样蛋白 1(NPC1L1)、ABCG5 和 ABCG8。正常情况下,ABCG5 和 ABCG8 能把吸收的几乎全部的固醇重新排放到肠腔中,使得谷固醇等植物固醇经肠道吸收很少(<5%),并促进肝脏优先分泌植物固醇到胆汁中。当 ABCG5 或 ABCG8 的基因发生突变时,植物固醇在肠道的吸收成倍增加,胆固醇吸收中度增加,导致谷固醇血症的发生,主要表现就是血液谷固醇含量显著增高,伴 LDL 增多。NPC1L1 的作用是参与肠道脂质的吸收,抑制肠道 NPC1L1 基因的表达,能显著降低胆固醇的吸收和血浆胆固醇水平,但有研究认为,NPC1L1 基因突变似乎对肠道胆固醇的吸收影响不大,而主要导致总胆固醇、磷脂、糖脂、神经鞘磷脂等脂质沉积于溶酶体。

（二）内源性脂质合成增加

肝脏是内源性脂质合成的主要部位,占机体三分之二的胆固醇、甘油三酯、大部分载脂蛋白（如apoB100、apoC 和 apoE 等）在肝脏合成。肝脏脂蛋白合成增加的主要机制:①机体摄取高糖、高饱和脂肪酸膳食后,肝脏胆固醇合成限速酶 HMG-CoAR 活性增加,胆固醇合成增加。②血液中胰岛素及甲状腺素增多时,能诱导肝细胞 HMG-CoAR 表达增加。③血液中胰高血糖素及皮质醇减少时,对HMG-CoAR 活性的抑制作用减弱,胆固醇合成增加。④肥胖和胰岛素抵抗等因素导致脂肪动员时,大量 FFA 释放进入血液循环,肝脏以其为底物合成 VLDL 增加。近来发现肠道是内源性脂质尤其是 HDL 合成的重要部位,但其在高脂蛋白血症发生中的病理生理学意义尚不清楚。

(三)脂质转运或分解代谢异常

血脂代谢的实质就是血脂蛋白代谢,参与这一过程的主要因素是载脂蛋白、脂蛋白受体和脂酶等。遗传和环境因素对这些蛋白质表达或活性的影响最终都将导致脂质转运或分解代谢障碍。在脂质转运和分解代谢过程中,CM 和 VLDL 及其受体主要转运和代谢甘油三酯,LDL 及其受体 LDLR 主要转运和代谢胆固醇,HDL 则在胆固醇逆向转运中起着关键的作用。

1. CM 和 VLDL 转运与分解代谢异常 虽然 CM 和 VLDL 分别在肠道和肝脏中合成,并且转运和代谢途径各不相同,但由于两者都富含甘油三酯,所以在转运与分解代谢异常机制方面有一些相同之处。①LPL 表达与活性异常。LPL 是分解脂蛋白中所含甘油三酯的限速酶,是富含甘油三酯的 CM 和 VLDL 代谢的决定性因素。LPL 基因突变可引起 LPL 活性降低或不能表达正常的 LPL,引起 CM 代谢障碍,导致高甘油三酯血症;同时,CM 和 VLDL 代谢障碍造成磷脂和载脂蛋白向 HDL 转移减少,HDL 生成减少,含量降低。胰岛素是 LPL 活性的重要调节因素,可激活脂肪组织 LPL 的活性,而对骨骼肌 LPL 的活性有抑制作用。胰岛素抵抗或胰岛素缺陷型糖尿病以及甲状腺功能减低时,LPL 活性降低,CM 和 VLDL 降解减少,血浆甘油三酯水平升高。②apoC II 表达或活性异常。apoC II 是 LPL 发挥其活性所必需的辅助因子,apoC III 则对 LPL 活性有一定的抑制作用,apoC II /apoC III 值对 LPL 活性有显著的影响。基因突变造成 apoC II 表达减少或功能异常,LPL 不能被充分激活,CM 和 VLDL 中的甘油三酯分解受阻,使得 CM 和 VLDL 水平上升。肾病综合征时,LCAT 活性降低,使 HDL3 向 HDL2 转变减少,HDL2 作为 apoC II 最有效的运输载体,其水平的降低将直接导致 apoC II 含量下降。③apoE 基因多态性。apoE 基因有三个常见的等位基因——E2、E3 和 E4,apoE 结合的受体包括 apoE 受体和 LDLR,其中 apoE2 与两个受体的结合力都较差,使得含有 apoE 的脂蛋白 CM 和 VLDL 分解代谢障碍。

2. LDL 转运与分解代谢异常 ①LDLR 基因突变。LDLR 基因突变通过不同的机制引起 LDL 代谢障碍(表 6-3)。②apoB 基因突变。apoB 基因外显子 26 中单碱基置换 G→A 引起错义突变 CGG(Arg3500)→CAG(Glu),这种突变使 apoB100 受体结合域二级结构发生变化,与 LDLR 的结合能力显著下降,LDL 经 LDLR 受体途径降解减少。③LDLR 表达减少或活性降低。常由高胆固醇和高饱和脂肪酸饮食、肥胖、高龄以及女性绝经后雌激素水平下降等因素引起。④VLDL 向 LDL 转化增加。肾病综合征时 CETP 活性上调催化了富含胆固醇酯的 HDL 和富含甘油三酯的 VLDL 残粒之间的交换,加速了 VLDL 向 LDL 的转换。此外,LDLR 活性下降,VLDL 经 LDLR 途径分解代谢减少,使过多的 VLDL 转化为 LDL。

3. HDL 介导的胆固醇逆向转运异常 参与胆固醇逆向转运的蛋白质主要有 ABCA1、LCAT、CETP 和 B 族 I 型清道夫受体(SR-B I)等。编码这些蛋白质的基因突变常导致胆固醇逆向转运障碍。如家族性 CETP 缺陷症,由于基因突变导致 CETP 缺乏,HDL 中胆固醇酯转运到其他脂蛋白发生障碍,造成 HDL 中胆固醇酯积聚,表现为 HDL 浓度明显升高而 LDL 浓度偏低、总胆固醇浓度增高。LCAT 是参与脂质代谢的重要酶之一,主要作用是使卵磷脂 β 位脂肪酸与胆固醇 3-OH 作用,生成胆固醇酯。LCAT 缺乏症时因该酶基因突变导致上述功能异常,游离胆固醇不能转变为胆固醇酯,HDL 的成熟过程受阻,胆固醇逆向转运发生障碍。Tangier 病是由 ABCA1 基因突变引起的,外周组织胆固醇流出障碍,胆固醇逆向转运受阻。

表 6-3 LDLR 基因突变类型与代谢特点

突变类型	特点
I 型突变	细胞膜上无 LDL 受体存在
II 型突变	LDLR 合成后不能转运到高尔基体修饰,细胞膜上 LDLR 明显减少

续表

突变类型	特点
Ⅲ型突变	LDLR 不能与 LDL 结合
Ⅳ型突变	LDLR 与 LDL 结合后不能内移
Ⅴ型突变	LDLR 不能与 LDL 分离而循环使用

三、对机体的影响

(一)动脉粥样硬化

动脉粥样硬化(atherosclerosis,As)是指在多种危险因素的作用下,血管内膜结构和功能受损,导致通透性改变,以血脂异常沉积到血管壁为主要特征的渐进性病理过程,并伴有炎症细胞浸润(单核-巨噬细胞、T 细胞、肥大细胞等),中膜平滑肌细胞迁移增殖,泡沫细胞形成和细胞外基质合成增加,最终导致 As 斑块,病变中的脂质主要是胆固醇和胆固醇酯。As 危险因素众多,按其是否可以实施干预分为可控危险因素和不可控危险因素,其中脂代谢紊乱导致的高脂蛋白血症是 As 发生的最基本的危险因素。

动脉粥样硬化的可控危险因素:①不合理的饮食结构:高脂肪、高热量等。②不健康的生活方式:吸烟、酗酒、缺乏运动、心理应激等。③疾病:高脂蛋白血症、糖尿病、高血压、肥胖、高同型半胱氨酸血症、感染等。

不可控危险因素:遗传、性别、年龄、种族。

延伸阅读

As 发生的基本过程如下:各种危险因素导致血管内皮细胞结构和(或)功能障碍,血管壁通透性增加,血液中脂质向内膜下转运增加,同时血液中的单核细胞向内膜下浸润增加并分化为巨噬细胞。进入内膜下的脂质发生氧化修饰,氧化修饰的脂质具有多个方面的致动脉粥样硬化的作用:①浸润的巨噬细胞吞噬氧化修饰的低密度脂蛋白衍变成泡沫细胞,促进脂质在血管壁的蓄积,同时本身具有抗动脉粥样硬化作用的 HDL 在氧化修饰后,其作用类似于氧化修饰的 LDL 成为致动脉粥样硬化的因素。②氧化修饰的脂质成为抗原,通过模式识别受体 Toll 样受体激活机体的免疫炎症反应,表现为动脉粥样硬化病变中单核-巨噬细胞、T 细胞、肥大细胞等炎症细胞浸润持续增加,肿瘤坏死因子-α(tumor necrosis factor-α,TNF-α)、白细胞介素(interleukins,ILs)、C-反应蛋白(C-reactive protein,CRP)等炎症因子大量分泌,使得免疫炎症反应成为动脉粥样硬化发生和发展以及动脉粥样硬化斑块破裂导致急性临床事件发生的重要机制。③氧化修饰的脂质诱导血管壁中膜的平滑肌细胞穿过内弹力板向内膜下迁移增殖,并分泌大量的细胞外基质成为斑块纤维帽的主要组成成分。④氧化修饰的脂质诱导动脉粥样硬化病变中的细胞凋亡,内皮细胞凋亡导致血管壁的通透性进一步增加,巨噬细胞凋亡导致血管壁脂质沉积由细胞内转向细胞外,平滑肌细胞凋亡导致细胞外基质合成减少,斑块纤维帽变薄而更容易破裂。随着沉积脂质作用的持续存在,动脉粥样硬化病变最终发展为可引发临床事件的成熟斑块。

按斑块内脂质含量和其他特点,成熟斑块分为两类:易损斑块(vulnerable plaque)和稳定斑块(stable plaque)。易损斑块的特点如下:具有偏心性、相对体积大且质软的脂质核,脂质核占整个斑块的 40% 以上;纤维帽薄且不均匀,细胞外基质和平滑肌细胞数量减少;斑块内有大量的炎症细胞浸润;斑块内有大量的新生血管。

稳定斑块的特点如下:斑块内脂质核体积小;平滑肌细胞和细胞外基质含量多,浸润的炎症细胞少;纤维帽厚而均匀。As 斑块从三个方面导致急性冠脉综合征和脑卒中等急性临床事件的发生:①斑块表面出现溃疡、裂隙或斑块破裂,导致斑块部位或下游血栓形成,部分或完全堵塞血管腔。②斑块体积过大,导致血管腔堵塞,一般认为只有管腔截面积被堵塞达 50% 以上才会出现临床症状。

③斑块部位血管痉挛,使得本来因斑块存在而狭窄的血管更加堵塞。

(二)非酒精性脂肪性肝病

非酒精性脂肪性肝病(non-alcoholic fatty liver disease,NAFLD)是指明确排除酒精和其他肝损伤因素后发生的以肝细胞内脂质过度沉积为主要特征的临床病理综合征,主要包括三种:非酒精性脂肪肝、非酒精性脂肪性肝炎、非酒精性脂肪性肝炎相关性肝硬化。肝脏中沉积的脂质主要是甘油三酯。脂代谢紊乱是 NAFLD 的主要危险因素之一,反之,NAFLD 也将促进脂代谢紊乱的发生。目前解释 NAFLD 发生机制的主要是"二次打击"学说。该学说认为各种致病因素导致肝脏脂代谢紊乱,引起肝细胞内甘油三酯堆积是对肝脏的"第一次打击"。在"第一次打击"之后,甘油三酯沉积导致肝细胞脂肪变性,使得肝细胞对内、外源性损害因子的敏感性增强;二次打击主要为反应性氧化代谢产物增多,导致脂质过氧化伴线粒体解偶联蛋白-2 和 Fas 配体被诱导活化,进而引起脂肪变性的肝细胞发生炎症、坏死甚至纤维化。

(三)肥胖

肥胖是指由于食物能量摄入过多或机体代谢异常而导致体内脂质沉积过多,造成以体重过度增长为主要特征并可引起人体一系列病理、生理改变的一种状态。肥胖分为单纯性肥胖和继发性肥胖。单纯性肥胖主要与遗传因素和饮食营养过剩有关,除有脂质沉积之外,还有脂质细胞的增生和肥大。继发性肥胖主要由神经内分泌疾病所致,通常认为只有脂肪细胞的肥大而没有增生,但也有不同的观点。重度肥胖时,脂肪细胞不再进一步肥大而出现明显的增生。高脂蛋白血症时,脂质摄取或合成持续增加,使得脂肪组织中脂肪储存也相应增加,同时脂肪组织中脂质的动员分解降低,导致脂质在脂肪组织中大量沉积,诱发肥胖。

(四)对大脑的影响

大脑因为血脑屏障的存在而具有一个独立的脂代谢系统,但大量的流行病学资料发现,高脂蛋白血症是神经退行性疾病(如阿尔茨海默病)的一个重要的危险因素,降脂治疗可以降低神经退行性疾病发生的危险性。高脂蛋白血症可能通过两种机制影响脑组织脂代谢:①血脑屏障受损,通透性增加,使原本不能通过血脑屏障的血脂进入脑组织异常沉积。②血液中能通过血脑屏障且脂质合成必需的成分(如不饱和脂肪酸)进入脑组织增多,使得脑组织中脂质合成增加。

(五)对肾脏的影响

高脂蛋白血症对肾脏的损伤表现在两个方面:肾动脉粥样硬化病变和肾小球损伤。高脂蛋白血症导致肾动脉粥样硬化斑块形成,肾血流量减少,导致肾性高血压的发生,若斑块造成肾动脉狭窄进一步加重,肾脏将发生缺血、萎缩、间质纤维增生,甚至肾梗死。高脂蛋白血症导致肾小球损伤的机制较为复杂:①脂质可以脂滴的形式存在于肾小球细胞内,或沉积于系膜基质中,并发生氧化修饰,脂质尤其是氧化脂质可导致肾小球上皮细胞的损害和基底膜通透性增加,肾小球通透性增加,蛋白尿发生。②脂质还可导致系膜细胞弥漫性增生,系膜基质合成增加,使系膜增宽,趋化成纤维细胞、巨噬细胞等炎症细胞,发生一系列炎症反应,最终造成小管间质纤维化和肾小球硬化。

高脂蛋白血症对机体的影响还包括脂质在真皮内沉积形成黄色瘤和在角膜周缘沉积形成角膜弓等。

四、防治的病理生理基础

高脂蛋白血症可导致多个器官出现病变,其中很多病变的发生和发展过程非常漫长。因此,积极早期干预高脂蛋白血症的可控危险因素,可延缓或消除相应疾病的发生;有针对性地应用药物或其他方法展开治疗,可控制脂代谢紊乱性疾病的临床症状或保护靶器官。

（一）消除病因学因素

1. 防治原发病　众多的疾病可以影响胃肠道脂质的消化吸收、肝脏脂质合成与分解，以及脂质在各个器官中的分布。通过消除原发病病因，合理应用药物控制原发病的临床表现，可极大地降低脂代谢紊乱性疾病的发病风险。

2. 控制其他影响因素　①合理饮食是高脂蛋白血症防治的基础，应适当减少脂质的摄入，并控制其他能量物质如糖和蛋白质的摄入，促进体内的脂质动员，避免超重或肥胖的发生。②适度参加体力劳动和体育活动，避免长时间久坐不动。③戒除吸烟、酗酒等不良生活习惯。

（二）纠正血脂异常

1. 药物降脂　降脂药物治疗是临床上防治脂代谢紊乱性疾病的主要策略之一。针对体内脂质代谢的不同环节，可单独或联合使用药物。需要指出的是，虽然降脂极大地降低了脂代谢紊乱性疾病如心血管疾病的发病风险，但过度降脂所引起的低脂蛋白血症可能带来的负面影响也必须引起足够的重视。

2. 基因治疗　单基因突变是导致遗传性脂代谢紊乱的重要因素，尤其在高脂蛋白血症的发生中具有重要意义。矫正这些基因的异常表达，从而恢复正常的脂代谢是脂代谢紊乱基因治疗的病理生理基础。

（三）防止靶器官损伤

1. 促进靶器官胆固醇逆向转运　促进胆固醇的逆向转运，减少脂质在靶器官的蓄积造成靶器官损伤是脂代谢紊乱性疾病防治的一个重要的策略。

2. 保护靶器官　脂质在靶器官中的蓄积将通过各种机制导致靶器官的损伤，针对不同的损伤机制进行干预，从而减少靶器官损伤是临床防治的一个重要方面。例如，针对 As 病变堵塞血管导致所支配的下游组织缺血缺氧，可采用血管内支架放置来恢复血流的供应，保护组织免受损伤。脂质氧化修饰后对组织具有更强的损伤作用，可采用抗氧化剂保护组织免受损伤或减轻损伤。

第三节　低脂蛋白血症

原发性低脂蛋白血症主要是由基因突变等遗传因素引起的，常为常染色体隐性遗传，纯合子患者可出现明显的临床表现，而杂合子患者一般很少发病。继发性低脂蛋白血症影响因素众多，营养不良和消化不良、贫血、恶性肿瘤、感染和慢性炎症、甲状腺功能亢进、慢性严重肝胆和肠道疾病等均可导致低脂蛋白血症。需要指出的是，长时间大剂量降脂药物治疗也已成为低脂蛋白血症发生的一个重要影响因素。

（一）低脂蛋白血症的主要发生机制

1. 脂质摄入不足　常见于食物短缺、疾病引起的长期营养不良和长期素食，以及各种原因引起的脂质消化与吸收不良，如吸收不良综合征。其主要机制如下：①小肠系膜原发性缺陷或异常，影响脂质经黏膜上皮细胞吸收、转运，造成乳糜泻。②胰酶或胆盐缺乏造成脂质消化不良：如胰腺疾病、胆道梗阻等。③小肠吸收面积不足：如短肠综合征、胃结肠瘘等。④小肠黏膜继发性疾病：如小肠炎症、寄生虫病等。⑤小肠运动障碍：动力过速如甲状腺功能亢进影响小肠吸收时间，动力过缓如假性小肠梗阻、系统性硬皮病，导致小肠细菌过度生长。⑥淋巴回流障碍：如淋巴管梗阻、淋巴发育不良等，使得乳糜微粒经淋巴管进入血液循环受阻。

2. 脂质代谢增强　脂质代谢增强主要包括脂质的利用增加和分解增强。①脂质利用增加：常见于贫血引起的低脂蛋白血症。贫血引起红细胞的增殖增加，使得作为细胞膜主要组分的胆固醇利用增加，导致血脂水平降低，而血脂水平降低又使得红细胞膜的脆性增加，红细胞容易破碎，贫血进一步加重,形成恶性循环。②脂质分解增强:常见于甲状腺功能亢进、恶性肿瘤等引起的低脂蛋白血症。甲状腺激素具有刺激脂肪合成和促进脂肪分解的双重功能,总的作用是减少脂肪的储存,降低血脂浓度。甲状腺功能亢进时高甲状腺素从以下三个方面导致血脂浓度降低:刺激 LDLR 表达增加和活性增强,经 LDLR 途径清除 LDL 增加;促进胆固醇转化为胆汁酸,排泄增加;脂蛋白脂酶和肝脂酶活性增加,使得血清中甘油三酯清除率增高和 HDL2 浓度下降。恶性肿瘤引起低脂蛋白血症的机制在于肿瘤细胞表面 LDLR 活性增加和厌食而导致的营养不良。

3. 脂质合成减少 常见于严重的肝胆疾病,以及各种原因引起的脂质合成所需原料减少。不管何种原因引起的晚期慢性肝病,都会导致 apoA 和 apoB 合成障碍,血浆中浓度降低。严重创伤或烧伤时,有可能导致胆固醇合成前体羊毛固醇和 7-胆甾烯醇丢失,两者的缺乏将直接导致胆固醇合成不足。

4. 脂蛋白相关基因缺陷 脂蛋白相关基因缺陷是低脂蛋白血症发生的重要遗传性机制。遗传性低脂蛋白血症分为低 α-脂蛋白血症和低 β-脂蛋白血症。①低 α-脂蛋白血症主要包括家族性低 α-脂蛋白血症(Tangier 病)和 LCAT 缺乏症。Tangier 病由 ABCA1 基因突变所致,是一种常染色体隐性遗传病。LCAT 缺乏症患者虽然 α-脂蛋白水平降低,但其游离胆固醇和总胆固醇水平是增高的,其发生的机制如前所述。②低 β-脂蛋白血症,主要包括家族性低 β-脂蛋白血症和无 β-脂蛋白血症,两者皆因 apoB 基因突变所致。apoB 基因突变引起家族性低 β-脂蛋白血症的机制尚不完全清楚,已有研究表明至少有两个方面的机制参与:apoB 基因突变导致不完整的 apoB 蛋白分子产生,后者与 LDLR 的结合力较 apoB100 更强,促进了经 LDLR 清除血浆 LDL;apoB 分泌缺陷,含 apoB 的脂蛋白如 CM、VLDL 和 LDL 合成代谢障碍。

低脂蛋白血症对机体的影响主要表现如下。

1. 对血液系统的影响 血液系统中出现棘形红细胞,正常的磷脂酰胆碱与鞘磷脂的比例发生翻转是其主要原因。细胞膜脂质水平的降低导致红细胞的渗透脆性显著增加,红细胞出现自溶现象,血小板活力下降,可伴有贫血和凝血机制异常,易引起脑出血。

2. 对消化系统的影响 个体出生后出现脂肪泻导致脂肪吸收不良,小肠壁细胞中充满脂滴,少数患者有肝肿大和转氨酶水平升高。

3. 对神经系统的影响 个体出生早期即出现精神运动发育迟缓,如出现伸张反射和腱反射减弱,以及定位感觉丧失、步态不稳和语言障碍等。随着中枢和周围神经系统发生慢性退行性脱髓鞘,多数个体出现智力障碍、小脑性震颤、共济失调、肌肉软弱无力、视力减退、视野缩小、夜盲甚至全盲。

此外,低脂蛋白血症与结肠癌、子宫内膜癌和肝癌等肿瘤的发生呈现明显相关性,这也解释了他汀类药物因降脂而具有潜在致癌性,但现有证据不能表明低脂蛋白血症与肿瘤的发生具有因果关系。低脂蛋白血症还可导致患者死亡率明显升高。

低脂蛋白血症在临床上比较少见,其主要防治措施是消除病因学因素和补充脂溶性维生素,保护靶器官。

案例分析

学习小结

先证者,男,34 岁。自 9 岁开始左肘关节及左臀部皮下可见米粒大小的结节,各一个,其色淡、黄、质韧,无明显压痛,与周围组织边界清楚,生长缓慢。随年龄增长结节亦逐渐增大。关节活动不受限。因"反复左侧胸痛 2 天"到医院就诊,血脂检查发现患者总胆固醇为 12.64 mmol/L,LDL-C 为 8.18 mmol/L,甘油三酯及高密度脂蛋白胆固醇正常(?)。无肥胖、高血压、糖尿病、吸烟等冠心病危险因素。查体:血压 120/80 mmHg,身高 168 cm,体重 60 kg,体重指数 21.3 kg/m²。左肘关节及左臀部可见黄豆大小的黄色结节,各一个,质地较硬,病理诊断为黄色瘤。心率 80 次/分,律齐,未闻及病理性杂音。

试分析:(1)患者的诊断是什么?主要依据是什么?(2)患者出现脂代谢异常的可能机制是什么?

NOTE

复习思考题

1. 高脂蛋白血症是怎样发生的？它对机体可产生哪些危害？
2. 高脂蛋白血症可分为哪些类型？各有什么特点？

（王佐）

第七章 缺 氧

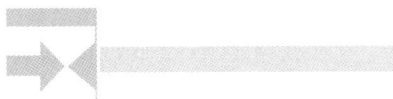

本章PPT

> **学习目标**

1. 掌握 缺氧的概念、分类及常用的血氧指标;各种类型缺氧发生的原因、机制及血氧指标变化的特点。
2. 熟悉 各型缺氧患者皮肤、黏膜颜色变化的特点;缺氧对机体的功能和代谢的影响。
3. 了解 影响机体对缺氧耐受性的因素以及缺氧治疗的病理生理基础。

氧是人赖以生存的基本条件,是维持人体生命活动不可或缺的物质。呼吸是人体获取氧的唯一途径。完整的呼吸过程包括三个环节:外呼吸(包括肺通气和肺换气)、气体运输及内呼吸。机体不断地通过呼吸运动将大气中的氧吸进肺泡,然后弥散进入肺泡毛细血管与血红蛋白结合,再通过血液循环将氧输送至全身各个部位供组织细胞利用。机体获取和利用氧是一个复杂的过程,其中任意一个环节出现异常都可能导致缺氧。因供氧不足或用氧障碍导致组织细胞功能、代谢及形态结构发生异常变化的病理过程称为缺氧(hypoxia)。

人体内储存的氧量极少,仅为 1.5 L 左右。静息状态下成人每分钟耗氧量约为 250 mL,活动时耗氧量明显增加。因此,一旦呼吸、心跳停止,人体无法从外界环境中获取氧,体内储存的氧很快就会被耗尽,数分钟内就可能因缺氧而死亡。缺氧是临床上常见的病理过程之一,可发生于人体各种组织和器官,是导致死亡的重要原因,同时也是航空、高原、登山、密闭空间作业中常见的现象。

第一节 常用的血氧指标及其影响因素

缺氧发生的原因有两大方面:组织供氧不足或用氧障碍。

$$组织供氧量 = 动脉血氧含量 \times 组织血流量$$
$$组织耗氧量 = (动脉血氧含量 - 静脉血氧含量) \times 组织血流量$$

临床上可通过血氧指标的变化来判断组织供氧和用氧的情况。常用的血氧指标包括血氧分压、血氧容量、血氧含量、血氧饱和度等。这些指标可以通过血气分析仪进行测定。

一、血氧分压

血氧分压(partial pressure of oxygen,PO_2)是指以物理状态溶解在血液中的氧分子所产生的张力。温度为 37 ℃时,100 mL 血液中以物理溶解的氧,每 0.003 mL 可产生 1 mmHg(0.133 kPa)的氧分压。因此,溶解在血液中的氧越多,产生的张力越大,血氧分压就越高;反之,则血氧分压越低。

动脉血氧分压(PaO_2)正常值约为 100 mmHg(13.3 kPa),其高低主要决定于吸入气氧分压及外呼吸(肺通气和肺换气)功能。正常情况下,肺泡气氧分压(P_AO_2)与动脉血氧分压之间存在压力差,称为肺泡-动脉血氧分压差。临床上可以依据这个差值的大小来判断肺换气功能是否正常。静脉血氧分压(PvO_2)正常值约为 40 mmHg(5.33 kPa),其高低主要取决于内呼吸的状态,即组织、细胞摄取氧的能力。

二、血氧容量

血氧容量(oxygen binding capacity，CO_2 max)是指在 38 ℃，氧分压为 150 mmHg(20.0 kPa)，二氧化碳分压为 40 mmHg(5.33 kPa)条件下，体外 100 mL 血液中血红蛋白(hemoglobin，Hb)完全氧合后的最大携氧量。血氧容量取决于 Hb 与 O_2 结合的能力以及血液中 Hb 的含量。在上述条件下，1 g 正常的 Hb 完全氧合时可以结合 1.34 mL O_2，正常成人 100 mL 血液中含有 15 g Hb。因此，血氧容量正常值为 15 (g/dL)×1.34 (mL/g)，即 20 mL/dL。

三、血氧含量

血氧含量(oxygen content，CO_2)是指 100 mL 血液中实际含有的氧量，包括物理溶解的氧量以及与 Hb 结合的氧量。因正常情况下，以物理状态溶解在血液中的氧量很低，仅为 0.3 mL/dL，常忽略不计。血氧含量主要决定于血氧分压和血氧容量(包括 Hb 与 O_2 结合的能力以及血液中 Hb 的含量)。动脉血氧含量(CaO_2)正常为 19 mL/dL，静脉血氧含量(CvO_2)正常为 14 mL/dL，动-静脉血氧含量差(CaO_2-CvO_2)正常为 5 mL/dL。动-静脉血氧含量差可以反映组织从毛细血管中摄取氧的能力，若组织摄取氧的能力减弱，则动-静脉血氧含量差减小。

四、血氧饱和度

血氧饱和度(oxygen saturation of hemoglobin，SO_2)又称血红蛋白氧饱和度，是指血液中 Hb 与 O_2 结合的百分数，即氧合 Hb(HbO_2)占 Hb 总量的百分数。计算方法：血氧饱和度=(血氧含量-溶解氧量)/血氧容量×100%，约等于血氧含量占血氧容量的百分比。动脉血氧饱和度(SaO_2)正常为 95%~98%，静脉血氧饱和度(SvO_2)正常为 70%~75%。血氧饱和度的高低主要取决于血氧分压，两者之间的关系可用氧合 Hb 解离曲线即氧离曲线表示，氧离曲线呈 S 形(图 7-1)。血氧饱和度除受血氧分压的影响外，还受血液温度、pH、CO_2 分压及红细胞内 2,3-二磷酸甘油酸(2,3-diphosphoglyceric acid，2,3-DPG)含量的影响。血液温度降低，H^+ 浓度降低，CO_2 分压降低或红细胞内 2,3-二磷酸甘油酸含量降低时，Hb 与 O_2 的亲和力增高，氧离曲线左移，与氧结合的 Hb 不容易释放氧，组织、细胞容易出现缺氧；反之，Hb 与 O_2 的亲和力降低，氧离曲线右移，与氧结合的 Hb 容易释放氧，组织细胞不容易出现缺氧。

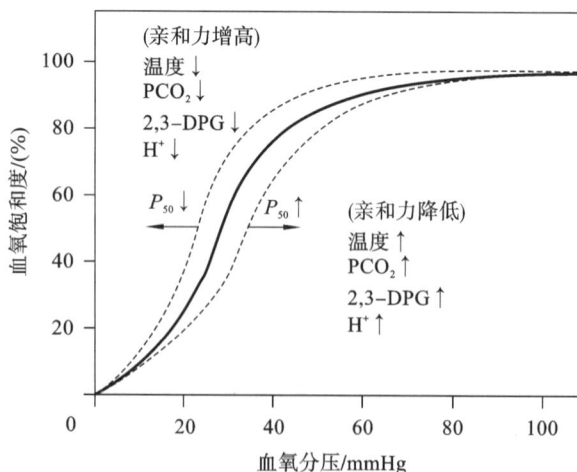

图 7-1 氧离曲线及其影响因素

P_{50} 是指血氧饱和度为 50% 时的血氧分压，正常为 26~27 mmHg(3.47~3.6 kPa)，可作为评价 Hb 与 O_2 亲和力高低的指标。氧离曲线左移时，P_{50} 减小，Hb 与 O_2 的亲和力增高；反之，氧离曲线右移时，P_{50} 增大，Hb 与 O_2 的亲和力降低。

第二节 缺氧的类型、原因、发病机制及血氧变化特点

人体通过外呼吸将大气中的氧吸入肺泡,经弥散进入血液中与 Hb 结合,再通过血液循环运送到全身,供组织细胞摄取和利用,以保证细胞生物氧化的需要。在这个过程中,任意一个环节出现障碍都有可能导致缺氧的发生。根据缺氧发生的原因和血氧变化的特点,缺氧可以分为低张性缺氧、血液性缺氧、循环性缺氧和组织性缺氧四种类型(图 7-2)。

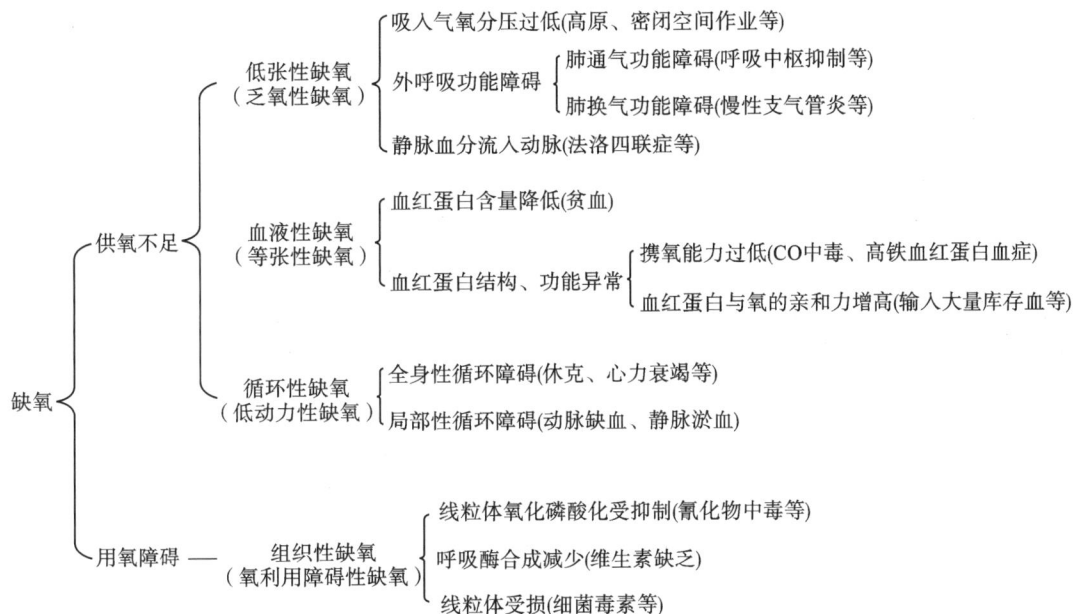

图 7-2 缺氧的类型、原因

一、低张性缺氧

因肺泡气氧分压降低或静脉血分流入动脉引起动脉血氧分压降低,导致组织供氧不足,称为低张性缺氧(hypotonic hypoxia)。其基本特征为动脉血氧分压降低、动脉血氧含量降低,又称为乏氧性缺氧(hypoxic hypoxia),是临床上最常见的缺氧类型。

(一)原因

1. 吸入气氧分压过低 常见于高原、攀登高山、高空飞行和密闭空间(矿井、坑道等)作业。在海平面上,吸入气氧分压为 159 mmHg,随着海拔升高,大气压逐渐降低,吸入气氧分压也随之降低,当海拔达 6096 m 时,吸入气氧分压仅为 73 mmHg,低于海平面吸入气氧分压的 1/2(表 7-1)。吸入气氧分压的高低直接影响肺泡气氧分压的高低。而氧从肺泡扩散至血液的速度受肺泡气氧分压与肺毛细血管静脉氧分压差的影响,压力差越大,越有利于氧的扩散。海拔增高后,大气压降低,吸入气氧分压降低,肺泡气氧分压也相应降低,导致弥散进入血液的氧减少,动脉血氧分压降低,血氧饱和度降低。密闭空间内通风不良,也会导致吸入气氧分压过低的情况出现。

表 7-1 不同海拔高度的大气压、吸入气氧分压、肺泡气氧分压、肺泡气 CO_2 分压和血氧饱和度

海拔高度 /m	大气压 /mmHg	吸入气氧分压 /mmHg	肺泡气氧分压 /mmHg	肺泡气 CO_2 分压 /mmHg	血氧饱和度 /(%)
0	760	159	104	40	97

续表

海拔高度 /m	大气压 /mmHg	吸入气氧分压 /mmHg	肺泡气氧分压 /mmHg	肺泡气 CO_2 分压 /mmHg	血氧饱和度 /（%）
3048	523	110	67	36	90
6096	349	73	40	24	73
9144	226	47	18	24	24

2. 外呼吸功能障碍　外呼吸包括肺通气和肺换气，当肺通气和（或）肺换气功能发生障碍时，肺泡气氧分压及弥散到血液中的氧减少，可导致动脉血氧分压降低，动脉血氧含量减少。由外呼吸功能障碍引起的缺氧又称为呼吸性缺氧（respiratory hypoxia）。临床上常见于呼吸道阻塞（喉头痉挛、溺水、异物阻塞等）、胸廓病变（严重气胸、胸腔积液等）、呼吸中枢抑制（过量服用毒品、使用麻醉剂、使用镇痛药、酒精中毒等）、肺部疾病（肺水肿、肺气肿、肺纤维化等）及呼吸肌麻痹等。

3. 静脉血分流入动脉　常见于房间隔或室间隔缺损伴有肺动脉狭窄或肺动脉高压的先天性心脏病患者，如艾森曼格综合征、法洛四联症等。由于右心压力增高且超过左心压力，血液从左、右心之间的异常通道发生右向左分流，静脉血掺入动脉血中，导致动脉血氧分压及血氧含量降低。

（二）血氧变化及皮肤、黏膜颜色变化的特点

低张性缺氧患者血氧变化特点：动脉血氧分压降低，血氧饱和度降低，血氧容量正常或升高，血氧含量降低，动-静脉血氧含量差减小或正常。

低张性缺氧患者，由于进入血液中的氧减少或静脉血掺入动脉，动脉血氧分压降低。血氧饱和度的高低取决于动脉血氧分压，当动脉血氧分压高于 60 mmHg 时，血氧饱和度变化幅度不大，但当动脉血氧分压低于 60 mmHg 时，随着氧分压降低，血氧饱和度明显下降，导致组织、细胞缺氧。血氧容量取决于 Hb 与 O_2 结合的能力及血液中 Hb 的含量。在急性低张性缺氧时，由于 Hb 与 O_2 结合的能力及 Hb 的含量没有发生明显变化，所以血氧容量一般正常；但慢性低张性缺氧患者，可因红细胞和血红蛋白代偿性增多致血氧容量增高。血液中的氧弥散进入组织细胞的速度取决于两者的氧分压差。低张性缺氧时，由于动脉血氧分压降低，氧向组织细胞弥散的驱动力减小，速度减慢。此时，血液向组织细胞弥散的氧量减少，导致动-静脉血氧含量差减小。但若为慢性低张性缺氧，机体通过代偿调节作用，使组织细胞利用氧的能力增强，可使动-静脉血氧含量差接近正常。

低张性缺氧患者皮肤、黏膜常呈现青紫色。这是由低张性缺氧患者血液中脱氧血红蛋白浓度异常增高引起的。一般情况下，毛细血管血液中脱氧血红蛋白浓度约为 2.6 g/dL，当血液中脱氧血红蛋白浓度达到或超过 5 g/dL 时，可使皮肤、黏膜呈现青紫色，称为发绀（cyanosis）。值得注意的是，对于血红蛋白正常的人而言，发绀和缺氧同时存在，可以根据患者皮肤、黏膜颜色判断其缺氧的程度。但对于血红蛋白不正常的人而言，缺氧不一定会有发绀，出现发绀不一定代表有缺氧。如严重贫血的患者，体内血红蛋白含量明显下降，即使出现严重缺氧，血液中的脱氧血红蛋白浓度也难以达到 5 g/dL，因此一般不出现发绀。而对于长期生活在高原地区的人，由于红细胞代偿性增多，其血液中的红细胞数量高于长期生活在平原的人，当其到达平原后血液中脱氧血红蛋白浓度可超过 5 g/dL，但可不出现缺氧症状。

二、血液性缺氧

Hb 含量降低或其结构、功能发生异常，导致血液携氧能力降低或与 Hb 结合的氧不容易释放引起的组织缺氧，称为血液性缺氧（hemic hypoxia）。其主要特征为血氧容量降低。由于血液性缺氧时，外呼吸功能正常，以物理状态溶解在血液中的氧量正常，动脉血氧分压正常，故此类型缺氧又称为等张性缺氧（isotonic hypoxia）。

延伸阅读

延伸阅读

（一）原因

1. Hb 含量降低 见于各种类型的严重贫血（anemia）。严重贫血患者由于单位容积内红细胞数减少及 Hb 含量降低，血液携氧能力降低，引起组织缺氧。

2. 碳氧血红蛋白血症 见于一氧化碳中毒。正常情况下，人体内可有少量的 CO，与一氧化氮（nitric oxide，NO）相似，CO 可以作为脑或其他部位的细胞信号分子。体内 CO 主要来源于血红素的降解，通过这个途径每小时可产生 16 μmol 的 CO。生理情况下，血液中可有 0.4% 的碳氧血红蛋白（carboxyhemoglobin，HbCO）。虽然 CO 与 Hb 结合的速度只有 O_2 与 Hb 结合速度的 1/10，但是其与 Hb 解离的速度为 O_2 与 Hb 解离速度的 1/2100，因此，CO 与 Hb 的亲和力要比 O_2 与 Hb 的亲和力高 210 倍。当吸入气中有 0.1% 的 CO 时，血液中约 50% 的 Hb 可与 CO 结合生成 HbCO，若吸入气中有 0.5% 的 CO，血液中 HbCO 可高达 70%，从而使大量的 Hb 失去携氧能力。CO 除了影响 Hb 与氧的结合外，还影响氧的释放。Hb 分子中的某一个血红素与 CO 结合后，将会增加其他 3 个血红素与氧的亲和力，使与 Hb 结合的氧不容易释出，氧离曲线左移，组织细胞缺氧。此外，CO 还可以通过抑制红细胞糖酵解的过程，减少 2,3-DPG 的生成，使氧离曲线左移，进一步加重组织细胞缺氧的程度。

3. 高铁血红蛋白血症 高铁血红蛋白血症分为两种：先天性和获得性高铁血红蛋白血症。先天性高铁血红蛋白血症较为罕见，发病原因主要与细胞色素 b5 还原酶缺乏有关。临床上较为常见的是获得性高铁血红蛋白血症。正常情况下，Hb 中的铁主要以 Fe^{2+} 的形式存在，当机体暴露在氧化剂（亚硝酸盐、磺胺类衍生物和过氯酸盐等）、化学物质或毒物（氨苯砜、普鲁卡因及苯胺等）时，Fe^{2+} 可被氧化生成 Fe^{3+}，形成高铁血红蛋白（methemoglobin，$HbFe^{3+}OH$），导致机体出现高铁血红蛋白血症（methemoglobinemia，MHb）。高铁血红蛋白中的 Fe^{3+} 可因与羟基的牢固结合而失去携氧能力。此外，血红蛋白分子中部分 Fe^{2+} 被氧化成 Fe^{3+} 后，剩余的 Fe^{2+} 与氧的亲和力增高，氧离曲线左移，氧不容易释放出来，导致组织细胞缺氧。

生理情况下，血液中也存在少量的高铁血红蛋白，但不会超过血红蛋白总量的 2%。因为血液中不断生成的高铁血红蛋白可被血液中的还原剂（维生素 C、NADH、抗坏血酸及还原型谷胱甘肽）等还原为 Fe^{2+}。当机体高铁血红蛋白含量超过血红蛋白总量的 10% 时，可出现缺氧症状；当其含量达到总量的 30%～50% 时，机体会出现头痛、呼吸急促、恶心、嗜睡甚至昏迷等严重缺氧表现。这种情况在临床上最常见于亚硝酸盐中毒。当患者食用大量含有硝酸盐的腌菜或剩饭剩菜后，在肠道细菌作用下，硝酸盐被还原为亚硝酸盐。亚硝酸盐是一种强氧化剂，被吸收入血后，可将血红蛋白中的 Fe^{2+} 氧化成 Fe^{3+}，导致高铁血红蛋白血症。当血液中 $HbFe^{3+}OH$ 的浓度达到 1.5 g/dL 时，患者皮肤、黏膜可呈现棕褐色或青紫色，称为肠源性发绀（enterogenous cyanosis）。

4. Hb 与氧亲和力异常增高 见于异常血红蛋白病。该病由于珠蛋白肽链发生氨基酸替代，影响了血红蛋白分子的四级结构，使 Hb 与氧的亲和力增高 4～6 倍，氧离曲线左移，组织缺氧。此外，还见于输入大量的碱性液体和库存血。输入碱性液体时，由于血液中 pH 增高，氧离曲线左移；而库存血中由于 2,3-DPG 含量较低，也可引起氧离曲线左移，氧难以释出，组织缺氧。

（二）血氧变化及皮肤、黏膜颜色变化的特点

血液性缺氧时血氧变化特点：动脉血氧分压正常，血氧饱和度正常，血氧容量和血氧含量一般降低，动-静脉血氧含量差减小。

血液性缺氧时，由于吸入气氧分压和外呼吸功能均正常，所以动脉血氧分压正常；由于动脉血氧饱和度主要取决于动脉血氧分压，故血氧饱和度也正常。对于贫血的患者，由于 Hb 含量降低，Hb 携氧能力降低，血氧容量及血氧含量均降低。此时，随着氧的不断释出，毛细血管床中平均血氧分压降低较快，低于正常值，导致毛细血管血液与组织细胞氧分压梯度降低，向组织弥散的氧量减少，引起组织细胞缺氧，动-静脉血氧含量差变小。由于血氧容量检测的是体外 100 mL 血液中 Hb 完全氧合后的最大携氧量，因此，对于 CO 中毒的患者，其体外测得的血氧容量可以正常。但此时患者体内实际

的血氧容量是下降的,因为血液中部分 Hb 已经与 CO 结合生成 HbCO,失去携氧能力。另外,HbCO 的存在还使氧离曲线左移,氧不容易释出,进入组织的氧量减少,导致动-静脉血氧含量差低于正常。同样,高铁血红蛋白血症时,Hb 与氧的亲和力增高,氧离曲线左移,也导致动-静脉血氧含量差低于正常。由 Hb 与氧亲和力异常增高引起的血液性缺氧情况较为特殊,其动脉血氧容量及血氧含量可不下降,但由于 Hb 与氧亲和力异常增高,氧不容易释出,导致动-静脉血氧含量差低于正常。

严重贫血患者皮肤、黏膜呈苍白色;CO 中毒患者,由于碳氧血红蛋白为鲜红色,故皮肤、黏膜呈樱桃红色,但严重缺氧时,可因皮肤血管收缩而呈现苍白色;高铁血红蛋白血症患者,由于高铁血红蛋白呈棕褐色,故皮肤、黏膜呈咖啡色;由 Hb 与氧亲和力异常增高引起的血液性缺氧患者,因血液中氧合血红蛋白含量高于正常,故皮肤、黏膜呈鲜红色。

三、循环性缺氧

循环性缺氧(circulatory hypoxia)是指因组织血流量减少导致的组织供氧不足,又称为低血流性缺氧或低动力性缺氧(hypokinetic hypoxia)。循环性缺氧分为两种类型:缺血性缺氧和淤血性缺氧,前者是由动脉狭窄或阻塞引起动脉灌流不足引起的;后者是由静脉受压引起管腔狭窄或闭塞,血液回流受阻,导致血液淤积在小静脉或毛细血管内所致。

(一)原因

1. 全身性循环障碍 常见于心力衰竭、休克、DIC 等。心力衰竭患者由于心排血量减少,向动脉排出的血液减少,导致全身各组织器官缺血,供给组织器官利用的氧量减少,出现缺血性缺氧;又因心腔内有血液淤滞,压力增高,使静脉回流受阻,导致淤血性缺氧。休克及 DIC 患者由于有效循环血容量急剧减少,心排血量显著下降,组织血液灌流量严重不足,导致全身循环性缺氧,患者可因多器官功能障碍而死亡。

2. 局部性循环障碍 见于栓塞(如血栓,空气、脂肪和羊水栓塞等)、动脉粥样硬化、血管痉挛或受压、血管炎等。这种缺氧引起的后果主要取决于其发生的部位,轻者可引起局部组织缺血坏死,如肠套叠时肠系膜血管受压迫,导致局部肠段缺血、淤血,肠壁出现坏死;重者可引起患者死亡,如冠状动脉粥样硬化斑块破裂引起的心肌梗死等。

(二)血氧变化及皮肤、黏膜颜色变化的特点

循环性缺氧时血氧变化的特点:动脉血氧分压、血氧饱和度、血氧容量、血氧含量均正常,动-静脉血氧含量差大于正常。

循环性缺氧患者外呼吸功能正常,故动脉血氧分压正常;而血氧饱和度主要取决于血氧分压,故血氧饱和度也正常。血氧容量主要取决于 Hb 与 O_2 结合的能力及血液中 Hb 的含量,循环性缺氧时,Hb 的质和量没有发生改变,故血氧容量正常。血氧含量主要取决于血氧分压和血氧容量,故血氧含量也正常。由于血液流速减慢,血液通过组织毛细血管的时间延长,单位容积血液与组织接触的时间也延长,导致组织从单位容积血液中摄取的氧量增加,静脉血氧含量降低;同时,由于血液淤滞,血液中 CO_2 含量增高,致氧离曲线右移,释放的氧增加,导致动-静脉血氧含量差大于正常,这是循环性缺氧患者血氧变化的主要特征。

因动脉灌流不足引起的循环性缺氧患者,皮肤、黏膜呈苍白色;因静脉淤血引起的循环性缺氧患者,由于血液内脱氧血红蛋白含量增高,皮肤、黏膜呈青紫色,即发绀。

四、组织性缺氧

组织性缺氧是指在供氧正常的情况下,因组织细胞生物氧化过程受抑制,对氧的利用发生障碍引起的缺氧,又称为氧利用障碍性缺氧。

(一)原因

1. 线粒体氧化磷酸化受抑制 线粒体是细胞内氧化磷酸化和生成 ATP 的主要场所。进入细胞

内的氧有 80%～90% 在线粒体内用于氧化磷酸化。任何影响线粒体呼吸链电子传递过程或氧化和磷酸化偶联过程的因素均可导致组织生物氧化过程受抑,引起组织缺氧。多种毒物或药物可影响呼吸链电子传递过程(图 7-3)。异戊巴比妥、鱼藤酮和胍乙啶等可以与呼吸链复合体 I(NADH 脱氢酶)中的硫铁蛋白结合,从而阻断电子由 NADH 向辅酶 Q 的传递;丙二酸酯、萎锈灵、三氟乙酸铊等可以抑制呼吸链复合体 II(琥珀酸脱氢酶),阻断电子从琥珀酸传递到泛醌。抗霉素 A、二巯丙醇、降糖药(苯乙双胍等)是呼吸链复合体 III(泛醌-细胞色素 c 还原酶)的抑制剂,可阻断 Cyt b 到 Cytc1 间的电子传递。氰化物(如 KCN、HCN、NaCN 等)可以抑制呼吸链复合体 IV(细胞色素 c 氧化酶),进入机体的 CN^- 可迅速与氧化型细胞色素氧化酶中的 Fe^{3+} 发生反应,生成氰化高铁细胞色素氧化酶,阻碍其还原为具有 Fe^{2+} 辅基的还原型细胞色素氧化酶,丧失传递电子的能力,呼吸链中断,组织不能利用氧。一氧化碳、硫化氢和叠氮化合物等也可以抑制细胞色素 c 氧化酶,从而影响线粒体氧化磷酸化的过程。此外,影响氧化和磷酸化偶联过程的因素也可抑制生物氧化过程。2,4-二硝基苯酚、缬氨霉素等解偶联剂可以解除氧化和磷酸化的偶联过程,此时,呼吸链的电子传递虽可正常进行,但是在呼吸链电子传递过程中泵出的 H^+ 不经 F_0 质子通道回流而是运回线粒体内部,由电子传递产生的能量不能用于 ADP 磷酸化过程,导致 ATP 生成减少。

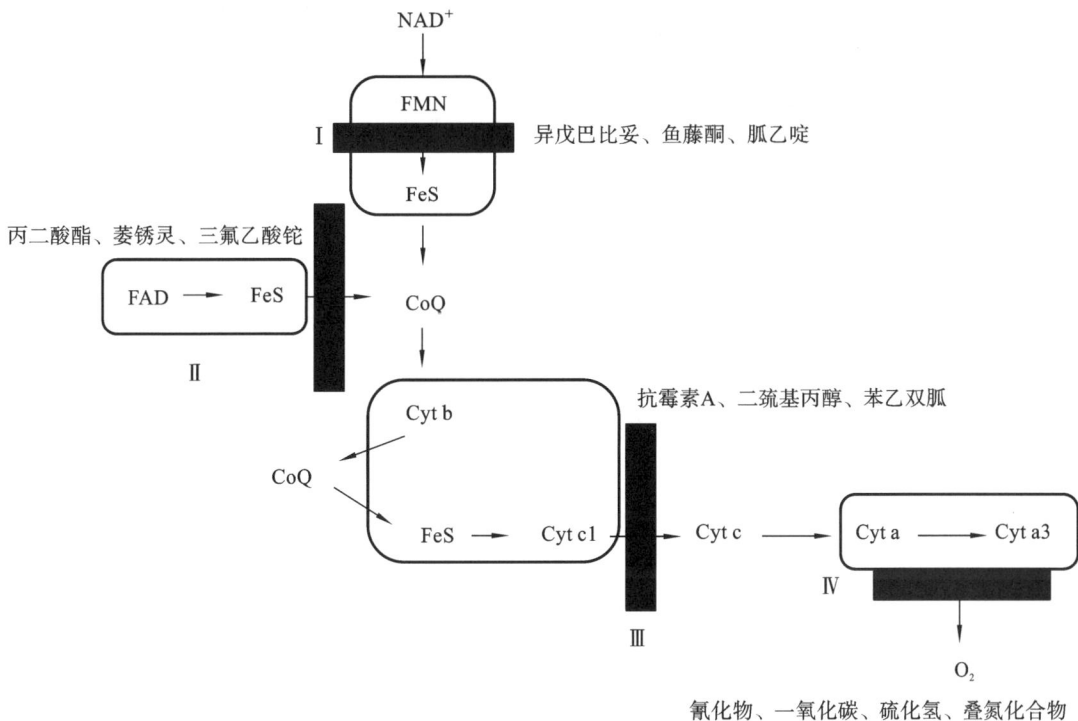

图 7-3 呼吸链及氧化磷酸化抑制剂作用环节示意图

2. 呼吸酶合成减少 许多维生素如维生素 B_1、维生素 B_2(核黄素)、维生素 PP(烟酰胺)、维生素 B_5(泛酸)等是呼吸链中脱氢酶的辅酶成分,当这些维生素缺乏时,呼吸酶的合成减少,呼吸链受抑制,导致组织细胞用氧发生障碍。

3. 线粒体受损 线粒体是细胞进行氧化磷酸化及产生 ATP 的重要场所,高温、大剂量放射线照射、毒物、机械损伤和细菌毒素等均可使线粒体的结构和功能受损,影响线粒体氧化磷酸化过程,ATP 生成减少。

(二)血氧变化及皮肤、黏膜颜色变化的特点

组织性缺氧时血氧变化的特点:动脉血氧分压、血氧饱和度、血氧容量、血氧含量均正常,动-静脉血氧含量差减小。

由于组织性缺氧时机体供氧是正常的,故动脉血氧分压、血氧饱和度、血氧容量、血氧含量均正

常;组织性缺氧发生的关键是细胞生物氧化过程受抑,导致细胞用氧发生障碍,此时静脉血氧分压及血氧含量均高于正常,导致动-静脉血氧含量差减小。

组织性缺氧患者皮肤、黏膜呈鲜红色或玫瑰红色,这是由于组织细胞用氧发生障碍,导致毛细血管中氧合血红蛋白没有被充分利用,使氧合血红蛋白的含量较正常时增高所致。

各种类型缺氧的血氧变化特点及皮肤、黏膜颜色变化见表7-2。

表 7-2　各种类型缺氧的血氧变化特点及皮肤、黏膜颜色变化

缺氧类型	动脉血氧分压	动脉血氧饱和度	血氧容量	动脉血氧含量	动-静脉血氧含量差	皮肤、黏膜颜色
低张性缺氧	↓	↓	N 或 ↑	↓	N 或 ↓	青紫色
血液性缺氧	N	N	↓ 或 N	↓	↓	苍白色、樱桃红色或咖啡色
循环性缺氧	N	N	N	N	↑	苍白色或青紫色
组织性缺氧	N	N	N	N	↓	鲜红色或玫瑰红色

注:N,正常;↑,升高;↓,降低。

值得注意的是,临床上所见的缺氧往往不是单一类型的缺氧,而是混合性缺氧。例如,失血性休克患者因全身有效循环血容量急剧减少,血液灌流不足,导致循环性缺氧;大量失血伴有 Hb 丢失的患者,在抢救过程中大量输液引起血液过度稀释致血液性缺氧;当休克累及肺时可引起急性呼吸衰竭,导致低张性缺氧的发生;休克引起微循环紊乱使线粒体受损,可导致组织性缺氧的发生。左心衰竭的患者主要表现为循环性缺氧,但当患者合并肺水肿时又可伴发低张性缺氧。

第三节　缺氧对机体功能和代谢的影响

缺氧对机体各系统、器官、组织和细胞的功能和代谢均可产生影响,其影响的程度主要取决于缺氧发生的原因、速度、严重程度以及机体的功能代谢状态。由氰化物中毒引起的组织性缺氧患者,可在数分钟内死亡;而由贫血引起的血液性缺氧患者,即使 Hb 含量减少至正常的一半,患者仍可以正常生活。缺氧的速度不同,对机体的影响也不同。例如,登山者在短时间内由平原地区快速登到海拔3000 m 以上的高山,容易出现急性高原病;而藏族人民却能在海拔 3500 m 以上的高原地区正常工作、生活。缺氧的严重程度不同,对机体的功能代谢影响也不同。例如,轻度 CO 中毒可致患者出现头痛、头晕、恶心、呕吐等症状,重度 CO 中毒可致患者死亡。机体的功能代谢状态也会影响机体对缺氧的反应,如心、肺疾病患者对缺氧耐受性差,缺氧对机体的影响较大。

缺氧对机体的影响主要包括两个方面:机体对缺氧的代偿反应以及缺氧引起机体的损伤性反应(失代偿性变化)。慢性缺氧或轻度缺氧时,机体以代偿性反应为主;急性缺氧或严重缺氧时,机体因代偿不全而以损伤性反应为主,表现为组织细胞功能代谢发生障碍。各种类型的缺氧对机体的影响既有相同之处,又各有不同特点。下面主要以低张性缺氧为例说明缺氧对机体的影响。

一、呼吸系统的变化

(一)代偿性变化

动脉血氧分压维持在 60～100 mmHg 时,肺通气量变化不大;但当动脉血氧分压低于 60 mmHg 时,可刺激外周化学感受器(颈动脉体和主动脉体),反射性引起呼吸中枢兴奋,呼吸加深、加快,从而使肺通气量增加,称为低氧通气反应,这是机体对急性缺氧最重要的代偿反应。这种代偿反应的意义:①可把更多的空气吸入肺泡,提高肺泡气氧分压。②可增大呼吸膜面积,加快氧和二氧化碳弥散

的速度,提高动脉血氧分压和血氧饱和度。③呼吸加深、加快,胸廓呼吸运动增强可使胸腔负压增大,静脉回流加速,回心血量及肺血流量增加,有利于氧的摄取和运输。低氧通气反应存在个体差异,低氧通气反应高者对缺氧耐受性好,反之,对缺氧耐受性差。

低氧通气反应的强度与缺氧持续的时间有关。如从平原初抵 4000 m 高原时,肺通气量可立即增加,比平原水平高约 65%;随后 4~7 天,肺通气量可增至平原水平的 5~7 倍;但随着在高原居住时间延长,肺通气量又逐渐回降至仅比平原水平高 15% 左右。进入高原初期肺通气量增加是由动脉血氧分压降低刺激外周化学感受器反射性兴奋呼吸中枢引起的。但此时肺通气量增加较少,可能是因为过度通气致 CO_2 排出过多,引起呼吸性碱中毒和低碳酸血症。脑脊液中 CO_2 分压降低,HCO_3^- 增多,pH 升高,对呼吸中枢有抑制作用,部分抵消低氧通气反应,限制了肺通气量的增加。数日后,肾脏发挥代偿调节作用,将通过血脑屏障进入血液中的 HCO_3^- 排出体外,使脑脊液 pH 恢复正常,解除对呼吸中枢的抑制作用,此时缺氧对呼吸的兴奋作用得以充分发挥,肺通气量增加达到高峰。久居高原后,低氧通气反应逐渐减弱,肺通气量回降,一方面可能与外周化学感受器对缺氧的敏感性降低有关,另一方面可能与过度通气使 CO_2 排出过多,减弱 CO_2 对呼吸中枢的刺激作用有关。这对机体具有一定的代偿意义,是一种慢性适应性反应。因为肺通气量的增加伴随着呼吸肌耗氧量的增加,长期肺通气量增加势必会加剧机体氧的供需矛盾,对机体产生不利影响。

其他三种类型缺氧因动脉血氧分压不降低,呼吸代偿作用不明显,肺通气量无明显增加。

(二)失代偿性变化

1. 高原肺水肿 高原肺水肿(high-altitude pulmonary edema,HAPE)是指从平原快速进入高原后(一般指海拔 3000 m 以上),因急性缺氧引起的以肺间质或肺泡水肿为特征的一种高原地区特发性疾病。临床表现为呼吸困难、胸闷、咳嗽、咳粉红色或白色泡沫样痰,全身乏力,严重发绀,一侧或双侧肺部出现湿啰音等。患者多在到达高原后 1~3 天发病,起病急,病情进展迅速,如能及时诊断与治疗,完全能够治愈。但若不及时救治,可危及生命。高原肺水肿发病机制复杂,到目前为止尚未完全阐明,可能与下列机制有关。①肺血管收缩:缺氧可引起肺小动脉不均匀收缩,肺血流分布不均,血液转移至收缩较轻或不收缩部位,导致局部肺泡毛细血管血流增加,毛细血管内压增高,引起非炎性渗出,血浆、蛋白质和红细胞从肺泡-毛细血管壁漏出到肺间质或肺泡腔内,引起肺水肿。②肺血容量增加:缺氧一方面引起呼吸加深、加快,胸腔内负压增大,回心血量及肺血流量增加;另一方面可兴奋交感-肾上腺髓质系统,使外周血管收缩,肺血流量增加,毛细血管内压增高,容易引起液体外渗。③肺泡毛细血管壁通透性增强:缺氧时活性氧释放增多,血管内皮生长因子(VEGF)表达水平上调,炎症介质及细胞间黏附分子释放增加,如白细胞介素-1(IL-1)、核因子-κB(NF-κB)、肿瘤坏死因子-α(TNF-α)及细胞间黏附分子-1(ICAM-1)等。这些因子共同作用可导致毛细血管壁通透性增加,液体外渗。④肺泡上皮钠水清除障碍:缺氧时,肺泡上皮上由内皮钠通道(ENaC)、水通道蛋白(AQP)和 Na^+-K^+-ATP 酶组成的水钠主动转运系统功能降低,导致该系统不能及时将肺泡内的钠水排出,引起肺水肿(图 7-4)。

高原肺水肿的发病具有种族特异性及家族和个体易感性。上呼吸道感染、劳累、寒冷、登山速度过快、活动量过大等均可能诱发高原肺水肿。认识和防止这些诱因可以预防高原肺水肿的发生。

2. 中枢性呼吸衰竭 动脉血氧分压在 30~60 mmHg 时,可刺激颈动脉体和主动脉体,反射性引起呼吸中枢兴奋,肺通气量增加;但当动脉血氧分压低于 30 mmHg 时,缺氧对呼吸中枢的直接抑制作用开始占主导,超过 PO_2 降低对颈动脉体和主动脉体的兴奋作用,导致中枢性呼吸衰竭的发生。患者表现为呼吸抑制,呼吸节律紊乱,肺通气量下降,可出现潮式呼吸、间停呼吸、叹气样呼吸、抽泣样呼吸等异常的呼吸形式。潮式呼吸的特点是呼吸逐渐增强、增快再逐渐减弱、减慢,随后出现一段呼吸暂停,如此周而复始,又称为陈-施呼吸。间停呼吸的特点是一次或多次强呼吸后出现长时间呼吸停止,之后再出现数次强的呼吸,如此反复交替,又称为比奥呼吸(Biot breathing)。

```
                        高海拔
                          │
                          ▼
                  动脉血氧分压降低
                          │
                          ▼
                      组织缺氧
     ┌──────────┬──────────┼──────────────────┐
     ▼          ▼          ▼                  ▼
氧化应激(ROS、  呼吸运动增强、  肺血管收缩不均匀      肺泡上皮钠水清除障碍
MDA↑)        外周血管收缩
     │          │          │                  │
     ▼          ▼          ▼
毛细血管通透性增高 肺血流量增加 → 局部毛细血管压力增高 ◄─────────┘
     │                      │
     ▼                      ▼          ▼
VEGF、IL-1、TNF-α等↑    毛细血管壁受损    血栓形成
     │                      │          ▲
     ▼                      ▼          │
中性粒细胞活化 ◄──────── 血管基底膜暴露 → 凝血因子、血小板活化
     │                              │
     └──────────────────────────────┘
                     高原肺水肿 ◄────
```

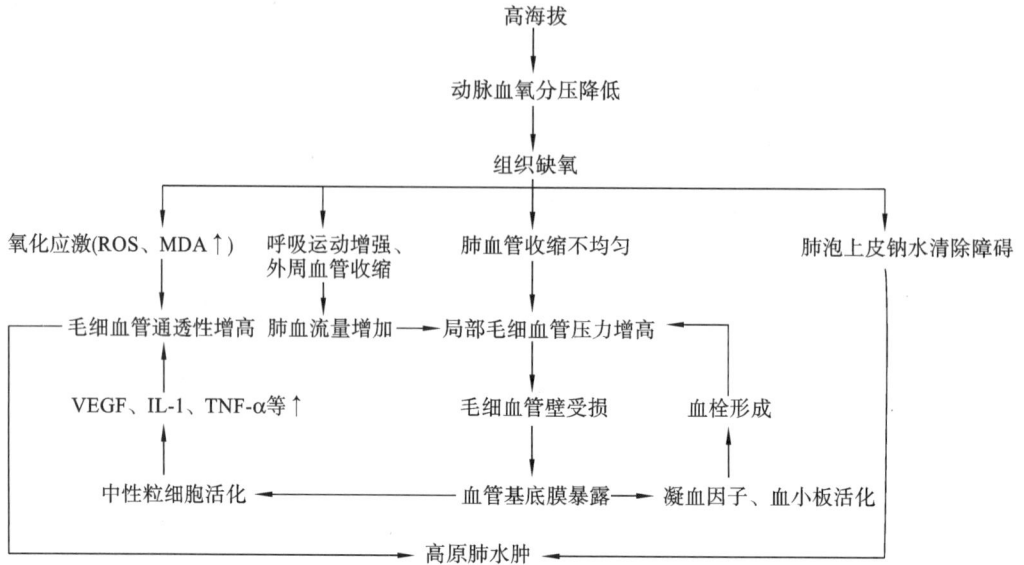

图 7-4 高原肺水肿的发生机制

二、循环系统的变化

(一)代偿性变化

1. 心排血量增加 初抵高原时,心排血量明显增加。据报道,当人进入海拔 6100 m 的高原生活 30 天后,心排血量可比生活在平原地区的居民高 2～3 倍。但长时间居住在高原地区后,心排血量会逐渐回降。心排血量增加可改善组织供血,进而提高组织供氧量,是机体对急性缺氧的一种有效代偿。心排血量增加的主要机制:①心率增快:缺氧时,动脉血氧分压降低,刺激外周化学感受器,使肺通气量增加,肺膨胀刺激肺牵张感受器,反射性引起交感神经兴奋,导致心率增快,心排血量增加。②心肌收缩力增强:缺氧时,交感神经兴奋,儿茶酚胺分泌增加,作用于心肌细胞 β-肾上腺素能受体,心肌收缩力增强,心排血量增加。③回心血量增加:缺氧时,呼吸加深、加快,胸廓呼吸运动增强,可使胸腔负压增大,促进静脉回流,回心血量增加,导致心排血量增加。

2. 血流重新分布 缺氧时,机体通过神经-体液调节,减少皮肤、腹腔器官、骨骼肌及肾脏组织的血流量,增加心、脑的血流量,使全身各器官的血流重新分布,以保证心、脑等重要生命器官的血液供应。这种血流分布的改变显然是对机体有利的,可以保证生命重要器官氧的供给。血流发生重新分布的机制如下:①不同器官血管对儿茶酚胺的反应性不同:皮肤、腹腔脏器、骨骼肌和肾脏血管 α-肾上腺素能受体密度高,对儿茶酚胺敏感性较高,血管收缩明显,血流量减少。②血管活性物质的作用:缺氧时,心和脑组织生成大量的血管活性物质,如乳酸、腺苷、PGI_2 等,这些物质具有扩张血管的作用,使心、脑血管扩张,血流量增加。③不同器官的血管平滑肌对缺氧的反应性不同:缺氧时,心、脑血管平滑肌细胞膜上的钙激活钾通道(K_{Ca})及 ATP 敏感钾通道(K_{ATP})开放,钾外流增加,细胞膜发生超极化,Ca^{2+} 内流减少,细胞内 Ca^{2+} 水平下降,血管平滑肌松弛,血管扩张。

3. 肺血管收缩 正常肺循环的特点是低压、低阻、高血容量,其主要功能是完成气体交换,使流经肺的血液充分氧合,将含氧量较低的静脉血变为含氧量较高的动脉血。急、慢性缺氧均可引起肺循环血管收缩,这与体循环对缺氧的反应相反。肺循环血管的舒缩活动主要受肺泡气氧分压的影响。当某部分肺泡内气体的氧分压降低时,可引起该部位肺泡周围的肺小动脉收缩,称为缺氧性肺收缩(hypoxic pulmonary vasoconstriction,HPR),是肺循环所特有的生理现象。HPR 具有重要的生理意义:肺循环中局部血管因为肺泡气氧分压降低而收缩,使流经此处的血流量减少,血液转向通气充足、肺泡气氧分压较高的肺泡,从而维持肺泡通气与血流比例相适应,使流经这部分肺泡的血液也能充分

氧合,有助于维持较高的动脉血氧分压。这是机体对缺氧的一种重要的代偿保护机制,倘若没有这种缩血管反应,当血液流经氧分压较低的肺泡时,血液不能充分氧合,影响肺换气的效率,使动脉血氧分压降低。

缺氧引起肺循环血管收缩的机制主要涉及以下三个方面。①肺血管平滑肌细胞 Ca^{2+} 内流增加:一方面,缺氧可抑制肺血管平滑肌细胞上的电压依赖性钾通道(K_V)开放,使细胞内 K^+ 外流减少,膜电位降低,细胞膜去极化,激活电压依赖性钙通道,使 Ca^{2+} 内流增加,引起肺血管收缩;另一方面,缺氧可导致肺血管平滑肌细胞线粒体功能障碍,平滑肌产生的活性氧(reactive oxygen species,ROS)增多,ROS 也可抑制 K_V 通道开放,使 Ca^{2+} 内流增多;同时,ROS 还可促进肌质网释放 Ca^{2+},使细胞内游离 Ca^{2+} 增多,引起肺血管收缩。②血管活性物质不平衡,缩血管物质产生增多,而舒血管物质产生减少:缺氧时,肺内肥大细胞、巨噬细胞、肺血管内皮细胞等合成和释放缩血管物质增多,如血栓素 A_2(thromboxane A_2)、血管紧张素Ⅱ(angiotensinⅡ)、内皮素(endothelin,ET)、前列腺素(prostaglandin)、白三烯(leukotriene)等;而舒血管物质的合成和释放减少,如前列环素(prostacyclin)、心房钠尿肽和 NO 等,导致血管活性物质比例失调,缩血管物质占主导作用,致肺血管收缩。③交感神经兴奋:缺氧时,交感神经兴奋,儿茶酚胺分泌增加,作用于 α-受体密度较高的肺血管,使血管收缩。

4. 毛细血管增生 慢性缺氧时,缺氧诱导因子-1(hypoxia-inducible factor-1,HIF-1)生成增多,促进血管内皮生长因子(vascular endothelial growth factor,VEGF)等基因的表达和蛋白质的合成,该因子能有效地促进血管增生,尤其是心脏、脑和骨骼肌的毛细血管增生更为显著。组织毛细血管增生使血管密度增加,氧弥散的面积增大,氧从血管向组织细胞弥散的距离缩短,从而使细胞的供氧量增加,对机体有一定的代偿意义。

(二)失代偿性变化

1. 肺动脉高压 肺动脉高压是指在安静状态下平均肺动脉压(PA)超过 25 mmHg,或在运动状态下超过 30 mmHg。急性缺氧时,肺泡气氧分压下降,会引起肺小动脉收缩,肺动脉压增高;慢性缺氧时,肺小动脉长期收缩,肺循环阻力持续增高,会引起肺血管结构重塑(remodeling),表现为肺动脉血管内皮细胞肥大,内皮下水肿和纤维化,肺小动脉内膜下出现纵向肌束,无肌型细动脉中层出现平滑肌,肌型小动脉中膜增生、肥厚,血管壁胶原蛋白和弹性纤维沉积,血管壁增厚变硬,管腔狭窄,血管顺应性降低,形成持久稳定的缺氧性肺动脉高压(hypoxic pulmonary hypertension,HPH)。慢性缺氧引起的肺动脉高压对机体是不利的,患者容易出现呼吸困难和运动受限,严重者可因持久的肺循环阻力增高,肺动脉压升高而导致右心室壁增厚、心腔扩大甚至发生右心衰竭。肺动脉高压是高原性心脏病和肺源性心脏病发生的主要环节。

多种细胞参与肺动脉高压的形成,包括血管内皮细胞、成纤维细胞、平滑肌细胞和巨噬细胞(图7-5)。肺动脉高压的发病机制复杂,主要涉及血管收缩和血管重塑两个方面。①钙信号异常:慢性缺氧时,一方面,肺动脉 K_V 通道基因和蛋白质表达受抑,致 K^+ 外流减少,细胞膜去极化,胞外 Ca^{2+} 内流增加;另一方面,钙通道蛋白、钙转运蛋白及钙调节蛋白表达水平增高,使 Ca^{2+} 内流增加,同时缺氧可激活 Rho 激酶,促使肌球蛋白轻链(myosin light chain,MLC)磷酸化并引起"钙敏化",这几个方面因素共同作用使细胞内 Ca^{2+} 浓度升高,引起血管收缩,平滑肌细胞增殖,内皮功能障碍。②血管活性物质分泌异常:缺氧时,肺血管内皮细胞受损,具有舒张血管、抑制平滑肌增殖作用的物质(如 PGI_2、NO 等)合成和释放减少,相反,具有收缩血管、促进平滑肌细胞增殖作用的物质,如内皮素(ET)、血清素、白三烯、血管紧张素Ⅱ等合成和释放增加。③成纤维细胞被激活:缺氧时,血管外膜成纤维细胞被激活。一方面,促进成纤维细胞增殖并合成基质成分,MMP2、MMP9 等基质金属蛋白酶上调并介导成纤维细胞由外膜迁移进入血管中膜和内膜,引起肺血管中膜及内膜增生;另一方面,活化的外膜成纤维细胞通过 NADPH 氧化酶(NOX)产生 ROS,ROS 通过多个途径影响成纤维细胞和血管壁其他细胞的增殖、迁移、分化和基质产生,参与肺血管收缩和血管重塑。④炎症介质的作用:缺氧时,炎症介质如单核细胞趋化蛋白-1(MCP-1)、IL-6 等表达增加,巨噬细胞募集增多,诱导平滑肌细胞增殖。

⑤缺氧诱导因子-1（HIF-1）的作用：缺氧时，HIF-1表达增加，上调多种增殖相关基因表达，促进平滑肌细胞增殖。⑥血流切应力的作用：缺氧引起的肺小动脉持续收缩使平滑肌细胞的细胞骨架应力发生改变，促进平滑肌细胞增殖。

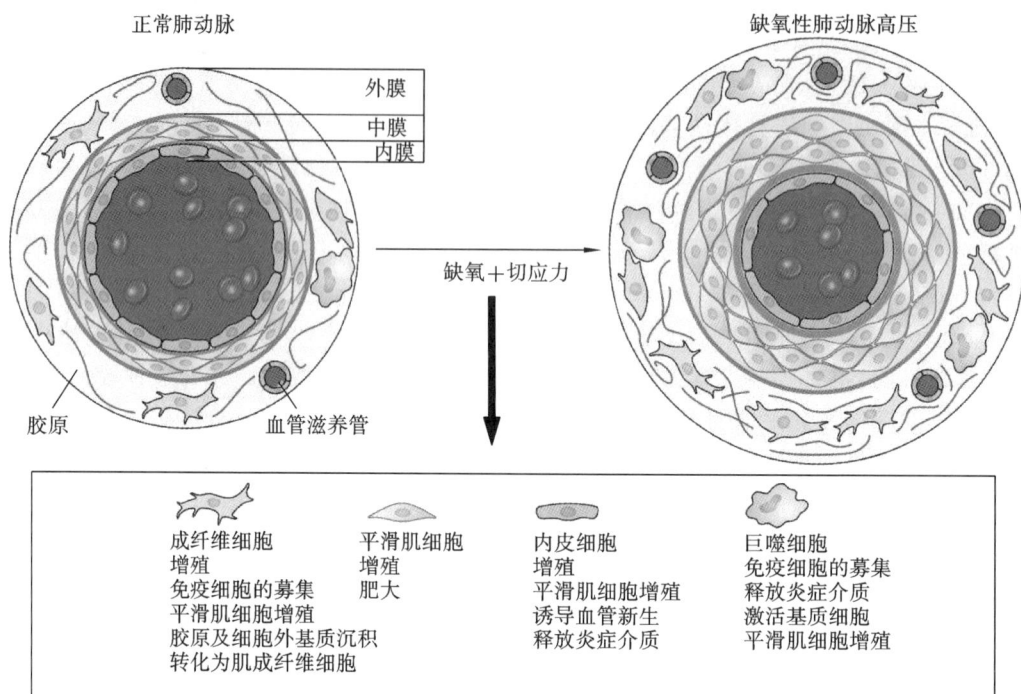

图 7-5　参与缺氧性肺动脉高压形成的细胞

2. 心律失常　严重缺氧可引发心律失常，包括窦性心动过缓、传导阻滞、期前收缩，甚至是致死性的心室颤动。窦性心动过缓是由缺氧时动脉血氧分压过度降低刺激颈动脉体化学感受器，反射性兴奋迷走神经所引起。传导阻滞的发生与缺氧降低心肌细胞膜反应性以及动作电位 0 期去极化的速度和幅度有关。期前收缩和心室颤动的发生与缺氧引起心肌细胞内、外离子分布异常，胞内 K^+ 减少，Na^+ 增多，静息膜电位降低，导致心肌兴奋性和自律性增高，传导性降低有关。

3. 心肌舒缩功能降低　严重缺氧时，心肌舒缩功能降低的机制如下：①缺氧导致心肌能量生成障碍，心肌收缩性减弱；ATP 供应不足，肌球-肌动蛋白复合体解离困难，心室舒张和充盈受限，舒张功能减弱。②缺氧可导致心肌收缩蛋白破坏，心肌收缩功能降低。③慢性缺氧时，红细胞代偿性增加，血液黏滞度增加，心脏射血阻力增大。④缺氧时乳酸等物质产生增加，引起酸中毒，H^+ 可竞争性抑制 Ca^{2+} 与肌钙蛋白的结合，抑制 Ca^{2+} 内流，并且使 Ca^{2+} 与肌质网结合牢固，导致心肌收缩性减弱。

4. 高血压　近年来研究发现，阻塞性睡眠呼吸暂停低通气综合征（OSAHS）与高血压关系密切，是继发性高血压发病的重要原因。OSAHS 导致的血压增高是多种因素共同作用的结果，其中最为重要的因素是夜间反复发作的低氧血症。OSAHS 患者一旦入睡就会发生频繁的呼吸暂停和低通气，导致低氧血症。低氧血症一方面可使交感神经兴奋，儿茶酚胺分泌增加，肾素、血管紧张素释放增多；另一方面可刺激血管内皮细胞释放内皮素，两者共同作用于血管，导致血管收缩，血压增高。

三、血液系统的变化

（一）代偿性变化

1. 红细胞和 Hb 增多　急性缺氧时，血液红细胞数和 Hb 增多，是由交感神经兴奋，肝、脾等储血器官血管收缩，储存的血液进入有效循环所致。而慢性缺氧时，血液红细胞数和 Hb 增多主要是由骨髓造血功能代偿增强所致。当含氧量较低的血液流经肾脏时,可刺激其生成并释放促红细胞生成素(erythropoietin,EPO)。EPO是一种糖蛋白,能促进骨髓造血干细胞分化为原红细胞并加速原红细胞发育为红细胞。EPO增多,可增加血液中红细胞数和Hb含量,提高血液携氧能力,增加组织供氧量,对机体有重要代偿意义。长期生活在高原地区的人体内红细胞和Hb浓度明显高于居住在平原地区的人,其红细胞计数可达到$6×10^{12}/L$(正常成年男性$(4.0～5.5)×10^{12}/L$,成年女性$(3.5～5.0)×10^{12}/L$),Hb可高达210 g/L(正常成年男性120～160 g/L,成年女性110～150 g/L)。

2.红细胞释放氧的能力增强 缺氧时,红细胞释氧能力增强的机制主要与红细胞内2,3-DPG的增加有关。2,3-DPG是哺乳动物红细胞内的主要含磷化合物,在红细胞内糖酵解支路中生成。2,3-DPG含量的高低取决于三种酶的活性:磷酸果糖激酶、二磷酸甘油酸变位酶(DPGM)及二磷酸甘油酸磷酸酶(DPGP)。磷酸果糖激酶是糖酵解的限速酶,糖酵解增强,2,3-DPG生成就越多。磷酸果糖激酶活性的高低受游离2,3-DPG及pH的影响。游离2,3-DPG可通过负反馈调节磷酸果糖激酶的活性,游离2,3-DPG含量增高可抑制磷酸果糖激酶的活性。而pH增高可增强磷酸果糖激酶的活性。DPGM可以催化2,3-DPG的合成,其活性的高低受游离2,3-DPG的负反馈调节。DPGP的作用是促进2,3-DPG分解,其活性主要受pH的影响,pH增高,DPGP的活性减弱。

2,3-DPG的功能主要是调节Hb与氧的亲和力:①2,3-DPG可与脱氧血红蛋白(HHb)结合,从而稳定其空间构型,降低其与氧结合的能力。②2,3-DPG本身是一种不能透过红细胞膜的有机酸,其含量增高时可使红细胞内pH降低,通过Bohr效应使Hb与氧的亲和力降低。缺氧时,红细胞内2,3-DPG增加的机制如下。①生成增多:缺氧时,血液内氧合血红蛋白(HbO_2)减少而脱氧血红蛋白(HHb)增多。HbO_2中央空穴小,2,3-DPG不能结合于血红蛋白分子4个亚基的中央空穴内;而HHb中央空穴大,可以与2,3-DPG结合(图7-6)。HHb增多,HHb与2,3-DPG结合增加,导致红细胞内游离的2,3-DPG减少,对磷酸果糖激酶及DPGM抑制作用减弱,糖酵解增强,2,3-DPG合成增多。此外,缺氧时,呼吸加深、加快,引起代偿性肺过度通气导致的呼吸性碱中毒以及稍偏碱性的HHb增多,可使pH增高,从而激活磷酸果糖激酶,增强糖酵解,2,3-DPG生成增多。②分解减少:pH增高可抑制DPGP的活性,导致2,3-DPG分解减少(图7-7)。

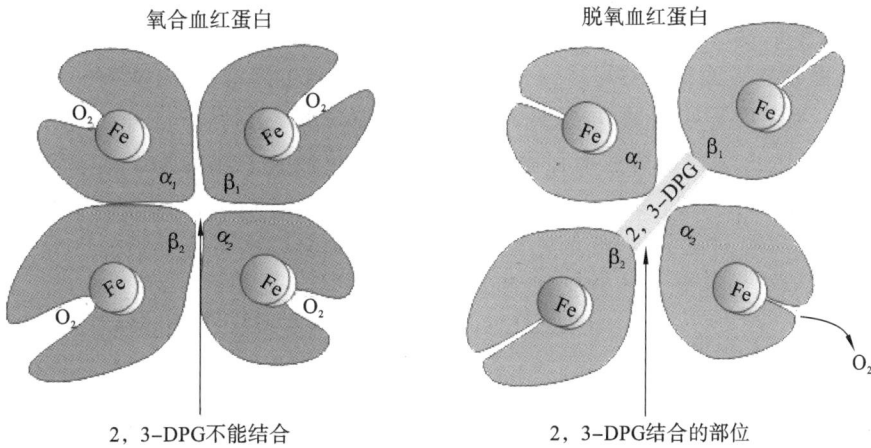

图 7-6 2,3-DPG 与 HHb 中央空穴结合的示意图

红细胞内2,3-DPG增多,氧离曲线右移,Hb与氧的亲和力降低,与Hb结合的氧容易释出供组织细胞利用,对机体具有代偿意义。应当指出的是,严重缺氧,动脉血氧分压<60 mmHg,尤其是肺循环动脉一侧氧分压低于40 mmHg时,氧离曲线陡直,氧离曲线右移可使肺泡毛细血管血液结合的氧明显减少,导致动脉血氧饱和度下降,失去代偿作用。

DPGM：二磷酸甘油酸变位酶

DPGP：二磷酸甘油酸磷酸酶

＋：增强反应

－：减弱反应

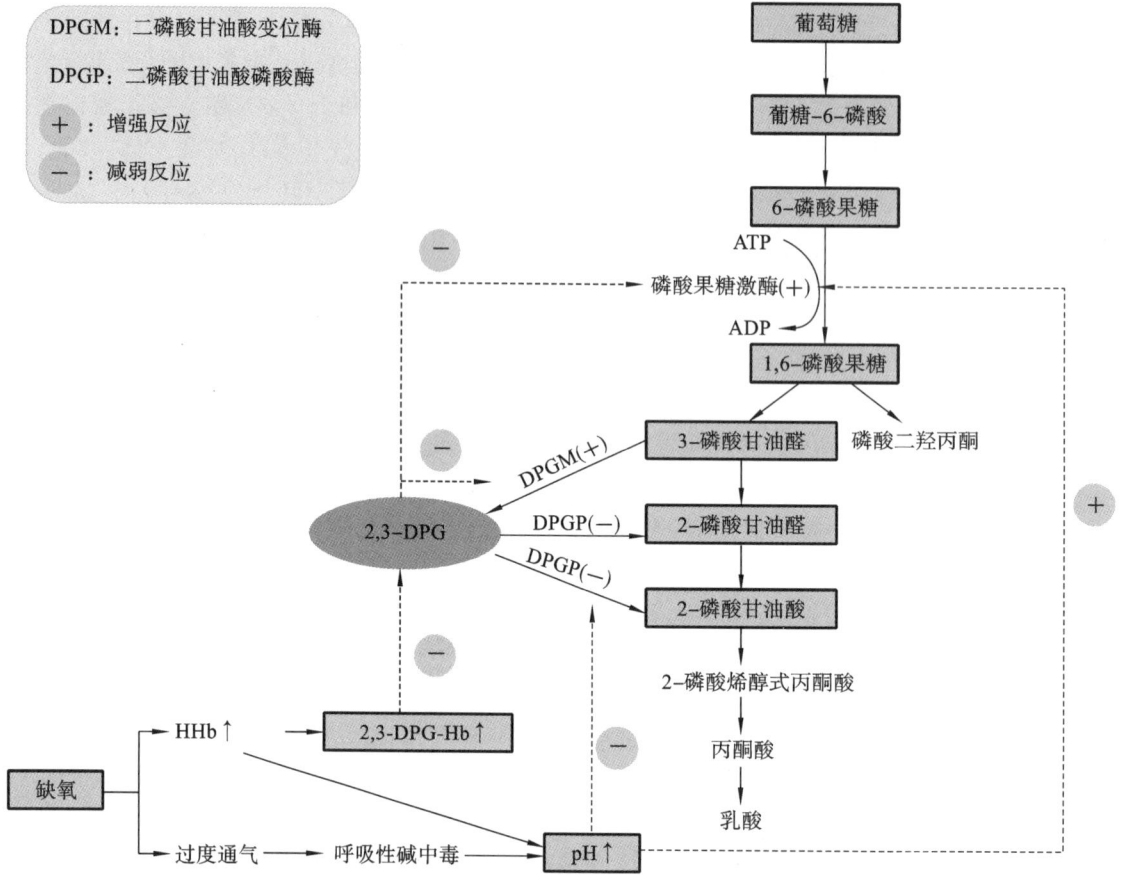

图 7-7　缺氧时红细胞内 2,3-DPG 增多的机制

（二）失代偿性变化

高原红细胞增多症（high altitude polycythemia，HAPC）简称为"高红病"，是指长期居住在海拔 2500 m 以上的高原世居者或平原移居者，由于缺氧导致红细胞过度增生（男性 Hb＞210 mg/dL，女性 Hb＞190 mg/dL），血液黏滞度增加，出现头晕、头痛、胸闷、气短、乏力、记忆力减退、失眠、关节痛、手足麻木或胀痛、局部发绀、眼结膜高度充血等症状和体征的一种慢性高原病。高原缺氧引起 EPO 过度分泌是高原红细胞增多症的主要发病原因。缺氧时，适度的 EPO 分泌使红细胞和 Hb 增多，对机体具有代偿意义；但 EPO 过度分泌，红细胞过度增加，可使血液黏滞度和血流阻力异常增高，导致微循环障碍，加重心脏负担和组织细胞缺氧，对机体不利。

四、中枢神经系统的变化

脑代谢的特点是"高供应、高消耗、低储备"。虽然脑重量仅占体重的 2％，但流经大脑的血流量却占心排血量的 15％（脑血流量约为 750 mL/min）。脑是全身耗氧量最高的器官，其耗氧量占总耗氧量的 23％。由于脑对氧的需求量最大，因此，脑对缺氧的耐受性也最差。脑内葡萄糖、氧和 ATP 的储存很少，其所需能量主要依靠葡萄糖有氧氧化供给，因此，脑对缺血、缺氧极为敏感。脑循环停止 10 s，机体即可因大脑缺氧而昏迷；停止 4～5 min，大脑内糖原和葡萄糖储备耗竭，脑组织发生不可逆性损伤。因此，脑组织在缺氧状态下极易发生损伤。

急性缺氧可引起头晕、头痛、思维能力降低或丧失，情绪激动及运动不协调等。严重者可出现意识丧失、惊厥、昏迷甚至死亡。慢性缺氧时，中枢神经系统功能由兴奋转为抑制，表现为易疲劳、注意力不集中，记忆力和判断力降低、嗜睡及抑郁等。

缺氧导致中枢神经系统功能障碍的机制较为复杂,主要与缺氧引起神经元受损及脑水肿有关。①神经元受损:缺氧可直接损伤神经元,引起神经元坏死和凋亡。②脑血管流体静压增高:缺氧时,脑组织产生大量的腺苷、乳酸、PGI₂等代谢产物,导致脑血管扩张,脑血流量增多,流体静压增高,引起液体外渗,脑间质水肿。③细胞膜通透性增高及钠钾泵功能障碍:缺氧时,脑细胞内线粒体受损,氧化磷酸化过程受阻,ATP 生成减少,导致细胞膜钠钾泵失灵,细胞内 Na^+ 增多,同时,缺氧时的代谢性酸中毒、炎症介质释放增加以及自由基生成增多损伤细胞膜,使细胞膜通透性增高,细胞外液中的 Na^+ 和水进入细胞内,导致脑细胞水肿。④内皮细胞损伤:缺氧时的代谢性酸中毒、自由基生成增多等也可损伤脑血管内皮细胞,导致脑血管壁通透性增高,血管内液体外渗,引起脑间质水肿。缺氧引起的脑水肿可对机体造成严重后果,脑细胞水肿使脑体积增大,颅内压升高。反过来,颅内压增高又会加重脑水肿,形成恶性循环,进一步加重脑缺氧,严重者可发生脑疝,导致患者死亡。

五、组织细胞的变化

(一) 代偿性变化

1. 细胞利用氧的能力增强　慢性缺氧可使细胞线粒体密度及膜表面积增加,呼吸链中的酶如琥珀酸脱氢酶、细胞色素氧化酶含量增多、活性增强,细胞利用氧的能力增强。例如,胎儿在宫内处于相对缺氧的环境,线粒体呼吸功能增强,约为成人的 3 倍,但在出生后,线粒体呼吸功能逐渐降低,约在出生后两周,降低至成人水平。此外,慢性缺氧时,细胞色素 c 氧化酶亚基Ⅳ(COX4)1 亚型(COX4-1)可转换为 2 亚型(COX4-2),通过亚型转换增强细胞色素 c 氧化酶的活性,提高细胞利用氧的能力。高原世居者的组织细胞利用氧的效率比移居者高,其无氧阈值明显高于移居者,且完成同等做功时耗氧量较移居者低,这既是长期适应高原低氧环境的结果,也是机体适应高原低氧环境的主要机制。

2. 糖酵解增强　缺氧时,脱氧血红蛋白增多,其与 2,3-DPG 结合增加,导致红细胞内游离的 2,3-DPG 减少,对磷酸果糖激酶的抑制作用减弱,糖酵解增强;同时缺氧可使线粒体氧化磷酸化受抑,ATP 生成减少,ATP/ADP 值降低,糖酵解限速酶——磷酸果糖激酶活性增强,糖酵解增强。通过糖酵解,在不耗氧的情况下生成 ATP,可在一定程度上补偿能量的不足。

3. 载氧蛋白含量增高　慢性缺氧时,细胞中存在的多种载氧蛋白,如肌红蛋白、脑红蛋白和胞红蛋白含量增高,使组织细胞摄取和储存氧的能力增强。肌红蛋白(myoglobin,Mb)是一种存在于心肌和骨骼肌中的氧结合蛋白。其与氧的亲和力远大于 Hb 与氧的亲和力。Hb 的氧饱和度为 50% 时的血氧分压(P_{50})约为 26 mmHg,而肌红蛋白的 P_{50} 仅为 1 mmHg。当血氧分压为 20 mmHg 时,肌红蛋白的氧饱和度可达 80%(图 7-8)。因此,肌红蛋白能有效促进氧从血液、组织间液向细胞内转移并介导氧向线粒体传递,同时,肌红蛋白还具有储氧的能力。在缺氧时,随着血氧分压逐渐降低,肌红蛋白可释出大量氧气供组织细胞利用,成为主要供氧源。脑红蛋白(NGB)在脑组织中表达较高,缺氧可以诱导其表达增多。脑红蛋白与氧有很高的亲和力,其 P_{50} 约为 2 mmHg,能可逆性结合氧,并协助氧通过血脑屏障,增加代谢活跃的神经组织的氧供。脑红蛋白还可以作为一种内源性神经保护因子,在脑组织缺氧时保护神经元。脑红蛋白的含量影响脑组织对缺氧的耐受性,脑红蛋白含量高,脑组织对缺氧耐受性好,反之,对缺氧耐受性差。胞红蛋白(cytoglobin,CYGB)在人体各组织及各发育阶段均有广泛表达,具有运输、储存氧及促进氧扩散的作用。在生理情况下,组织中胞红蛋白浓度很低,故难以发挥其储存、运输氧的作用。但缺氧时,在 HIF-1 的诱导下,体内多个脏器中胞红蛋白的表达显著上调。胞红蛋白表达上调,可以强化细胞从细胞外获取氧,并将氧传递给线粒体,增强组织细胞利用氧的能力。

4. 低代谢状态　缺氧可抑制离子泵功能及细胞的各种合成代谢,如糖、蛋白质合成等,使细胞耗能过程减弱,耗氧量降低。此时,细胞处于低代谢状态,有利于机体在缺氧环境中生存。细胞合成代谢降低的机制可能与细胞内酸中毒有关。

缺氧时,细胞发生的代偿适应反应是通过改变一系列基因表达来实现的。细胞均有感知氧分压

延伸阅读

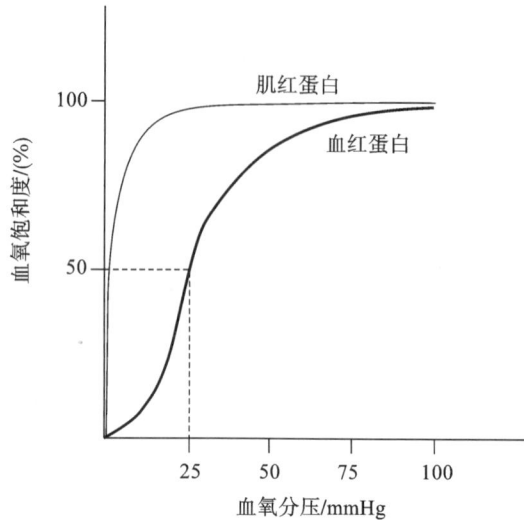

图 7-8　血红蛋白和肌红蛋白在标准状态下的氧离曲线

的能力,其感知氧分压的高低是通过氧感受器实现的。目前发现具有氧感受器功能的物质包括 ROS、Hb、线粒体、NADPH 氧化酶、氧敏感离子通道及脯氨酸羟化酶等。下面以脯氨酸羟化酶为例,说明细胞对缺氧的感知及对缺氧适应性反应的机制。

脯氨酸羟化酶能够直接感受氧分压,其活性高低受细胞内氧浓度的调节。它是调控缺氧诱导因子-1(HIF-1)活性的关键因子。HIF-1 由两个亚基组成——HIF-1α(120 kD)和 HIF-1β(91～94 kD)。脯氨酸羟化酶通过氧依赖性途径催化 HIF-1α 特定的脯氨酸残基发生羟基化反应,从而介导缺氧诱导因子降解,抑制其转录活性。氧分压正常的情况下,脯氨酸羟化酶使 HIF-1α 第 402 位和 564 位的脯氨酸残基羟基化,羟基化修饰后的 HIF-1α 构象发生改变,可以与希佩尔-林道病肿瘤抑制蛋白(von Hippel-Lindau tumor suppressor protein,pVHL)结合,经泛素化途径被降解。当细胞缺氧时,氧浓度降低,脯氨酸羟化酶的活性受到抑制,其羟化作用减弱,HIF-1α 从胞质进入细胞核内,并与 HIF-1β 结合形成异源二聚体,成为有活性的转录因子,通过与其靶基因的启动子或增强子中的核心序列 5′-RGGTG-3′缺氧反应元件(HRE)结合调控靶基因的转录,介导细胞存活。HIF-1 调控的靶基因有上百种,如 VEGF、促红细胞生成素、乳酸脱氢酶、葡萄糖转运蛋白、一氧化氮合酶等,这些基因编码蛋白质的功能包括血管增生、红细胞生成、糖酵解、葡萄糖转运、一氧化氮合成,以及细胞增殖、存活和凋亡等。在缺氧时,HIF-1 通过增强靶基因的表达,促进细胞对缺氧的代偿适应性反应,促使细胞在缺氧状态下生存(图 7-9)。

（二）失代偿性变化

1. 细胞膜的变化　缺氧时,细胞膜是细胞最早发生损伤的部位。缺氧可使细胞氧化磷酸化能力减弱,ATP 生成减少,离子泵功能降低,尤其是 Na^+-K^+-ATP 酶功能下降,同时,缺氧时糖酵解增强,乳酸产生增多,pH 下降,使细胞膜对离子的通透性增高。细胞膜对离子的通透性增高,K^+ 外流增加,细胞合成代谢障碍,同时,细胞外 Na^+ 转入细胞内,细胞内 Na^+、水增多,细胞水肿。缺氧还可以增加细胞膜对 Ca^{2+} 的通透性,使 Ca^{2+} 内流增加,同时,ATP 合成减少影响 Ca^{2+} 外流及肌质网对 Ca^{2+} 的摄取,使细胞内 Ca^{2+} 浓度增高,引起钙超载。Ca^{2+} 可以激活磷脂酶,使膜磷脂降解,损伤细胞膜。Ca^{2+} 还可激活钙依赖性蛋白水解酶,使黄嘌呤氧化酶生成增多,自由基及活性氧产生增加,从而导致细胞结构损伤和功能障碍。

2. 线粒体受损　线粒体是细胞内氧化磷酸化和形成 ATP 的主要场所。缺氧早期或轻度缺氧时,线粒体氧化磷酸化功能代偿性增强。严重缺氧时,线粒体功能发生障碍,ATP 生成减少,同时线粒体结构受损,表现为线粒体肿胀、嵴断裂崩解、外膜破裂、基质外溢、钙盐沉积等。缺氧导致线粒体

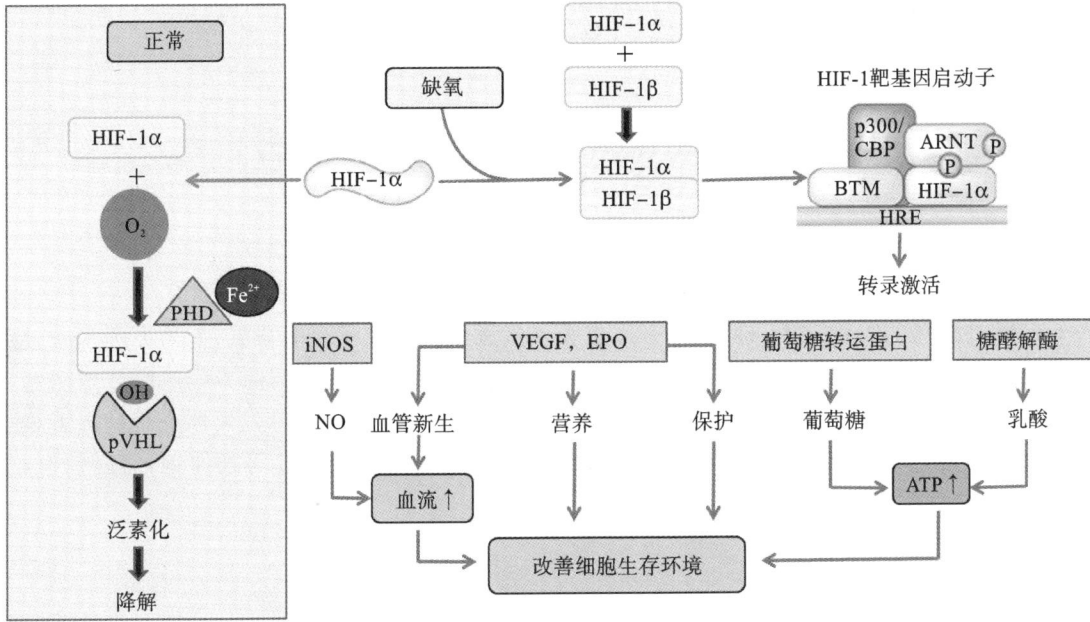

图 7-9　缺氧时 HIF-1 表达的调控机制

受损的机制如下。①钙超载:缺氧时,细胞内 Ca^{2+} 增多,激活磷脂酶,使膜磷脂降解,损伤线粒体膜;同时,线粒体摄入 Ca^{2+} 增多,聚集在线粒体内的 Ca^{2+} 与线粒体内磷酸根结合,形成不溶性磷酸钙,磷酸钙沉积,抑制线粒体氧化磷酸化,使 ATP 生成减少。②氧化应激:缺氧时,自由基在生成增加的同时清除能力降低,使自由基水平升高,诱发脂质过氧化反应,使线粒体膜液态性、流动性降低,通透性升高,线粒体膜结构受损。

3. 溶酶体损伤　缺氧时,糖酵解增强,乳酸产生增多,同时脂肪氧化不全,酮体产生增加,引起酸中毒。酸中毒和钙超载可以激活磷脂酶,使膜磷脂降解,损伤溶酶体膜。缺氧时,自由基增多,诱发脂质过氧化反应,使溶酶体膜稳定性降低,通透性升高;严重时,溶酶体肿胀、破裂,溶酶体内多种蛋白水解酶逸出,如酸性磷酸酶、核糖核酸酶、组织蛋白酶等,导致细胞自溶及周围组织细胞溶解、坏死;另外,溶酶体酶进入血液循环后,可造成广泛的组织细胞损伤。

4. 细胞凋亡　严重缺氧可引起细胞发生凋亡,其可能机制如下:①缺氧时,线粒体膜通透性增加,线粒体凋亡诱导通道打开,细胞色素 c 释放出来,激活 Caspase 级联反应,引起细胞凋亡。②缺氧时,钙稳态失衡,胞质 Ca^{2+} 浓度升高,使 Caspase-3 的活性增强,同时激活核酸内切酶及其他钙依赖性蛋白水解酶,诱导细胞发生凋亡。③缺氧可使自由基生成增多,凋亡相关基因如 c-fos、c-jun 表达上调,并启动 Caspase 级联反应,触发细胞凋亡。

第四节　影响机体对缺氧耐受性的因素

很多因素可以影响机体对缺氧的耐受性。①年龄:幼年时对缺氧耐受性好,而随着年龄的增长,机体对缺氧耐受性降低。这可能与幼年时中枢神经系统及脑组织代谢需氧量小,且脑组织由有氧代谢转为无氧糖酵解的能力强,而年老时肺通气量减少,血氧分压降低,重要器官血流量减少,血流减慢,细胞呼吸酶活性降低有关。②基础代谢率:基础代谢率高,如甲状腺功能亢进、发热、精神过度紧张等,机体耗氧量增加,对缺氧的耐受性降低。相反,通过低温麻醉、中枢神经抑制等降低基础代谢率,可提高机体对缺氧的耐受性。③机体的代偿能力:机体对缺氧的代偿反应能力存在明显的个体差异,有基础疾病的患者尤其是有心、肺疾病的患者对缺氧的代偿能力降低,对缺氧耐受性也降低。研究发现高原世居者较平原移居者具有更好的缺氧耐受性。应当指出的是,体育锻炼可以增强机体对缺氧的耐受性。

第五节　缺氧治疗的病理生理基础

一、去除病因

治疗缺氧性疾病的关键在于去除病因。对由吸入气氧分压降低引起的缺氧,如高原肺水肿,应尽快将患者撤离高原低氧环境;对由气管异物引起缺氧的患者应在短时间内清除异物解除气道阻塞;对慢性阻塞性肺疾病患者,应当积极治疗原发病,改善肺通气和肺换气功能;对先天性心脏病患者,应尽早进行手术治疗;对亚硝酸盐中毒的患者,应当及时给予亚甲蓝和维生素 C 等还原剂,将高铁血红蛋白还原;对由毒物引起的组织性缺氧患者应当及时解毒。

二、氧疗

治疗缺氧性疾病的首要措施是氧疗(oxygen therapy)。氧疗是指通过吸入氧分压较高的空气或纯氧达到治疗缺氧性疾病目的的一种方法。目前,氧疗已经在临床治疗中得到广泛应用。氧疗对于各种类型的缺氧均有一定的效果,但因缺氧的原因不同,氧疗的效果也有所不同。氧疗对因吸入气氧分压降低及外呼吸功能障碍引起的低张性缺氧效果最好。此类患者动脉血氧分压和血氧饱和度均明显低于正常,通过吸氧可有效提高肺泡气氧分压,促进氧的弥散,有利于肺泡气体交换,提高动脉血氧分压、动脉血氧饱和度及动脉血氧含量,从而增加组织供氧量,氧疗效果较好。因而大多数高原肺水肿患者经吸氧尤其是吸入纯氧以后,数天内肺水肿可得到明显缓解,肺部体征甚至可以完全消失。由肺功能障碍引起的低张性缺氧患者往往伴有二氧化碳潴留,吸氧时宜采取低浓度(不宜超过 30%)、低流量(1~2 L/min)和持续给氧原则。对于由先天性心脏病引起的低张性缺氧患者,常压氧疗的效果较差,因患者存在右向左分流,吸的氧无法与未经过肺泡直接流入左心的静脉血起氧合作用,故吸氧对改善缺氧的作用不大。但吸入纯氧可明显提高血浆中物理溶解的氧量。通常情况下,吸入空气时,血浆中物理溶解的氧量很低,仅为 0.3 mL/dL。当吸入 1 个大气压的纯氧时,物理溶解的氧量可增至 2 mL/dL,此时动脉血氧含量可提高 10% 左右。当吸入 3 个大气压纯氧(高压氧疗)时,物理溶解的氧量可达到 5 mL/dL,此时,若心排血量正常,则可满足整个机体的需氧量。血液性缺氧因发病原因不同,氧疗效果也有很大差别。CO 中毒患者吸入纯氧尤其是高压氧时,血氧分压升高,氧可与 CO 竞争与 Hb 的结合,从而加速 HbCO 的解离,恢复 Hb 携氧的能力,疗效显著。对于高铁血红蛋白血症患者及贫血患者而言,由于 Hb 氧饱和度已达 95% 左右,只能增加血液中物理溶解的氧量,因此,吸氧后血氧含量增加有限。循环性缺氧时,动脉血氧分压和血氧饱和度均正常,吸氧可以增加血浆中溶解的氧量,具有一定的治疗作用,但此时最主要的应当是设法改善循环状态。组织性缺氧时,组织供氧并无障碍,缺氧的原因是组织细胞用氧发生障碍,通过氧疗虽可增加血浆与组织之间的氧分压梯度,促进氧的弥散,但氧疗效果较其他类型的缺氧差。

三、氧中毒

虽然在缺氧性疾病的治疗中,氧疗的作用非常重要,但若吸入气的氧分压过高,给氧时间过长,肺泡气氧分压及动脉血氧分压增高,血液与组织细胞之间的氧分压差增大,组织细胞获得过多的氧而对组织细胞产生毒性作用,称为氧中毒(oxygen intoxication)。氧中毒出现与否主要取决于吸入气氧分压而非氧浓度。吸入气氧分压(PiO_2)与氧浓度(FiO_2)和吸入气压力(PB)(mmHg)的关系为 $PiO_2 = (PB-47) \times FiO_2$,47 为水蒸气压力(mmHg)。在吸入气压力较高的环境(如潜水)下作业时,即使

FiO_2正常,也会导致PiO_2过高;而在吸入气压力较低的环境下工作,如宇航员在太空中飞行时,即使吸入纯氧,也不会导致PiO_2过高,不易引起氧中毒。根据氧中毒的表现,可将氧中毒分为三种类型:脑型氧中毒、肺型氧中毒及眼型脑中毒。氧中毒的发生机制尚未完全明确,一般认为氧中毒的发生与活性氧的毒性作用有关。正常情况下,组织细胞在代谢过程中会产生少量的活性氧,但可被体内两大抗氧化防御系统(酶性抗氧化剂和非酶性抗氧化剂)及时清除。当体内供氧增加,活性氧产生过多,超过机体的清除能力时,可引起氧化应激(oxidative stress)反应,导致组织细胞损伤。

案例分析

1. 患者,男,18 岁,食用腌菜 30 min 后,出现头晕、头痛、呕吐、恶心、呼吸困难等症状。查体:体温 36.5 ℃,血压 80/50 mmHg,心率 124 次/分。精神萎靡,呼吸急促,颜面、口唇及四肢皮肤发绀。医师给予亚甲蓝、葡萄糖及大剂量维生素 C 静滴后,病情好转。患者发生缺氧的机制是什么? 血氧变化有什么特点?

2. 患者,女,在家烧煤取暖后出现神志不清、面色潮红、口吐白沫等症状,嘴唇呈樱桃红色。查体:体温 36 ℃,呼吸 28 次/分,血压 90/60 mmHg;化验检查证实该患者为 CO 中毒。患者发生的是哪一种类型的缺氧? 机制是什么?

3. 患者,男,40 岁,在化工厂从事叠氮化合物手工分装工作,因工厂排风设备出现故障,车间通风不良,工作半小时后出现头痛、视物模糊,接着出现口吐白沫、昏迷等症状,立即送院就诊。查体:体温 37.2 ℃,血压 110/75 mmHg,心率 105 次/分。昏迷,角膜反射消失。心脏听诊心动过速。医师给予吸氧及硫代硫酸钠等药物治疗后,患者恢复意识。患者发生的是哪一种类型的缺氧? 机制是什么?

复习思考题

1. 什么是缺氧? 各型缺氧发生的原因是什么?
2. 什么是发绀? 缺氧是否一定会出现发绀? 发绀是否代表一定有缺氧?
3. 各种类型缺氧的血氧变化特点是什么?
4. 缺氧时红细胞中生成 2,3-DPG 增多的机制,以及引起氧离曲线右移的机制是什么?
5. 低张性缺氧患者呼吸系统及循环系统的代偿性反应及意义是什么?
6. 影响缺氧耐受性的因素有哪些?

(陈燕玲)

第八章 发 热

本章 PPT

学习目标

1. 掌握 发热、过热、发热激活物、内生致热原的概念;发热的原因和发病机制。
2. 熟悉 体温正负调节中枢的部位;发热激活物、内生致热原及发热调节中枢正负调节介质的种类;发热的时相及分期。
3. 了解 发热时机体代谢与功能的改变及临床意义;发热的处理原则。

第一节 概 述

人和高等动物都具有相对稳定的体温,正常人体体温维持在 37 ℃ 左右,虽然体温昼夜间呈现周期性波动,但波动幅度一般不超过 1 ℃。体温的相对稳定是在体温调节中枢的调控下实现的,体温调节的高级中枢位于视前区下丘脑前部(preoptic anterior hypothalamus, POAH),延髓、脊髓等部位对体温信息也有一定程度的整合功能,被认为是体温调节的次级中枢,大脑皮层也参与体温的行为性调节。目前体温的中枢调节主要用调定点(set point, SP)学说来解释,调定点学说认为体温调节类似于恒温器的调节,在体温调节中枢内预先设有一个调定点,体温调节中枢围绕调定点来调控体温。当体温偏离调定点时,可由反馈系统(温度感受器)将偏差信息输送到控制系统,后者进行综合分析,然后通过对效应器(产热和散热)的调控,将中心温度维持在与调定点相适应的水平。如在炎热的夏天,机体受到热的刺激,使血温升高,升高的血温刺激体温调节中枢的散热中心,使散热增多,产热减少,从而使体温维持在正常调定点水平;相反,在寒冷的冬天,机体受到冷的刺激,使血温下降,降低的血温刺激体温调节中枢的产热中心,使产热增多,散热减少,体温仍可维持在正常调定点水平。

虽然机体有精细的体温调节机制,但多种生理和病理性因素仍可引起机体体温升高。体温升高包括生理性体温升高和病理性体温升高。某些生理情况下可出现体温升高,如剧烈运动后、女性月经前期及部分应激状态等有体温升高现象,这属于生理性反应,称之为生理性体温升高。病理性体温升高包括发热(fever)和过热(hyperthermia)。发热是指由于致热原的作用,体温调定点上移而引起调节性体温升高,并超过正常值 0.5 ℃。发热时机体体温调节功能正常,其本质特征是体温调节中枢调定点上移,使体温在较高调定点水平波动。过热是各种原因导致体温调节障碍而引起的被动性体温升高,体温超过调定点水平。过热是在体温调节障碍(体温调节中枢损伤)、散热障碍(皮肤广泛鱼鳞癣、先天性汗腺缺乏或环境高温所致中暑等)及产热异常(甲状腺功能亢进、高代谢)等情况下,体温调节中枢不能将体温控制在与调定点相适应的水平,使体温超过调定点水平,但患者的体温调节中枢调定点并不上移,是一种被动的体温升高(非调节性体温升高)。

发热在临床上非常常见,但发热不是独立的疾病,而是多种疾病所共有的病理过程和临床表现。发热反应是机体对疾病的一组复杂的病理生理反应,包括体温升高,内分泌、免疫和诸多生理功能的广泛激活及急性期反应物的生成等。由于发热常出现于许多疾病的早期且容易被患者察觉,因此可以将发热看作许多疾病的重要信号。大多数发热性疾病患者体温升高与体内病变存在一定的依赖关系,了解发热的特点是医师分析病情、诊断疾病、评价疗效和估计预后的重要指标。

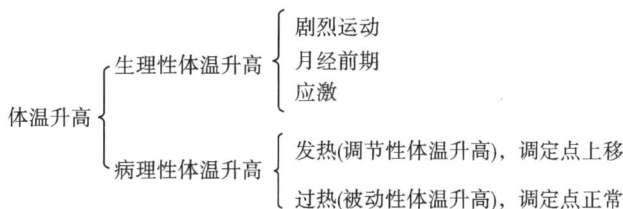

图 8-1 体温升高的分类

第二节 发热的病因与机制

发热的原因很多,发生机制比较复杂,许多细节尚未阐明,但其主要环节已比较清楚。发热通常是由发热激活物(pyrogenic activator)作用于机体,激活体内产内生致热原细胞使之产生和释放内生致热原(endogenous pyrogen,EP),EP 作用于体温调节中枢,在中枢发热介质的介导下,使体温调定点上移,引起机体产热增加和散热减少,进而引起体温升高。

一、发热激活物

发热激活物是指能够激活体内产内生致热原细胞,使之产生和释放内生致热原,进而引起体温升高的物质。发热激活物又称 EP 诱导物,包括外致热原(exogenous pyrogen)和某些体内产物。

(一)外致热原(体外发热激活物)

来自体外的发热激活物称为外致热原。主要有细菌、病毒、真菌及其他微生物等。

1. 细菌

(1)革兰阳性菌:主要包括葡萄球菌、肺炎链球菌、白喉棒状杆菌和枯草杆菌等。革兰阳性菌感染是人类感染性疾病发热的常见原因。革兰阳性菌的致热方式主要有三种:①全菌体:给家兔静脉注射活的或加热杀死的葡萄球菌均能引起发热,同时血中 EP 含量增高,表明细菌颗粒被吞噬后可诱导 EP 生成。②外毒素(exotoxin):许多革兰阳性菌能分泌外毒素,如葡萄球菌释放的肠毒素、中毒休克综合征毒素-1(toxic shock syndrome toxic-1,TSST-1),链球菌产生的致热外毒素及白喉棒状杆菌释放的白喉毒素等都有显著的致热性。③肽聚糖:肽聚糖是革兰阳性菌细胞壁的骨架,在体外能激活白细胞产生和释放 EP,具有致热性。

(2)革兰阴性菌:主要包括大肠埃希菌、伤寒杆菌、志贺菌、脑膜炎球菌、淋球菌等。这类菌群除全菌体和胞壁中所含的肽聚糖具有致热性外,其胞壁中所含的脂多糖(lipopolysaccharide,LPS)的致热性尤为重要。LPS 又称内毒素(endotoxin,ET),位于革兰阴性菌外膜,主要由 O-特异性多糖(或 O-特异侧链)、核心多糖和脂质 A 三个部分组成,其中脂质 A 是其致热和产生毒性的主要成分。ET 有极强的致热性,给家兔或犬静脉内注射 ET 后,在引起发热的同时,血清中可检测出大量 EP。体外实验也证明,ET 可刺激体外培养的白细胞产生和释放 EP,表明内毒素致热的主要方式是刺激 EP 的产生和释放。ET 能引起剂量依赖性发热反应,低剂量 ET 静脉注射引起单相热,而大剂量 ET 则引起双相热。ET 是最常见的外致热原,有较强的耐热性,干热 160 ℃ 2 h 才能被灭活,一般灭菌方法不能将其消除,是血液制品和输液过程中的主要污染物。ET 反复注射可致动物产生耐受性,连续数日注射相同剂量的 ET,发热反应逐渐减弱。

(3)分枝杆菌:典型菌群为结核分枝杆菌。分枝杆菌的全菌体及细胞壁中所含的肽聚糖、多糖和蛋白质都具有致热作用。结核病是伴有发热的典型临床疾病,结核分枝杆菌活动性感染者多数有明显发热和盗汗,并且发热往往是最先出现的临床症状。

2. 病毒 病毒是人体常见传染病的病原体,常见的有流感病毒、严重急性呼吸综合征(severe

acute respiratory syndrome,SARS)病毒、麻疹病毒、柯萨奇病毒等。发热是流感和SARS等病毒感染的主要症状之一。实验证明,给动物静脉注射上述病毒,可引起动物明显发热,同时循环血液中出现EP。将白细胞与病毒在体外一起培养也可产生EP。病毒致热的主要成分是其全病毒体和其所含的血细胞凝集素。病毒反复注射也可导致动物产生耐受性。

3. 真菌 许多真菌感染性疾病伴有发热,如白色念珠菌感染所致的鹅口疮、肺炎、脑膜炎;组织胞浆菌、球孢子菌和副球孢子菌引起的深部感染;新型隐球菌所致的慢性脑膜炎等。真菌的全菌体及菌体内所含的荚膜多糖和蛋白质均是致热因素。

4. 螺旋体 螺旋体感染也是引起发热的原因之一。常见的有钩端螺旋体、回归热螺旋体和梅毒螺旋体。钩端螺旋体(简称钩体)感染后引起钩体病,患者主要临床表现为发热,钩体内含有的溶血素和细胞毒因子等可能是主要原因。回归热螺旋体感染者表现为周期性高热、全身疼痛和肝脾大,其螺旋体代谢裂解产物入血后引起高热。梅毒螺旋体感染者可伴有低热,其发热反应可能由螺旋体内所含的外毒素所致。

5. 疟原虫 疟原虫感染人体后,其潜隐子进入红细胞并发育成裂殖子,当红细胞破裂时,大量裂殖子和代谢产物(疟色素等))释放入血,引起高热。

6. 非微生物类发热激活物 某些外源性非微生物类物质也可成为发热激活物,如佐剂胞壁酰二肽(muramyl dipeptide,MDP)、松节油、植物凝集素、多核苷酸及某些药物如两性霉素B和博来霉素等也可引起发热。

(二)体内产物(体内发热激活物)

发热激活物除了外致热原之外,还包括某些体内产物。引起发热的体内产物常见的有以下几种。

1. 抗原-抗体复合物 实验证明,抗原-抗体复合物对产内生致热原细胞有激活作用。例如,用牛血清白蛋白致敏家兔,然后将其血清转移给正常家兔,再用特异性抗原攻击受血家兔,可引起受血家兔明显的发热反应,但牛血清白蛋白对正常家兔无致热作用。说明抗原-抗体复合物可能是产内生致热原细胞的激活物。

许多自身免疫性疾病常伴有发热症状,如系统性红斑狼疮、类风湿关节炎等,循环血液中持续存在的抗原-抗体复合物可能是其主要的发热激活物。

2. 类固醇 实验发现,体内某些类固醇(steroid)代谢产物对人体有明显的致热性,睾酮的中间代谢产物本胆烷醇酮(etiocholanolone)是其典型代表。如将本胆烷醇酮给人体肌内注射,可引起明显的发热反应;将人体白细胞与本胆烷醇酮在体外共同培育,也可产生和释放EP。此外,胆汁中类固醇代谢产物,特别是石胆酸(lithocholic acid)也具有致热作用。

临床上某些不明原因周期性发热的患者,血浆中的本胆烷醇酮的浓度有所增高,有人认为类固醇代谢障碍可能与此类发热有关。

3. 体内组织的大量破坏 严重的心脏病急性发作、大手术、X线或核辐射等导致机体组织大量破坏时,机体伴有明显发热,严重者可持续数天。

4. 其他 有些致炎物质如硅酸盐、尿酸结晶等,在体内不但能引起炎症反应,还能激活产内生致热原细胞。某些肿瘤细胞如肾癌细胞、白血病细胞和淋巴瘤细胞可分泌细胞因子,补体系统可被抗原-抗体复合物及凝集素等激活,参与发热反应。

二、内生致热原

体内产内生致热原细胞在发热激活物的作用下,产生和释放的能引起体温升高的物质,称为内生致热原,内生致热原是一组内源性、不耐热的小分子蛋白质。

(一)内生致热原种类

1948年,Beeson从正常家兔无菌性腹腔渗出液白细胞中获得一种物质,将其给正常家兔静脉注射后10~15 min,动物体温开始升高,由于其来自白细胞,故称其为白细胞致热原(LP)。1955年,

Atkins 和 Wood 证明,在注射了 ET 的家兔循环血液中发现一种与 LP 有同样特性的致热物质,因其来自体内,所以称其为内生致热原。随后研究证实,LP 与 EP 是同一种物质。随着研究的深入,现已有多种具有类似作用的内源性致热物质被发现,它们都是体内产内生致热原细胞在发热激活物的作用下产生和释放的产物,故统称为内生致热原,现分述如下。

1. 白细胞介素-1 白细胞介素-1(IL-1)为最早发现的内生致热原,早期发现的 LP 与 EP 主要是 IL-1。单核-巨噬细胞、内皮细胞、星状细胞、角质细胞及肿瘤细胞等多种细胞在发热激活物的作用下可产生和释放 IL-1。发热反应中研究较多的是 IL-1α 和 IL-1β,IL-1α 和 IL-1β 基因编码的多肽前体分子的分子质量均是 31 kD。IL-1α 是酸性蛋白质,成熟型分子质量为 17 kD;IL-1β 是中性蛋白质,成熟型分子质量为 17.5 kD,二者虽然仅有 26% 的氨基酸序列相同,但作用于相同的受体,有相同的生物学活性。IL-1 受体广泛分布于脑内,密度最大的区域位于最靠近体温调节中枢的下丘脑外侧。将提纯的 IL-1 导入动物的 POAH,能引起热敏神经元的放电频率下降、冷敏神经元放电频率增高,IL-1 的致热反应可被水杨酸钠(解热药)阻断。大剂量 IL-1 可引起双相热,第一热峰出现在注射后的 2 h,第二热峰出现在注射 IL-1 后的 2~4 h。由 ET 引起发热的动物,循环血液内出现大量 IL-1β。IL-1β 基因被敲除的小鼠,ET 诱导发热的热峰降低,提示 IL-1β 参与发热过程。IL-1β 可刺激多种细胞的 IL-6 表达增高,IL-1α 主要刺激内皮细胞 IL-6 表达上调,IL-1 家族成员 IL-18 可刺激 NK 细胞和 T 细胞分泌干扰素,提示 IL-1 亦可通过调控 IL-6 和干扰素参与发热过程。IL-1 不耐热,加热 70 ℃、30 min 即丧失活性。此外,IL-1 还有致炎性,能引起很多疾病急性期多种反应,使淋巴细胞活化、吞噬细胞杀菌功能增强等。

2. 肿瘤坏死因子 肿瘤坏死因子(TNF)也是重要的 EP 之一,多种外致热原,如葡萄球菌、链球菌、内毒素等可诱导巨噬细胞、淋巴细胞等产生和释放 TNF。

TNF 包括 TNF-α、TNF-β 两种亚型,都能进行人工重组。TNF-α 由 157 个氨基酸组成,分子质量为 17 kD,主要由激活的单核-巨噬细胞分泌。TNF-β 由 171 个氨基酸组成,分子质量为 25 kD,主要由激活的 T 细胞产生。TNF-α 和 TNF-β 的氨基酸序列同源性为 28%,TNF-α 和 TNF-β 可结合相同的受体,有相似的致热活性。将提纯的 TNF 经静脉注射或脑室内导入,均可引起动物体温升高,家兔静脉内注射中低剂量的 TNF-α(50~200 ng/kg)引起单相热,大剂量(10 μg/kg)可引起双相热,其致热反应可被环氧合酶(cyclooxygenase,COX)抑制剂布洛芬阻断。TNF 也不耐热,70 ℃ 30 min 即失活。TNF-α 在体内、体外都能诱导 IL-1β 的产生,IL-1β 也可诱导 TNF-α 的产生。此外,TNF 还有增强吞噬细胞的杀菌能力等其他生物活性。

3. 干扰素 干扰素(interferon,IFN)是一种具有抗病毒、抗肿瘤作用的蛋白质,主要由单核细胞和淋巴细胞产生,包括 IFN-α、IFN-β、IFN-γ 三种亚型。IFN-α 和 IFN-β 在氨基酸序列上有较高的同源性,并可结合于相同的受体,但 IFN-β 对人体的致热性低于 IFN-α。IFN-γ 与 IFN-α 的氨基酸序列同源性约为 17%,虽然对人体有一定的致热性,但作用方式可能不同,有学者报道 IFN-γ 促进 LPS 诱生 IL-1。提纯的和人工重组的 IFN 对人和动物都具有一定的致热性,同时还可引起脑内或组织切片中前列腺素 E 含量升高。IFN 所致的发热反应有剂量依赖性,并可被前列腺素合成抑制剂阻断。与 IL-1、TNF 不同的是,IFN 反复注射可产生耐受性。IFN 不耐热,加热 60 ℃、40 min 可被灭活。

4. 白细胞介素-6 白细胞介素-6(IL-6)是由 184 个氨基酸组成的蛋白质,分子质量为 21 kD。IL-6 主要由单核细胞、成纤维细胞及内皮细胞等分泌,ET、病毒、IL-1、TNF、血小板生长因子等均可诱导其产生和释放。

IL-6 具有多种生物功能,能引起多种动物的发热反应,但致热作用弱于 IL-1 和 TNF。实验证明,家兔、小鼠静脉或脑室内注射 IL-6,可致体温明显升高,布洛芬或吲哚美辛可阻断其作用;大鼠腹腔内注射致热剂量的 LPS,血浆或脑脊液中 IL-6 浓度明显增高,用 IL-1β 抗血清阻断 LPS 性发热的同时,也抑制了血浆中 IL-6 的增多。有研究报道,脑组织也能产生 IL-6,脑内 IL-6 在发热反应中具有一定的作用,可能比血浆 IL-6 更加重要。TNF-α 和 IL-1β 都能诱导 IL-6 的产生,而 IL-6 则下调 TNF-α 和

延伸阅读

IL-1β 的表达。

5. 巨噬细胞炎症蛋白-1 巨噬细胞炎症蛋白-1（macrophage inflammatory protein-1，MIP-1）是内毒素作用于巨噬细胞所诱生的肝素结合蛋白，它包括两种类型，MIP-1α 和 MIP-1β，两者同源性很高，给家兔注射纯化的 MIP-1 可引起剂量依赖性单相热。

白细胞介素-2（IL-2）也可诱导发热，但发热反应出现晚，可能是通过其他 EP 间接引起发热。此外，睫状神经营养因子（ciliary neurotrophic factor，CNTF）、白细胞介素-8（IL-8）、内皮素等细胞因子被认为具有致热性，但尚缺乏较系统的研究。

（二）内生致热原的产生和释放

内生致热原（EP）的产生和释放是一个复杂的细胞信息传递和基因表达调控的过程。这一过程包括产 EP 细胞的激活、EP 的产生和释放。所有能够产生和释放 EP 的细胞都被称为产 EP 细胞，包括单核-巨噬细胞、内皮细胞、淋巴细胞、星状细胞以及肿瘤细胞等。这些产 EP 细胞与发热激活物（如 LPS）结合后即被激活，从而启动 EP 的合成。目前认为 LPS 激活产 EP 细胞主要有以下两种方式。

1. Toll 样受体（Toll-like receptor，TLR）介导的细胞活化 在上皮细胞和内皮细胞中，首先是 LPS 与血清中 LPS 结合蛋白（LBP）结合形成复合物，然后 LBP 将 LPS 转移给可溶性 CD14（sCD14），形成 LPS-sCD14 复合物，再作用于上皮细胞和内皮细胞上的受体，使细胞活化。在单核-巨噬细胞中，LPS 与 LBP 形成复合物后，再与细胞膜表面 CD14（mCD14）结合，形成三重复合物，启动细胞内激活机制。

LPS 致热信号转入细胞内需要跨膜蛋白 TLR 参与。TLR 将信号通过类似 IL-1 受体活化的信号转导途径，激活核转录因子（NF-κB），启动 IL-1、TNF、IL-6 等细胞因子的基因表达，EP 在细胞内合成后即可释放入血。较大剂量的 LPS 可不通过 CD14 途径而直接激活单核-巨噬细胞产生 EP。

2. T 细胞受体（TCR）介导的 T 细胞活化途径 革兰阳性菌的外毒素，如 SE 和 TSST-1 以超抗原（SAg）形式活化 B 细胞及单核-巨噬细胞。SAg 与淋巴细胞的 TCR 结合，导致多种蛋白酪氨酸激酶（protein tyrosine kinase，PTK）活化，胞内多种酶类及转录因子参与了此过程，磷脂酶 C（phospholipase C，PLC）和鸟苷酸结合蛋白 P21ras（Ras）途径尤为重要。PLC 途径：活化的 PTK 使细胞内 PLC 磷酸化，进而分解细胞膜上的磷脂酰肌醇二磷酸（PIP$_2$），生成三磷酸肌醇（IP$_3$）和甘油二酰（DAG），IP$_3$ 可促使胞外 Ca^{2+} 内流及肌质网 Ca^{2+} 释放，进而活化核因子 NF-AT；DAG 可激活蛋白激酶 C（PKC），进而促使多种核转录因子如 NF-κB 等活化。Ras 途径：活化的 PTK 使 Ras 转化为活性形式后，可经 raf-1 激活 MAPK，使 Fos 和 Jun 家族转录因子活化。上述各种核转录因子活化入核后即可启动 T 细胞大量合成和分泌 IL-1、TNF、IFN 等。

三、发热时的体温调节机制

发热时体温调节涉及中枢神经系统的多个部位，各个部位协调作用，共同决定发热的幅度。体温调节的过程首先是致热信号传入体温调节中枢，体温调节中枢调控中枢介质含量，进而上移体温调定点水平。

（一）体温调节中枢

下丘脑、脊髓、脑干、大脑边缘皮层等中枢神经系统的多个部位参与体温的调节。目前认为，体温调节中枢主要有两类：一类为正调节中枢，另一类为负调节中枢。正调节中枢被认为是基本的体温调节中枢，位于视前区下丘脑前部（POAH），该区含有温敏神经元，对来自外周和深部的温度信息起整合作用，主要参与体温的正向调节，损伤该区可导致体温调节障碍。中杏仁核（MAN）、腹中隔区（ventral septal area，VSA）和弓状核主要参与发热时的体温负向调节，因此称为负调节中枢。研究表明，POAH 与 VSA 之间有密切的功能联系。当致热信号传入中枢后，启动体温正、负调节机制，一方面使体温上升，另一方面通过负调节限制体温过度升高，正、负调节综合作用的结果决定调定点上移的水平及发热的幅度和时程。

（二）致热信号传入体温调节中枢

正常情况下,血液循环中的EP(分子质量为15～30 kD)不易透过血脑屏障,外周致热信号如何到达体温调节中枢引起发热,目前认为可能主要通过以下两种途径。

1. 血脑屏障 EP通过血脑屏障转运入脑,这是一种较直接的信号传递方式。研究中观察到,在血脑屏障的毛细血管床部位分别存在IL-1、IL-6、TNF的可饱和转运机制,推测其可将相应的EP特异性地转运入脑。另外,作为细胞因子的EP也可能从脉络丛部位渗入或者易化扩散入脑,通过脑脊液循环分布到POAH。也有学者认为EP并不通过血脑屏障,而是结合于血管内皮细胞或小胶质细胞膜上的相应受体,诱导其产生并释放中枢介质如PGE₂,被星形胶质细胞或投射于此的POAH神经元末梢识别,进而重置体温调定点,使体温升高。但这些推测还缺乏有力的证据,有待进一步证实。

在正常情况下,通过该机制转运的EP量极微,不足以引起发热;但在病理情况下,如慢性感染、颅脑炎症、颅脑损伤等,血脑屏障通透性增高,可使大量的EP进入中枢。

2. 终板血管器 下丘脑终板血管器(organum vasculosum of lamina terminalis,OVLT)位于第三脑室壁的视隐窝处,紧邻POAH,是血脑屏障的薄弱部位。该处的毛细血管是有孔毛细血管,并且毛细血管未被星形胶质细胞终足完全包裹,因而对大分子物质有较高的通透性。EP可能由此弥散入血管间隙,并被投射此区的POAH神经元末梢识别。但也有人认为,EP并不直接进入脑内,而是被分布在此处的巨噬细胞、神经胶质细胞等细胞的膜受体识别结合,产生新的信息(中枢介质),并传送至投射于此区的POAH神经元。目前认为通过OVLT可能是EP作用于体温调节中枢的主要通路。

（三）发热中枢调节介质

大量的研究表明,EP无论以何种方式进入中枢神经系统,都不能直接引起体温调定点上移。体温调定点的重置与中枢介质水平变化有关。致热信号到达下丘脑体温调节中枢,引起中枢致热介质(正调节介质)的释放,从而使体温调定点重置,引起发热,同时亦启动中杏仁核、腹中隔和弓状核释放中枢解热介质(负调节介质),以避免体温过度升高。中枢致热介质与中枢解热介质协同作用调控发热的时程和幅度。

1. 正调节介质

(1) 前列腺素E(prostaglandin E,PGE):PGE在体温调定点重置过程中起重要作用。细胞膜磷脂在磷脂酶A₂(PLA₂)的作用下生成花生四烯酸,进而在环氧合酶作用下生成PGH₂,随后在异构酶作用下生成PGE₂、PGD₂,也可经还原酶作用生成PGI₂。除外PGI₂,大多数PGE具有致热作用。

PGE作为中枢致热介质的主要依据如下:①用微注射方法,将PGE直接注入POAH,立即引起核心体温升高。②脑脊液和POAH组织间液中PGE₂水平的升降与发热时相有关。③EP静脉注射引起发热,同时脑脊液中PGE浓度升高。④EP体内、体外呈剂量依赖性诱导PGE合成。⑤使用PGE合成抑制剂如阿司匹林、布洛芬等在降低体温的同时,也降低了脑脊液(CSF)中PGE浓度。有学者认为PGE的前体花生四烯酸也是发热介质,实验亦证明,对多种动物脑室内给予花生四烯酸可以引起明显发热,花生四烯酸的致热作用不受PGE拮抗剂和水杨酸类药物的影响。

(2) 环磷酸腺苷(cAMP):支持cAMP是重要的中枢致热介质的主要依据如下。①将具有生物活性的cAMP衍生物——二丁酰cAMP(Db-cAMP)注入动物脑室内,可迅速引起发热,潜伏期明显短于致热性细胞因子性发热。②给家兔静脉注射ET或EP引起发热时,可见脑脊液中cAMP浓度明显增高,而环境高温引起的体温升高,则不伴有脑脊液中cAMP浓度的升高。③注射磷酸二酯酶(可分解cAMP为5′-腺苷酸及磷酸)抑制物茶碱,在升高脑内cAMP浓度的同时,可增强EP性发热。而注射磷酸二酯酶激活物烟酸,在降低cAMP的同时,EP性发热反应减弱。④静脉注射ET引起双相热时,家兔脑脊液及下丘脑组织中的cAMP含量变化与体温呈正相关。

(3) [Na⁺]/[Ca²⁺]值:在20世纪20年代,学者们就注意到将某些无机离子注入动物脑内,可引起机体的体温变化。30年代初发现Mg²⁺、Ca²⁺可引起体温下降,K⁺、Na⁺、Ba²⁺可引起体温升高。70年代发现,影响体温的主要是[Na⁺]/[Ca²⁺]值。实验显示,动物脑室内灌注Na⁺使体温很快升高,灌注 Ca^{2+} 则使体温很快下降;降钙剂(如 EGTA)脑室内灌注也引起体温升高。这些研究资料表明$[Na^+]/[Ca^{2+}]$值改变在发热机制中可能发挥着重要的中介作用。李楚杰等的研究表明,用 EGTA 灌注家兔侧脑室引起发热时,脑脊液中 cAMP 浓度明显升高,如果预先灌注 $CaCl_2$ 可阻止 EGTA 的致热作用,同时也抑制脑脊液中 cAMP 浓度的增高,而且脑脊液中 cAMP 含量升高被抑制的程度与体温上升被抑制的程度呈明显正相关。因此许多学者认为 EP 引起发热可能遵循以下途径:EP→下丘脑$[Na^+]/[Ca^{2+}]$值↑→cAMP↑→体温调定点上移,这可能是多种致热原引起发热的重要途径。

(4)促肾上腺皮质激素释放激素:促肾上腺皮质激素释放激素(corticotropin releasing hormone, CRH)是一种 41 肽的神经激素,主要分布于室旁核和杏仁核。在应激时,调控垂体合成释放 ACTH、β-内啡肽及黑素细胞刺激素等。同时,中枢 CRH 也具有垂体外生理功能,是一种中枢致热介质。主要证据如下:①IL-1、IL-6 等均能刺激离体和在体下丘脑释放 CRH。②用 CRH 单克隆抗体中和 CRH 或用 CRH 受体拮抗剂阻断 CRH 的作用,可明显抑制 IL-1β、IL-6 等 EP 的致热性。③脑室内注射 CRH 可引起动物核心温度明显升高,下丘脑 cAMP 水平升高。脑室内预先注射腺苷酸环化酶抑制剂降低 cAMP 的水平,可阻断 CRH 的致热作用,提示 CRH 可能通过 cAMP 调控发热反应。

但也有实验证实,TNF-α 和 IL-1α 诱导的发热并不依赖 CRH。在发热的动物脑室内注射 CRH 可使已升高的体温下降。因此,目前倾向于认为,CRH 是一种双向调节介质。

(5)一氧化氮:一氧化氮(nitric oxide,NO)作为一种新型的神经递质,广泛分布于中枢神经系统、大脑皮层、小脑、海马及下丘脑视上核、室旁核、OVLT 和 POAH 等部位均含有一氧化氮合酶(nitric oxide synthase,NOS)。有研究提示,NO 与发热有关,其机制可能涉及三个方面:①NO 通过作用于 POAH、OVLT 等部位,介导发热时的体温上升,并抑制发热时中枢解热介质的合成和释放。②通过刺激棕色脂肪组织的代谢活动导致产热增加。③抑制发热时负调节介质的合成与释放。

2. 负调节介质 临床和实验研究均表明,发热时体温升高极少超过 41 ℃,即使大大增加致热原的剂量,体温也难以越过此界限。发热时体温上升的幅度被限制在特定范围内的现象称为热限(febrile ceiling)。热限的存在意味着体内必然存在自我限制发热的因素,这可能是机体重要的自我保护功能和自稳调节机制,具有极其重要的生物学意义。关于热限成因的学说虽然很多,但体温的负调节可能是其基本机制,即体内存在中枢解热介质(负调节介质)限制体温上升的幅度。目前研究发现且公认的中枢解热介质主要包括精氨酸加压素(arginine vasopressin,AVP)、α-黑素细胞刺激素(α-melanocyte-stimulating hormone,α-MSH)、脂皮质蛋白-1(lipocortin-1)。

(1)精氨酸加压素(AVP):AVP 是由下丘脑神经元合成的神经垂体肽类激素,也是具有多种功能的神经递质,对其解热作用的研究主要有以下几个方面。①VSA 区释放 AVP 量与发热幅度呈负相关。②VSA 区缺失内源性 AVP 大鼠发热增强。③脑内微量注射或灌注 AVP,可缓解 LPS、EP 及 PGE_2 等诱导的发热反应。④在不同的环境温度中,AVP 的解热作用不同:在 25 ℃时,AVP 的解热效应主要表现为加强散热,而在 4 ℃时,则主要表现为减少产热,提示 AVP 是通过中枢机制来影响体温的。⑤AVP 拮抗剂或受体阻断剂能阻断 AVP 的解热作用或加强致热原的发热效应,如 AVP 可抑制 IL-1 诱导的发热,但 AVP 拮抗剂可完全阻断这种解热效应。

(2)α-黑素细胞刺激素(α-MSH):α-MSH 是由腺垂体分泌的多肽激素,由 13 个氨基酸组成。大量研究证明,α-MSH 具有中枢解热或降温作用:①脑室内或静脉内注射 α-MSH,都有解热作用,并且在不影响正常体温的剂量下就表现出明显的解热效应。②EP 诱导发热时,在脑室中隔区注射 α-MSH,可使发热反应减弱。③α-MSH 的解热作用与增强散热有关:使用 α-MSH 解热时,兔耳及皮肤温度升高,说明散热增多(兔主要靠调整耳和皮肤血流散热)。④内源性 α-MSH 能够限制发热的幅度和持续时间。

(3)脂皮质蛋白-1:脂皮质蛋白-1 又称膜联蛋白 A1(annexin A1),是一种钙依赖性磷脂结合蛋白,在体内分布较广泛,主要存在于脑、肺等器官中。研究发现糖皮质激素发挥解热作用依赖于脑内脂皮质蛋白-1 的释放;向大鼠中枢内注射重组的脂皮质蛋白-1,可明显抑制 IL-1、IL-6、CRH 诱导的发热反应,脂皮质蛋白-1 可能是一种发热中枢负调节介质。

总之,发热是在发热激活物和 EP 作用下,体温正、负调节机制共同作用的结果,如图 8-2 所示。

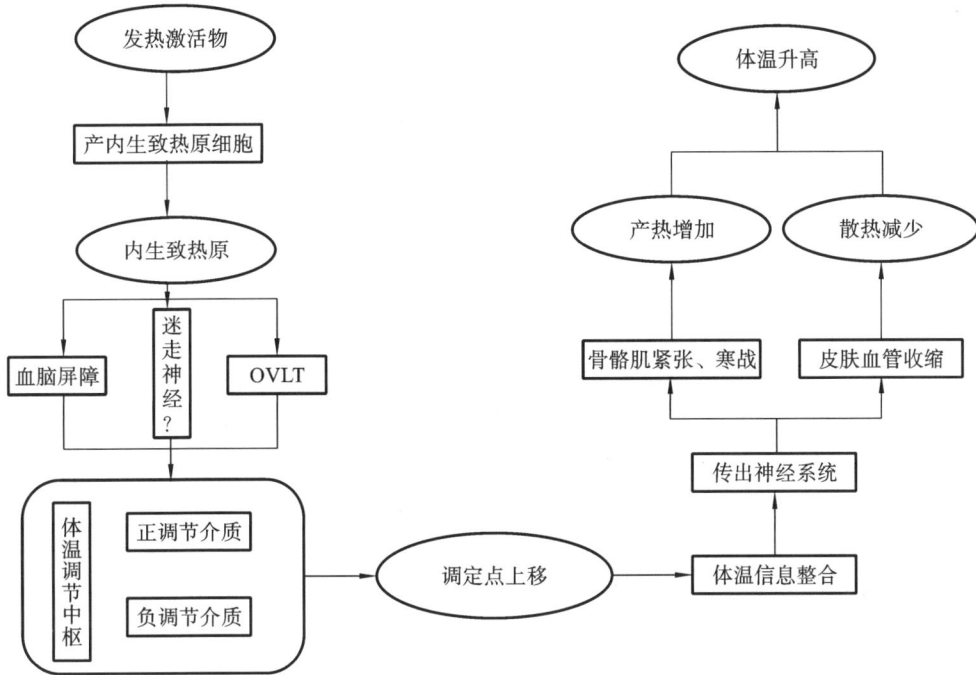

图 8-2 发热发病学示意图

(四)发热时体温调节的方式及发热的时相

体温调定点的正常设定值在 37 ℃左右。发热时,来自体内、外的发热激活物作用于产 EP 细胞,引起 EP 的产生和释放,EP 再经血液循环到达颅内,在 POAH 或 OVLT 附近,引起中枢发热介质的释放,后者相继作用于相应的神经元,使调定点上移。此时由于调定点高于中心温度,体温调节中枢对产热和散热进行调整,从而将体温升高到与调定点相适应的水平。在体温上升的同时,负调节中枢也被激活,产生负调节介质,进而限制调定点的上移和体温的上升。正、负调节相互作用的结果决定体温上升的水平。发热持续一定时间后,随着发热激活物被控制或消失,EP 及增多的介质被清除或降解,调定点迅速或逐渐恢复到正常水平,体温也相应被调控下降至正常。这个过程大致分为三个时相。

1. 体温上升期 调定点上移后,传出神经系统控制产热增加、散热减少,体温升高至新调定点水平的一段时间。体温升高的机制如下:由于调定点上移,原来的正常体温变成了"冷刺激",信息传入中枢,继而中枢发出指令经交感神经到达散热中枢,引起皮肤血管收缩和血流减少,导致皮肤温度降低和散热减少,同时指令到达产热器官,引起寒战和物质代谢加强,产热随之增加。

寒战是骨骼肌发生不随意节律性收缩的表现,由于屈肌和伸肌同时收缩,所以不表现外功,肢体不发生伸屈运动,但产热率可比正常增加 4~5 倍。有人认为,寒战是由寒战中枢的兴奋引起的,此中枢位于下丘脑后部,靠近第三脑室壁,正常时它被来自 POAH 的热敏神经元的神经冲动所抑制,当 POAH 受冷刺激时,这种抑制被解除,随即发生寒战。皮肤温度的下降也可刺激冷感受器通过传入途径兴奋寒战中枢。中枢发出的冲动沿两侧传导通路到达红核,再由此经脑干下降至脊髓侧索,经红核脊髓束和网状脊髓束传导到脊髓前角运动神经元,由此发出冲动到运动终板,进而引起肌肉节律性收缩。此外,由于交感神经兴奋,各种物质代谢加快,特别是棕色脂肪细胞内脂质分解和氧化增强,产热增加。

此期临床表现:由于皮肤温度下降,患者感到发冷或畏寒;皮肤血管收缩而出现皮肤苍白;骨骼肌不随意收缩产生寒战,另外,交感神经传出冲动引起皮肤竖毛肌收缩,皮肤可出现"鸡皮疙瘩"。此期热代谢特点:机体产热增多、散热减少,产热大于散热,体温因而升高。随着中心体温逐渐上升到新调定点水平,进入第二时相。

2. 高温持续期   当体温升高到新调定点水平时,便不再继续上升,而是在与新调定点相适应的高水平上波动,所以称高温持续期,也称高峰期或稽留期。由于此期中心体温已与调定点相适应,所以寒战停止并开始出现散热反应。此时体温调节中枢以与正常相同的方式调节产热和散热,所不同的是在一个较高的水平上进行调节。

此期临床表现:皮肤血管扩张、血流量增加,皮肤温度上升,皮肤散热反应增强。由于皮肤温度升高,患者不再感到寒冷,反而因皮肤温度高于正常而自感酷热,皮肤的"鸡皮疙瘩"也消失。此外,皮肤温度的升高加强了皮肤水分的蒸发,因而皮肤和口唇比较干燥。此期热代谢特点:体温已上升到新调定点水平,产热与散热在高水平上保持相对平衡。高热持续时间因病因不同而异,从几小时(如疟疾)、几天(如大叶性肺炎)到1周以上(如伤寒)。

3. 体温下降期   体温下降期又称退热期。由于发热激活物、EP 及中枢致热介质被消除,体温调节中枢的调定点返回到正常水平。由于血温高于调定点水平,POAH 的热敏神经元发放冲动的频率增加,冷敏神经元受抑制,交感神经紧张性活动降低,皮肤血管进一步扩张,散热增多,产热减少,体温开始下降,逐渐恢复到正常调定点水平。

此期临床表现:由于高血温及皮肤温度感受器传来的热信息对发汗中枢的刺激,汗腺分泌增加,引起大量出汗,严重者可致脱水、休克。退热期可持续几小时或一昼夜(骤退),甚至几天(渐退)。此期热代谢特点:散热增多,产热减少,体温下降,逐渐恢复到与正常调定点相适应的水平。

第三节   功能与代谢的改变

除了引起发热的各原发病所致机体的各种改变以外,发热时的体温升高、EP 及体温调节效应可引起机体出现一系列代谢和功能变化。

一、物质代谢的改变

体温升高时物质分解代谢加强,体温每升高 1 ℃,基础代谢率提高 13%。如果发热持续时间长,而营养物质没有得到相应的补充,患者就会消耗自身的物质储备,导致体重下降和消瘦。

1. 糖代谢   发热时由于产热增多,能量消耗增加,对糖的需求量增大,故糖原分解代谢加强,糖原储备减少,尤其在高热寒战期糖的消耗更大。正常情况下,肌肉主要依靠糖和脂肪的有氧氧化供给能量,寒战时由于肌肉活动量加大,对氧的需求量也大幅度增加,超过机体的供氧能力,导致产生氧债(oxygen debt),此时肌肉活动所需的能量大部分依赖无氧代谢供给。据粗略计算,肌肉剧烈活动时,从有氧氧化得到的能量只为糖酵解供给能量的 1/5,因而发热时体内可产生大量乳酸。当寒战停止后,由于氧债的偿还,乳酸又被逐渐消除。

2. 脂肪代谢   发热时,由于糖原消耗增多及摄入不足,脂肪分解增加。另外,交感-肾上腺髓质系统兴奋性增高,脂解激素分泌增加,也促进脂肪加速分解。

棕色脂肪组织(brown adipose tissue,BAT)参与非寒战性产热作用。多数哺乳动物含有 BAT,其含量一般小于体重的 2%。BAT 血管丰富,受交感神经支配和去甲肾上腺素调控,后者作用于肾上腺素能受体而引起 BAT 产热。人体也含有 BAT,尤其是在婴儿期,但随年龄增长 BAT 功能逐渐减退。有资料表明,患恶性疾病或死于严重烧伤伴有高代谢和发热的儿童,其肾周围的 BAT 代谢比对照者高 100%～300%。

3. 蛋白质代谢   正常成人每日需摄入 30～45 g 蛋白质以维持机体总氮平衡。发热时由于体温增高及 EP 的作用(EP→PGE↑→骨骼肌蛋白质分解),蛋白质分解增强,发热患者尿氮水平比正常人增加 2~3 倍。此时如果未能及时补充足够的蛋白质,将产生负氮平衡。蛋白质分解加强可为肝脏提供大量游离氨基酸,以用于急性期蛋白的合成和组织修复。

4. 水、盐及维生素代谢 在发热的体温上升期,由于肾血流量减少,尿量也明显减少,Na^+ 和 Cl^- 的排泄也减少。在发热的退热期,因尿量恢复和大量出汗,Na^+、Cl^- 排出增加。在高温持续期,皮肤和呼吸道水分蒸发的增加及退热期的大量出汗可导致体内水分的大量丢失,严重者可引起脱水。因此,高热患者退热期应及时补充水分和适量的电解质。

发热尤其是长期发热患者,由于糖、脂肪和蛋白质分解代谢加强,各种维生素的消耗也相应增多,应注意及时补充。

二、生理功能的改变

1. 中枢神经系统功能改变 发热使神经系统兴奋性增高,特别是高热(40~41 ℃)时,患者可能出现烦躁、谵妄、幻觉等症状,有些患者出现头痛(机制不明)。小儿高热比较容易引起抽搐(热惊厥),这可能与小儿中枢神经系统尚未发育成熟有关。有些高热患者神经系统可处于抑制状态,临床表现为淡漠、嗜睡等,可能与 IL-1 的作用有关。已有实验证明,动物注射 IL-1 能够诱导睡眠。持续发热时,中枢神经系统可由兴奋转变为抑制,患者出现昏睡、昏迷。

2. 循环系统功能改变 发热时心率加快,体温每上升 1 ℃,心率约增加 18 次/分,儿童心率可变得更快。心率加快主要是由血温升高对窦房结的刺激所致。另外,代谢加强,耗氧量和 CO_2 生成量增加也是影响因素之一。一定程度的心率增快(心率<150 次/分)可增加心排血量,但如果心率过快,心排血量反而下降。在寒战期间,心率加快和外周血管收缩,可使血压轻度升高;高温持续期和退热期因外周血管舒张,血压可轻度下降。少数患者可因大汗而出现虚脱,甚至循环衰竭,应及时预防。

3. 呼吸功能改变 发热时血温升高可刺激呼吸中枢,提高呼吸中枢对 CO_2 的敏感性,加之发热时机体分解代谢加强、H^+ 和 CO_2 生成增多,均促使呼吸加快、加深,使更多的热量从呼吸道散发。发热时如温度过高或时间过长,则可抑制呼吸中枢对 CO_2 的敏感性,出现浅、慢呼吸。

4. 消化功能改变 发热时消化液分泌减少,各种消化酶活性降低,患者出现食欲减退、口腔黏膜干燥、腹胀、便秘等临床表现。这些症状可能与交感神经兴奋、副交感神经抑制及水分蒸发较多有关。也有实验证明 IL-1 和 TNF 能引起食欲减退。

三、防御功能的改变

发热对机体防御功能的影响,既有有利的一面,也有不利的一面。

1. 抗感染能力的改变 研究表明,某些致病微生物对热比较敏感,一定的高温可将其灭活。如淋球菌和梅毒螺旋体,可被人工发热所杀灭;一定的高温也可抑制肺炎链球菌。许多微生物生长繁殖需要铁,EP 可使循环内铁的水平降低,进而使微生物的生长繁殖受到抑制。如 EP 能降低大鼠血清铁浓度并增加其抗感染能力。感染性发热的蜥蜴血清铁浓度明显降低,补充外源性铁后,其死亡率明显降低。将用天然病原体感染的蜥蜴分别放置于不同的环境温度(35~42 ℃)中,40 ℃或 42 ℃环境中的动物存活,而在较低温度中的动物大部分死亡,证明发热能提高动物的抗感染能力。

发热也可使某些免疫细胞功能加强。如人淋巴细胞孵育在 39 ℃比在 37 ℃中有更强的代谢能力,能摄取更多的胸腺核苷;人和豚鼠的白细胞吞噬活性分别在 38~40 ℃和 39~41 ℃时最强;中性粒细胞功能在 40 ℃时加强;巨噬细胞的氧化代谢在 40 ℃时明显增加。另外,发热还可促进白细胞向感染局部游走和包裹病灶。

然而,也有资料表明,发热可降低机体免疫细胞功能。例如,发热可抑制自然杀伤细胞(NK 细胞)的活性;发热也可降低机体抗感染能力,如人工发热可降低感染了沙门菌的大鼠的生存率,提高内毒素中毒动物的死亡率等。

2. 对肿瘤细胞的影响 发热时产 EP 细胞所产生的大量 EP(IL-1、TNF、IFN 等)除了引起发热外,大多还具有一定程度的抑制或杀灭肿瘤细胞的作用。另外,肿瘤细胞长期处于相对缺氧状态,对高温比正常细胞敏感,当体温升高到 41 ℃左右时,正常细胞尚可耐受,肿瘤细胞则难以耐受,其生长受到抑制并可被部分灭活。因此,目前发热疗法已被用于肿瘤的综合治疗,尤其是那些对放疗或化疗产生抵抗的肿瘤,发热疗法仍能发挥一定的作用。

3. 急性期反应 急性期反应(acute phase response)是机体在细菌感染和组织损伤时所出现的一系列急性时相反应。EP 在诱导发热的同时,也引起急性期反应,主要包括急性期蛋白的合成增多、血浆微量元素浓度的改变及白细胞计数的改变。实验证明,家兔静脉注射 IL-1 和 TNF 后,在体温升高的同时,伴有血浆铁和锌含量的下降,血浆铜浓度和循环白细胞计数的增高。IL-1 通过中枢和外周两种途径引起急性期反应,而 TNF 可能只通过外周靶器官起作用,IFN 静脉注射也可引起铁和锌浓度的下降。急性期反应是机体防御反应的一个组成部分。

综上所述,发热对机体防御功能的影响是利弊并存的,一般认为,中等程度的发热可能有利于提高宿主的防御能力,有利于机体抵抗感染、清除对机体有害的致病因素。但高热可能产生不利的影响。例如,多核白细胞和巨噬细胞在 40 ℃条件下,其化学趋向性、吞噬功能及耗氧量都增加。但在 42 ℃或 43 ℃条件下则反而降低。另外,发热时机体处于一种明显的分解代谢过旺的状态,持续高热必定引起机体能量物质过度消耗,脏器的功能负荷加重。在原有疾病的基础上,发热甚至可能诱发相关脏器的功能不全。因此,发热对防御功能的影响不能一概而论,应全面分析,具体对待。

第四节　发热防治的病理生理基础

一、防治原发病

多数发热与病原微生物感染有关,最常见的是病毒感染,感染性发热的原因很容易确定。因此,对病因较明确的发热,应针对其原发病进行相应处理。

二、一般性发热的处理

发热是多种疾病所共有的病理过程,病因明确者应及时去除病因。对一些原因不明的发热,应针对病情,权衡利弊,不能急于降低体温,以免掩盖病情、延误诊断和抑制机体的免疫功能。一般情况下,对于不过高的发热(体温低于 40 ℃),又不伴有其他严重疾病者,可不急于解热。这是因为除了前文所述的发热能增强机体的某些防御功能以外,发热还是疾病的信号,体温曲线的变化可以反映病情和转归。特别是某些有潜在病灶的病例,除了发热以外,其他临床征象不明显(如结核病早期),若过早予以解热,便会掩盖病情,延误原发病的诊断和治疗。因此,对于一般的发热病例,主要应针对物质代谢的加强和大汗脱水等情况,补充足够的营养物质,给予高糖、低脂、适量蛋白质、丰富维生素和水,必要时监护心血管功能,预防休克的发生。

三、必须及时解热的病例

对于发热能够加重病情或促进疾病的发生和发展或威胁生命的病例,应不失时机地及时解热。

1. 高热(体温高于 40 ℃)患者 高热患者,尤其是体温达到 41 ℃以上者,中枢神经元和心脏可能受到较大的影响。已有实验证明,正常动物在极度高热的情况下,可出现心力衰竭。高热引起昏迷、谵妄等中枢神经系统症状也是很常见的。因此,对于高热病例,无论有无明显的原发病,都应尽早解热。尤其是小儿高热,容易诱发惊厥,更应及早解热。

2. 心脏病患者 发热时心率加快,循环速度增快,心脏负荷增大,易诱发心力衰竭。尤其是心肌劳损或心脏有潜在病灶的患者更易诱发心力衰竭。因此,对心脏病患者及有潜在的心肌损害者须及早解热。

3. 妊娠期妇女 妊娠期妇女如有发热也应及时解热,理由如下:①据报道,妊娠早期的妇女如发热或人工过热(洗桑拿浴)有致畸胎的危险。②妊娠中、晚期,循环血容量增多,心脏负荷加重,发热会进一步增大心脏负荷,有诱发心力衰竭的可能性。

四、解热措施

1. 药物解热

(1)化学药物:以水杨酸盐类为代表,其可能的解热机制如下。作用于 POAH 附近,使中枢神经元的功能复原;阻断 PGE 合成;可能还以其他方式发挥作用。

(2)类固醇解热药:以糖皮质激素为代表,其可能的解热机制如下。①抑制 EP 的合成和释放。②抑制免疫反应和炎症反应。③中枢效应。

(3)清热解毒中草药也有很好的解热作用,可适当选用。

2. 物理降温 在高热或病情危急时,可采用物理方法降温。如用冰帽或冰袋冷敷头部,四肢大血管处用酒精擦浴以促进散热等。也可将患者置于温度较低的环境中,加强空气流通,以增加对流散热。

案例分析

患儿,男,2 岁,于一天前无明显诱因出现发热,T 39 ℃,咳嗽无痰,无呼吸困难,入院前出现抽搐,两眼凝视,四肢抽动,持续 1 min 后自行缓解。查体:神清,T 39 ℃,P 100 次/分,R 30 次/分,咽部明显充血,双侧扁桃体肿大,两肺呼吸音粗,未闻及水泡音。WBC 13.8×10^9/L。

分析:患儿发热的原因和机制是什么?患儿是否出现了热惊厥?应如何处理?

学习小结

复习思考题

1. 何为发热?体温升高是否等于发热?为什么?

2. 主要的外致热原有哪些?它们共同的作用环节是什么?

3. 发热过程可分为哪三个时相?每个时相热代谢有何特点?

4. EP 的致热信号如何传入中枢?

(李淑莲)

第九章 应 激

本章PPT

> **学习目标** ┊····
>
> 1. **掌握** 应激与应激原的概念、应激的神经内分泌反应和细胞体液反应、应激性溃疡的概念及发生机制。
> 2. **熟悉** 应激时心血管系统、中枢神经系统、免疫系统等的功能代谢变化。
> 3. **了解** 应激原的分类及应激相关疾病。

第一节 概 述

一、应激的概念

20 世纪 30 年代,加拿大内分泌生理学家 Selye 首次在 *Nature* 杂志公开描述了有关应激研究的实验结果,一种可由细菌感染、外伤、X 射线、中毒等多种刺激引起的病理改变(肾上腺肿大、胸腺淋巴结退化和胃肠道溃疡),他认为这些变化是机体在遭受有害刺激时出现的一种反应,并随后提出了应激的概念。应激(stress)是指机体在受到一定强度的体内、外各种因素刺激时所出现的、以神经内分泌反应为主的非特异性全身性适应反应,又称为应激综合征或全身适应综合征(general adaptation syndrome)。机体在受到刺激时,应激反应是否发生以及应激反应强度与刺激的性质无关,而与刺激的强度呈正相关。有些因素引起的应激反应还取决于机体的反应性,如免疫反应、精神及心理因素等。

二、应激原和应激反应的分类

（一）应激原的概念和分类

导致应激反应的各种刺激因素被称为应激原(stressor),应激原大致分为三类(表 9-1)。

表 9-1 常见应激原种类

分类	常见的应激原
外环境因素	物理性因素:寒冷、高温、噪声、射线、强光、电击、创伤等 化学性因素:酸、碱、活性氧、各类毒素、毒气等
内环境因素	生物性因素:细菌、病毒、寄生虫等病原微生物的感染 心律失常、水和电解质代谢紊乱、酸碱平衡紊乱、性压抑等
心理、社会因素	职业竞争和工作压力过大、拥挤的环境、紧张的生活节奏、 复杂的人际关系、生活孤独、失恋及突发的生活事件等

应当指出,一种刺激要成为应激原,必须具备一定的强度。但由于性格差异、遗传素质、神经类型和既往经验等方面的不同,面对同样强度的应激原,不同的人可以表现出显著不同的反应。对某些人可以引起明显应激反应的刺激因素却不能引起另一些人出现反应。例如,面临重要的考试,有些人表

现出明显的紧张、焦虑,甚至烦躁不安,而有些人却可能淡定、从容。

（二）应激反应的分类

（1）根据应激原的种类不同可分为躯体应激(physical stress)和心理应激(psychological stress)。前者包括外环境因素,如噪声、射线、强光、电击、温度的剧变等,以及内环境因素,如心律失常、器官功能紊乱、水和电解质代谢紊乱、酸碱平衡紊乱、休克等。而后者为心理、社会因素所致,如职业竞争和工作压力过大、拥挤的环境、紧张的生活节奏、复杂的人际关系、生活孤独、丧失亲人、失恋及突发的生活事件等。心理应激可以导致人的认知功能障碍,出现一种伴有心理、生理功能改变的紧张反应状态。如亲人的突然病故可能会导致人情绪失控,甚至行为异常,若有冠心病病史还可能出现心源性猝死。

（2）按应激的强度可分为生理应激和病理应激。应激原不十分强烈,且作用时间较短的应激(如短暂运动、体育竞赛、适度娱乐、中奖、提升、考试等)可动员机体的非特异适应系统,增强机体的适应能力,使反应对机体有利,这种应激称为生理应激或良性应激;如果应激原过于强烈或应激持续时间过长(如休克、大面积烧伤、长期情绪紧张、竞争失败、丧失亲人等),就可能导致机体代谢障碍和组织损伤,使反应对机体不利,特别严重者可引起机体死亡,这种应激称为病理应激或劣性应激。

（3）按应激的持续时间可分为急性应激和慢性应激。急性应激(acute stress)指机体受到突然刺激,如意外受伤、突发的天灾人祸等导致的应激,一般持续数分钟到数天,过强的急性应激原可诱发心源性猝死、急性心肌梗死(如在原有冠心病的基础上)以及精神障碍等。慢性应激(chronic stress)则是由应激原长时间作用(如长期处于高负荷的学习和工作状态)所致,可持续数天到数月,慢性应激可导致人体消瘦,影响生长发育,并可引发高血压、抑郁和免疫功能异常等疾病。

第二节 应激反应的基本表现及发生机制

应激时的反应相当复杂,从基因到全身水平都有涉及。

一、应激时的神经内分泌反应

当机体受到应激原刺激时,主要的神经内分泌反应为蓝斑-交感-肾上腺髓质系统和下丘脑-垂体-肾上腺皮质系统(HPA)的强烈兴奋,使血浆中儿茶酚胺和糖皮质激素含量明显增高,并由此引起功能、代谢的变化以及心理、行为的变化(图9-1),此外还可出现其他多种神经内分泌变化。神经内分泌变化是应激时代谢与器官功能变化的基础。

（一）蓝斑-交感-肾上腺髓质系统

1. 蓝斑-交感-肾上腺髓质系统的结构及其在应激时的效应　该系统的基本结构为脑干的蓝斑(locus ceruleus,LC)及与其相关的去甲肾上腺素(NE)能神经元,蓝斑作为该系统的中枢位点,上行主要与大脑边缘系统(limbic system)有密切的往返联系,是应激时认知/行为/情绪变化的结构基础。下行至脊髓侧角,主要行使调节交感-肾上腺髓质系统的功能。应激时,该系统兴奋所产生的效应分为以下两个方面。

（1）中枢效应:应激时蓝斑区NE能神经元激活和反应性增高,持续应激还使该脑区的酪氨酸羟化酶(NE合成限速酶)活性升高,蓝斑投射区(下丘脑、海马、杏仁体)的NE水平升高,机体出现兴奋、紧张和专注程度的提高;过度时则会产生焦虑、害怕甚至愤怒等情绪反应。此外,脑干的NE能神经元和室旁核分泌促肾上腺皮质激素释放激素的神经元有直接的纤维联系,这可能是应激启动HPA轴的关键通路之一。

（2）外周效应:交感神经兴奋时主要释放去甲肾上腺素(norepinephrine,NE),肾上腺髓质兴奋时主要释放肾上腺素(epinephrine,E),使血浆中肾上腺素和去甲肾上腺素浓度迅速升高。机体遭受强

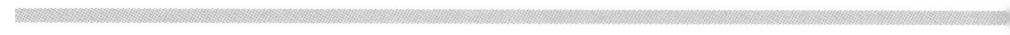

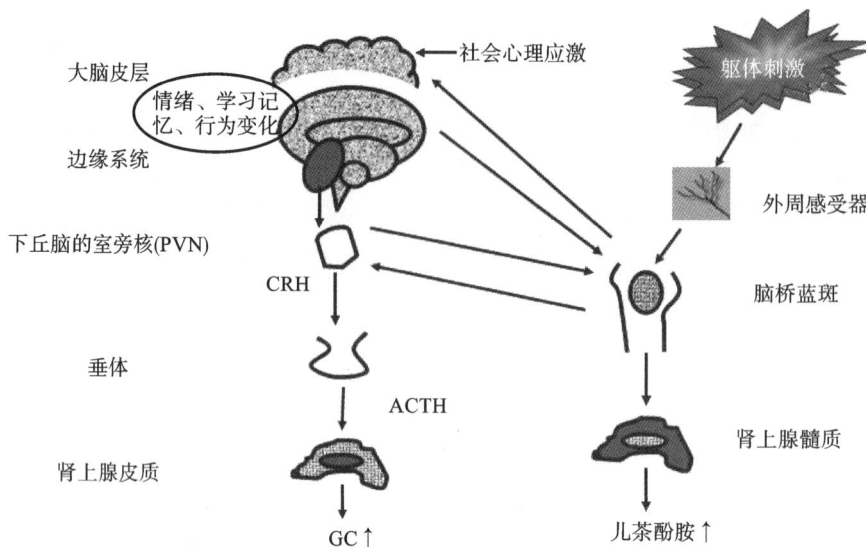

图 9-1 应激时的神经内分泌反应

烈应激时,血浆中去甲肾上腺素浓度可升高 10~45 倍,肾上腺素浓度升高 4~6 倍。

2. 蓝斑-交感-肾上腺髓质系统兴奋对机体的影响 应激时蓝斑-交感-肾上腺髓质系统兴奋所产生的上述两个方面的效应,对提高机体防御功能会起到一些积极有利的作用,但同时也对机体造成一些消极不利的影响。

(1) 有利作用:①增强心功能:蓝斑-交感-肾上腺髓质系统兴奋,血浆儿茶酚胺浓度增高,产生正性肌力作用,即心率加快,心肌收缩力加强,心排血量增加,血压升高。总外周阻力视应激的具体情况不同,可升高或下降,如失血、烧伤性休克及心理应激时外周小动脉、微动脉等阻力血管收缩,外周总阻力可显著升高,有利于维持甚至提高血压;而在与运动或战斗有关的应激中,交感神经兴奋引起骨骼肌血管明显扩张,外周阻力降低,其可抵消交感神经兴奋所引起的其他部位血管收缩导致的外周阻力上升,结果为总外周阻力下降。②体内脏器的血液重新分布:由于体内各器官血管壁平滑肌上 α 受体分布的密度不同,对儿茶酚胺反应的敏感性也不同,因此,当蓝斑-交感-肾上腺髓质系统兴奋时,皮肤、腹腔内脏血管收缩,冠状血管、骨骼肌血管扩张,脑血管管径无明显变化,使体内的血液重新分布,使应激时的组织供血更充分、合理,从而保证心脑和骨骼肌的血液供应,这对于维持重要生命器官的血液供应,维持它们的功能,满足骨骼肌在应对紧急情况时活动的需要,具有重要作用。③支气管扩张:支气管壁平滑肌上以 β_2 受体为主,儿茶酚胺可使支气管平滑肌舒张,通过扩张支气管,改善肺泡通气,满足应激时机体的高耗氧量。④促进糖原和脂肪的分解:儿茶酚胺作用于肝、肌肉和脂肪组织细胞膜上的 β 受体,激活胞质中腺苷酸环化酶,促使 ATP 生成 cAMP 增多,促进糖原分解,血糖浓度升高。此外,儿茶酚胺使脂肪分解增多,血浆游离脂肪酸增多,以上变化均有利于向组织细胞提供更多的能量物质,从而保证了应激时机体对能量的需求。⑤中枢神经系统(central nervous system,CNS)兴奋性增高:应激时蓝斑区 NE 能神经元激活和反应性增高,持续应激还使该脑区的酪氨酸羟化酶活性升高。蓝斑投射区(大脑边缘系统、杏仁体、海马)的去甲肾上腺素水平升高,使中枢神经系统兴奋性增高,机体警觉性提升,反应更加机敏,还可以影响记忆、情绪等。⑥具有止血作用:儿茶酚胺能促使血小板数目增加,大量聚集,黏附性增强,使血液凝固性显著升高,这对抗损伤出血有重要的作用。⑦促进其他激素分泌:儿茶酚胺对胰岛素分泌有抑制作用,但对其他许多激素如促肾上腺皮质激素释放激素(corticotropin-releasing hormone,CRH)、促肾上腺皮质激素(adrenocorticotropic hormone,ACTH)、糖皮质激素(glucocorticoid,GC)、抗利尿激素(antidiuretic hormone,ADH)、生长激素(growth hormone,GH)等具有促进分泌的作用,因此可以加强各激素间的相互作用。

(2)不利影响:①部分组织器官缺血:应激反应过强或过久时,该系统强烈兴奋,皮肤和腹腔内脏血管长时间强烈收缩,导致组织器官缺血,而长时间的缺血将导致组织器官功能严重障碍。其中较易受累的器官是肾与胃肠道。肾血管收缩,则肾小球滤过率(GFR)降低,尿量生成减少;同时,由于肾血流灌注的减少,肾素-血管紧张素-醛固酮系统被激活,进一步加剧了肾血管的收缩,GFR降低,水钠排出减少;ADH的分泌增多更是促进了水的重吸收,尿量进一步减少。因此,应激时泌尿系统的变化主要表现为少尿,尿比重升高,尿钠含量降低。胃肠血管长时间收缩,血流减少,特别是胃肠黏膜的严重缺血,可引起胃肠黏膜的损害,常见胃黏膜糜烂、溃疡、出血。有研究表明,应激时可发生胃肠运动的改变,表现为人在情绪紧张时可出现胃部不适,如恶心、呕吐,还可发生肠道平滑肌的收缩、痉挛,患者可出现便意、腹痛、腹泻或者便秘。②心血管应激性损伤:应激时儿茶酚胺加快心率、增强心肌收缩力的同时,也使心肌耗氧量显著增加、冠状动脉相对供血不足,从而导致心肌缺氧,引起心肌损伤。若患者原有冠状动脉和心肌的基础病变,则强烈的心理应激可诱发心室颤动,甚至可能引起心源性猝死。③能量大量消耗:应激时物质代谢表现为分解增强,合成减少,器官耗能增加,蛋白质的过量消耗,出现负氮平衡。④氧自由基生成增多,引起膜脂质过氧化反应增强:应激时血浆中增多的肾上腺素,大部分被氧化为肾上腺素红,其在降解过程中有大量氧自由基生成。氧自由基可与各种细胞成分发生反应,导致膜脂质过氧化、蛋白质的结构及功能异常、核酸或染色体的损伤等,造成细胞结构损伤和功能代谢障碍,其中最重要的是膜脂质过氧化增强,导致膜的正常结构被破坏和间接抑制膜蛋白功能,如膜上钠泵及钙泵功能失调,以及膜受体介导的细胞信号转导异常等。

(二)下丘脑-垂体-肾上腺皮质系统(HPA)

1. HPA的结构及其在应激时的效应 HPA的基本结构为下丘脑的室旁核(paraventricular nucleus,PVN)、腺垂体及肾上腺皮质,室旁核为该系统的中枢位点。应激时,无论是从躯体直接传来的应激传入信号,或是经边缘系统整合的下行应激信号,均可引起PVN的CRH神经元分泌CRH增多,CRH经垂体门脉系统或经轴突运输进入腺垂体使ACTH分泌增加,ACTH进而刺激肾上腺皮质束状带,加速GC的合成与分泌。在应激时,该系统的兴奋所产生的效应同样分为以下两个方面。

(1)中枢效应:HPA轴兴奋释放的中枢介质为CRH和ACTH,其中最核心的介质为CRH。CRH的功能如下:①刺激ACTH的分泌进而增加GC的分泌,这是CRH最主要的功能。②调控应激时的情绪行为反应,实验显示,大鼠脑室内直接注入CRH可引起剂量依赖的行为情绪反应。目前认为,适量的CRH增多可促进适应,使机体兴奋或产生愉快感;但CRH大量增加,特别是慢性应激时的持续增加则造成适应机制的障碍,机体出现焦虑、抑郁、食欲和性欲的减退等,临床上重症慢性患者几乎都会出现上述表现。③促进内啡肽的释放。④刺激蓝斑释放NE。

(2)外周效应:HPA轴兴奋,CRH分泌增加,促进垂体分泌促肾上腺皮质激素(ACTH),使肾上腺皮质分泌的外周介质为糖皮质激素(GC),GC分泌增多是应激重要的反应之一。正常成人每日皮质醇分泌量为25～37 mg。应激时其分泌量明显增加。例如,外科手术导致的应激可使每日皮质醇的分泌量超过100 mg。手术后若无并发症,皮质醇一般于24 h内恢复至正常水平。但如果短时间内应激原不能去除,血浆皮质醇浓度则会持续升高,如大面积烧伤患者,血浆皮质醇增多可持续2～3个月。

2. GC增多对机体的影响 在应激时,GC增多对机体的影响包括以下两个方面。

(1)有利作用:实验表明,被切除双侧肾上腺的动物,较小的有害刺激即可导致其死亡,几乎不能适应任何应激环境。但如果仅去除肾上腺髓质而保留肾上腺皮质,动物则可以长时间存活。应激时GC如何提高机体抵抗力,其机制迄今未完全阐明,但至少与以下因素有关。①升高血糖,提供能量:GC具有促进蛋白质分解和糖异生作用,补充应激时肝糖原储备;GC还能直接抑制肌肉、脂肪、皮肤等组织对葡萄糖的利用,从而提高血糖水平,有利于为组织细胞提供充足的能量。②维持心血管功能:GC是维持心血管平滑肌对儿茶酚胺的正常反应性的必备因素(GC的允许作用),当GC不足时,心血管系统对儿茶酚胺的反应性显著降低,表现为小动脉、微动脉、毛细血管前括约肌松弛,外周阻力显著降低,微循环淤血,回心血量减少;再加上心肌收缩力减弱,导致心排血量下降,血压降低,严重时机体可以出现循环衰竭。③稳定溶酶体膜:减少溶酶体内各种蛋白水解酶外漏,防止或减轻组织损伤。④抑制中性粒细胞的活化,抑制炎症反应:GC可抑制多种炎症介质和细胞因子的生成、释放,如白三烯(LTs)、血栓素 A_2(TXA$_2$)、前列腺素(PGs)、5-羟色胺(5-HT)等,具有抑制炎症反应、减轻组织损伤的自稳作用。

(2)不利影响:①慢性应激时,GC持续增多使胸腺、淋巴结缩小,促进T细胞凋亡,多种炎症介质、细胞因子的生成受抑制,致机体的免疫力下降,感染易发生。②GC增多可引起一系列代谢改变,蛋白质被大量分解,导致机体出现负氮平衡、血脂浓度升高和血糖浓度升高。③GC可抑制组织的再生能力,使创伤组织的修复、愈合受阻。④慢性应激时,GC的持续增多可抑制甲状腺轴和性腺轴,造成机体生长发育迟缓、性功能减退、月经失调等。⑤GC的持续增多还可引起胰岛素抵抗,即靶细胞对胰岛素的反应性降低。

新近研究显示,不同应激原所引起的应答及涉及的神经回路是有区别的。如机体HPA轴的激活并非见于所有的应激反应中,对于不同的应激原,HPA轴的活性可表现为升高、降低或不变。应激反应的这种差异可能与不同刺激的神经传入通路、机体的感受、整合及效应通路等有关。有实验显示,中枢神经系统确实存在应对不同应激原(如冷应激、束缚、胰岛素引发的低血糖、疼痛、出血)的特异性应激通路和回路,上述研究进一步推进了人们对应激复杂性的认识。

(三)其他激素

除蓝斑-交感-肾上腺髓质系统和HPA的神经内分泌反应(表9-2)外,其他一些激素也参与应激反应,主要包括以下几种。

1. 胰高血糖素　胰高血糖素由胰岛α细胞所分泌,应激时交感神经兴奋,儿茶酚胺在血液中水平升高使其分泌增加。胰高血糖素可促进糖原分解及糖异生作用,导致应激性高血糖。

2. 胰岛素　应激时蓝斑-交感-肾上腺髓质系统强烈兴奋,儿茶酚胺分泌增加,作用于胰岛β细胞,抑制胰岛素的分泌,使血浆胰岛素水平降低,导致机体糖耐量下降、血糖浓度升高,提供给机体更多的能量。

3. 醛固酮　醛固酮是由肾上腺皮质所分泌的,应激时由于蓝斑-交感-肾上腺髓质系统兴奋,肾血管收缩,进而肾素-血管紧张素-醛固酮系统被激活,醛固酮增多;另外,HPA兴奋使ACTH分泌增多,也可刺激醛固酮的分泌,醛固酮水平增高。醛固酮促进肾脏远曲小管和集合管对钠、水的重吸收,增加血容量,对于应激机体循环"稳态"的维持有积极的作用。

4. 抗利尿激素　抗利尿激素由下丘脑的PVN所分泌,应激时由于CRH分泌增加,ADH增多。ADH促进肾脏的远曲小管和集合管上皮细胞对水的重吸收,循环血容量增加,也可以起到维持应激机体的循环"稳态"作用。

5. 阿片肽　阿片肽亦被称为内源性阿片样物质,在体内有脑啡肽、β-内啡肽和强啡肽三大家族的20多个成员。应激时三种阿片肽水平均升高。阿片肽可抑制蓝斑-交感-肾上腺髓质轴和HPA轴的强烈反应,提示应激时脑内阿片肽增多,对应激时的神经内分泌反应起到"刹车"或"细调"的作用。β-内啡肽主要由腺垂体分泌,应激时ACTH分泌增多,使内啡肽释放增加,血浆β-内啡肽含量随之升高。β-内啡肽可增强应激机体对疼痛的耐受力,在应激镇痛中发挥作用;β-内啡肽能引起交感神经活动的抑制和血压的降低,因此,有人认为内啡肽参与某些休克的发病;另外,β-内啡肽还参与机体免疫功能的调节。

6. 生长激素　生长激素由腺垂体分泌,在急性应激尤其是躯体应激时水平升高,而在慢性应激特别是心理应激时水平下降。如长期生活在受虐家庭中的儿童个头矮小,又称心因性侏儒。生长激素能促进糖异生作用和脂肪分解,参与应激时增加机体能量供应的反应;此外,它还能促进蛋白质的合成,对抗GC所引起的蛋白质分解,因而对组织有保护作用。

表 9-2　应激时其他激素的变化

变　化	名　称
分泌增多	神经肽 Y、多巴胺、β-内啡肽 胰高血糖素、生长激素（慢性应激时水平降低）、催乳素 抗利尿激素、肾素-血管紧张素-醛固酮 炎症介质、前列腺素、激肽、白细胞介素-1 等
分泌减少	胰岛素、促性腺激素释放激素、黄体生成素、卵泡刺激素、睾酮

二、应激的细胞体液反应

细胞对多种应激原，特别是有害的环境因素（如强光、噪声、紫外线、化学毒物、高温等）构成的应激原，会出现一系列细胞内信号转导和相关基因的激活，伴有一些与应激相关的、多半具有保护作用的蛋白质表达上调或增多。如热休克蛋白、急性期蛋白、某些细胞因子或酶等，成为机体在细胞、分子水平上的应激反应表现。

（一）热休克蛋白

1. 热休克蛋白的概念　20 世纪 60—70 年代发现并报道了热休克蛋白（heat shock protein，HSP）和热休克反应（heat shock response，HSR）的存在，并证实了热休克反应不仅存在于高等动物，也存在于低等动物及单细胞中，是一种非常保守的应激反应。1962 年，Ritossa 等将培养的果蝇幼虫从 25 ℃移到 30 ℃的环境中，30 min 后观察到在果蝇唾液腺的多丝染色体上出现了蓬松或膨凸现象，提示这些区带基因的转录加强且可能存在某些蛋白质的合成增加现象。由于这些蛋白质最初是从经受热应激的果蝇唾液腺中发现的，故取名 HSP。后来又发现多种应激原，如缺血、缺氧、氧化反应、紫外线照射、病毒和细胞因子等都可诱导 HSP 的合成，故又称 HSP 为应激蛋白（stress protein，SP）。因此，HSP 是指热应激或其他应激时细胞内新合成或合成增加的一组蛋白质。由于 HSP 的主要生物学功能是参与蛋白质的折叠、装配和转运，其也被称为"分子伴侣"或"分子伴娘"（molecular chaperone）。

2. HSP 家族的基本组成　HSP 是原核和真核生物细胞中广泛存在的一组高度保守的蛋白质，分子质量为 10～150 kD，属于多基因家族。部分 HSP 可在非应激状态表达，属于细胞的结构蛋白，只是在应激时生成增加。按 HSP 分子质量可将其分为几个亚家族（表 9-3）。其中 HSP 70 家族是研究最多的、与应激关系最为密切的亚家族。

表 9-3　热休克蛋白的分类与功能

亚家族	主要成员名称	细胞内定位	主要功能	表达水平 正常时	表达水平 应激时
HSP 100	HSP 110	胞核/核仁	增加胞核对热应激的耐受性	+	++
HSP 100	HSP 104	胞质	使聚积的蛋白质解聚	+	+++
HSP 100	GRP 100	内质网/高尔基体	使聚积的蛋白质解聚	+	++
HSP 90	HSP 90	胞质/胞核	维持类固醇激素受体在非活化状态	++	+++
HSP 90	GRP 94	内质网	钙结合分子伴侣	+	++
HSP 70	GRP 78	内质网	内质网蛋白质的折叠、装配和转运	++	+++
HSP 70	GRP 75	线粒体	线粒体蛋白质的折叠和转运	+	++
HSP 70	HSP 70	胞质/胞核	蛋白质的折叠与转运	—	+++
HSP 60	HSP 60	胞质	蛋白质折叠	+	+

续表

亚家族	主要成员名称	细胞内定位	主要功能	表达水平	
				正常时	应激时
	HSP 58	线粒体	线粒体蛋白质的折叠与装配	+	+
HSP 40	HSP 40	胞质/胞核	协助蛋白质折叠	+	++
HSP 30	HSP 32	胞质	血红素降解的限速酶,抗氧化	+	++
小分子 HSP	HSP 27	胞质/胞核	稳定肌动蛋白微丝	+	++
	α-晶状体蛋白	胞质	稳定细胞骨架	+	++
泛肽	泛肽	胞质	异常蛋白质的降解	+	++

3. HSP 的主要功能

（1）分子伴侣作用:分子伴侣是指能够结合并稳定另外一种蛋白质的不稳定构象,并能通过可调控的结合和释放,促进新生多肽链的折叠、多聚体的装配或降解以及细胞器蛋白跨膜转运的一类极其保守的蛋白质。HSP 发挥分子伴侣的作用在于 HSP 能通过其 C 末端的疏水区与尚未折叠的新合成的肽链或变性蛋白暴露的疏水区域结合,且依赖其 N 端的 ATP 酶活性,帮助新合成蛋白分子保持恰当构型,防止在正确的多聚体形成前发生新合成蛋白质的错误折叠或聚集;HSP 允许其穿过生物膜,陪伴蛋白分子在细胞内跨膜转运;HSP 促使受损、变性蛋白质的恢复,防止它们凝聚,若蛋白质损伤严重不能复性时,则协助蛋白酶系统,加速其降解和消除,重新激活某些酶以维护细胞的功能和生存。这种分子伴侣作用是 HSP 的基本功能。

（2）细胞保护作用:机体细胞在受到各种应激原(如高热、缺氧、病原微生物感染等)刺激时,产生的 HSP 可以提高细胞对损害的耐受程度,维持细胞的正常功能与代谢,增高细胞的生存率。HSP 对细胞的保护作用机制不仅在于 HSP 能够发挥分子伴侣作用,还与其可结合细胞内糖皮质激素受体(glucocorticoid receptor,GR)、激活蛋白激酶 C(PKC)等蛋白酶活性,生成超氧化物歧化酶(SOD)等有关,使细胞自卫,从而维持其生物学特性。具体表现在对神经系统、肺、心肌、肝脏等组织细胞的非特异性保护作用。

（3）抗炎症损伤作用:研究证明 HSP 通过抑制高浓度活性氧(reactive oxygen species,ROS)及细胞因子的产生,保护组织细胞免受炎症损伤的作用,主要机制如下。HSP 阻止 ROS 引起的 DNA 断裂,并减少宿主细胞内 ROS 的产生;抑制 NADPH 氧化酶活性,减轻炎症反应,阻止脂质过氧化;保护线粒体的功能与结构;抑制细胞因子 TNF-α、IL-1 的转录,使之分泌减少并降低血液中的含量。

（4）免疫保护和免疫损伤:HSP 不但参与抗原加工、提呈,增强细胞对 TNF 和自然杀伤细胞攻击的耐受性,而且参与抗感染及肿瘤免疫,故具有免疫作用;由于病原体与宿主的 HSP 具有广泛的序列同源性,两者具有共同抗原,可使病原体逃避宿主细胞免疫,继而得以生存和繁殖,最终对宿主造成伤害。

（5）调控细胞凋亡:有研究证实 HSP 可抑制细胞凋亡,主要是作为细胞凋亡的负调控因子小分子热休克蛋白(sHSP),具有抗 TNF-α 和 Fas 介导的细胞凋亡作用。但也有报道表明,HSP 90 的减少可使细胞避免发生凋亡,这说明 HSP 90 可促进细胞凋亡。

（6）参与细胞增殖的调控:HSP 在生物体生长、发育及分化过程中发挥重要的作用。

总之,HSP 的主要功能显示了应激发生时细胞、分子水平上的保护机制。

（二）急性期蛋白

1. 急性期蛋白的概念 在创伤、感染、烧伤、大手术等应激原引起的以血浆蛋白变化为主要特征的非特异性的快速的防御反应称为急性期反应(acute phase response,APR)。急性期反应发生时,机体除了出现血糖浓度升高、体温升高、补体水平增高、外周血吞噬细胞数目增多及吞噬功能增强等非特异性免疫反应外,还表现为血浆中一些蛋白质浓度的迅速变化,这些在急性期反应发生时含量有明显改变的蛋白质称为急性期蛋白(acute phase protein,AP)。急性期蛋白属分泌型蛋白质,其中增加较显著的是C-反应蛋白和血清淀粉样A蛋白;相反,少数蛋白在急性期反应时减少,如白蛋白、前白蛋白、运铁蛋白(transferrin)等,称为负急性期蛋白。

2. AP的主要种类及其含量变化 AP主要由肝细胞合成,单核-巨噬细胞、成纤维细胞、内皮细胞等可合成少量AP。正常时血液中AP含量很低,应激时大多数AP含量增高,少数AP含量降低(表9-4)。

表9-4 急性期蛋白(AP)的主要种类及其含量变化

含量变化	主要成分
增加1000倍以上	C-反应蛋白、血清淀粉样A蛋白
增加2~3倍	α_1-酸性糖蛋白、α_1-抗糜蛋白酶、α_1-蛋白酶抑制剂、结合珠蛋白、纤维蛋白原
增加50%	铜蓝蛋白、补体成分C3
减少	白蛋白、前白蛋白、α_1-脂蛋白、运铁蛋白

3. AP的主要生物学功能 AP由于种类多,因此具有相当广泛的功能,但总体来讲,它们是一类能够迅速启动机体防御功能的物质。

(1)抑制蛋白酶的活性:当创伤、感染等应激原作用于机体时,体内蛋白水解酶增多,导致组织的损伤。AP中一些蛋白酶抑制剂如α_1-抗糜蛋白酶、α_1-蛋白酶抑制剂、α_2巨球蛋白、α_2-抗纤溶酶等在血浆中含量明显增高,它们可以抑制蛋白水解酶的活性,起到保护组织的作用。

(2)抗感染、抗损伤:①一些AP,如C-反应蛋白、血清淀粉样A蛋白、补体等,在感染、组织损伤时,血浆中浓度迅速升高,发挥迅速、非特异性的清除异物与坏死组织的作用。其中C-反应蛋白的作用最为明显。它可与细菌细胞壁结合,介导抗体样调理作用;又可激活补体经典途径;提高大、小吞噬细胞的功能;抑制血小板释放炎症介质等,致所结合的细菌很快被清除。由于C-反应蛋白的升高程度常与各种炎症、组织损伤、感染的程度呈正相关,因此,临床上常以C-反应蛋白作为反映炎症性疾病活动性的指标。②凝血蛋白类如凝血因子Ⅷ、纤维蛋白原、纤溶酶原、α_1-酸性糖蛋白等的增加,可在炎症区域或损伤处形成纤维蛋白或凝血块,具有止血与防止炎症扩散的作用。

(3)结合、运输功能:血浆铜蓝蛋白、血红素结合蛋白、结合球蛋白等可与相应的物质结合,避免过多的游离Cu^{2+}、血红素等对机体造成危害。

(4)清除自由基:血浆铜蓝蛋白能增强超氧化物歧化酶(superoxide dismutase,SOD)的活性,促进自由基的清除。

(三)内质网应激

应激反应时,除了细胞作为一个整体做出反应外,内质网(endoplasmic reticulum,ER)、胞核及线粒体等细胞器同样发生反应。近年来有关内质网应激的研究受到了广泛的关注。

第三节 应激时机体功能代谢的变化

应激时机体不仅可以出现一系列生理性反应,如神经内分泌、体液和细胞水平的变化,这些变化还会导致机体功能及代谢的改变,促进机体迅速适应内、外环境的变化。

一、物质代谢的变化

应激时由于促进分解代谢的激素(糖皮质激素、儿茶酚胺、胰高血糖素等)释放增多,而胰岛素分泌相对不足且存在组织细胞对胰岛素的抵抗,故表现为糖、蛋白质和脂肪的分解代谢增强,机体呈现高代谢率,出现应激性高血糖、应激性糖尿、血液中游离脂肪酸与酮体增多以及负氮平衡(图9-2)。强

延伸阅读

烈应激时,代谢率的升高十分明显,如成人在安静条件下,每天能量的正常消耗量为 2000 千卡左右,而一个大面积烧伤患者每天能量的消耗量则可高达 5000 千卡,大约相当于一个正常成人从事重体力劳动时的代谢率。应激时高代谢率具有一定的防御意义,可为机体应对"紧急情况"提供足够的能量。但应激的持续时间如果过长,则患者会出现明显消瘦、体重下降。由于负氮平衡,蛋白质缺乏,患者会发生贫血、抵抗力降低、创面愈合迟缓。因此对严重的、持续时间长的应激反应患者,需要注意营养物质与胰岛素的补充。

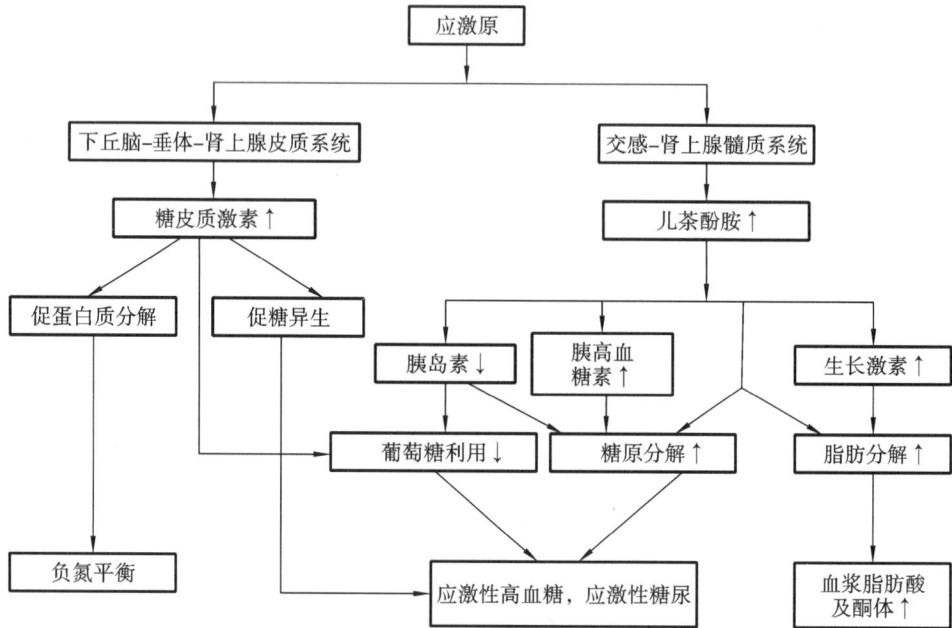

图 9-2　应激时糖、脂肪和蛋白质代谢的变化及其主要机制

二、系统器官功能变化

(一)中枢神经系统

中枢神经系统(CNS)是应激反应的调控中心。与应激密切相关的 CNS 部位包括大脑皮层、边缘系统、海马、杏仁体、下丘脑、脑桥的蓝斑等结构。应激时蓝斑区 NE 能神经元激活及反应性增高,该脑区的酪氨酸羟化酶(NE 合成限速酶)在持续应激时还表现为活性升高。蓝斑投射区(下丘脑、海马、杏仁体)的去甲肾上腺素水平升高,机体出现紧张、专注度的提升;应激过度时则会出现害怕、焦虑或愤怒等情绪反应。HPA 轴的适度兴奋有助于维持良好的认知学习能力与良好的情绪,但 HPA 轴过度兴奋或不足则可以引起 CNS 的功能障碍,如厌食、抑郁,甚至自杀倾向等。

(二)心血管系统

应激时,交感-肾上腺髓质系统被激活,释放大量儿茶酚胺,抗利尿激素的分泌增加,加上肾上腺皮质分泌大量的糖皮质激素,肾素-血管紧张素系统被激活,心率加快,心肌收缩力增强,故心排血量增加,血压升高,可保证应激状况下重要脏器的血液供应(图 9-3)。但若应激过于强烈或心理应激时间过长,则会对心血管系统产生不利影响,如原发性高血压、心律失常等。

(三)消化系统

应激原引起交感-肾上腺髓质系统的强烈兴奋,儿茶酚胺分泌增多,胃肠道血管收缩,血流量减少,特别是胃黏膜血流量减少,可造成胃黏膜糜烂、溃疡,甚至胃出血。这主要是由神经内分泌反应所致的应激性溃疡(详见本章第四节)。应激反应可造成胃肠运动的改变,尤其是儿童在情绪紧张时出现的应激反应可引起胃部不适,有些个体可能出现腹痛、腹泻等。慢性应激时消化系统可表现为食欲

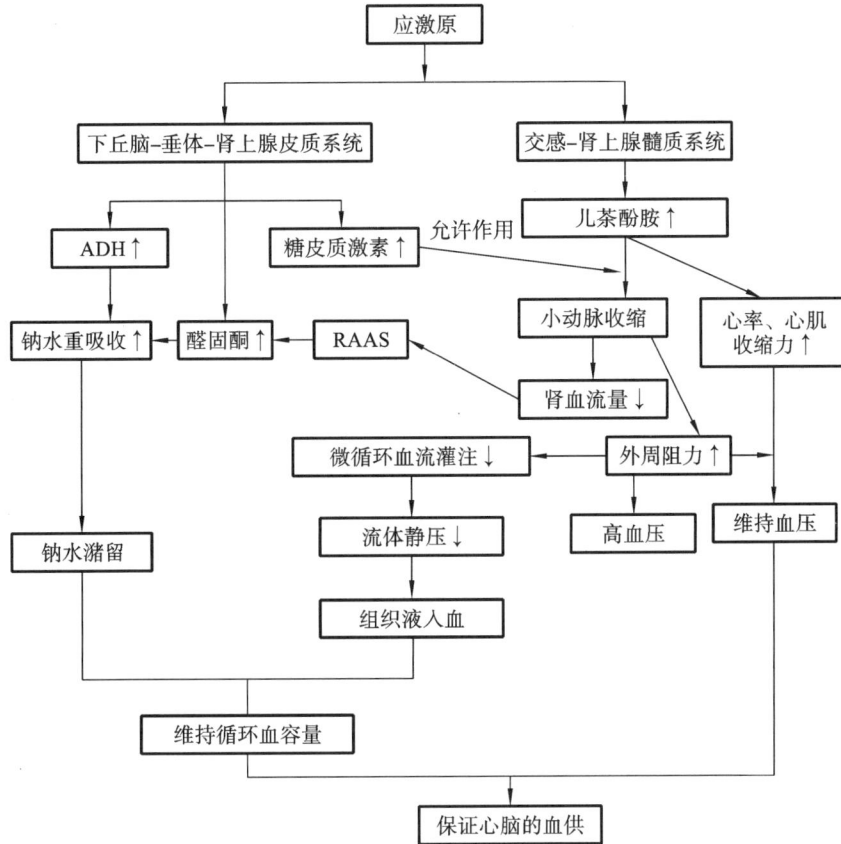

图 9-3 应激对心血管系统的影响

下降,可能与 CRH 分泌增加有关。

（四）免疫系统

免疫系统是应激反应的重要组成部分。无论是躯体应激还是心理应激,都会对免疫功能造成影响。应激时免疫系统受到神经内分泌变化的重要调控,同时免疫系统也对神经-内分泌系统有反向的调节作用和影响。表 9-5 简略地概括了应激反应时一些主要的神经内分泌激素对免疫功能的调节作用。

表 9-5　神经内分泌激素对免疫功能的调节作用

因　　子	基本作用	具体效应
糖皮质激素	抑制	炎症介质、细胞因子的生成,NK 细胞活性
儿茶酚胺	抑制	淋巴细胞增殖
β-内啡肽	增强/抑制	抗体生成,巨噬细胞、T 细胞的活性
抗利尿激素	增强	T 细胞增殖
ACTH	增强/抑制	抗体、细胞因子的生成,NK 细胞、巨噬细胞的活性
GH	增强	抗体生成,巨噬细胞激活
雄激素	抑制	淋巴细胞转化
雌激素	增强	淋巴细胞转化
CRH	增强	细胞因子的生成

同时,免疫细胞可产生多种神经内分泌激素（表 9-6）。由于免疫细胞具有游走性,有些免疫细胞甚至进入循环系统,因此这些激素可在局部乃至全身产生较显著的生理或病理作用。

表 9-6　免疫细胞产生的神经内分泌激素

免疫细胞	生成的激素
T 细胞	ACTH、内啡肽、TSH、GH、催乳素、IGF-1
B 细胞	ACTH、内啡肽、IGF-1、GH
巨噬细胞（macrophage）	ACTH、内啡肽、IGF-1、GH、P 物质
脾细胞	LH、FSH、CRH
胸腺细胞（thymocyte）	CRH、LHRH、AVP、催产素

因此,应激时特别是强烈的心理应激常造成免疫功能抑制或者功能紊乱,甚至可以导致自身免疫性疾病。

（五）血液系统

急性应激时,血液表现出非特异性抗感染能力和凝血能力的增强,外周血表现为白细胞数目增多、核左移;血小板数目增多、黏附力增强;纤维蛋白原浓度升高;凝血因子Ⅴ、Ⅷ,抗凝血酶-Ⅲ、血浆纤溶酶原等多种参与凝血及纤溶过程的物质的浓度增高。全血和血浆黏滞度升高,红细胞沉降增快等。骨髓检查出现髓系和巨核细胞系的增生。上述变化既有有利的一面,即抗感染、抗损伤出血能力加强,也有促进血栓、DIC 形成的不利一面。

慢性应激时,尤其是在各种慢性疾病状态下,患者常出现贫血,血清铁浓度降低,血红蛋白数量减少,出现类似于小细胞低色素性贫血(缺铁性贫血)的表现。但与缺铁性贫血不同,其骨髓中的铁(含铁血黄素)含量正常甚至增高,其机制可能与单核-巨噬细胞系统对红细胞的破坏加速有关,红细胞寿命常常缩短至 80 天左右,故补铁治疗无效。

（六）泌尿生殖系统

应激时泌尿系统的表现如下:①交感-肾上腺髓质系统兴奋,肾血管收缩,肾小球滤过率降低,尿量减少。②肾素-血管紧张素-醛固酮系统被激活,也引起肾血管收缩,GFR 降低,水钠排出减少。③醛固酮、抗利尿激素分泌增多,促进水的重吸收,减少尿量。因此应激时,泌尿系统的主要变化表现为尿少、尿比重升高、尿钠浓度降低。

应激对生殖系统的影响主要表现为不利的一面,尤其是精神心理应激时下丘脑 GnRH 及垂体 LH 的分泌减少,或分泌规律被扰乱,甚至靶组织出现性激素抵抗,结果育龄期女性出现性欲低下、月经紊乱或闭经,哺乳期女性乳汁分泌明显减少,甚至泌乳突然停止。

第四节　应激与疾病

应激本是机体的一种适应性反应,但如果应激反应过于强烈或时间过久,无论是在躯体还是心理方面,机体都会出现代谢异常甚至器官功能障碍,导致疾病的发生,因此目前应激与疾病的关系越来越受到医学界的关注。

临床上 75%～90%的人类疾病与应激相关。习惯上,常将那些由应激直接引起的疾病称为应激性疾病,最典型的应激性疾病为应激性溃疡。而将那些以应激作为条件或诱因所诱发或加重的疾病称为应激相关疾病,如支气管哮喘、原发性高血压、冠心病、心律失常、系统性红斑狼疮、溃疡性结肠炎及抑郁症等。

一、应激性溃疡

（一）概念

1842 年 Curling 报道了烧伤患者合并胃溃疡,后人称为 Curling 溃疡。1933 年 Cushing 报道了颅脑创伤后并发的急性胃和十二指肠溃疡,被称为 Cushing 溃疡。1936 年 Selye 发现应激原可以引起大鼠的胃溃疡,称为应激性溃疡(stress ulcer,SU)。之后大量研究证实应激性溃疡是患者在遭受严重创伤、烧伤及大手术等强烈应激时,出现的急性胃、十二指肠黏膜病变。此外还有研究显示,持久慢性精神应激(如人事纠纷、恐惧忧郁、婚姻危机等)者十二指肠溃疡的发生率与对照组相比明显增高,说明精神因素也是导致应激性溃疡的重要因素。

（二）特点

应激性溃疡的特点如下:①起病急,可在应激原作用数小时后出现。②胃镜下可见胃、十二指肠黏膜的糜烂,但常表现为多发性浅表性溃疡,弥漫性出血。③临床上主要表现为消化道出血即呕血或黑便,多数患者溃疡可在数天内愈合且不留瘢痕,但是少数重症患者若合并应激性溃疡所致的消化道大出血,死亡率仍在50％以上。

（三）发生机制

1. 黏膜屏障功能减弱

（1）胃黏膜缺血:应激时交感-肾上腺髓质系统强烈兴奋,儿茶酚胺大量释放,GC 分泌增加,增强了儿茶酚胺的缩血管作用,从而引起外周小血管收缩,尤其是肾和胃肠道的血管收缩更为明显。胃黏膜微循环的解剖学特点决定了当胃小血管广泛收缩时,血流可从黏膜肌层的毛细血管网直接回到小静脉,则很少进入黏膜的毛细血管网,致胃黏膜缺血的程度比胃血流量减少的程度更为严重。同时应激时迷走神经兴奋,胃平滑肌收缩,胃蠕动亢进,使穿过肌层的小动脉、小静脉受压,从而加重胃黏膜缺血。胃黏膜缺血导致从胃腔反流入黏膜内的 H^+ 不能被及时运走,黏膜内 H^+ 浓度增高,从而导致胃黏膜的糜烂、溃疡和出血。

（2）胃分泌黏液减少:黏膜血管收缩使上皮细胞供血不足,其合成分泌的碳酸氢盐和黏液的量减少,同时糖皮质激素可使盐酸和胃蛋白酶的分泌增多,胃黏液分泌减少,导致黏膜上皮细胞之间的紧密连接和覆盖于黏膜表面的碳酸氢盐-黏液层所构成的胃黏膜屏障遭到破坏。黏液减少使黏膜屏障功能降低,胃酸中的 H^+ 反向逆流入黏膜增多,而碳酸氢盐减少,又导致中和胃酸的能力减弱,可使 H^+ 在黏膜内积聚而造成损伤。

（3）胃酸分泌增多:胃酸分泌增多,H^+ 就可以通过胃黏膜的黏液-碳酸氢盐屏障,损害胃黏膜。但在应激时胃酸的分泌可增多,也可不增多,甚至减少,在胃酸分泌不增多时,胃黏膜出现损伤,可能是由于应激时胃黏膜缺血和胃黏膜分泌下降,使胃黏膜屏障功能降低,实际反流入胃黏膜组织内的 H^+ 绝对量增加,从而造成胃黏膜损伤。

2. 黏膜损伤性因素增加

（1）酸中毒:应激时由于分解代谢加强,酸性代谢产物生成增多,加上血流重分布,使肾缺血,肾小球滤过率下降,肾排出酸性代谢产物减少,引起酸中毒。酸中毒一方面使胃黏膜上皮细胞内 HCO_3^- 减少,细胞中和 H^+ 的能力降低而有助于溃疡的发生;另一方面使溶酶体膜的稳定性下降,溶酶体酶外释,造成组织损伤,加速溃疡形成。

（2）胆汁反流:严重应激时,十二指肠至胃的反流加强,反流液中含有的胆汁酸盐、胰酶和溶血卵磷脂破坏胃黏膜上皮细胞的正常结构和功能,使胃黏膜屏障功能减弱,而且它们还可以增加胃黏膜的通透性,导致 H^+ 反向弥散增加,大量 H^+ 进入黏膜,造成黏膜损害。

（3）氧自由基的作用:应激时儿茶酚胺分泌增多,其中肾上腺素在其代谢生成肾上腺素红的过程中有氧自由基产生;儿茶酚胺分泌增多,造成胃黏膜缺血缺氧,一方面使胃黏膜富含的黄嘌呤脱氢酶大量转化为黄嘌呤氧化酶,由此产生大量氧自由基;另一方面通过激活中性粒细胞,引起呼吸爆发,产生大量氧自由基。氧自由基通过脂质过氧化,引起细胞膜性结构破坏;通过交联反应引起蛋白质变性、酶失活和核酸碱基改变;还可以通过降解上皮基底膜的主要成分透明质酸,加剧组织细胞的损伤。

（4）体液因子的作用:近年来的研究还发现某些体液因子如前列腺素(PGs)、白三烯(LTs)、内皮素（ET）、一氧化氮（NO）、血小板活化因子（platelet activating factor，PAF）、血管紧张素Ⅱ（AngⅡ）等也参与了应激性溃疡的发病过程。①PGs减少：PGs可抑制胃酸分泌，刺激黏液和碳酸氢盐的产生，增加胃黏膜血流，因此PGs具有胃黏膜保护作用；在某些应激情况下，胃黏膜PGs主要是PGE$_2$含量减少，可造成胃黏膜损伤。②LTs增加：应激时胃黏膜LTs增多，使黏膜下微血管收缩，引起胃黏膜血流减少以及血管通透性增加，被认为是LTs参与胃黏膜损害的主要机制。③ET-1/NO失调：ET和NO是近年发现的一对相互拮抗的血管活性物质，对胃黏膜的保护及平滑肌功能的调节起重要作用。ET-1发挥缩血管作用，使胃黏膜血流量显著下降，造成应激性溃疡；NO主要是增加胃黏膜血流量、调节HCO$_3^-$的分泌，对胃黏膜起保护作用。应激时血浆中ET-1增多或NO减少，导致ET-1/NO升高，胃黏膜血流量下降，形成应激性溃疡。

总之，应激性溃疡的发生机制比较复杂，影响因素较多，但最关键的发病因素是胃黏膜缺血（图9-4）。

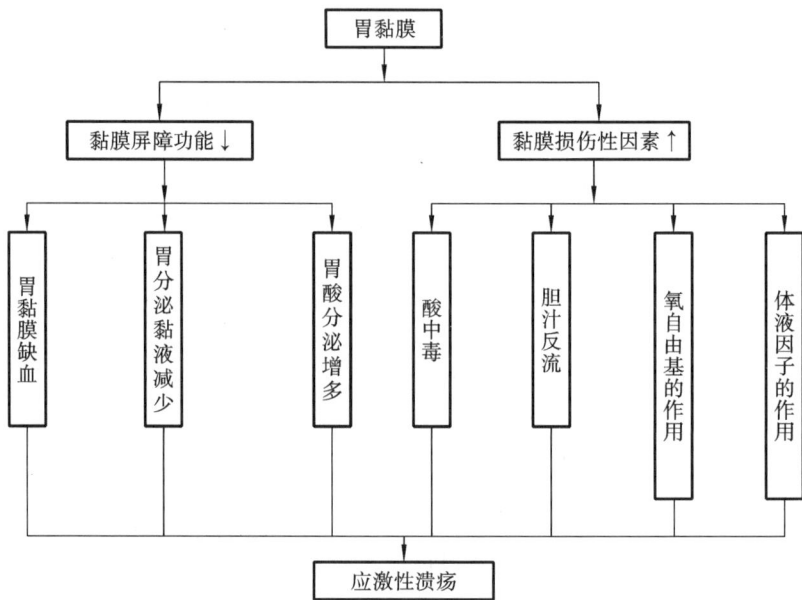

图9-4 应激性溃疡的发生机制

二、应激与心血管疾病

（一）原发性高血压

1. 应激与原发性高血压的关系 流行病学研究显示，长期心理性应激原（如工作压力、精神持续紧张、长期精神刺激、抑郁、焦虑等）的作用导致高血压的发病率明显升高。

2. 应激致原发性高血压的发生机制 ①交感-肾上腺髓质系统兴奋，导致心排血量增加，同时由于外周小血管的广泛持续收缩，血管壁增生变厚，管壁与口径比值的增大等因素的共同作用，使外周阻力亦增加。②HPA兴奋，肾上腺皮质激素分泌增加，同时肾血管收缩致肾血流量减少，肾素-血管紧张素-醛固酮系统继发激活，均导致肾小管上皮细胞对钠、水的重吸收增加，体内水钠潴留，血容量增加；同时血管紧张素还具有强烈的血管收缩作用。③高水平糖皮质激素的存在，使血管平滑肌对儿茶酚胺和抗利尿激素的反应更加敏感。④研究显示，情绪心理应激还可能引起高血压的遗传易感基因的激活。

（二）动脉粥样硬化

应激致动脉粥样硬化的作用机制十分明确。①血脂升高：应激时糖皮质激素水平持续升高，脂肪分解加强,使胆固醇水平升高,特别是低密度脂蛋白(LDL)水平明显提高,LDL是粥样硬化斑块中胆固醇的主要来源。②血压升高:应激所致的血压升高,可引起动脉血管内膜的损伤,这不仅有利于脂质沉积,还可引起血小板和中性粒细胞的黏附,并使 5-HT、TXA_2、组胺等血管活性物质释放,血管损伤加剧;血压升高亦可刺激血管平滑肌细胞增生,胶原纤维合成增加,结果致血管壁增厚,管腔变窄。③血糖浓度升高:应激时糖原分解加速,血糖浓度升高,致动脉壁山梨醇途径代谢加快,使血管壁水肿、缺氧、动脉中膜和内膜损伤。应激时出现的高血脂、高血压及高血糖,是引起动脉粥样硬化发生的主要病理基础。据我国相关研究资料,有 $1/3 \sim 1/2$ 的冠心病患者发病前伴有不同程度的应激反应,多见于心理紧张、情绪激动及重体力劳动者。

(三)心律失常

某些心理应激,如突然的噩耗、惊吓、激怒等心理应激或强烈的情绪性应激常引起心律失常,称为应激性心律失常。对于器质性心脏病患者,应激性心律失常可诱发心室颤动,甚至导致心源性猝死。应激性心律失常主要是由交感神经兴奋和儿茶酚胺分泌增多引起的,其主要发生机制如下:①交感神经强烈兴奋致心肌细胞受损:大量实验和临床实践表明交感-肾上腺髓质系统的强烈兴奋,应激负荷过强导致心血管反应过于激烈,可引起心肌纤维断裂,心肌细胞发生损伤甚至凋亡、坏死。②交感神经兴奋易形成折返激动:交感神经兴奋时,作用于 α_1、β 肾上腺素能受体,心肌细胞钙内流继而增加,细胞内钙离子浓度升高,膜电位降低,快钠通道失活。这时心肌的去极化依赖于慢钙通道,结果快反应心肌细胞变成慢反应心肌细胞,后者传导速度减慢,不应期延长,所以容易发生折返激动,易出现心律失常。③交感神经兴奋降低了心室颤动的室颤阈:交感神经兴奋,通过作用于 β 肾上腺素能受体,致心室颤动的阈值降低,使心室颤动较易发生。④交感神经兴奋及儿茶酚胺分泌增加致心肌缺血-再灌注损伤:儿茶酚胺作用于 α_1 肾上腺素能受体,引发冠状动脉痉挛收缩;儿茶酚胺还可以诱导血小板聚积释放 TXA_2,加重冠状动脉的痉挛收缩;同时,交感神经兴奋引起的急性期反应还可使血液黏滞度增加,凝固性升高。上述变化引起冠状动脉血流量的明显下降,致心肌缺血,严重者可出现心肌细胞凋亡、坏死。当应激原作用减弱或药物作用引起冠状动脉解除痉挛后再灌注,可导致心肌缺血-再灌注损伤。此时通过自由基的作用及心肌细胞内钙超载而出现心律失常。

三、应激与免疫功能障碍

应激时机体免疫功能受神经-内分泌系统的调节,急性应激时,出现外周血吞噬细胞数目增多且活性增强,一些参与非特异性免疫的急性期蛋白(如补体、C-反应蛋白)水平升高等。但强烈持久的应激,特别是心理应激常造成免疫功能抑制甚至功能紊乱,导致自身免疫性疾病。

无论是躯体应激还是心理应激,都会对免疫功能造成影响,尽管一定条件下某些应激原(如损伤、感染等)所致的适度应激可使免疫功能增强,但研究发现,多种应激,特别是慢性应激或长时间的心理应激可抑制免疫功能。例如,研究显示母婴分离、丧偶、频繁更换笼中的雄鼠成员或改变群养动物的雌雄比例,它们之间会因为不能相互熟悉而导致免疫功能下降。人体在过度紧张或遭受严重精神创伤及疲劳后亦可在一段时间内出现免疫功能的明显降低,对感染的易感性增强,呼吸道感染多见,亦可促进肿瘤的发生、发展。免疫功能低下主要由神经内分泌的变化所致,因为应激时明显增加的儿茶酚胺和糖皮质激素对免疫系统产生明显的抑制效应(表 9-5)。已知免疫细胞内的糖皮质激素受体结合糖皮质激素后,转录因子 NF-κB 的转录活性受到抑制,多种细胞因子(如 IL-1、IL-6 和 TNF-α 等)、趋化因子(如 IL-8 等)以及细胞黏附分子等的表达被抑制,从而抑制免疫细胞的功能。

应激还可诱发自身免疫性疾病。一些自身免疫性疾病(如系统性红斑狼疮、类风湿关节炎)患者的病史中存在精神创伤史或明显的心理应激因素,同时发现严重的心理应激反应可以诱发这些疾病的急性发作。而惊吓、生气或因在公众面前讲话所致的过度紧张等均可成为哮喘发作的诱因。但应激引发自身免疫性疾病的具体作用机制目前尚不清楚。

四、应激与内分泌功能障碍

(一)应激与生长

慢性心理应激可导致儿童生长发育迟缓,如失去父母、亲子关系紧张或长期生活在不幸家庭中受虐待的儿童,可以出现生长缓慢、青春期延迟,并且常伴有行为异常(如抑郁、异食癖等),这样的儿童被称为心理社会呆小状态(psychosocial short statue)或心理性侏儒(psychological dwarfism)。而在解除应激状态后,其血浆中 GH 浓度会很快上升,生长发育也随之加速。

其发生机制可能与如下因素有关:①促肾上腺皮质激素释放激素(CRH)分泌增加,诱导生长抑素增多,进而使 GH 分泌减少。②GC 浓度的持续升高导致靶组织对胰岛素样生长因子-Ⅰ(IGF-Ⅰ)产生抵抗。③GC 浓度的持续升高及生长抑素的增多均可抑制促甲状腺素(TSH)的分泌,同时 GC 还可抑制 T_4 转化为 T_3,结果致甲状腺功能减退。

(二)应激与性腺功能

HPA 轴可在不同环节抑制性腺轴。下丘脑分泌的促性腺激素释放激素(GnRH)、垂体分泌的黄体生成素(LH)及卵巢分泌的雌激素在应激特别是精神心理应激时明显下降,甚至分泌的规律性被扰乱,同时应激所致的靶组织的性激素抵抗,其结果可导致急性劣性应激(如超负荷的工作压力、突然失去亲人等),致哺乳期女性突然发生断乳或 30 多岁的女性突然绝经;慢性应激(如过度训练比赛的运动员或芭蕾舞演员),可出现性欲减退、月经紊乱甚至停经。

五、应激与心理、精神障碍

由于应激涉及中枢神经系统的许多结构,尤其是与边缘系统存在密切的联系,因此绝大多数人会出现不同程度的心理应激(psychological stress)。心理应激是指机体在遭遇不良事件或主观感觉到压力及威胁时产生的一种心理紧张状态,常伴有生理、行为及情绪的改变。能导致人类出现心理应激的应激原常包括激烈的职业竞争、紧张快速的工作节奏、人事纠纷、失业、噪声、强光、重大或突发的生活事件(如婚姻解体、亲人亡故)、社会动荡(战乱、突发事件)及自然灾害(飓风、地震、水灾)等。导致动物发生心理应激的因素包括领地被占、母仔分离等。

(一)心理应激时的情绪与行为改变

良性应激时,HPA 轴的适度兴奋有助于良好的认知学习能力与良好的情绪的维持,下丘脑、海马等脑区的 NE 水平升高,机体易紧张,警觉水平增高,有利于注意力集中、判断和应对能力的提高;但持久或过度的劣性应激则损害认知能力,机体出现焦虑、愤怒、孤独等不良情绪,甚至还可出现自私的、敌意的或攻击性的社会行为反应,如在激烈体育竞技项目的对抗中,有些运动员会出现行为失控。而战争中被长期围困,处于恶劣生活条件下的士兵之间也可出现异常明显的敌意与争斗现象。但机制不清。医护人员不恰当的言语、行为等常可致患者出现焦虑、烦躁不安等不良心理反应,即所谓的医源性应激。慢性应激可以诱导抑郁症的发生已成为公认的事实。伴随着现代社会长期压力过大、紧张快节奏的生活,抑郁症发病率呈逐年上升趋势,正引起临床工作者的高度重视,其发生机制目前仍不十分清楚。

急性心因性反应(acute psychogenic reaction)又称急性应激障碍(acute stress disorder,ASD),是指机体在急剧而强烈的心理社会应激原作用后,在数分钟至数小时内出现的功能性精神障碍。主要表现如下:①伴有情感迟钝的精神运动性抑郁,如表情淡漠、不言不语、呆若木鸡。②伴有恐惧的精神运动性兴奋,如兴奋、紧张、恐惧、叫喊、无目的外跑,甚至痉挛发作。上述状态持续时间较短,常于数天或 1 周内缓解。

创伤后应激障碍(posttraumatic stress disorder,PTSD),又称延迟性心因性反应(delayed psychogenic reaction)是指个体在经历了残酷的战争、突发性的自然灾害、空难、海上或地面上的交通事故、严重的创伤、被强暴或劫持,以及儿童长期遭受家庭虐待等创伤应激原刺激后延迟出现和(或)长期持续存在的一系列心理精神障碍。个体以反复重现和体验先前的恐怖经历或目睹的应激场面为特征,表现为极度恐惧、痛苦和无助,并伴有情绪的易激惹和回避行为。这种特殊的心身反应状态与应激事件的发生密切相关,且会在应激原撤除后继续进展和恶化。主要表现如下:①经历过"超过常人所能承受"的打击。②残酷的、悲惨的现场场面的反复重现(回忆、噩梦等)并伴有恐怖、紧张或负罪感。③持续性的回避,表现为对周围事物淡漠、和朋友疏远等。④容易激惹,表现为失眠、暴发性狂怒、思想不能集中等。具备上述四点,症状持续 1 个月以上者可诊断为 PTSD。

(二)心理应激对认知的影响

脑具有学习、记忆等功能,且是应激反应的调控中心。海马是学习和记忆的重要脑区,并且通过对下丘脑进行调控,参与 HPA 轴调控应激的反应过程。已知适度的心理应激可使机体集中注意力,提高认知、判断与应对能力。较多研究发现,反复应激可致海马结构与功能异常,引起认知能力降低。如对于学龄儿童,长时间的噪声环境可使其认知能力、学习能力降低,尤其会对与声音相关的学习认知功能造成损害。

应激所致的海马功能失调与记忆的破坏作用表现为两个方面。海马的糖皮质激素受体的密度大,急性应激时大量糖皮质激素的分泌能抑制大脑颞叶和海马(正常时两者均能促进短期记忆)的功能,可影响短期记忆,但这种影响是短暂的、可逆的。若反复发生应激,由于海马神经元持续暴露于高水平糖皮质激素的环境,海马神经元出现退行性改变和破坏,这可能与糖皮质激素促进海马区钙离子的流动及海马区谷氨酸的持续释放,引起兴奋性氨基酸毒性作用有关。海马的破坏使机体学习能力降低,记忆内容的可靠性和准确性下降,阻止必要信息的传递,机体对周围环境危险性的判断能力下降,应激反应减弱。

(三)心理应激时功能代谢的变化及与疾病的关系

长久的心理应激可影响机体的代谢与器官功能,甚至参与疾病的发生和发展。已有研究证明心理应激可引起内分泌、心血管等系统脏器的功能紊乱,机体出现持续疲劳、食欲不振、失眠、乏力、烦躁不安、精神难以集中和记忆减退等亚健康状态。持续时间较长的精神紧张、恐惧、悲伤或忧郁等可引起心绞痛的发作,同时可促进心血管病、自身免疫性疾病及肿瘤等的发生与发展。故与心理应激相关的躯体性疾病多又可归属为心身疾病。应激所致的中枢神经系统的损害主要为心理、精神障碍。

(四)影响心理应激发生的因素

同样一个应激原作用于个体后,能否引起心理应激及应激强度因人而异,主要受性格类型、经历与经验、应激原是否具有可预期性和可控制性等因素的影响。能引起某些人出现明显应激反应的因素也许对另一些人并不起作用。例如,面对工作和学习压力或遭遇突发事件,一些人可能出现紧张与焦虑不安,而另一些人却能够应付自如。遭遇挫折时,性格内向者的内心体验会较性格开朗外向者更为强烈,若再加上沉默寡言,不善于表达与倾诉,则会导致较强的心理应激,且持续时间也会较长。即使是同一个人,在不同的时间、条件下,对相同应激原的反应亦可不同。积极的人生态度、良好的心情及适度的锻炼可减缓压力及削弱应激原的影响,而不良的生活习惯(如大量吸烟、饮酒等)则可使应激反应加重。此外,是否有来自亲人、朋友的理解与帮助,以及社会支持系统的健全与否,也是决定是否出现心理应激及发生强度的重要因素。

避免心理应激很重要的是培养积极乐观的生活态度与开朗的个性,回避过强的心理应激原,增强对挫折的耐受性和提高处理负性生活事件的能力,遇到问题时能够积极与人沟通,并取得亲人、朋友及社会的支持等。

第五节　病理性应激防治的病理生理基础

一、避免和减缓应激原刺激

避免过强或过长时间的应激原作用于人体,如避免不良情绪与有害的精神刺激,避免过度与持久的精神紧张及工作压力;加强环境保护,减少噪声,安装空调与换气装置,尽可能地创造宁静、舒适的工作、生活环境,克服高温、寒冷及毒物等不良环境因素的刺激等。对于严重创伤、感染、烧伤、休克及器官的功能衰竭等伴有劣性应激的疾病或病理过程,应及时有效地进行处理与治疗,减弱应激原的作用,从而减轻应激性损伤。对于医疗工作者而言,良好的医德医风,专业而又通俗易懂的耐心讲解常常能避免对患者产生不必要的暗示与刺激,降低患者的应激程度。

二、增强机体对应激的适应能力

适度的身体锻炼、摄入复合微量营养素、合理的饮食营养与心理干预,可提高机体的免疫力,提高机体的心理素质与身体素质,增强机体对各种心理应激及躯体应激的适应能力。

三、科学评价应激反应的强度

目前对应激反应强度的判定仍没有统一的标准。判定应激反应的强度主要从神经、内分泌、免疫三个系统间的交互作用,从细胞、分子水平检测整体应激状态。在方法学上可以采用生物化学、心理学、生理学等多种手段,力求科学地测量和评价应激状态。如检测血清中皮质醇、醛固酮及尿液中17-羟类固醇与17-酮类固醇,检测血清中儿茶酚胺、胰岛素等,可以反映应激时机体的神经-内分泌系统的反应强度;应用症状自评量表(SCL-90量表)等问卷调查反映应激时的心理状态。

四、综合治疗应激性损伤

1. 应激性溃疡的预防和治疗　①抽空胃液及反流的胆汁。②使用抗酸剂中和胃酸,提高胃液pH。③使用H_2受体拮抗剂,抑制胃酸分泌。④使用硫糖铝,通过增加胃黏膜血流量,抑制胃蛋白酶的消化作用,刺激前列腺素分泌,保护胃黏膜,促进胃黏膜的增生和愈合,并有杀菌作用。⑤采用冰盐水灌洗、内镜治疗,必要时可采用手术治疗,从而控制胃肠道出血。⑥采用有关顾护胃气和活血化瘀的中医药防治方法。

2. 应激性心律失常的预防和治疗　①正确使用α受体阻滞剂、β受体阻滞剂和钙通道阻滞剂,从而对抗交感神经兴奋致儿茶酚胺分泌增多所引起的心律失常。②使用氧自由基清除剂,消除因心肌缺血-再灌注损伤时产生的过多氧自由基所致的心律失常。

3. 应激时心理、精神障碍的预防和治疗　①为患者提供安全、温馨、舒适的治疗环境:如在病房播放舒缓的轻音乐、摆放少量花草。②心理支持:为患者提供程序性和感觉性信息。③放松训练:包括静默法、渐进性放松法、松弛训练、自发训练等。④药物治疗:对失眠、焦虑症状明显的患者可给予适量的镇静药;对抑郁症状较明显的患者给予抗抑郁剂。⑤PTSD的防治:加强战场模拟训练,增强战争的预见性,减轻恐战心理;采用应激灌输疗法以缓解压力;在创伤事件后,通常采用重大应激事件心理咨询法以缓解短期的精神和生理压力。总之,以心理治疗为主,以药物治疗为辅。

4. 其他　预防免疫功能降低,防止感染蔓延;注意补充营养物质尤其是蛋白质与糖类,从而减轻能量的消耗。对急、慢性肾上腺皮质功能不全或有糖皮质激素抵抗者,应及时补充大量糖皮质激素,以提高机体糖皮质激素的反应水平,从而提高机体的防御抵抗能力。

案例分析

患者,男,42 岁。于 2014 年 12 月 9 日 15 时 20 分因车祸致全身多发性损伤(左胸多发肋骨骨折,左侧血气胸,左肘关节损伤,肝脾破裂,左肾挫裂伤,尿道损伤,左胫内踝骨折,失血性休克),伤后 20 min 入院。在静吸复合麻醉下行肝肾破裂修补、脾切除、左胸闭式引流、左胫内踝骨折固定。手术时间为 165 min,送 ICU 病房,术后 70 min 苏醒,拔出气管导管,经鼻给予低流量吸氧,SaO₂ 监测正常。在次日 12 时(即伤后 23 h),患者出现气急,自述胸闷,呼吸困难,加大氧流量,给予镇痛镇静药,在 14 时患者呼吸困难加重,胸闷,口唇发绀,SaO₂ 下降到 0.70~0.78,呼吸 35~40 次/分,脉搏 138 次/分,血压 97.5/45.0 mmHg,无尿,黑便。急检血气:pH 7.216;PaCO₂ 35.2 mmHg,PaO₂ 39.0 mmHg。X 线片显示:右肺上叶不张,左肺下叶纤细阴影,间质水肿,肺不张。

试分析:

患者为什么出现了黑便?应做何种检查来证实你的诊断?

复习思考题

1. 简述蓝斑-去甲肾上腺素能神经元/交感-肾上腺髓质系统的基本组成及主要效应。
2. 简述下丘脑-垂体-肾上腺皮质系统的基本组成及主要效应。
3. 简述应激时糖皮质激素大量分泌的生理病理意义。
4. 简述应激性溃疡的发生机制。

学习小结

(杨旭芳)

第十章　细胞功能异常与疾病

学习目标

1. **掌握**　细胞周期、细胞凋亡、细胞自噬、细胞信号转导的概念。
2. **熟悉**　细胞增殖与分化的调控、细胞凋亡的生物学变化、细胞自噬的方式与调控、常见的细胞信号转导途径。
3. **了解**　细胞功能异常与疾病的关系以及在疾病防治中的意义。

细胞是人体的基本单位,也是遗传的基本单位,细胞结构和功能正常是生命活动正常进行的基本保证。从个体的发育来看,一个受精卵在合适的条件下通过细胞增殖、分化、凋亡等而形成由多种细胞、组织、器官组成的复杂个体。同时,在成熟个体的正常生命活动中,细胞增殖、分化、凋亡、自噬以及细胞信号转导对机体各种功能的维持也发挥着重要作用。

第一节　细胞增殖分化异常与疾病

细胞增殖(cell proliferation)是细胞分裂和再生的过程,它通过有丝分裂实现细胞数量的增加、组织和器官的增长及个体的生长。细胞分化(cell differentiation)是指在细胞增殖时,子代细胞在形态、结构和生理功能上产生差异的过程。通过细胞分化,机体最终实现组织、器官功能的成熟。细胞增殖和细胞分化相互伴随、相互关联,始终贯穿了生命的全过程,在胚胎发育和机体的稳态调节中发挥了重要作用。正常细胞的增殖、分化过程受到严格调控,因而保持了机体的稳态和生命活动的正常进行。如果细胞增殖、分化等过程的调控机制出现异常,就会导致生命过程紊乱,进而引起相应的疾病。因此,了解细胞增殖和细胞分化的过程及其调控机制,有助于人们加深对疾病的认识,从而更好地防治疾病。

一、细胞周期及其调控

(一)细胞周期的概念、分期和特点

细胞通过分裂进行增殖,将遗传信息传给子代,保持物种的延续和数量增多。细胞增殖包括三个步骤:生长、DNA复制和细胞分裂,这些过程都体现在细胞周期中。因此,细胞增殖是通过细胞周期实现的。

细胞周期(cell cycle)是指增殖细胞从前一次有丝分裂结束到下一次有丝分裂完成所经历的时期和顺序变化。根据细胞周期的不同时相特点,细胞周期常被分为四个时期:G_1期(presynthetic phase,DNA合成前期)、S期(synthetic phase,DNA合成期)、G_2期(postsynthetic phase,DNA合成后期)和M期(mitotic phase,有丝分裂期)。正常情况下,细胞按照G_1期→S期→G_2期→M期的顺序完成其增殖,构成一个完整的细胞周期。

细胞周期的特点:①单向性:细胞周期只能按照G_1期→S期→G_2期→M期方向推进,不能逆行。②阶段性:细胞可因某种原因而在某时期停滞下来,待生长条件适合后,细胞又可重新活跃到下一时期。③检查点:增殖细胞在分裂过程中,为了保证DNA复制和染色体分配正确,细胞在各时相交叉处

存在监控机制——检查点(checkpoint),只有检查合格后细胞才能进入下一时期。④微环境影响:细胞周期是否顺利推进与细胞外信号、条件等密切相关。

根据细胞的增殖特性可将体内细胞分为以下三种:①周期性细胞:如表皮细胞、骨髓造血细胞,这些细胞按 G_1 期→S 期→ G_2 期→M 期的顺序循环进行分裂。周期性细胞始终处于增殖和死亡的动态平衡中,不断地增殖以补充衰老、脱落或死亡的细胞。② G_0 期细胞:如肝细胞、肾细胞,这些细胞暂时脱离细胞周期,不进行增殖,但在遭遇损伤或应激等刺激后可返回细胞周期,进行细胞增殖。③终端分化细胞:如神经元、心肌细胞,这些细胞永远脱离细胞周期,丧失增殖能力,但新近的研究资料表明这些细胞在特定的条件下有返回细胞周期、进行细胞增殖的迹象。

在整个生命活动过程中,由于生理条件发生变化,细胞的增殖行为会发生改变。例如,胚胎发育早期(卵裂期)所有细胞均为周期性细胞,随着胚胎发育成熟,某些细胞进入 G_0 期,某些细胞分化后丧失增殖能力。胚胎发育至成体时,仅少数细胞处于增殖状态,如表皮细胞等。

(二)细胞周期的调控

细胞周期是一个调控非常严密的复杂过程,这种调控主要由周期蛋白(cyclin)、周期蛋白依赖性激酶(cyclin-dependent kinase,CDK)和 CDK 抑制因子(cyclin-dependent kinase inhibitor,CDKI)共同完成,保证细胞周期有条不紊地运行。

1. 细胞周期自身调控 细胞周期的运行是由周期蛋白和 CDK 的结合或解聚驱动的,它主要是通过细胞的周期蛋白随细胞周期不同时相进行合成和降解,通过 CDK 有序地磷酸化和去磷酸化来调节的。在细胞周期中,当周期蛋白与 CDK 形成复合体时,CDK 被激活,即可推动细胞周期行进;当CDKI 介入,形成周期蛋白-CDK-CDKI 复合体或周期蛋白减少时,CDK 活性受抑制,即终止细胞周期行进。

(1) 周期蛋白和 CDK:周期蛋白和 CDK 是细胞周期调控中的重要因子。周期蛋白是一类通过活化 CDK 来调控细胞周期的蛋白家族,因其在细胞内的水平随细胞周期变化而得名。周期蛋白本身没有酶活性,主要通过由 100 多个保守的氨基酸序列组成的周期蛋白盒与 CDK 结合形成复合体,并促使 CDK 磷酸化激活其下游底物而发挥作用。此外,周期蛋白还含有一个引导作用的特别区间,可将相应的 CDK 引导到特定的底物或亚细胞部位,加强 CDK 对特定底物的作用。在周期蛋白-CDK 复合物中,周期蛋白是调节亚基,CDK 是催化亚基。当其在细胞中浓度较低时,周期蛋白与 CDK 分离,从而使 CDK 活性受到抑制。至今已被鉴定的周期蛋白家族有周期蛋白 A、B、C、D、E、F、G、H、I、K、T等,分为两大类:一类是 G_1 期到 S 期周期蛋白,主要在细胞周期的 G_1 期到 S 期的过渡中发挥作用;另一类是 G_2 期到 M 期周期蛋白,主要在细胞周期的 G_2 期到 M 期的过渡中发挥作用。

CDK 是在所有真核细胞中普遍存在的细胞周期调节因素,是一组丝氨酸/苏氨酸蛋白激酶,主要参与细胞周期的调节。目前发现该家族至少存在 9 个成员,分别称为 CDK1~CDK9,参与细胞周期调控的主要有 CDK1、CDK2、CDK4 和 CDK6。CDK 的激活依赖于其与相应的周期蛋白结合形成异源二聚体及其分子中某些氨基酸残基的磷酸化,活化的 CDK 使其底物磷酸化并引发一系列与细胞周期进程相关的变化。不同的 CDK 通过与不同的周期蛋白结合而在细胞增殖周期中不同的阶段发挥不同的调控作用。例如,CDK4/CDK6 与周期蛋白 D 结合,形成的复合物能使其底物 Rb 蛋白磷酸化,磷酸化的 Rb 可释放出转录因子 E2F,游离的 E2F 作为 DNA 合成的启动子,启动 G_1 期,促使细胞进入 S 期,从而调控 G_1 期到 S 期过渡;CDK2 与周期蛋白 E 结合后可识别染色体上特殊序列(ARS),促进 S 期启动,调控 S 期进程;CDK2 与周期蛋白 A 结合可启动 G_2 期;CDK1 与周期蛋白 B1 结合启动 M 期等。

(2) CDKI:CDK 的活性受到 CDKI 拮抗作用的影响。CDKI 的分子质量较小,大多数 CDKI 通过与周期蛋白-CDK 复合物的磷酸化活化部位结合而抑制其活性,少数 CDKI 通过与 CDK 结合而调控 CDK 的活性。目前发现哺乳动物细胞的 CDKI 有两类:Ink4 和 Kip。这两类 CDKI 的结构不同,作用方式不同。当出现某种应激或损伤时,Ink4 和(或)Kip 发挥作用,使带有某种类型损伤的细胞阻滞在

G1 期。Ink4 家族成员包括 $p15^{Ink4b}$、$p16^{Ink4a}$、$p18^{Ink4c}$、$p19^{Ink4d}$，它们是 CDK4 的抑制蛋白,分子质量在 15~20 kD,能通过与 G_1 期 CDK (CDK4/CDK6)稳定结合而抑制其与周期蛋白的结合,从而特异性地抑制其活性。Ink4 中研究较多的为 p16,它是 p16 基因编码的含 148 个氨基酸的蛋白质,在 S 期表达最高,作为 G_1/S 限制点负调控机制的重要组成部分,p16 蛋白和周期蛋白 D 竞争与 CDK4 或 CDK6 结合,从而抑制周期蛋白 D-CDK 复合物的形成和活性。Kip 家族成员包括 $p21^{wafl}$、$p27^{kip1}$ 和 $p57^{kip2}$,它们的 N 端含有保守的由 80 个氨基酸组成的序列,具有高度的结构和功能相似性。Kip 经共价键与周期蛋白-CDK 复合物结合,形成三元体或四元体,抑制 CDK,主要使 G_1 期 CDK2-周期蛋白复合物失活,但对 CDK1-周期蛋白 B 的作用较弱。其中,$p21^{wafl}$ 是一种作用广泛的 CDKI,在细胞增殖、分化和衰老调控中均发挥重要作用。$p21^{wafl}$ 在增殖细胞内呈低表达,而在休止细胞内呈高表达,为停止细胞分裂所必需的物质。$p21^{wafl}$ 能抑制周期蛋白 D-CDK4 和周期蛋白 E-CDK2 的活性,使 Rb 蛋白不能磷酸化,从而导致细胞周期停滞在 G_1 期。此外,$p21^{wafl}$ 还参与了细胞周期检查点的调控作用,它是 p53 蛋白在细胞周期 DNA 损伤检查点发挥作用的中介者。p21 蛋白也可通过直接与增殖细胞核抗原(proliferating cell nuclear antigen, PCNA)结合,抑制其活性从而抑制 DNA 的复制过程(图 10-1)。

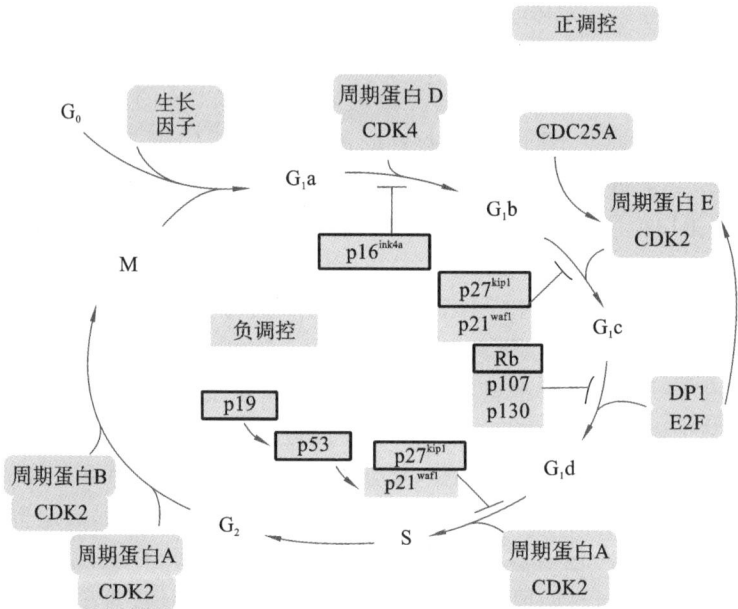

图 10-1　细胞周期的自身调控

(3) 细胞周期检查点:细胞周期调控是高度精确的时序过程,该过程一方面依赖于细胞内部以周期蛋白和 CDK 为中心的引擎分子周期变化诱发的一系列事件的有序发生,以及与细胞周期有关的基因有序表达,从而使细胞周期严格按照 G_1 期→S 期→G_2 期→M 期顺序循环进行;另一方面,在细胞周期中存在的检查点可使细胞周期发生暂时停滞,从而让细胞编辑或修复错误的遗传信息,保证每个子细胞接受与亲代细胞相同的全部遗传信息。细胞周期检查点是在生物进化过程中,细胞发展出的一套保证细胞周期中 DNA 复制和染色体分配质量的检查机制。

目前已经阐明的检查点如下:①G_1/S 期交界处 DNA 损伤检查点:在 G_1/S 期交界处检查,如果 DNA 受损,则把细胞阻滞在 G_1 期。此时 DNA 损伤引起的细胞周期停顿是 p53 依赖性的。正常情况下,细胞内 p53 水平较低,DNA 损伤能够快速诱导 p53 的表达及活性增加,通过调节下游基因转录将细胞周期阻止在 G_1 期,从而保证细胞在 DNA 损伤后,有充分时间对损伤进行修复。如果 DNA 损伤修复失败,则 p53 过度表达,通过直接激活 Bax 凋亡基因或下调 Bcl-2 抗凋亡基因的表达而诱导细胞凋亡,从而可以消除癌前病变细胞不恰当地进入 S 期。如果 p53 发生突变或丢失,则细胞容易演变成恶性肿瘤细胞,而且恶性肿瘤细胞的侵袭性、转移性及对化疗的抵抗作用等都是增加的。②S/G_2 期交界处 DNA 复制检查点；在 S/G₂ 期交界处检查，负责检查 DNA 复制进度，其功能的发挥主要与蛋白激酶 CDC25 和 p53 有关。③纺锤体组装检查点：检查在纺锤体上发生的不正确的染色质联会，使细胞周期在有丝分裂中期停顿，从而管理染色体的正确分配。

2. 细胞外信号对细胞周期的调控 细胞的外部环境（细胞因子、激素等）可不同程度地影响细胞周期。各种细胞外信号通过与细胞膜上的相应受体特异性结合而激活细胞内信号转导通路，导致 cyclin 等细胞周期基因的表达发生改变，实现对细胞周期的调节。细胞外信号包括增殖信号和抑制信号。增殖信号如 PDGF、EGF、NGF 等能刺激并启动 G₀ 期细胞进入增殖过程。这些因子与细胞膜上的受体结合，启动细胞内的信号转导，促进周期蛋白 D 合成，同时下调 CDKI 的合成，使周期蛋白 D 与相应的 CDK 结合，并导致 Rb 蛋白磷酸化而失去对 E2F 的抑制作用，游离的 E2F 进而激活 DNA 合成基因等，使细胞进入 G₁ 期。如丝裂原刺激持续存在，细胞将继续进入 S 期。抑制信号使生长细胞发生周期阻滞，如转化生长因子 β（TGF-β）在体内外均能广泛抑制正常细胞和肿瘤细胞的生长，并使细胞阻滞于 G₁ 期。TGF-β 对细胞周期的调节主要是下调周期蛋白 D 和 CDK4 的表达，使周期蛋白 D-CDK4 复合物减少，同时还可诱导 p21、p27 和 p15 等 CDKI 产生，抑制周期蛋白 D-CDK4 复合物的活性。

总而言之，细胞增殖是细胞对不同的细胞外信号进行整合后做出的反应，细胞是休止于 G₀ 期或是进入细胞周期，不仅取决于细胞外信号的种类、强度和持续时间，还依靠细胞内的级联反应进行调控。各种周期蛋白和 CDKI 通过适时合成和降解，调节各种 CDK 的瞬间活性，并通过细胞周期检查点对前期完成的事件进行检查、校正，以调节细胞周期顺利运行。

二、细胞分化及其调控

（一）细胞分化的概念和特点

细胞分化是指同一来源的细胞通过细胞分裂、增殖产生结构和功能上有特定差异的子代细胞的过程。这些子代细胞为适应特定的功能而合成特殊蛋白质，以形成特定的形态结构，成为各种不同类型的细胞。不同类型的细胞分别构成不同的组织、器官和系统。细胞分裂是细胞分化的基础，细胞分化与细胞增殖既相互关联，又有所不同，增殖与分化在细胞生命活动中是紧密相连的。

在成体的许多组织中常保留着一部分未分化的细胞，一旦需要，这些细胞可按发育途径先进行分裂、增殖，然后分化成为成熟细胞。机体中这部分未分化的细胞称为干细胞（stem cell），它是一类增殖较慢，但能自我维持增殖的细胞，具有定向分化的潜能，存在于许多组织的特定部位中。人体的干细胞主要有全能干细胞、多能干细胞和定向干细胞三种类型。干细胞分裂产生的子细胞或向终末分化，或仍作为干细胞。体内凡需要不断产生新的分化细胞而分化细胞本身又不能分裂的组织均需要干细胞来维持细胞群体（图 10-2）。

细胞分化的特点包括：①稳定性：分化一旦确立，其分化状态稳定存在，且能遗传给子代细胞。

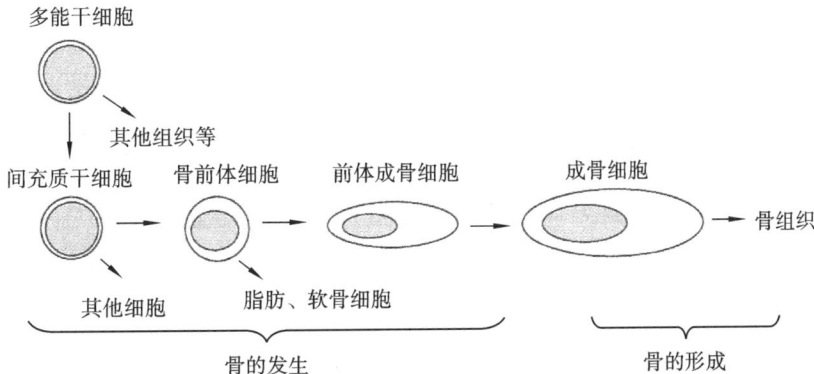

图 10-2 骨细胞分化发育过程

②全能性：分化细胞来自共同的母细胞——受精卵，其仍保留受精卵的全部信息。③选择性：分化的细胞内基因选择性地开放和抑制，因而不同类型的细胞表现出不同的性状。④细胞分化条件的可逆性：细胞在一定条件下可去分化，逆转到胚胎状态。

（二）细胞分化的调控

1. 基因水平调控　在各种体细胞内全套基因组 3 万多个基因中，任何时间内只有其中 $5\%\sim10\%$ 的单一序列基因进行表达，以维持机体特定的结构、代谢和功能。在各种体细胞内有如此众多的基因，哪些选择性表达？哪些又选择性沉默？这需要非常精确的时间和空间上的基因调控。参与分化调控的基因按功能可分为两类：一类是管家基因，包括编码维持细胞活动所必需的结构和功能蛋白质的基因以及一些不编码蛋白质却参与蛋白质合成的 tRNA、rRNA 基因，如编码核糖体蛋白、线粒体蛋白、糖酵解酶的基因等。另一类是组织专一基因，它们编码细胞中特异性蛋白质，如编码红细胞中血红蛋白的基因、结缔组织中胶原蛋白的基因、上皮细胞中角蛋白的基因等。这类基因的表达对细胞分化（细胞表型确定）起着极为重要的作用。

2. 转录及转录后水平的调控

（1）转录水平调控：细胞的基因表达依赖于基因调控区的启动子和增强子序列，而在调控基因转录和维持细胞正常分化的机制中，基因甲基化起着重要作用。DNA 序列的甲基化状态是基因组特征，并在复制中得到保留。特异性 DNA 序列的甲基化与基因活性的调节相关。持续表达的管家基因常呈低甲基化状态，而持续失活的基因甲基化程度一般较高。另外，基因的表达还受转录调节蛋白的调节，这些转录调节蛋白可分为两类：一类是存在于多种细胞中，许多基因转录表达所需要的调节蛋白；另一类是只存在于特定种类细胞中的一个或一组基因专一表达所需要的调节蛋白。此外，细胞外信号在基因转录调节中也起着关键作用。

（2）转录后水平调控：DNA 最初转录的是前体 mRNA，同一种前体 mRNA 在几种细胞内部可以合成，但最终结局不同，有的被完全分解，有的被加工成 mRNA。前体 mRNA 和 mRNA 在种类上的差异说明，转化细胞合成专一性蛋白质并不都是由差别转录造成的，转录后加工也起着重要的作用。细胞分化的转录后水平调控有两种基本途径：一是选择性地将 mRNA 移出细胞核；二是通过外显子的不同剪接或使用不同的多聚腺苷酸位点，产生两种以上的 mRNA，由此在不同的细胞类型或不同时间的同一细胞系内产生不同的蛋白质。

3. 翻译与翻译后水平调控　翻译水平调控是指 mRNA 选择性翻译成蛋白质，不同的细胞对翻译产物进行不同的加工；分化细胞存在翻译后水平调控，如血红素合成过多时，可反馈性地抑制相关合成酶的转录，减少血红素的合成，从而使其水平下降。

4. 细胞外因素调控　细胞外因素对细胞分化的调控涉及众多的细胞外信号物质（如激素、细胞因子等）、细胞外基质和黏附分子以及营养因素等，这些因素可以影响核转录因子的活性，进而影响细胞分化。

三、细胞周期调控异常与疾病

正常的细胞增殖对发育中的个体和成年个体都非常重要，一旦细胞增殖异常，机体就会出现增殖过度、增殖不足的细胞，导致相关疾病的发生。细胞周期调控异常主要表现为两个方面：一是细胞周期的驱动力失控（周期蛋白、CDK 和 CDKI 表达异常）；二是监控（检查点）机制受损。细胞增殖过度与肿瘤、脏器纤维化等疾病的发生密切相关，细胞增殖不足与再生障碍性贫血、胚胎发育障碍等有关。

（一）恶性肿瘤

当细胞分裂的遗传控制发生根本改变时，调控细胞周期的蛋白质出现功能异常，导致细胞的无序生长，细胞增殖与死亡的平衡被破坏，最终导致细胞群体数量的增多。恶性肿瘤是典型的细胞周期异常性疾病。大量研究表明，细胞周期失调参与了肿瘤的形成。致瘤蛋白可通过活化相应的信号转导通路,激活一些重要的核转录因子,从而调控细胞周期进程,促进细胞恶性转化。因此,恶性肿瘤的发生与细胞周期调控蛋白基因突变和细胞周期失调有关,包括CDK、周期蛋白、CDKI及检查点蛋白质功能异常。有研究发现病毒编码的瘤蛋白(如腺病毒编码的SV40大T抗原)可与pRb结合,释放出核转录因子E2F,促进细胞周期运行;此外,它们还可与p53蛋白结合,使其失去对p21等CDKI分子的调节作用,继而丧失对CDK的负性调控,从而使细胞周期的行进变得异常活跃。DNA病毒还可编码细胞周期蛋白的同源物,通过干预pRb和组蛋白的磷酸化和抵抗CDKI的抑制作用而发挥致瘤效应。

1. 周期蛋白异常 大量研究发现,周期蛋白过量表达与恶性肿瘤的发生密切相关。目前研究较多的是周期蛋白D。周期蛋白D是生长因子感受器,分为D_1、D_2、D_3三个亚型,分别由11q13的$CCND_1$、12p13的$CCND_2$和6p21的$CCND_3$基因编码。周期蛋白D1又称为Bcl-1,是原癌基因产物。在多种恶性肿瘤(如食管癌、胃癌、乳腺癌)组织中发现有促使细胞通过G_1/S期检查点的周期蛋白D的过表达。由于周期蛋白D过表达,细胞过度增殖,从而导致肿瘤发生。导致周期蛋白D过表达的主要机制是基因扩增,此外还有染色体倒位及染色体易位。

2. CDK增多 在一些恶性肿瘤细胞中常可以见到CDK4和CDK6的过表达。提高细胞CDK4表达水平能够使p15和p16的抑癌作用减弱,其结果是恶性肿瘤细胞增殖加速。

3. CDKI表达不足和突变 真核细胞的细胞周期由周期蛋白依次激活相应的CDK所推动。作为CDK的抑制物,CDKI的变化直接影响CDK的活性,由此影响细胞周期的运行。CDKI属于肿瘤抑制基因家族,在恶性肿瘤细胞内常常出现CDKI表达不足或突变。

(1) Ink4失活:在Ink4失活的原因中以p16基因变异较为多见。p16基因变异在神经胶质瘤、白血病、恶性黑色素瘤、肺癌、膀胱癌、结肠癌、乳腺癌、胰腺癌等恶性肿瘤中普遍存在。p16基因变异可以是缺失突变,点突变以及p16基因CpG岛高度甲基化。在正常情况下,p16蛋白能特异性地抑制CDK4与周期蛋白D结合,使CDK4不能被激活,从而阻止了Rb蛋白的磷酸化,使细胞在G_1期发生停顿。所以,当p16基因表达不足或发生突变时,必然会导致细胞周期驱动机制处在易于被启动的状态,成为恶性肿瘤发生、发展的基础。

(2) Kip含量减少:Kip家族成员包括$p21^{wafl}$、$p27^{kip1}$和$p57^{kip2}$。其中研究较多的是$p21^{wafl}$和$p27^{kip1}$。p21可以直接结合并抑制周期蛋白-CDK复合物的活性,抑制细胞周期进程。p21还可直接结合并抑制增殖细胞核抗原(PCNA),阻滞DNA复制。p21基因突变在恶性肿瘤的发生中并不多见,多见的是调控它的p53基因发生突变,导致p21转录异常,使含有受损DNA的细胞仍然在细胞周期中运行,导致肿瘤的发生。$p27^{kip1}$是Polyak于1994年在研究TGF-β影响细胞生长的实验中发现的另一种细胞周期抑制蛋白,它能与G_1后期所形成的周期蛋白E-CDK2结合,从而抑制细胞周期。实验证明,在用TGF-β处理的细胞系中p27表达量增加,细胞阻滞于G_1期。在原发性结肠癌和乳腺癌细胞中,游离的p27的量远远低于正常细胞,且其下降水平与肿瘤预后不良有关。

4. 细胞周期检查点蛋白突变或活性受损 在细胞周期各时相存在多个检查点,决定细胞是继续增殖还是处于静止状态。主要的检查点是DNA损伤检查点,分别位于G_1/S期和G_2/M期交界处。正是因为有检查点的正确调控,才能确保细胞周期精确和有序地运行。检查点蛋白突变在所有肿瘤中十分常见。p53是DNA损伤检查点的主要蛋白,p53发生突变或缺失,可使细胞周期检查点功能降低,导致细胞基因遗传的不稳定,细胞失去复制的忠实性,在致癌剂的作用下,细胞很可能转化为肿瘤细胞(图10-3)。

(二) 红细胞增多症

红细胞增多症可分为原发性和继发性两种类型。原发性红细胞增多症患者存在遗传缺陷或体细胞缺陷,表现为促红细胞生成素受体基因异常和JAK2基因异常。继发性红细胞增多症则是由其他原因引起的,例如,肺部疾病时缺氧导致的促红细胞生成素增多。

促红细胞生成素受体信号通路对于红系祖细胞的存活及红细胞增殖是必需的。促红细胞生成素

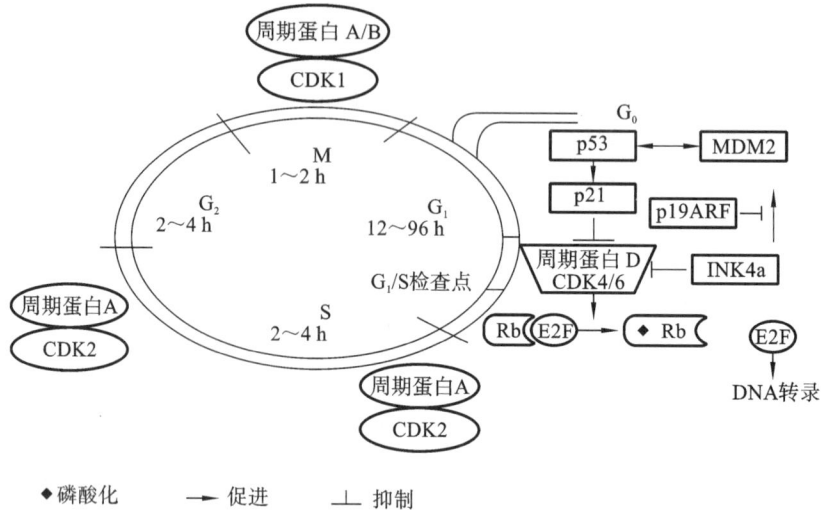

图 10-3　p53 介导的检查点与 G_1 期的基因调控关系模式图

受体本身无激酶活性,其信号传递功能依赖于 JAK2。当促红细胞生成素受体与促红细胞生成素结合后,其构象发生变化,继而引起本来与促红细胞生成素受体胞质区结合的 JAK2 发生自主磷酸化而激活,后者激活相应的信号转导通路,如 Ras/MAPK、PI3K/Akt 通路,促进红细胞进入细胞周期增殖。此外,对促红细胞生成素受体信号通路起负调控作用的磷酸酶可与促红细胞生成素受体胞质区的磷酸化酪氨酸结合并使之去磷酸化,从而发挥负调控作用。因此,某些促红细胞生成素受体基因缺陷将导致促红细胞生成素受体信号通路发生异常,特别是使磷酸酶不能发挥其负调控作用,此时,即使是低水平的促红细胞生成素的刺激也会引起红细胞的过度增殖。

（三）银屑病

银屑病是一种表皮细胞过度增生性疾病。有研究表明,银屑病患者的表皮细胞增殖周期明显缩短,细胞增殖加快,表皮基底细胞迁移至表皮最外层的时间缩短。在正常的表皮细胞中有三种不同的细胞群:一是周期性细胞,二是被阻断在 G_1 期的非周期细胞,三是被阻断在 G_2 期的非周期细胞。在特殊的刺激下,非周期细胞可以进入增生池。在活动性银屑病中,由于有更多的非周期细胞进入增生池,因此表皮细胞的增殖加速。

四、细胞分化调控异常与疾病

（一）畸胎瘤

畸胎瘤是胚胎细胞分化失控所致的良性肿瘤,常见于骶尾部、卵巢、睾丸和纵隔等部位,由多种具有不同功能和形态的组织细胞构成。在胚胎发育早期,一些全能和(或)多能干细胞从正在快速发育的胚胎中分离脱落下来,混杂在胚胎组织中发展成为畸胎瘤。由于胚胎发育分化紊乱,一部分细胞分化成为毛发、牙齿、脂肪、骨与软骨等组织并与未分化的细胞一起构成混杂无序的肿块。有 $1\%\sim3\%$ 的畸胎瘤可转变为畸胎癌。

（二）恶性肿瘤

肿瘤不但存在细胞增生的异常,在细胞分化上也有显著障碍。因此,肿瘤是一种典型的分化障碍性疾病。恶性肿瘤细胞不同于正常细胞的最大差异就在于它们的分化状态不同。

1. 恶性肿瘤细胞的异常分化　正常情况下,遗传基因按一定的时间和空间关系有顺序地选择性表达,导致不同类型的细胞分化。而肿瘤细胞是异常分化的细胞,其分化状态与起源组织或正常组织有很大差异。肿瘤细胞异常分化的特点如下:①低分化:表现为形态上的幼稚性即细胞的异型性,失去正常排列极性,同时伴有功能异常。②去分化或逆分化:当组织发生瘤变时,该组织细胞的多种表型又返回到原始的胚胎细胞表型,这是细胞发生去分化(dedifferentiation)或逆分化(retro-differentiation)的结果。③趋异性分化:肿瘤组织常呈现不同程度的形态和功能上的异质性,主要表现为瘤细胞分化程度和分化方向的差异性。这种现象可导致肿瘤组织呈现多向分化,如髓母细胞瘤组织中可见神经元分化成分和各种胶质细胞分化成分,甚至出现肌细胞成分,后者称为趋异性分化。这种在一种类型肿瘤组织中出现另一种肿瘤成分的现象又称为肿瘤化生。

2. 恶性肿瘤细胞异常分化的机制 恶性肿瘤的发生往往是由细胞的增殖和分化脱偶联以及癌基因和抑癌基因的协同失衡所致。

(1)细胞的增殖和分化脱偶联:大量研究指出,肿瘤是未分化或分化不全的干细胞因增殖失控且分化进程受阻所致。正常细胞的分化与增殖存在着偶联,干细胞在分化的初期大量增殖,随后在有关活性物质的影响下增殖逐渐减慢而出现分化特征,而细胞恶变往往是细胞增殖和分化间偶联失衡的结果。

(2)基因表达时空上失调:细胞分化是基因在特定的时间和空间上选择性表达的结果。基因在转录和翻译的任何环节出现错误,甚至只有一个核苷酸的改变,即可引起突变,这是分化异常的物质基础。肿瘤细胞来源于正常细胞,具有某些细胞的分化特点,但更多的是缺少这种特点或完全缺失。肿瘤发生时,分化基因的表达呈如下两种形式:①特异性基因的表达受抑制,如肝癌细胞不合成白蛋白;胰岛细胞瘤细胞不合成胰岛素,说明肿瘤细胞的功能异常与特异性基因的表达受抑制有关。②胚胎性基因重新表达,如肝癌患者血液中出现高浓度的胚胎性基因产物——甲胎蛋白(AFP)。

(3)癌基因和抑癌基因的协同失衡:癌基因和抑癌基因是细胞正常的基因,是调节细胞增殖和分化相互拮抗的力量之一,机体凭借这一对立统一的机制,保证细胞正常的数量和功能。癌基因包括src、ras、sis、myc 和 myb 基因家族,当其受到各种因素(包括物理因素、化学因素、生物因素等)刺激时,通过基因突变、外源基因插入、基因扩增、染色体易位与基因重排、基因丢失、DNA 甲基化程度降低等方式被激活,活化的癌基因通过其编码产物干扰细胞分化和增殖的各个环节,最终使细胞过度增殖和恶变。癌基因表达产物有的类似于细胞生长因子,有的类似于细胞生长因子受体,有的类似于GTP 结合蛋白,有的是 DNA 结合蛋白,可直接启动基因转录,促进那些与细胞增殖有关的基因开启,从而产生细胞增殖效应;也有的干扰细胞骨架系统,将放大了的生长信息向核内传递,从而加速细胞内信息传递过程。由此提示癌基因产物作为细胞信号转导系统中过度增强正信号,可使细胞分化和增殖失控,增加细胞恶变的可能性。抑癌基因包括 Rb、p53、WT$_1$等,它们的表达产物可作为细胞信号转导系统中的负信号,以不同方式对抗癌基因的作用。当抑癌基因在各种因素作用下发生突变、丢失时,则失去抑癌作用,从而增加细胞恶变的可能性。

3. 通过诱导肿瘤细胞分化治疗肿瘤 肿瘤细胞中存在细胞增殖和分化的脱偶联、基因表达失调、癌基因和抑癌基因的协同失衡,因此,设法干预这些异常的分化过程,恢复细胞正常分化的调控,有可能逆转肿瘤。在一些干预措施下,恶性肿瘤细胞可向正常细胞演变分化,表现为形态学、生物学和生物化学方面的诸多指标向正常细胞接近,甚至完全转变为正常细胞,这种现象称为肿瘤细胞的诱导分化(induced differentiation)。采用这一策略进行的恶性肿瘤治疗,称为诱导分化疗法,具有诱导分化作用的物质称为诱导分化剂。细胞动力学研究证实,经诱导分化剂处理后,肿瘤细胞分布于 G$_0$、G$_1$ 期的比例明显增加,表明诱导分化剂可通过调节肿瘤细胞增殖周期而发挥作用。诱导分化剂对肿瘤细胞的诱导分化作用具有相对的组织和细胞专一性以及诱导分化方向的专一性。目前临床上已使用维甲酸、三氧化二砷诱导一些肿瘤细胞向正常成熟方向发展,甚至成为终末分化的细胞,并诱导肿瘤细胞凋亡。

第二节 细胞凋亡异常与疾病

一、概述

凋亡(apoptosis)来源于希腊文,意为"花瓣或树叶的枯落"。细胞凋亡是指体内外因素触发细胞内预存的死亡程序而导致细胞死亡的过程,作为一种生理性、主动的细胞死亡的方式,凋亡在许多方面与坏死有显著的差别(表 10-1),有重要的生理和病理意义。细胞凋亡的主要生物学作用如下:①确保正常的发育和生长。机体的发育、生长过程并不仅仅与细胞的增殖和分化有关,凋亡在器官组织的形成、成熟过程中也发挥了重要作用。在多细胞生物发育过程中,正常生理信号诱导的、以时空上可以预料的方式失去细胞,可以清除发育过程中多余的、失去功能与价值的细胞,满足机体功能需要。例如,人胚胎肢芽发育过程中指(趾)间组织,通过细胞凋亡机制而被逐渐消除,形成正常的指(趾)间隙;蝌蚪尾巴脱落成蛙等。② 维持内环境稳定。受损、突变或衰老的细胞如果存留在体内就可能干扰机体正常的生理功能,甚至演变为多种疾病(如肿瘤)。为了维持内环境的稳定,机体必须及时将这些细胞清除。清除这些细胞的主要方式就是细胞凋亡。机体通过细胞凋亡的方式清除的细胞数量是相当可观的,每秒钟可达数百万个。例如,机体在发育过程中通过细胞凋亡机制清除了针对自身抗原的T 细胞,从而维持了机体免疫系统功能的稳定。皮肤、黏膜上皮细胞需要不断更新,以维持良好的功能状态,这个过程不仅仅是新生细胞的增殖,也包含了衰老细胞的凋亡。子宫内膜细胞在周期性的增生之后由于激素撤退而发生细胞凋亡、脱落;受损后不能修复的细胞或发生癌前病变的细胞通过凋亡而被清除等。③ 发挥积极的防御功能。细胞凋亡参与了机体的防御反应。例如,当机体受到病毒感染时,受感染的细胞发生凋亡,使 DNA 发生降解,整合于其中的病毒 DNA 也随之被破坏,从而阻止了病毒的复制。

表 10-1　细胞凋亡与细胞坏死的比较

项目	细胞凋亡	细胞坏死
性质	基因调控的程序化细胞死亡,主动进行(自杀性)	意外事故性细胞死亡,被动进行(他杀性)
诱因	生理性或轻微病理性刺激因子诱导发生,如生长因子缺乏	病理性刺激因子诱导发生,如缺氧、感染、中毒等
生化特征	耗能的主动过程,有新蛋白质合成,早期规律性降解为 180～200 bp 片段,琼脂凝胶电泳呈特征性梯带状	不耗能的被动过程,无新蛋白质合成,DNA 降解无规律,片段大小不一,琼脂凝胶电泳呈弥散状
细胞膜形态	仍保持完整	完整性受到破坏
细胞器	完整	细胞器膜溶解破裂,溶酶体破坏,酶外逸
凋亡小体	有	无
炎症反应	不引起周围组织炎症反应	引起周围组织炎症反应

细胞凋亡也使人们对疾病发生、发展的认识多了一个视角,即从细胞凋亡角度来看,该"死"的细胞(如肿瘤细胞、自身反应性免疫细胞)未死,是造成肿瘤、自身免疫性疾病的主要发病机制之一;不该"死"的细胞(如神经元、心肌细胞)死了,这与老年性痴呆、心肌缺血-再灌注损伤等发病有关。

二、细胞凋亡的生物学过程

(一)细胞凋亡的形态学变化

(1)胞体变小,胞质浓缩:胞质浓缩致密,胱天蛋白酶使细胞骨架断裂,凋亡细胞体积为原细胞体积的 70% 左右。

(2)染色质凝集:DNA 在核小体连接处断裂成核小体片段,向核膜下或中央部异染色质区聚集,形成浓缩的染色质块,又称为核小体单位,集中分布在核膜的边缘,呈新月形或马蹄形,称为染色质边集(margination)。

(3)细胞器:线粒体在凋亡早期增殖,线粒体的形态结构变化不大,有时空泡化,细胞色素 c 向胞质逸出;内质网不断扩张并与胞膜融合,形成膜表面的芽状突起,称为出芽;溶酶体的形态结构变化不大;细胞骨架从疏松有序变得致密混乱。

（4）胞膜出现不规则芽状突起：细胞骨架与胞膜脱偶联，导致胞膜向外不规则膨出，发生空泡化。

（5）凋亡小体形成：胞膜发生皱缩内陷，分割包裹胞质，形成的泡状小体称为凋亡小体（apoptotic body），这是凋亡细胞特征性的形态学改变。凋亡小体可通过两种方式形成：发芽脱落和自噬机制。在电镜下可观察到，典型的凋亡小体由透亮的空泡和不透光的浓密的核碎片两个部分组成，二者形成强烈的反差。体积较大的凋亡小体用普通高倍光镜也可观察到。凋亡小体内的成分主要是胞质、碎裂的核物质和细胞亚微结构。有些凋亡小体完全由固缩核染色质组成，也有的仅含胞质成分。凋亡小体形成后立即被邻近细胞吞噬、消化。整个凋亡过程没有细胞内容物的外漏，因而不伴有局部的炎症反应（图 10-4）。

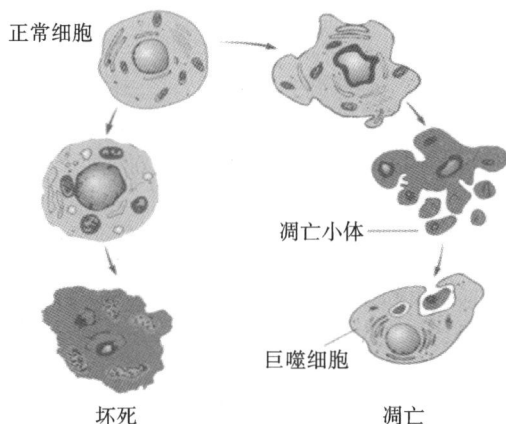

图 10-4 细胞凋亡过程与坏死过程的形态学变化

（二）细胞凋亡的生化改变

细胞凋亡过程中可出现各种生化改变，其中 DNA 的片段化断裂及蛋白质的降解尤为重要。典型的细胞凋亡以细胞核固缩、染色质 DNA 的特征性片段化为主要特征。

1. 核酸内切酶与 DNA 的片段化 染色质的基本结构单位是核小体，发生细胞凋亡时核小体之间的连接区容易受内源性核酸内切酶攻击而发生断裂。内源性核酸内切酶是细胞内能切割 DNA 链间磷酸二酯键的蛋白分子，它们既能切割单链 DNA，也能切割双链 DNA 或染色质 DNA。正常情况下，内源性核酸内切酶活性很低，凋亡时细胞内的膜性结构裂解，DNA 被释放出来。DNA 链上每隔 200 个核苷酸就有 1 个核小体，当内源性核酸内切酶在核小体连接处切开 DNA 时，即可形成 180～200 bp 或其整倍数的片段，这些片段在琼脂糖凝胶电泳中可呈特征性的"梯"状（ladder pattern）条带，这是判断凋亡发生的客观指标之一。因此，DNA 片段化断裂是细胞凋亡的关键性结局。

2. 凋亡蛋白酶 凋亡蛋白酶 Caspase 是一组对底物天冬氨酸部位有特异性水解作用、活性中心富含半胱氨酸的蛋白酶。Caspase 平时以无活性的酶原形式存在，其激活的途径主要有两条：①受体激活途经：即死亡信号（如 TNF-α 等）通过与细胞表面的相应受体结合而激活。②线粒体激活途径：在死亡信号作用下，线粒体膜受损，释放细胞色素 c 进入胞质，与凋亡激活因子、ATP、Caspase9 等形成复合物，最后使 Caspase3 激活。近些年，还发现穿孔素、细胞内质网应激等也可以激活相应的 Caspase。目前已发现该蛋白酶家族成员共有 14 个（Caspase1～Caspase14），其中起凋亡启动子作用的有 Caspase8、Caspase9、Caspase10，起凋亡效应因子作用的有 Caspase3、Caspase6、Caspase7。Caspase 的主要作用如下：①灭活细胞凋亡的抑制物。②发挥蛋白水解酶的作用。水解细胞的蛋白质结构，使细胞骨架解体，促使凋亡小体形成。③参加凋亡级联反应。在凋亡级联反应中水解相关活性蛋白，从而使该蛋白获得或丧失某种生物学功能。例如，Caspase9 可使 Caspase3 酶原激活，形成具有分解蛋白质活性的 Caspase3，起凋亡执行者作用。

（三）细胞凋亡的过程

从细胞受到凋亡诱导因素的作用到细胞发生凋亡的过程大致可分成以下四个阶段。

1. 凋亡信号转导　细胞内、外的凋亡诱导因素通过各种受体作用于细胞后，细胞产生一系列复杂的生化反应，然后通过胞内的信号转导途径激活后续的凋亡程序。

2. 凋亡基因激活　调控凋亡的基因接收由信号转导途径传来的死亡信号后被激活，继而按预定程序合成执行凋亡所需的各种酶类及相关物质。

3. 细胞凋亡的执行　已决定死亡的细胞进入死亡执行阶段，凋亡的主要执行者是核酸内切酶（endonuclease）和凋亡蛋白酶 Caspase，前者彻底破坏细胞生命活动所需的全部指令，后者导致细胞结构的解体。

4. 凋亡细胞的清除　凋亡的细胞形成凋亡小体，被邻近的吞噬细胞或其他细胞所吞噬、分解。

上述全过程需时数分钟至数小时。但从凋亡信号转导到凋亡执行的各个阶段都有负性调控因子存在，形成了完整的反馈环路，使凋亡过程受到精确、严密的调控。

三、细胞凋亡的调控

细胞凋亡是一个程序化的过程，这个程序虽已预设于活细胞之中，但正常情况下它并不"随意"启动，只有当细胞受到来自细胞内、外的凋亡诱导因素作用的时候，它才会启动，使细胞一步步走向死亡。因此，大多数细胞凋亡是在诱导因素的作用下发生的，少数情况下，细胞凋亡可自发产生。常见的凋亡诱导因素如下：理化因素（如射线、高温、强酸、强碱、乙醇、抗癌药物等）、免疫性因素、微生物学因素（细菌、病毒等致病微生物及其毒素）。细胞凋亡的发生机制极为复杂，目前尚未充分阐明，研究得比较清楚的是细胞凋亡的死亡受体途径、线粒体途径、穿孔素-颗粒溶解酶 B 途径和内质网应激途径等重要信号转导通路，对凋亡相关基因的研究也取得了一定的进展。

（一）细胞凋亡的信号转导途径

1. 死亡受体途径　死亡受体是一组 TNF 受体基因超家族的成员，人体大部分细胞有两种 TNF 受体：TNFR1 和 TNFR2，TNF 与 TNFR1 结合后，通过膜蛋白的介导作用，TNF 受体相关联的死亡结构域（TNF receptor-associated death domain，TRADD）和 Fas 相关死亡结构域（Fas-associated death domain，FADD）启动凋亡。迄今研究得比较清楚的死亡配体及受体有 Fas/FasL、TNF-α/TNFR1、Apo3L/DR3 等。

在 Fas/FasL、TNF-α/TNFR1 途径中，当受体与同源三聚体配体在细胞膜上结合后，胞质中一些转接器蛋白被招募，并与死亡受体的死亡域结合，Fas/FasL 结合后可招募并结合 FADD，TNF-α/TNFR1 结合后招募 TRADD，再招募 FADD。FADD 是死亡信号转录中的一个连接蛋白，它由两个部分组成：C 端（DD 结构域）和 N 端（DED）部分。FADD 的 DD 结构域负责和 Fas 分子胞内段上的 DD 结构域结合，该蛋白再以 DED 连接另一个带有 DED 的后续成分，由此引起 N 段 DED 随即与无活性的 Caspase8 酶原发生同嗜性交联并活化之，后者进一步激活 Caspase 3 执行凋亡（图 10-5）。

2. 线粒体途径　线粒体途径即死亡受体非依赖的凋亡途径，主要涉及位于线粒体内的促凋亡蛋白的异位。一些刺激信号如生长因子缺乏、辐射、毒素、感染等，常通过引起线粒体的跨膜电位（$\Delta\psi_m$）下降，内、外膜之间的通透性转换孔（permeability transition pore，PTP）开放，线粒体内膜通透性增大，引起细胞凋亡。由多个蛋白质组成的位于线粒体内膜与外膜接触位点的转变孔道（PTP孔道），具有调节线粒体膜通透性的作用。正常情况下，绝大多数 PTP 处于关闭状态，当线粒体跨膜电位在各种凋亡诱导因素的作用下降低时，PTP 开放，导致线粒体膜通透性增大，使细胞凋亡的诱导因子（如细胞色素 c、凋亡蛋白酶激活因子（Apaf）和凋亡诱导因子（AIF）等）从线粒体内释放到胞质，细胞色素 c 与 Apaf 结合，之后再结合 Pro-Caspase9 形成一个凋亡蛋白复合体，裂解 Pro-Caspase9，产生有活性的 Caspase9，继而激活 Caspase3 而执行凋亡（图 10-6）。

AIF 是一种核基因组编码的相对分子质量约为 50000 的蛋白质，位于线粒体内外膜间隙，当细胞

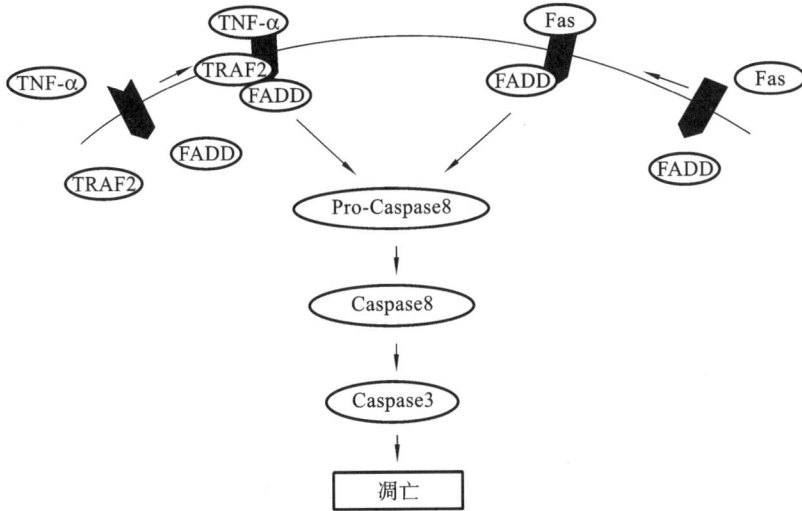

图 10-5　细胞凋亡的 Fas/FasL、TNF-α/TNFR1 途径

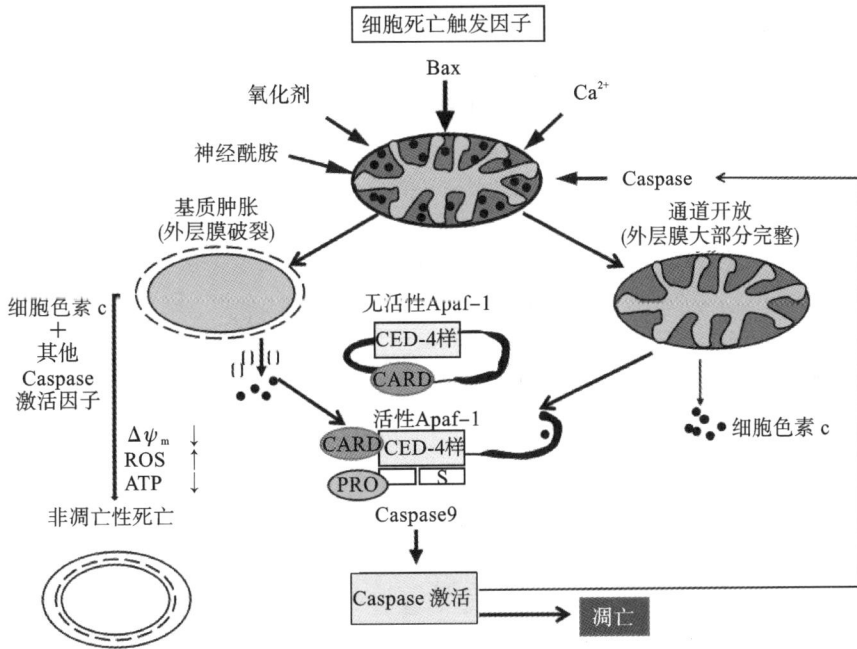

图 10-6　细胞凋亡的线粒体途径

受到凋亡的刺激时,线粒体膜通透性改变,AIF 从线粒体转位到核内,可快速激活核酸内切酶,并增强 Caspase3 的水解活性,导致细胞 DNA 断裂。而胞质中的 AIF 能使线粒体释放更多的 AIF,形成一个具有自身放大效应的正反馈调节,从而加速细胞的凋亡。

研究证实,阻止线粒体膜通透性的改变可有效地防止细胞凋亡。Bcl-2 蛋白的 C 端的疏水肽段能插入线粒体外膜,具有恢复线粒体膜电位,抑制细胞色素 c、AIF 释放和调制 PTP 功能的作用,因而可阻止上述凋亡启动因子从线粒体向外释放,切断了细胞凋亡级联反应中的关键性环节,所以具有很强的抗细胞凋亡的作用。

3. 穿孔素-颗粒溶解酶 B 途径　穿孔素-颗粒溶解酶 B 是细胞毒性 T 细胞(cytotoxic T lymphocyte,CTL)的一种产物。T 细胞介导的细胞毒作用属Ⅳ型超敏反应,携带有抗原的细胞可被致敏的 $CD8^+$ T 细胞杀死。这些细胞毒性 T 细胞除主要通过外源性 Fas/FasL 途径诱导靶细胞凋亡外,还可以通过分泌一种跨膜孔形成分子(穿孔素)来杀灭肿瘤细胞和病毒携带细胞。穿孔素有很强的溶胞活性,在 pH 中性且 Ca^{2+} 存在的情况下可在靶细胞膜上形成小孔,然后 T 细胞释放其胞质中主要成分为丝氨酸蛋白酶的颗粒溶解酶 A 和颗粒溶解酶 B 的颗粒,通过该小孔进入靶细胞内,颗粒溶解酶 B 随即在天冬氨酸残基处切割蛋白质,因而激活 Caspase10 和 Caspase 活化的核酸内切酶等,导致靶细胞凋亡。

4. 内质网应激途径 内质网应激途径是近些年才发现的一种新的凋亡信号转导途径。内质网广泛存在于真核细胞中,参与蛋白质的合成、折叠和寡聚化,钙的储存、脂类代谢、类固醇代谢等,是细胞内重要的细胞器。ERS 是细胞在各种刺激(如氧化应激、缺血缺氧、蛋白质糖基化的抑制、钙稳态紊乱及病毒感染等)作用下,内质网腔内未折叠蛋白及错误折叠蛋白蓄积而出现的一种自身保护性防御机制。适度的 ERS 可通过未折叠蛋白反应(unfolded protein response,UPR)处理未折叠蛋白及错误折叠蛋白,降低细胞损伤,修复早期受损或损伤较轻的细胞;持久或严重的 ERS 则可引起细胞凋亡,因此,ERS 既能修复损伤较轻的细胞,又能清除过度受损的细胞,对维持细胞稳态和机体内环境稳态起到重要作用。目前,已知的内质网应激诱导细胞凋亡的途径主要有 3 条:①CHOP/GADD153 基因的激活转录;②JNK 的激活通路;③内质网特有的半胱氨酸蛋白酶 Caspase12 的激活通路。其中 CHOP 通路是调节内质网应激诱导细胞凋亡的主要通路(图 10-7)。

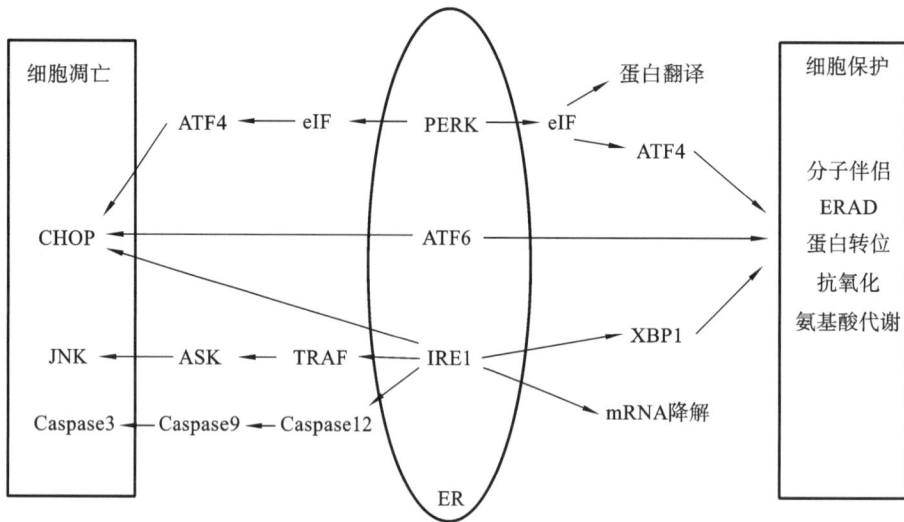

图 10-7 内质网应激的细胞保护与诱导细胞凋亡途径

在细胞凋亡的发生机制上,这些信号通路既可单独启动,又可联合作用,常常是互相联系,互为因果,故近来有学者把它们合而为一,提出了细胞凋亡的恶性网络假说(deleterious network hypothesis),以求更全面地解释细胞凋亡发生的机制。

(二)细胞凋亡的相关调控基因

在进化过程中控制细胞生死的程序已经以基因的形式存储于细胞中,当细胞受到凋亡诱导因素的作用后,经有关信号转导系统的传递而激活凋亡基因,细胞即按死亡程序一步步自动走向死亡。在细胞中同样也存在着抑制凋亡的基因和促进凋亡的基因对抗。正常情况下,这两类基因处于协调的对立统一状态,以确保细胞生死有序。到目前为止,已经发现数十种基因参与了细胞凋亡的调控,根据功能的不同可将其分为三类:①抑制凋亡基因,如 EIB、IAP、Bcl-2。②促进凋亡基因,如 Fas、Bax、Bid、p53。③双向调控基因,如 c-myc、Bcl-x。

1. Bcl-2 家族 Bcl-2 是 B 细胞淋巴瘤-2(Bcl-2)基因的缩写形式。Bcl-2 家族成员主要控制线粒体外膜的通透性。Bcl-2 家族中各种蛋白质分子之间可形成同源或异源二聚体,这种二聚反应调控反应细胞对凋亡的易感性,决定着细胞的存亡。Bcl-2 家族成员可以分为两大类,一类是抗凋亡的,主要有 Bcl-2、Bcl-XL、Bcl-W、Mcl-1、CED9 等,另一类是促细胞死亡的,主要包括 Bax、Bak、Bcl-XS、Bad、

Bik、Bid 等。Bcl-2 等抗凋亡因子主要定位在核膜的胞质面、内质网及线粒体内膜上,与膜的结合对于其发挥功能是极其重要的。

Bcl-2 的高表达能够阻抑多种凋亡诱导因素(如射线、化学药物等)所引发的细胞凋亡。例如,依赖神经生长因子的神经元,在撤除神经生长因子后,会迅速发生凋亡,如果将表达 Bcl-2 的基因质粒转入细胞中,则可防止神经元凋亡。临床研究发现,当淋巴细胞白血病患者外周淋巴细胞有 20% 以上呈 Bcl-2 阳性时,其预后不佳,因为 Bcl-2 的过高表达可导致肿瘤细胞对射线、抗癌药物的耐受性增强,不容易发生凋亡。Bax 基因因与 Bcl-2 形成二聚体而被发现。Bax 在线粒体膜上形成同源二聚体时可使线粒体膜出现孔道,导致细胞色素 c 释放,激活 Caspase9 而启动细胞凋亡。关于 Bcl-2 抗凋亡的主要机制如下:①直接抗氧化。②抑制线粒体释放促凋亡的蛋白质,如细胞色素 c、凋亡诱导因子(AIF)。③抑制促凋亡的调节蛋白 Bax、Bak 的细胞毒作用。④抑制凋亡蛋白酶(Caspase)的激活。⑤维持细胞钙稳态。

2. p53 基因   p53 蛋白是 1979 年 Linzer 等在 DNA 病毒转染的哺乳动物细胞中发现的一种与 SV40 大 T 抗原相结合的蛋白质,因其分子质量为 53 kD,故命名为 p53。在细胞凋亡过程中,p53 基因起着至关重要的作用,它分为野生型和突变型两型。野生型 p53 基因编码的 p53 蛋白具有诱导细胞凋亡的功能,当该基因发生突变后其编码的 p53 蛋白失去抑癌功能,反而可抑制细胞凋亡,导致细胞异常增殖。野生型 p53 基因编码的 p53 蛋白是一种 DNA 结合蛋白,该蛋白在细胞周期的 G_1 期发挥检查点的功能,负责检查合成前 DNA 是否有损伤,一旦发现有缺陷的 DNA,它就刺激 CIP 的表达,阻止细胞进入细胞周期,并启动 DNA 修复机制;如果修复失败,p53 则启动细胞凋亡机制。在这种机制作用下,那些遗传信息出错、有可能演变为恶性肿瘤的细胞常常被消灭在萌芽之中,因此,p53 又被称为"分子警察"(molecular policeman)。目前发现一半以上的人类肿瘤有 p53 基因突变或缺少,因此,p53 基因突变被认为是肿瘤发生的一个重要机制。

3. ICE 基因家族   白细胞介素-1β 转化酶(interleukin-1β converting enzyme,ICE)是最近克隆出的哺乳动物的凋亡基因家族,该家族包括五个家族成员 ICE、CPP32、Nedd-2/Ich-1、Ich-2/ICErelⅡ、ICErelⅢ。它与线虫的死亡基因 ced-3 有一定的同源性,编码丝氨酸蛋白水解酶,可使 IL-1β 前体转变为 IL-1β。将 ICE 基因导入小鼠细胞可引起凋亡,这一作用可被 Bcl-2 所阻断,反之,ICE 突变可维持细胞存活。1994 年又发现了一种新的凋亡基因 ICH-1,ICH-1 可以不同的剪接方式编码两种蛋白质:ICH-1L 和 ICH-1S,前者促进细胞凋亡,后者抑制细胞凋亡,故有人认为 ICH-1 对细胞凋亡有双向调节作用。

4. 与凋亡相关的其他基因   c-myc 是一种癌基因,c-myc 蛋白作为重要的转录调节因子,既可激活介导细胞增殖的基因,也可激活介导细胞凋亡的基因,具有双向调节作用。在此情况下细胞何去何从,取决于细胞接受何种信号以及细胞所处的生长环境。例如,在 c-myc 基因表达后,如果有足够的生长因子持续作用,细胞就发生增殖;反之,细胞就发生凋亡。Jun 基因是一种癌基因,分为人类 c-jun 基因和病毒 v-jun 基因。c-jun 基因是特异性表型细胞的原癌基因,在正常情况下也会表达。c-jun 基因担负起将各种生长和分化的信息转译为生物活动的中心作用,可使细胞从静息状态转为增殖状态,同时 c-jun 基因又是重要的凋亡相关基因,其表达的失调或过度表达是细胞凋亡的主要诱导因子。

四、细胞凋亡与疾病

细胞凋亡是机体维持细胞群体稳态的重要手段,是多细胞生物体内一个重要的生命现象,既可发生在个体的发育过程中,也可发生在成体的正常生理与病理过程中。细胞凋亡失调(凋亡不足和(或)凋亡过度)可成为某些疾病的重要发病机制。

(一)细胞凋亡不足与疾病

这类疾病无论细胞增殖的状态如何,其共同特点是细胞凋亡相对不足,细胞生死相抵之后仍然是生大于死,导致细胞群体的稳态被破坏,于是病变细胞异常增多或病变组织体积增大,器官功能异常。

1. 肿瘤 长期以来细胞增殖和分化的异常被认为是肿瘤发病的主要机制，人们对导致细胞生长失控的原因、机制进行了大量研究，以寻找治疗肿瘤的办法，取得了一定进展，但仍未获得满意的治疗效果。随着细胞凋亡概念的引入，目前认为细胞增殖与凋亡失衡，突变细胞凋亡不足导致肿瘤细胞的存活及生存时间延长，肿瘤细胞数目的净增长加大是肿瘤发生、发展的另外一个重要机制。近年来，研究发现在多种肿瘤（如神经母细胞瘤、前列腺癌等）组织中存在肿瘤细胞凋亡明显不足，且肿瘤组织中凋亡抑制基因 Bcl-2 表达水平显著增高，证实了这些肿瘤的发生、发展与细胞凋亡减弱有关。野生型 p53 基因是备受关注的抑癌基因之一，它主要通过 G_1/S 期检查点诱导发生突变的肿瘤细胞凋亡而发挥抑癌作用。已有的研究发现，p53 基因突变或缺失时，细胞凋亡过程减弱，机体发生肿瘤的概率明显增加。p53 基因的突变率在非小细胞肺癌患者中为 50% 以上，在小细胞肺癌患者中高达 80%。

2. 自身免疫性疾病 自身免疫性疾病最主要的特征是自身抗原受到自身抗体或致敏 T 细胞的攻击，造成器官组织损伤。凋亡在调节机体免疫系统功能中起重要的作用。如果凋亡机制运行正常，那么机体免疫系统就会对自身抗原产生耐受。反之，如果凋亡异常，就可能导致自身免疫性疾病的发生。若胸腺功能异常，T 细胞在胸腺内发育、分化时的负选择机制失调，那些针对自身抗原的 T 细胞就可存活并增殖，进而攻击自身组织，引起自身免疫性疾病，如多发性硬化症、胰岛素依赖型糖尿病、慢性甲状腺炎等。

（二）细胞凋亡过度与疾病

这类疾病包括心血管疾病和神经元退行性疾病等，其共同特点是细胞凋亡过度，导致细胞死大于生，细胞群体的稳态被破坏，细胞数目异常减少，器官功能出现异常。

1. 心血管疾病

（1）心肌缺血与缺血-再灌注损伤：既往认为心肌缺血或缺血-再灌注损伤造成的心肌细胞死亡形式是坏死。目前研究表明，该种心肌细胞损伤不但有坏死，也有凋亡。心肌缺血与缺血-再灌注损伤的细胞凋亡有如下特点：①缺血早期以细胞凋亡为主，晚期以细胞坏死为主。②在梗死灶的中央通常以细胞坏死为主，梗死灶周边部位以细胞凋亡为主。③轻度缺血者以细胞凋亡为主，重度缺血者通常发生坏死。④在一定的时间范围内，缺血-再灌注损伤时发生的细胞凋亡比同时间的单纯缺血更严重。⑤急性、严重的心肌缺血（如心肌梗死）者以心肌坏死为主，而慢性、轻度的心肌缺血者则发生细胞凋亡。

（2）心力衰竭：既往人们对心力衰竭发病机制的研究关注更多的是心肌细胞功能异常，而对心肌细胞数量的变化及其对心力衰竭的影响则关注不多。在充血性心力衰竭（congestive heart failure, CHF）的形成与进展、心力衰竭后心肌重塑的过程中，细胞凋亡都发挥了重要的作用。

近年来有研究表明，心肌细胞凋亡造成心肌细胞数量减少可能是促进心力衰竭发生、发展的原因之一。在心力衰竭发生、发展的过程中出现的许多病理因素（如氧化应激、压力或容量负荷过重、神经-内分泌失调、缺血、缺氧等）可诱导心肌细胞凋亡。例如，在压力负荷过重引起心力衰竭的动物模型中，研究者观察到心肌细胞数量减少，研究证实这是细胞凋亡过度所致。另外，有研究表明阻断诱导心肌细胞凋亡的信号有助于阻遏凋亡，防止心肌细胞数量减少。这些说明心力衰竭时心肌细胞数量的减少是由凋亡过度所致。

2. 神经元退行性疾病 据目前所知，几乎所有的神经系统器质性疾病都会发生细胞凋亡。在神经系统疾病中有一类以特定神经元进行性丧失为病理特征的疾病，如阿尔茨海默病（Alzheimer disease, AD）、帕金森病（Parkinson disease）、多发性硬化症等。其中 AD 的研究最为广泛，它的发病机制主要是细胞凋亡导致神经元丧失。由于大量神经元发生凋亡，大脑皮质出现广泛萎缩，脑沟变宽，脑回变窄，脑室扩大，脑实质有大量 β-淀粉样蛋白沉积及神经原纤维缠结，形成淀粉样斑块。研究提示 β-淀粉样蛋白增多、钙超载、氧化应激及神经生长因子分泌不足等多种因素可引起神经元凋亡。

（三）细胞凋亡在疾病防治中的意义

目前人们正针对凋亡发生的各个环节,大力研究通过调控细胞凋亡达到防治疾病目的的各种新方法。

1. 合理利用凋亡相关因素 凋亡诱导因素是细胞凋亡的始动环节,人们正尝试用某些药物、射线、细胞因子及细胞表面受体等直接治疗一些因细胞凋亡不足而引起的疾病。近年有人提出设法诱导肿瘤细胞凋亡,增加死亡肿瘤细胞与增殖肿瘤细胞的比值来达到治疗肿瘤的目的。有研究表明降低存活基因水平、降低癌细胞突变型 p53 及 Bcl-2 基因的表达可以有效地抑制肿瘤的发生和发展。

2. 干预凋亡信号转导 Fas/FasL 信号系统是重要的凋亡信号转导系统之一,因此,利用阿霉素刺激肿瘤细胞在其胞膜上表达 Fas/FasL,可导致肿瘤细胞间相互作用、交联,引起凋亡。另外,有研究表明调节和抑制线粒体介导的凋亡通路可防止细胞凋亡。如免疫抑制剂环孢素 A 具有阻碍 $\Delta\psi_m$ 下降和防止 PTP 开放的作用,从而防止细胞凋亡的发生。

3. 调节凋亡相关基因 运用分子生物学手段人为地控制凋亡相关基因的表达可改善许多疾病的防治效果。研究发现,当野生型 p53 基因发生突变后,其诱导肿瘤细胞凋亡的效应减弱,有利于肿瘤细胞的增殖。运用转基因治疗的方式将野生型 p53 基因导入 p53 基因发生突变的肿瘤细胞内,重新恢复其"分子警察"的职责来诱导肿瘤细胞凋亡,或至少可使转入野生型 p53 基因的肿瘤对常规化疗或放疗更敏感,更有效。

4. 控制凋亡相关的酶学机制 在凋亡执行阶段,核酸内切酶和 Caspase 在摧毁细胞结构方面起着关键性作用,因此若能抑制它们的活性,细胞凋亡过程必然受阻。如前所述,核酸内切酶的激活需要 Ca^{2+} 和 Mg^{2+},降低细胞内、外的 Ca^{2+} 浓度,细胞凋亡过程即受到阻遏或延迟;相反,利用 Ca^{2+} 载体提升细胞内 Ca^{2+} 水平则加速细胞凋亡的发生。因此,在缺血-再灌注损伤的防治中使用钙通道阻滞剂可在一定程度上减少细胞凋亡的发生。此外,Zn^{2+} 对核酸内切酶的活性有抑制作用。体外实验发现,当 Zn^{2+} 浓度达到 50 mmol/L 时可完全抑制该酶的活性,因此,使用含锌药物有望用于治疗某些与细胞凋亡过度有关的疾病如阿尔茨海默病等。

5. 防止线粒体跨膜电位的下降 线粒体功能失调在细胞凋亡的发生中起着关键作用,因此,维持线粒体跨膜电位($\Delta\psi_m$),防止细胞凋亡日益受到人们关注。目前已发现免疫抑制剂环孢素 A 具有阻抑线粒体跨膜电位下降,防止细胞凋亡发生的作用。环孢素的衍生物有较强的稳定线粒体跨膜电位的作用,因而呈现明显的细胞保护作用,但其免疫抑制作用已基本不存在,故有抗凋亡的良好应用前景。

第三节 细胞自噬与疾病

细胞内的蛋白质和细胞器的降解对维持细胞稳态是十分重要的。细胞内蛋白质降解的主要途径有蛋白酶体途径和内吞途径。蛋白酶体途径负责降解细胞内短寿的、多聚泛素化的蛋白质,而内吞途径则负责将跨膜蛋白质运送至溶酶体进行降解。但是,细胞内的长寿蛋白(long-lived protein)、蛋白聚集物及膜包被的细胞器不能通过以上两种途径被降解,而是通过细胞自噬(autophagy)过程完成。细胞自噬是广泛存在于真核生物中的古老生命现象。最早由 Ashford 和 Porten 于 1962 年通过电子显微镜在人的肝细胞中观察到,但直到 1993 年 Tsukada 等人在酵母菌中发现自噬相关基因(autophagy-related gene,Atg),对自噬的研究才有了新进展。

一、细胞自噬的概述

细胞自噬是细胞受到刺激后利用溶酶体降解自身成分的过程。被溶酶体吞噬降解的成分包括细胞质或细胞器。细胞自噬的表现形式有多种,其共性是通过溶酶体降解细胞内的成分。细胞自噬是一种分解代谢过程(catabolic process),它可以使细胞器、未折叠蛋白等在溶酶体被降解为基本的结构单元,使细胞循环使用细胞质内的成分,为细胞生存提供条件。因此,从节省生物能的角度看,细胞自噬是重新合成的有效的替代途径(alternative pathway)。

细胞自噬通常发生在营养缺乏、氧化应激、遇到离子射线及毒物等不利情况下,是细胞对应激采取的一种适应性反应。细胞通过自噬可清除细胞内损害的细胞器、毒性代谢产物、细胞内病原体,以及在营养缺失的情况下生成维持细胞重要功能的细胞内结构单元来促进细胞生存。但自噬亦可通过过度的自我消化和降解重要的细胞成分而促进细胞死亡。

（一）细胞自噬的类型和过程

细胞自噬是一种程序化的细胞内降解机制,在这一过程中,细胞通过溶酶体降解自身胞质成分来实现细胞自身的代谢需要以及某些细胞器的更新,从而维持细胞内环境稳态。根据底物进入溶酶体途径的不同可将自噬分为三种类型:①巨自噬(macroautophagy),指细胞质中的物质通过形成小泡的方式转运到溶酶体中,用于降解细胞内老化或损坏的细胞器和蛋白质。②微自噬(microautophagy),由溶酶体直接将细胞内物质内吞并降解。③分子伴侣介导的自噬(chaperon-mediated autophagy,CMA),细胞中可溶性蛋白质直接通过分子伴侣进入溶酶体中被降解(图 10-8)。

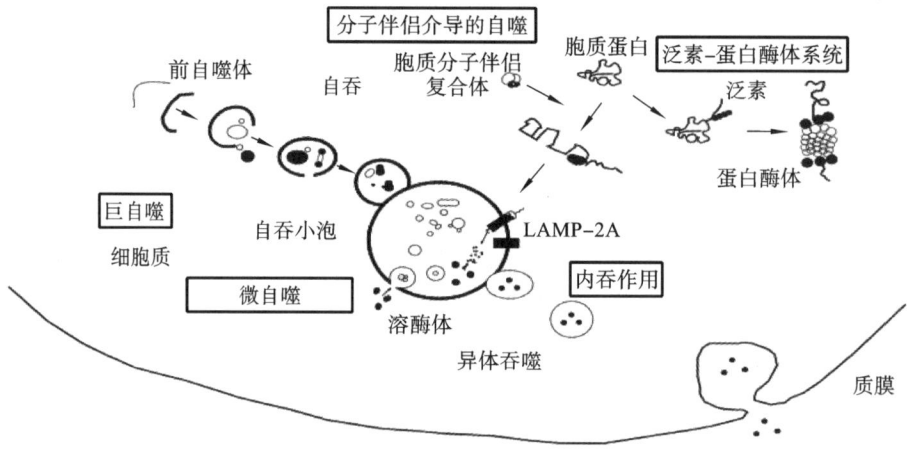

图 10-8　自噬的三种类型

1. 巨自噬　通常所说的"细胞自噬"主要指巨自噬。真核细胞的巨自噬是多步骤的过程。首先在细胞质中诱导产生杯状双层分离膜(isolation membrane,IM),继而 IM 增长、扩展,对胞质中蛋白质和细胞器进行包裹,IM 闭合之后形成自噬体(autophagosome, AP),然后 AP 被递送到溶酶体或核内体(endosome),与之发生膜融合,变成一个自噬溶酶体(autophagolysosome),最后溶酶体内的酸性水解酶降解囊泡中的内容物,成为降解性细胞自噬体。部分降解产物是细胞生存所必需的成分,可被细胞再利用。但在一些情况下,细胞器(如线粒体和过氧化物酶体)似乎是优先被包裹的对象,因此这些过程又被分别称为线粒体自噬(mitophagy)和过氧化物酶体自噬(pexophagy)。而对细胞内的细菌或病毒进行吞噬的过程称为异体吞噬。在酵母菌中,细胞质进入囊泡靶向通路的功能是向囊泡递送特定的蛋白酶,这被认为是一种选择性细胞自噬形式。

2. 微自噬　微自噬的对象不具有选择性,且这一过程较为简洁,主要是通过溶酶体膜的内陷(invagination)、突起(protrusion)和(或)分隔(septation),直接将内容物吞入细胞溶酶体中。微自噬与巨自噬的区别如下:微自噬与巨自噬都是通过包裹待自噬物质并且将其传送至溶酶体进行消化的,两者的最大区别在于包裹待自噬物质的膜。在巨自噬中,待自噬物质通常远离溶酶体,需要形成双层膜结构包裹的自噬体后输送至溶酶体进行水解,而自噬体的双层膜结构需要细胞自己合成。而在微自噬中,自噬的对象是相邻于溶酶体的物质,直接由溶酶体形成内吞泡。

3. 分子伴侣介导的自噬　指由分子伴侣直接将靶蛋白转送至溶酶体,只见于哺乳动物细胞。首先,含 Hsc70 的分子伴侣或其复合物识别底物蛋白中包含 KFERQ 相关肽的区域并结合,然后,它们一同移动到溶酶体,被溶酶体上的受体溶酶体相关 2A 型膜蛋白(LAMP-2A)识别;在溶酶体内的 Hsc70 的辅助下,底物蛋白去折叠、转位跨过溶酶体膜。

(二)细胞自噬的生物学意义

细胞自噬帮助维持细胞内合成与降解的平衡,在细胞增长、发育和稳态的调节中发挥作用,是一个受到高度调控的过程。

1. 调节生长发育 细胞自噬在生长调节中发挥作用,如一侧肾脏切除后,另一侧肾脏在生长过程中细胞自噬就会减弱。Beclin-1 缺失的小鼠胚胎丧失细胞自噬功能,在发育 8 天左右即死亡,提示细胞自噬在早期胚胎发育中发挥重要作用。

2. 维持细胞稳态 从酵母菌到哺乳动物,细胞自噬是生物进化中的一个保守过程。在营养充足的条件下,自噬水平较低,仅在胞质中去除受损和多余的细胞器以维持细胞内环境稳定,称为基本自噬(basal autophagy)。在骨骼肌和心肌,细胞自噬可能还有特殊的"看家"(house-keeping)功能,帮助细胞质内的成分如线粒体进行更新。如果人和小鼠的溶酶体膜蛋白 LAMP-215 缺陷,则细胞自噬性降解异常,会导致骨骼肌病变和心肌病变。刚出生的自噬基因缺陷小鼠(敲除 Atg3、Atg5、Atg7、Atg9 和 Atg16L1 基因的小鼠)的氨基酸水平低于野生型小鼠,这些小鼠外观看似正常,但至多只能存活 1 天,这是因为在失去胎盘提供的营养后它们不能熬过初生的饥饿期。特异性敲除 Atg 基因(Atg5、Atg7 或 FIP200)后发现,泛素蛋白聚集于神经、肝脏、心脏及胰腺细胞的细胞质内,引起受试小鼠特异性组织功能障碍。因此,基本自噬在维护细胞内环境稳定方面有着重要作用。

3. 参与应激反应 细胞自噬是细胞在饥饿条件下的一种存活机制。当细胞缺乏营养时,细胞立即启动自噬以维持胞质中氨基酸池的平衡,可通过合成新的蛋白质、生成能量和促进糖异生来避免细胞"饿死"。发生突变的酵母菌的自噬能力削弱,在营养缺乏的条件下会迅速死亡。

4. 保持防御功能 在细胞受到致病微生物感染时,细胞自噬起一定的防御作用。研究发现,单纯疱疹病毒(herpes simplex virus,HSV)感染会诱导细胞自噬,在自噬囊泡中发现有病毒颗粒,说明细胞自噬是被感染宿主细胞的一种防御机制。但有研究也发现,HSV 的毒力蛋白 ICP34.5 能抑制细胞自噬,提示有些病毒已经进化出抵抗宿主细胞自噬性防御机制的途径。细胞自噬还能帮助细胞抵御某些胞内细菌感染。如结核分枝杆菌存在于细胞内,可诱导感染的细胞发生自噬,帮助细胞将病原体清除。

5. 控制细胞死亡 研究发现,细胞在发生程序性细胞死亡的过程中表现出细胞自噬的特征,因而有人提出了自噬性细胞死亡(autophagic cell death)的概念,也称为细胞质性细胞死亡或称 II 型细胞死亡。自噬性细胞死亡是指当自噬水平持续上调时引起的细胞死亡,可以通过促进凋亡来实现大量细胞成分被降解。昆虫蜕变时细胞发生的程序性细胞死亡,被认为是自噬性细胞死亡的典型例子。

细胞自噬和细胞凋亡通路之间似乎存在着复杂的关系。在同样的细胞中能同时观察到自噬和凋亡的形态学特征(如线虫的变态、果蝇中某些类固醇促发的腮腺死亡,Caspase 抑制剂阻断细胞死亡等)。凋亡活动的调节因子如鞘磷脂(sphingolipid)、神经酰胺(ceramide)、死亡受体信号分子(TRAIL 和 FADD)以及丝氨酸/苏氨酸可在自噬活动中起重要的调节作用。自噬不仅可促进凋亡,抑制自噬也会促进营养缺乏的哺乳动物细胞发生凋亡。用 RNA 干扰自噬基因 Atg7 或 Beclin-1 的表达能抑制由 Caspase 抑制剂 ZVAD 处理的鼠 L929 成纤维细胞的死亡;下调 Atg5 的表达或 Atg5 突变体显性失活能阻断 IFN-α 诱导的 HeLa 细胞的死亡,这些研究均表明自噬基因参与了细胞死亡的过程。

6. 延长寿命 细胞自噬可能与延长寿命有关。细胞自噬可降解受损的细胞器、细胞膜和蛋白质,如果细胞自噬衰竭,受损细胞就会堆积,产生老化。一些物种长期减少热量摄入能延长寿命。近来的研究结果表明,长期限制饮食的动物细胞,其胞质内的成分包括线粒体的自噬性更新增强,这可能与其寿命延长有关。

关于自噬在细胞生存与死亡中的作用,形态学和基因研究的结论并不完全一致。在一些生物中,细胞自噬是程序性细胞死亡的一部分,也是幼虫形态发育过程中消除某种器官的主要方式。决定细胞自噬引发细胞死亡抑或维持细胞存活的因子还没有完全弄清楚,但是,自噬降解的速率和被吞噬成分的特性两个因素可能发挥了关键作用。

二、细胞自噬的调控机制

诱导细胞自噬的具体机制目前还不十分清楚,许多相关实验是围绕酵母细胞进行的。近年来对哺乳动物细胞的研究逐渐增多。不过,酵母细胞与哺乳动物细胞的自噬过程很相似,在酵母细胞中鉴定出的细胞自噬相关蛋白(autophagy-related protein,Atg)在哺乳动物细胞中往往也可找到其同源物(homologue)。尽管目前对 IM/AP 形成的确切机制仍未完全阐明,但对调控 IM/AP 的信号通路及其调控已有长足的认识。在营养适宜的情况下,生长因子能活化Ⅰ类 PI3K 蛋白,后者通过 Akt 信号通路激活哺乳动物雷帕霉素靶蛋白(mammalian target of rapamycin,mTOR),活化的 mTOR 能抑制诱导细胞自噬的关键信号分子 Atg1,从而抑制细胞自噬的发生。

1. 磷脂酰肌醇-3-激酶(phosphatidylinositol-3-kinase,PI3K)磷酸化调节 PI3K 及其脂质磷酸化产物在自噬中发挥重要作用。在哺乳动物中 PI3K 分为三类。其中Ⅰ类 PI3K 含有一些共同的调节亚基和不同的催化亚基,当其被胰岛素受体激活时,主要在细胞膜的胞质侧催化 PIP2 和 PIP3 的产生,这两种分子能够活化 PDPK1 和 Akt/蛋白激酶 B(PKB),PKB 再磷酸化抑制 GTP 酶以活化结节性硬化复合物(tuberous sclerosis complex,TSC),进而导致 GTP-Theb 稳定性增强并激活 mTOR,抑制自噬。

TSC1/2 蛋白位于Ⅰ型 PI3K/PKB 途径的下游,能整合胰岛素、生长因子、能量代谢等信号,负性调节小分子鸟苷酸三磷酸酶(Rheb),使具有 mTOR 结合活性的 GTP-Rheb 转变为 GDP-Rheb,抑制 mTOR 的激酶活性,对自噬发挥正向调节作用。

2. mTOR 信号通路的调节 mTOR 属磷脂酰肌醇-3-激酶家族的成员,在哺乳动物中 mTOR 主要以两种形式存在:mTOR 复合体 1(mTORC1)和 mTOR 复合体 2(mTORC2),可以抑制自噬的发生,是自噬的负调控分子。

mTORC1 对雷帕霉素(rapamycin)敏感,对自噬的抑制作用依赖于细胞的营养状况。当生长因子和氨基酸充足时,mTORC1 可使 Atg1/ULK1/ULK2 复合物失活以抑制自噬。热量限制(caloric restriction,CR)或者在应用雷帕霉素处理的情况下,mTORC1 自身离开 ULK1-Atg13-FIP200 复合物使 ULK1 被激活,活化的 ULK1 能够磷酸化 Atg13 和 FIP200,从而启动自噬。因此,热量限制是引起细胞自噬最有效的策略。此外,Atg13 和 FIP200 复合物在自噬上游发挥功能,可能机制是直接抑制mTORC1 信号通路中 ULK1 复合物的磷酸化,但这一机制在多细胞动物中还有待证实。

mTORC2 对雷帕霉素的敏感性相对较低,它通过磷酸化 Akt/PKB 的第 473 位的丝氨酸使其活化,活化的 Akt/PKB 下调转录因子 FOXO3 从而促进自噬(图 10-9)。

3. Atg 的调控 迄今为止,科学家已经在高等真核生物中发现了超过 30 种 Atg 及其大部分直系同源物,根据功能不同将 Atg 蛋白分为 5 组:Atg 激酶复合物(Atg1/ULK1/ 2)、Atg9、Ⅲ型磷脂酰肌醇-3-激酶复合物(PI3K3C)、Atg12 共轭系统和 Atg8 共轭系统(图 10-10)。

不同的 Atg 共同作用或相互作用,完成自噬体的形成和伸展。哺乳动物的 Atg1/ULK1/ 2 复合物(包含 Atg13、FIP200 和 Atg101)募集其他的 Atg 蛋白到 PAS,并通过特定底物磷酸化促进自噬体的形成。Atg1/ULK1/ 2 还具有调节 Atg9 的重要功能,Atg9 是已知的唯一一种跨膜蛋白。

在 Atg8/LC3 共轭系统中,LC3 是迄今为止发现的唯一定位于自噬泡内膜、参与多种信号转导调节的蛋白质。在细胞自噬过程中,当自噬泡即将闭合时,有膜结合形式的 LC3 Ⅱ 定位于自噬泡膜上。因此,LC3 Ⅱ 的含量与自噬泡数量成正比,这是研究自噬的较好标记物。任一轭合物膜或参与此过程的其他成分突变都会导致自噬缺陷,敲除这些基因是抑制自噬的常用方法。

4. Beclin-1 与 Bcl-2 家族基因相互作用的调节 在哺乳动物中,Beclin-1 是 Atg6 的同源体,是细胞自噬过程中最重要的正性调节因子。Beclin-1 和它的上下游信号调节蛋白组成重要的自噬调节通

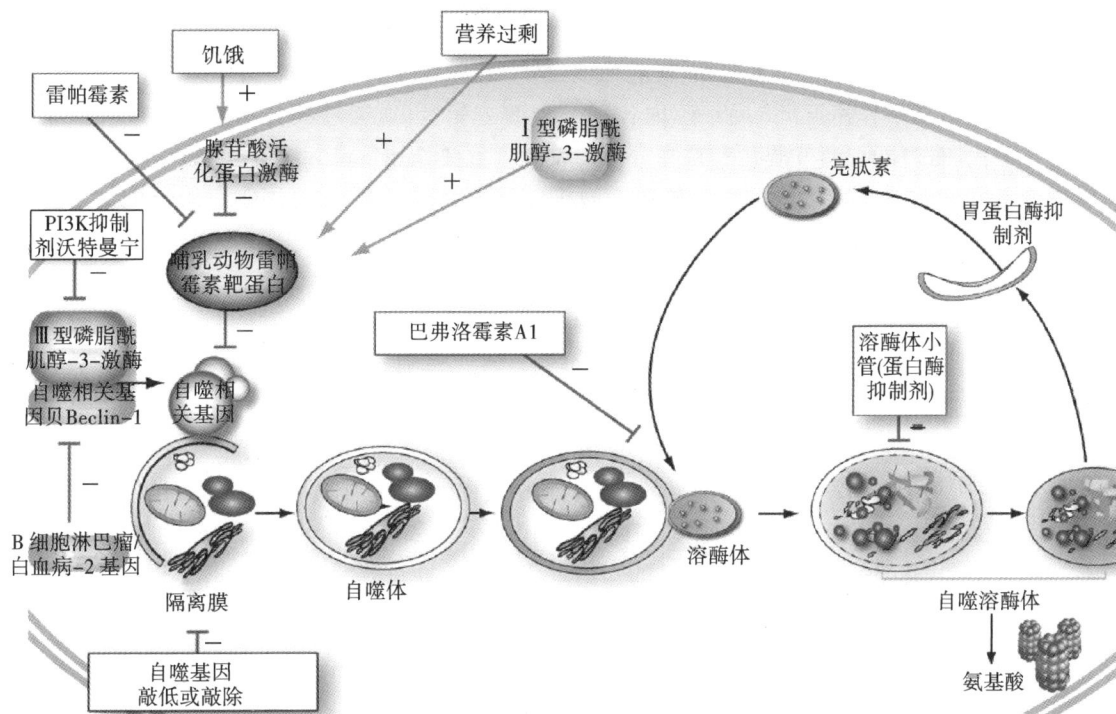

图 10-9　细胞自噬中 mTOR 信号通路调节

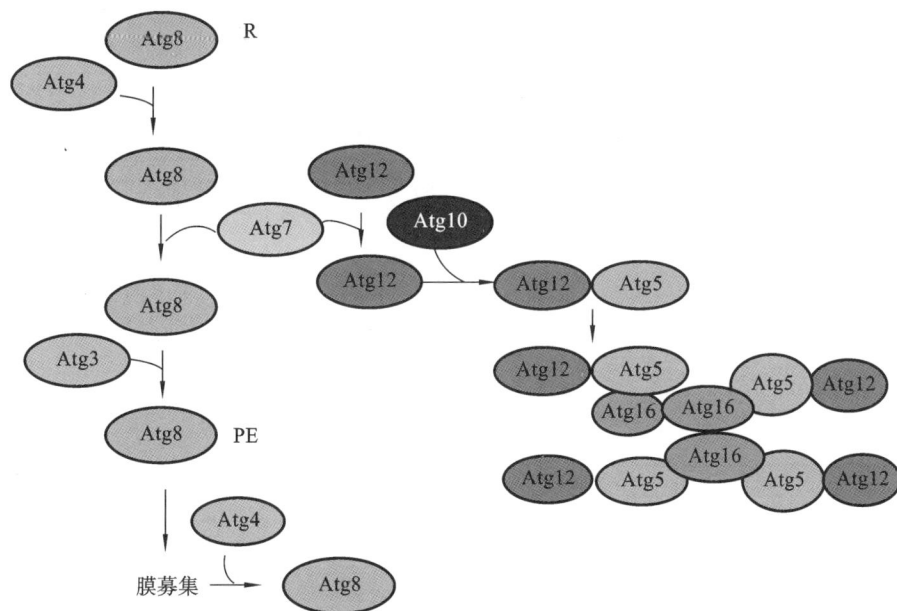

扫码看彩图

图 10-10　Atg12 共轭系统和 Atg8 共轭系统共同调解自噬泡伸展的信号级联转导途径

路,通常以 Beclin-1/PI3K3C 复合体的形式与各种蛋白质相互作用来达到调节细胞自噬的目的。

　　Beclin-1 调节细胞自噬主要通过其 BH3 结构域与调节细胞凋亡的重要蛋白 Bcl-2 的相互作用来实现。Beclin-1 和 Bcl-2 共同组成了对环境营养的感受和反应。在恶劣环境中,如饥饿时 Beclin-1 和 Bcl-2 的相互作用明显减少,可提高细胞自噬的水平。在非饥饿状态下,Bcl-2 通过与 Beclin-1 相结合负调控自噬。如 JNK1 介导的 Bcl-2 磷酸化、DAPK 介导的 Beclin-1 磷酸化以及 BH3 结构域蛋白的激活或 BH3 结构类似物均可促进 Bcl-2 与 Beclin-1 结合,从而抑制自噬作用。

Bax 蛋白相互作用因子 1(Bif-1)作为一种抑癌蛋白,不仅与细胞凋亡相关蛋白 Bax 相互作用,而且是一种 Beclin-1 调节因子。在细胞营养缺乏时,Bif-1 通过 UVRAG 与 Beclin-1 相互作用,激活 PI3K3C,从而引发细胞自噬。PI3K3C 抑制剂(如 3-MA)能抑制这一作用,下调自噬水平。

5. p53 的双重调节作用 p53 是细胞内各种压力的感受蛋白,通过其自身的激活或失活来控制细胞内的各种代谢过程,在调节凋亡和自噬方面均发挥着重要作用。p53 在细胞中不同的定位对细胞自噬发挥着不同的调节作用。当 p53 定位在细胞核时促进细胞自噬,这是因为细胞核中的 p53 可以反式激活 AMPK 的 β1 和 β2 两个亚单位以及 TSC2。AMPK 和 TSC2 都是 mTOR 通路中的上游蛋白,通过抑制 mTOR 来上调细胞自噬的水平。虽然细胞核中存在 p53 的泛素化水解酶 MDM2,但同时也存在着极易与 MDM2 结合的 p14ARF,能够有效阻止 MDM2 对 p53 的降解,使 p53 在细胞核中的作用不会被明显减弱。当 p53 定位在细胞质时抑制自噬。在细胞质中 p53 通过以下三种方式抑制细胞自噬:激活细胞自噬抑制因子 mTOR、抑制 AMPK 的作用以及 p53 的直接作用。在人类 p53 阴性的结肠癌细胞中,细胞自噬基础水平处于不断升高的状态,重新转入 p53 则会引起细胞自噬水平降低。此外,细胞质中 MDM2 也可以降解 p53,减少细胞质中 p53 对细胞自噬的抑制作用。当胞质中 p53 被抑制之后,细胞自噬泡增多,表明细胞自噬水平升高。如果破坏 p53 的细胞核定位信号,它将主要分布在细胞质中,此时 p53 抑制细胞自噬的作用最为强烈。相反,如果摧毁 p53 的出核信号,p53 将在细胞核中积聚,这会使得 p53 丧失抑制细胞自噬的作用。此外,细胞质中 p53 的另一个重要作用是使线粒体外膜通透性增加,从而导致细胞凋亡(图 10-11)。

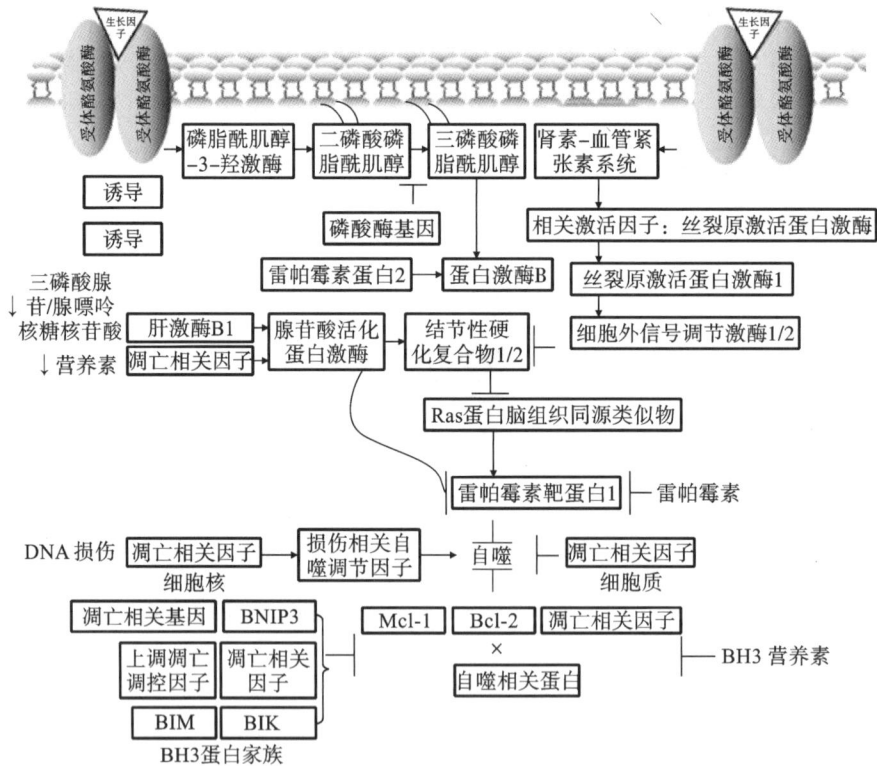

图 10-11 自噬的信号调控

注:BNIP3,B 淋巴细胞瘤-2 与腺病毒 E1B19 000 相互作用蛋白 3。

三、细胞自噬与疾病

细胞自噬调节异常可在许多病理情况下出现,如癌症、肌肉病变、神经退行性变性疾病以及细菌感染。但有关细胞自噬与疾病的关系研究得还不够深入,目前的研究结果只揭示了细胞自噬与疾病的部分联系。某些情况下,细胞自噬有时能帮助防止或阻遏某些疾病的进程,而在另一些情况下,细胞自噬则会促进疾病的发生。

（一）细胞自噬与肿瘤

细胞自噬与肿瘤的关系十分复杂。一方面,细胞自噬可表现出抑制肿瘤功能,体现在维持染色质的稳定、防止致癌突变的积累、限制氧化应激、削弱瘤体内细胞坏死和局灶性炎症等方面。因此,如果细胞自噬在抑制肿瘤方面的功能出现异常,那么肿瘤细胞就会表现出一系列相应的改变,包括自分泌性生长因子增多、对抑制增殖的信号不敏感、不发生凋亡、不受限制地复制、产生促血管生成因子、获得转移和侵袭能力、逃避免疫打击以及合成代谢增强等。另一方面,细胞自噬增强又是肿瘤细胞应对缺氧、代谢物、治疗药物等而产生的一种明显的应激策略。研究发现,在75%卵巢癌、50%肺癌以及40%前列腺癌患者的肿瘤细胞中存在Beclin-1突变和表达水平下降;某些肿瘤包括肝癌、前列腺癌、肺癌中发现细胞自噬水平很低;而在人宫颈癌和慢性淋巴细胞白血病中细胞自噬的水平较高,提示自噬在肿瘤的发生、发展过程中的作用可能比较复杂。因此,调节细胞自噬可能成为抗肿瘤治疗的有效途径。根据情况可以采用药物诱导细胞自噬,预防肿瘤的发生。相反,抑制细胞自噬通路与常规的或试验性的抗肿瘤策略相结合,可能降低抗肿瘤用药剂量、减轻毒副作用。但需要注意的是,抑制细胞自噬有潜在的致瘤可能,应用时应严格选择对象。

（二）细胞自噬与神经退行性变性疾病

早期的研究发现,阿尔茨海默病、帕金森病及亨廷顿病等神经退行性变性疾病的患者脑切片可见大量的自噬体堆积,人们初步推断自噬性死亡是导致神经退行性变性疾病的原因。但是最近有人提出可能正是因为细胞自身产生的错误蛋白过多,超过了自噬所能吞噬的蛋白质的量,或者由于自噬通路中发生了突变,自噬无法顺利进行而导致了神经退行性病变的发生。研究发现,细胞自噬异常与神经退行性变性疾病有密切的关系。

正常情况下或在神经退行性变性疾病早期,大多数可溶性蛋白通常是经过泛素-蛋白酶体系统(ubiquitin-proteasome system,UPS)或分子伴侣介导的自噬(chaperone-mediated autophagy,CMA)而被降解的。但是,随着疾病的进展,某些异常的蛋白质对UPS和CMA通路产生毒性效应,使其功能被抑制。另外,异常蛋白一旦形成复合体结构(寡聚体或纤维体),就不能通过这两种途径被降解,复合体结构的异常蛋白可激活巨自噬通路,使得这些有毒的蛋白聚合物被清除。但在进入晚期或衰竭期的大多数患者中,UPS和CMA通路障碍进一步加剧,巨自噬功能也发生衰退,毒性蛋白产物在细胞中增多和聚集,并从细胞自噬泡中漏出,所有这些都进一步损害细胞功能(图10-12),导致神经元的存活出现危机。关于蛋白降解系统功能衰竭的机制目前还不清楚,可能与氧化应激加强有关。

在帕金森病患者中常见到α-突触核蛋白发生A30P和A53T两个位点突变,导致分子伴侣介导的自噬不能顺利进行,自噬程度大大降低,α-突触核蛋白在胞质中大量积聚,最终导致细胞功能紊乱和帕金森病的发生。

目前有研究显示,使用促进细胞自噬的药物,如雷帕霉素可改善帕金森病(Parkinson disease,PD)、阿尔茨海默病(Alzheimer disease,AD)患者的病情。

（三）细胞自噬与病原微生物感染性疾病

最近十几年的研究表明,细胞自噬是机体重要的抵抗病原微生物感染的途径,细胞大量的免疫信号通路可调节细胞自噬(图10-13),而细胞自噬对免疫系统和感染也产生多种作用,包括激活固有免疫和获得性免疫、维持免疫细胞的稳态、降解微生物等。

对于包括感染性疾病在内的许多疾病,细胞自噬是较具吸引力的治疗靶标。激活细胞自噬通路可能会增强病原体细胞的自噬性清除。但是,不同的微生物感染与细胞自噬之间的相互作用关系非常复杂,因而对感染性疾病进行干预时需要个性化的治疗方案。如果病原体对细胞自噬敏感,或增强细胞自噬能促进细胞存活,那么加强细胞自噬的诱导应该是有益的。对于那些能利用细胞自噬便于其自身复制的病原体,则需要确定参与调控细胞自噬的相关因子,然后对其采用抑制剂处理,这样就

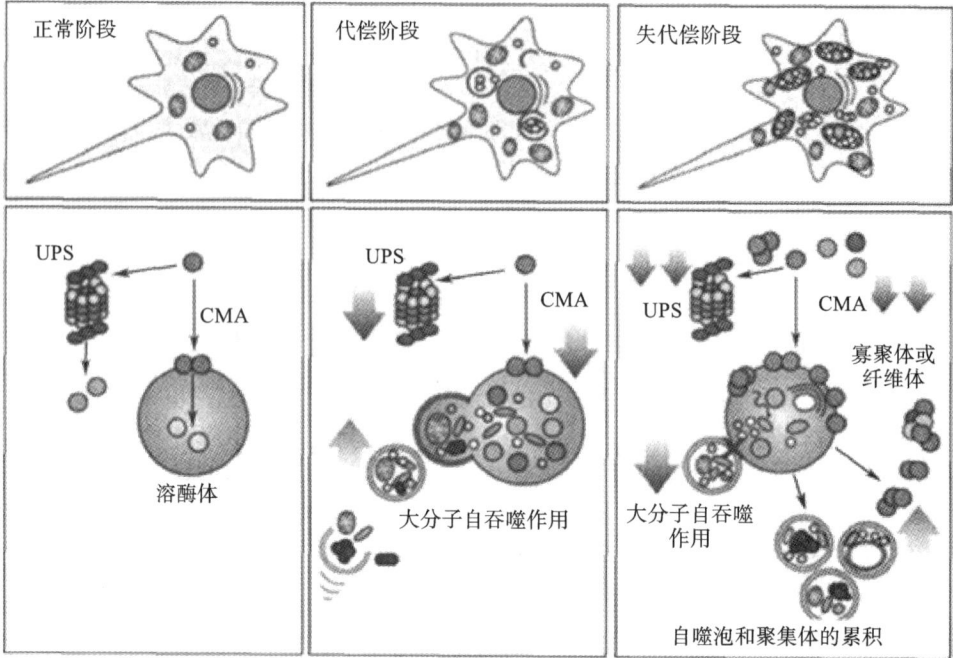

图 10-12　自噬与神经退行性变性疾病

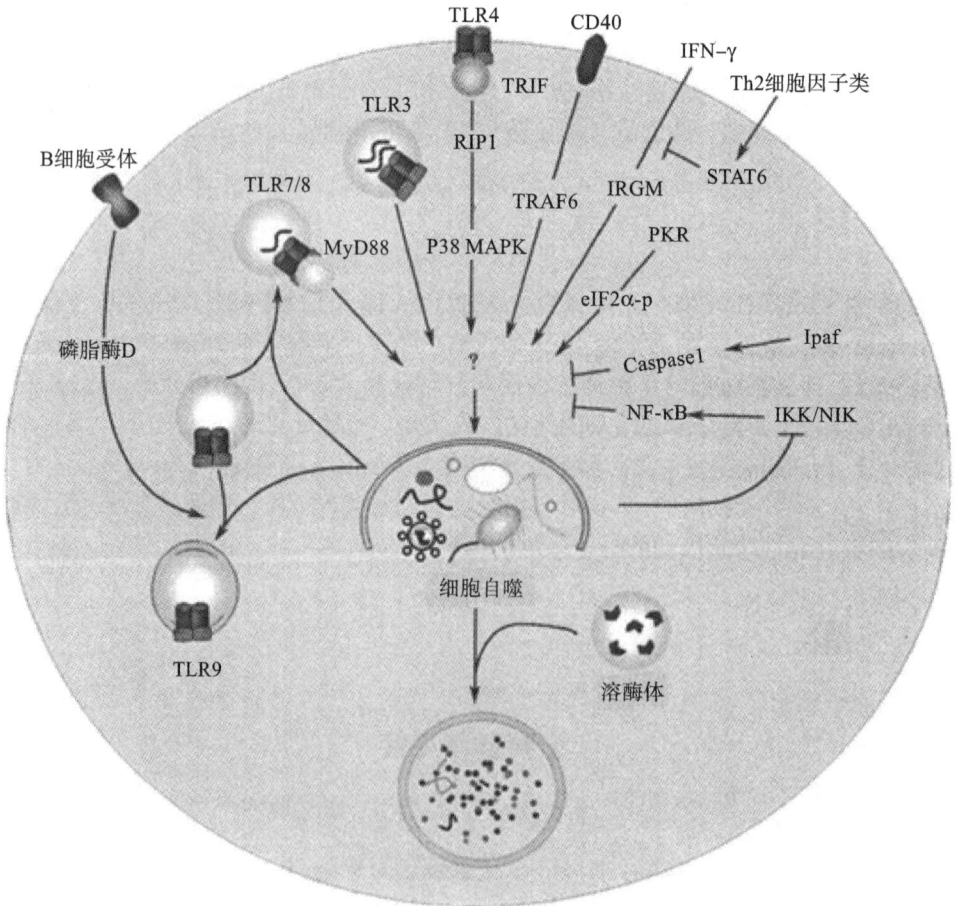

图 10-13　免疫信号通路对细胞自噬的调节

会促进细胞自噬,杀灭病原体。

　　一些医学上重要的细菌和寄生虫在化学性或免疫性诱导后对细胞自噬变得敏感。西罗莫司是 mTOR 的抑制剂,也是细胞自噬的诱导剂,能增强包括结核分枝杆菌、刚地弓形虫和类鼻疽伯克霍尔德菌(Burkholderia pseudomallei)的细胞自噬性溶酶体降解。但是,一些细菌和病毒如贝氏柯克斯体、嗜吞噬细胞无形体(anaplasma phagocytophilum)、脊髓灰质炎病毒(Poliovirus)和柯萨奇病毒(Coxsackievirus)等在用西罗莫司处理后其复制反而增强。此外,西罗莫司在体内有免疫抑制效应,能削弱抗感染治疗效果并产生副作用,因此原虫和真菌感染时的治疗干预更需要个性化方案,需要慎重使用西罗莫司。

　　尽管发现了许多现象,我们对细胞自噬在感染性疾病中的作用的认识仍然很不足,许多问题有待进一步研究。而且现有的大部分研究是在体外(in vitro)进行的,可能不代表体内细胞自噬的功能状态。因此,需要建立动物模型,在体内(in vivo)研究细胞自噬对免疫系统及感染性疾病的作用,评价可调控细胞自噬的药物对感染性疾病的治疗效果。从理论上,需要重点阐明以下问题:免疫信号通路与细胞自噬通路如何相互作用?宿主分子如何识别细胞内的病原体并将其靶向到 AP?宿主与微生物因子如何相互作用?怎样利用细胞自噬为宿主和病原微生物防控服务?对这些问题的回答不仅能增进我们对细胞自噬分子机制的理解,也能推动细胞自噬的有关理论转化为治疗感染性疾病的新策略。

　　(四)细胞自噬在疾病防治中的意义

　　目前人们正针对细胞自噬途径的不同靶点,大力研究各种干预细胞自噬以治疗相关疾病的新方法。

　　1. 合理利用细胞自噬相关基因　细胞自噬的发生实则是在清除细胞内一些衰老细胞器以及未折叠或错误折叠的蛋白质,本身对细胞或者机体是一个保护性的过程。因此,人们正尝试将细胞自噬相关基因用于治疗一些细胞自噬缺陷或不足而引起的疾病。例如,Atg 基因突变已经被发现存在于各种人类疾病如神经退行性变性疾病、传染病和癌症中。在人类疾病动物复制模型中,研究者发现,敲除细胞自噬相关基因(Atg)可诱发肿瘤。还有研究证实,Beclin-1 基因不但调节细胞自噬,还能与 Bcl-2 相互作用,在自噬和凋亡之间形成 Beclin-1-Bcl-2 分子连接。Beclin-1 表达水平升高可以促进与凋亡蛋白 Bak/Bax 结合的 Bcl-2 解离,促进肿瘤细胞的凋亡,抑制肿瘤进展。

　　2. 调节细胞自噬相关基因　在 40%～75% 人类乳腺癌、卵巢癌和前列腺癌患者中可观察到 Beclin-1 的缺失。基因敲除 Beclin-1 的小鼠细胞自噬活性降低,且更易发生淋巴瘤、肺癌、肝细胞癌以及乳腺癌等。增强 Beclin-1 的表达或者增加细胞自噬,可以提高癌细胞对抗癌药物的敏感性。因此,如果能运用分子生物学手段控制细胞自噬相关基因的表达,便有可能控制细胞自噬的过程,进而使许多疾病的防治状况得到改善。

第四节　细胞信号转导异常与疾病

　　细胞信号转导系统(signal transduction system)由能接受信号的特定受体、受体后的信号转导通路以及其作用的靶蛋白所组成。细胞内很多信号转导过程是在第二信使(second messenger)的激活下,由酶催化的一系列有序发生的生物化学反应完成的,这些相关的生化反应便组成了信号转导途径(signal transduction pathway)。信号转导过程通常十分迅速,由蛋白质和脂质介导的激酶级联反应中的蛋白活化通常只需数分钟,但是,有些信号转导过程需要数小时甚至数天(如基因表达时)才能完成。在起始刺激启动信号转导过程后,参与其中的蛋白质分子和其他分子的数量随之增多,出现信号级联反应(signaling cascade),使最初相对较弱的刺激产生很强的效应,这种现象称为信号放大(amplification of signal)。细胞信号转导系统具有调节细胞增殖、分化、代谢、适应、防御和凋亡等作用，它们的异常与肿瘤、心血管疾病、糖尿病等疾病的发生发展有关。对信号转导系统与疾病关系的研究不仅有助于阐明疾病的发生发展机制，还能为新药的设计提供新思路。

一、细胞信号转导系统

（一）细胞信号及其类型

信号分子是细胞的信息载体，包括化学信号（如各类激素）、局部介质、神经递质以及物理信号（如声、光、电）等。大多数信号转导涉及细胞外的信号分子（或称配体）与细胞表面受体的结合，二者结合触发细胞内一系列信号事件。细胞与基质相互作用也会触发细胞内的信号级联反应。类固醇（steroid）代表细胞外的另一类信号分子，由于其具有亲脂性（疏水性），能更容易跨过细胞膜。

（1）激素、生长因子、神经递质、细胞因子等是重要的体内信号分子。

在多细胞生物体内有各种各样的小分子和多肽，在它们的协调下，个别细胞的生物学活性与个体的生命活动有机整合到一起。按照功能分类，体内信号分子可划分为以下几种。

①激素：如褪黑激素（melatonin）、生长激素（growth hormone，GH）、促红细胞生成素（erythropoietin，EPO）等。

②生长因子：如表皮生长因子（epidermal growth factor，EGF）、转化生长因子-β（transforming growth factor-β，TGF-β）。

③神经递质：如乙酰胆碱（acetylcholine，Ach）、肾上腺素（adrenalin）。

④细胞因子：如肿瘤坏死因子-α（TNF-α）、干扰素-γ（interferon-γ，IFN-γ）、白细胞介素-1（interleukin-1，IL-1）、粒细胞集落刺激因子（granulocyte colony-stimulating factor，GCSF）。

⑤趋化因子：如调节活化正常T细胞表达和分泌因子（RANTES）、单核细胞趋化蛋白-1（MCP-1）、巨噬细胞炎性蛋白-1（MIP-1）。

⑥细胞外基质（extracellular matrix，ECM）：如纤连蛋白（fibronectin，FN）、层粘连蛋白（laminin，LN）、弹性蛋白（elastin）、蛋白聚糖（proteoglycan）等。

⑦神经营养因子：如神经生长因子（nerve growth factor，NGF）、脑源性神经营养因子（brain-derived neurotrophic factor，BDNF）等。

（2）各种病原微生物的侵袭和环境变化是重要的体外信号分子。

除了上面列出的许多体内信号因素外，对于复杂的有机体而言，环境因素也能启动细胞信号转导过程。环境因素可以是一些物理性因素，作用于有机体的相应部位，例如，气味分子作用于鼻腔上皮的嗅觉受体，苦、甜物质作用于味蕾的味觉受体，光线作用于眼睛的视网膜等；也可以是某些微生物的成分（如病毒的核酸、细菌的脂多糖及蛋白抗原等），引起免疫系统对入侵病原体产生反应。这些都是在信号转导系统的介导下完成的。

单细胞生物也可以通过信号转导通路的激活对环境刺激产生反应。例如，黏液菌在饥饿条件下分泌环磷酸腺苷（cAMP），从而刺激细胞发生聚集。酵母菌在有性生殖时，使用交配因子（mating factor）决定与其交配的酵母菌类型。

（二）细胞受体的概念、分类及其生物学功能

受体（receptor）是一类能够识别和选择性结合某种配体（信号分子）的大分子，绝大多数受体是糖蛋白，少数受体是糖脂。根据受体在靶细胞上分布的部位，可将受体区分为细胞表面受体（cell surface receptor）和细胞内受体（intracellular receptor）。

细胞表面受体通常由与配体相互作用的细胞外结构域（extra cellular domain）、固定受体在细胞膜上的跨膜结构域（transmembrane domain）和起信号传递作用的胞内结构域（intracellular domain）三个部分组成。

细胞表面受体主要识别和结合亲水性的信号分子。根据信号转导机制和受体蛋白类型的不同，细胞表面受体又分为三大家族。①离子通道受体（ion channel-linked receptor）：受体本身既有信号

（配体）结合位点，又是离子通道，故也称配体门控离子通道（ligand-gated ion channel）。②G 蛋白偶联受体（G-protein coupled receptor，GPCR）：细胞表面受体中最大家族，广泛存在于各类真核细胞表面，根据其偶联效应蛋白的不同，介导不同的信号通路。③酶联受体（enzyme-linked receptor）：一类受体胞内结构域具有潜在酶活性，另一类受体本身不具酶活性，而受体胞内段与酶相联系。

胞内受体以可溶性蛋白形式存在于核质和（或）胞质中。有些脂溶性信号分子，如类固醇激素、甲状腺素、维甲酸等能直接通过膜的脂质双分子层进入细胞，与胞内受体结合而发挥信号传递作用。能直接影响基因转录的胞内受体称为核受体（nuclear receptor），又称 I 型核受体；而不直接影响基因转录的胞内受体称为胞质受体，又称 II 型核受体。核受体是主要的胞内受体，通常是单体蛋白，其氨基末端的氨基酸序列高度可变，长度不一，具有转录激活作用，有配体结合域。

（三）信号复合物

信号分子与受体组成信号复合物。信号复合物有多种组成形式，大致分为以下几类：①由两种相同的亚基结合形成的同源二聚体。例如，神经营养因子与其受体原肌球蛋白受体激酶（TRK）相结合，促使其同源二聚体信号复合物的形成，激活 Ras 信号转导途径，启动基因转录。②由两种不同亚基结合形成的异源二聚体。例如，I 型干扰素与靶细胞膜上的受体结合后受体二聚化，进而激活受体相关性激酶 JAK 激酶（Janus kinase）。③由三种或三种以上不同的亚基结合形成的多聚体。例如，皮肤中调节黑色素生成的三种酶都包含一个跨膜区和富含组氨酸、半胱氨酸的序列，它们活化时相互作用，共同形成了分子质量为 200～700 kD 的多聚体复合物，然后从高尔基体转运到黑素小体囊泡，激活黑素小体膜内表面的溶酶体相关膜蛋白（lysosome associated membrane protein，LAMP），从而保护黑素小体膜的完整性。④在基因转录及细胞分裂等多种生物过程中都发挥着至关重要作用的蛋白质——DNA 复合物。例如，单纯疱疹病毒 1 型（HSV-1）在感染成纤维细胞和上皮细胞的过程中，病毒 DNA 在复制初期首先要与起始子结合蛋白结合，形成蛋白质-DNA 复合物，继而引发其后的生物过程。此外还有蛋白质-脂质复合物、蛋白质-RNA 复合物、蛋白质-金属离子复合物、DNA-DNA 复合物等，它们均在细胞信号转导过程中发挥着重要作用。

二、体内几种重要的由受体介导的细胞信号转导途径

20 世纪 70 年代初，研究者提出激素作用的第二信使学说（second messenger theory）。第二信使是指在胞内产生的非蛋白类小分子，通过其浓度变化（增加或减少）应答胞外信号与细胞表面受体的结合，调节细胞内酶和非酶蛋白的活性，从而在细胞信号转导途径中行使携带和放大信号的功能。目前公认的第二信使包括 cAMP、环磷酸鸟苷（cGMP）、三磷酸肌醇（IP_3）、甘油二酯（diacylglycerol，DAG）等。

在细胞信号转导过程中，除细胞表面受体和第二信使分子外，还有一些蛋白在引发信号转导级联反应中起分子开关的作用。一类是 GTPase 开关调控蛋白构成的细胞内 GTPase 超家族，包括三聚体 GTP 结合蛋白和单体 GTP 结合蛋白，如 Ras 和类 Ras 蛋白。这类鸟氨酸结合蛋白在结合 GTP 时呈活化的"开启"状态，在结合 GDP 时呈失活的"关闭"状态。另一类是更为普遍的分子开关蛋白，其通过蛋白激酶（protein kinase）使靶蛋白磷酸化，通过蛋白磷酸酶（protein phosphatase）使靶蛋白去磷酸化，从而调节靶蛋白的活性。

（一）G 蛋白偶联受体（GPCR）所介导的细胞信号转导途径

多种神经递质、肽类激素和趋化因子的受体属于 G 蛋白偶联受体。这类受体在结构上均为单体蛋白，氨基末端位于细胞外表面，羧基末端在胞膜内侧。完整的肽链要反复跨膜 7 次，称为 7 次跨膜受体。G 蛋白偶联受体的信号转导途径中的第一个信号传递分子是 G 蛋白，以 α、β、γ 亚基三聚体的形式存在于细胞膜内侧。α 亚基结合 GDP 时无活性，而结合 GTP 时有活性，GTP 水解后又使其返回无活性状态，这个过程称为 G 蛋白循环。G 蛋白活化后，可作用于位于细胞内侧的腺苷酸环化酶和磷脂酶 C 等效应分子上，引起细胞内的 cAMP 水平升高或降低，从而将细胞外信号转变为细胞内信号，

cAMP 作为细胞内信号可再作用于下游效应分子,产生效应。

　　G 蛋白偶联受体所介导的细胞信号转导途径按其效应器不同分为 3 类:①G 蛋白偶联受体激活的离子通道。②G 蛋白偶联受体激活或抑制腺苷酸环化酶(adenylate cyclase,AC),以 cAMP 为第二信使的信号转导途径。③G 蛋白偶联受体激活磷脂酶 C(phospholipase C,PLC),以 IP3 和 DAG 作为双信使的信号转导途径。

　　1. 腺苷酸环化酶途径　　腺苷酸环化酶途径存在两种相反作用的 G 蛋白,即 Gs 与 Gi。它们通过增加或抑制 AC 的活性来调节细胞内 cAMP 浓度,进而影响细胞功能。cAMP 可激活蛋白激酶 A(protein kinase A,PKA),引起多种靶蛋白磷酸化,调节其功能。进入核内的 PKA 可磷酸化转录因子 CRE 结合蛋白,使其与 DNA 调控区的 cAMP 反应元件相结合,激活靶基因转录(图 10-14)。

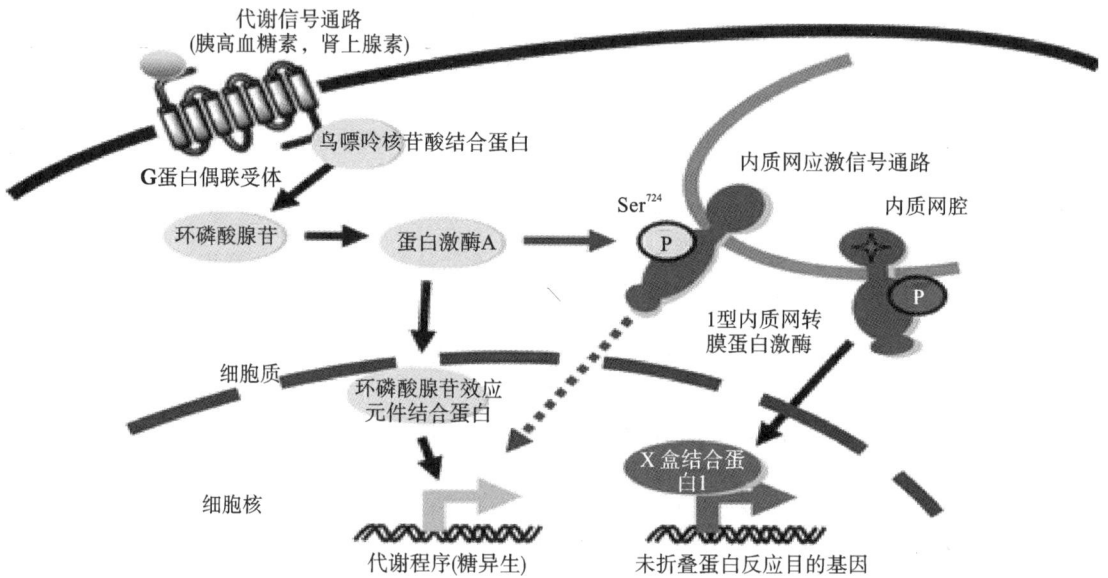

图 10-14　cAMP 对 PKA 的调节作用

　　2. IP3、Ca^{2+}-钙调蛋白依赖性激酶途径　　当细胞外信号分子与细胞膜表面 GPCR 结合后,位于细胞膜内侧的 PLC 被激活。PLC 将磷脂酰肌醇 4,5-二磷酸(PIP2)水解成 IP3 和 DAG。这两种分子都是细胞内重要的第二信使,IP3 能够与滑面内质网和线粒体膜表面受体结合,使钙通道开放,Ca^{2+}作为第二信使启动多种细胞反应。Ca^{2+}与钙调蛋白结合,激活 Ca^{2+}-钙调蛋白依赖性激酶活性,经磷酸化多种靶蛋白而产生生物学作用。

　　3. DAG-蛋白激酶 C 途径　　Ca^{2+}与 DAG 协同激活蛋白激酶 C(PKC),而且能够与钙调蛋白结合,使钙调蛋白构象发生改变,继而激活钙调蛋白依赖性激酶 Ⅱ(calmodulin-dependent kinase Ⅱ,CaMK Ⅱ),由此磷酸化下游的靶分子并调节其活性(图 10-15)。

　　(二)酪氨酸蛋白激酶介导的细胞信号转导途径

　　1. 受体酪氨酸激酶途径　　受体酪氨酸激酶(receptor tyrosine kinase,RTK)又称酪氨酸蛋白激酶受体,是细胞表面一大类重要受体家族。RTK 由多个亚家族组成,包括多种生长因子受体、胰岛素受体和同源癌基因产物的受体。所有 RTK 的 N 端位于细胞外,是配体结合域,C 端位于细胞内,具有酪氨酸激酶结构域,并具有自磷酸化位点。在静息状态下,RTK 活性很低,当受体发生二聚化后,RTK 被激活,进而在二聚体内彼此交叉磷酸化受体胞内肽段的一个或多个酪氨酸残基,即受体的自磷酸化(autophosphorylation)。在激活的 RTK 内,许多磷酸酪氨酸残基可被含有 SH2 结构域的胞内信号蛋白所识别,作为下游多种信号蛋白的锚定点,从而启动信号转导(图 10-16)。

　　(1)经 Ras 蛋白激活丝裂原活化蛋白激酶:活化的 Ras 蛋白与 Raf 的 N 端结构域结合并使其激

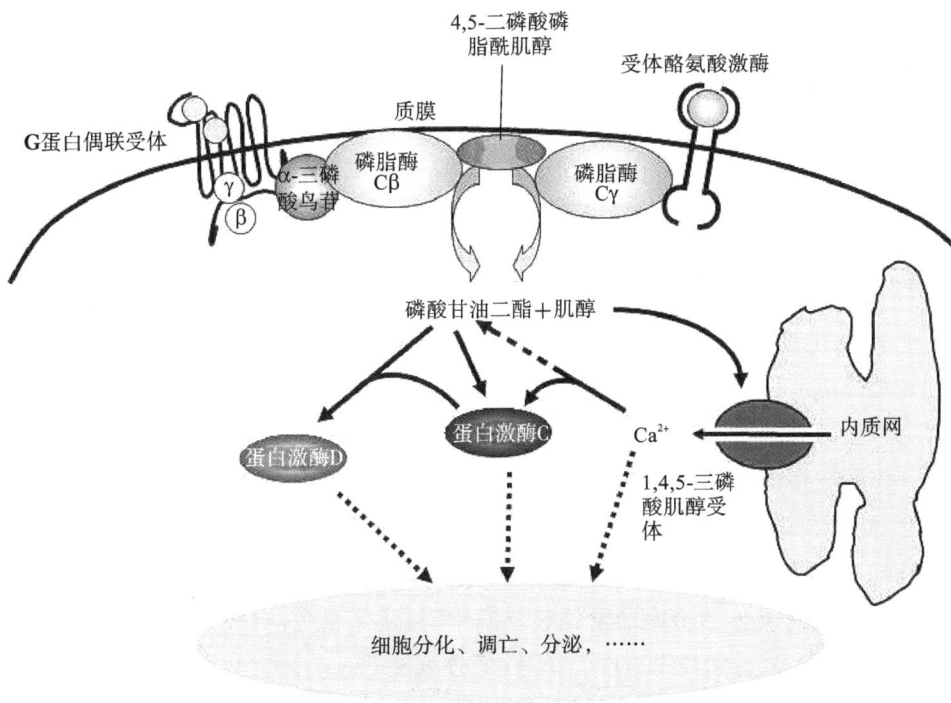

图 10-15 G 蛋白介导的 PLC 信号转导途径

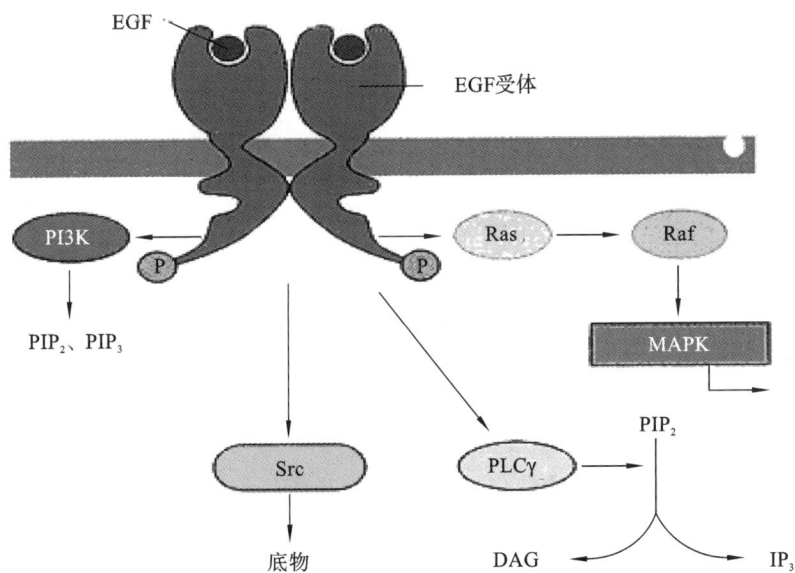

图 10-16 受体酪氨酸激酶途径

活,Raf 是丝氨酸/苏氨酸的蛋白激酶(又称 MAPKKK),它使靶蛋白上的丝氨酸/苏氨酸残基磷酸化。活化的 Raf 结合并磷酸化另一种蛋白激酶 MAPKK,使其丝氨酸/苏氨酸残基磷酸化,导致 MAPKK 活化。MAPKK 使 MAPK 活化。活化的 MAPK 进入细胞核,可使许多底物蛋白(包括调节细胞周期和细胞分化的特异性蛋白表达的转录因子)的丝氨酸/苏氨酸残基磷酸化,从而修饰它们的活性。

（2）经磷脂酶 C(PLC)激活蛋白激酶 C 途径:RTK 的磷酸化酪氨酸位点可被含有 SH2 区的 PLC 识别并与之结合,进一步激活 PLCγ,水解 PIP2 生成 IP3 和 DG,后者通过激活蛋白激酶 C 而调节细胞的活动。

（3）激活磷脂酰肌醇-3-激酶：磷脂酰肌醇 3 激酶是由 p85 调节亚单位和 p110 催化亚单位组成的异源二聚体。磷脂酰肌醇-3-激酶的 p85 调节亚单位与受体磷酸化的酪氨酸相结合，调节 p110 催化亚单位的活性，促进底物蛋白磷酸化，在细胞生长与代谢的调节中发挥重要作用。

2. 非受体酪氨酸激酶途径　以细胞因子 IFN-γ 为例。IFN-γ 与受体结合并使受体发生二聚化后，受体细胞膜内近膜区可与细胞质非受体酪氨酸激酶 JAK 激酶结合并发生磷酸化，进而与信号转导及转录激活因子（signal transducer and activator of transcription，STAT）相结合。在 JAK 激酶的催化下，STAT 中酪氨酸磷酸化，并结合成 STAT 二聚体转移入胞核，与 DNA 启动子的活化序列结合，诱导靶基因的表达，促进多种蛋白质的合成，进而增强细胞抵御病毒感染的能力。

（三）鸟甘酸环化酶信号转导途径

鸟甘酸环化酶（guanylyl cyclase，GC）信号转导途径位于心血管系统和脑内。一氧化氮、心钠素及脑钠素等可分别激活细胞质可溶性 GC 或膜颗粒性 GC，增加 cGMP 生成，再经激活蛋白激酶 G 磷酸化靶蛋白发挥生物学作用。

（四）两型核受体及其信号转导途径

核受体可根据其在细胞内的定位分为在胞质和胞核间穿梭的 Ⅰ 型核受体和固定于胞核的 Ⅱ 型核受体。Ⅰ 型核受体在未与配体结合时通常位于胞质中，与热休克蛋白（heat shock protein，HSP）结合。在与配体结合后，Ⅰ 型核受体与 HSP 分离，受体发生同源二聚化，使其核定位信号（nuclear localization signal，NLS）暴露，从胞质转位至核内，与激素反应元件（HRE）结合形成核受体-DNA 复合物，继而募集其他与基因转录相关的蛋白，启动 HRE 下游基因转录。

无论 Ⅱ 型核受体是否与配体结合，其均位于细胞核内。通常与类视黄醇 X 受体（retinoid X receptor，RXR）构成异源二聚体结合在 DNA 上。在未与配体结合时，Ⅱ 型核受体还常常与共轭蛋白偶联在一起。当 Ⅱ 型核受体与配体结合后，受体与共轭蛋白解离，募集并激活协同活化因子及 RNA 聚合酶等多种转录相关蛋白质，启动 DNA 转录。

三、细胞信号转导的调节机制

（一）蛋白质翻译后修饰及其调节

翻译后修饰（post-translational modification，PTM）是指蛋白质翻译之后发生的化学性修饰。PTM 或将各种生化功能基团包括酰基、磷酸基、脂质及糖基等连接到蛋白质的氨基酸残基上，或者形成二硫键使蛋白质的结构发生变化。PTM 是细胞信号系统控制蛋白质行为的常见机制，调节着酶的活性、离子通道的开放与关闭、蛋白质的细胞内定位、蛋白质复合物的形成、蛋白质的降解等。

蛋白质磷酸化是生物界最普遍、最重要的一种蛋白质翻译后修饰，在细胞信号的传递过程中占有极其重要的地位。蛋白质磷酸化和去磷酸化是原核、真核生物细胞表达调控的关键环节，对许多生物的细胞功能起开关调控作用。蛋白质的磷酸化修饰程度受细胞内蛋白激酶和磷酸酶的协同控制。在细胞中，大约 1/3 的蛋白质可被磷酸化修饰。大约 2% 的人类基因组基因编码了 500 多种激酶和 100 种以上的磷酸酶。不同的蛋白激酶可识别和修饰不同底物蛋白的某些特定的位点，上游激酶与下游底物之间的选择性作用也是蛋白激酶级联特异性传递信号的重要机制之一。生物体内能被磷酸化修饰的蛋白质组成磷酸化蛋白质组，磷酸化蛋白质组已成为蛋白质翻译后修饰的研究热点。

真核生物细胞的蛋白质磷酸化位点主要发生在丝氨酸（serine，Ser）、苏氨酸（threonine，Thr）和酪氨酸（tyrosine，Tyr）残基侧链的羟基上。在多细胞有机体中，蛋白质酪氨酸磷酸化参与了多种细胞过程的调控，如细胞黏附、细胞运动、基因转录、免疫反应、细胞分化和细胞增殖，在胞外信号引发的信号转导过程中具有关键性作用。酪氨酸磷酸化通常会导致下游蛋白质丝氨酸/苏氨酸的残基也发生磷酸化，从而实现上游酪氨酸蛋白激酶向丝氨酸/苏氨酸激酶的信号转换，与脂质和钙的信号转导过程有密切的关系。在许多情况下,酪氨酸磷酸化的效应器通过改变转录因子或丝氨酸/苏氨酸激酶和磷酸酶的核定位,从而调节基因表达的变化。

(二) 蛋白质分子上的保守结构域在信号转导中的调节作用

蛋白质的生物学功能往往体现在与其他生物大分子(包括蛋白质、核酸、脂类等)的相互作用之中。各种细胞过程并非单个信号转导分子的直接作用就能完成的,而常常是以多个相关分子形成复合物的形式参与调控。信号复合物的形成依赖于蛋白质分子上的保守结构域结构。研究表明,适配体蛋白在介导细胞内蛋白质相互作用的过程中起着非常重要的作用。适配体蛋白本身不具有催化活性,但其含有一些特殊的模块性结合结构域,可使细胞内不同功能的蛋白质相互结合,进而形成由多个蛋白质组成的复合物。这里简要介绍几种典型的结构域。

1. SH2 结构域　SH2 结构域是"Src 同源结构域"的简称。这种结构域能够与受体酪氨酸激酶磷酸化残基紧紧结合,形成多蛋白质的复合物,进行信号转导。

2. SH3 结构域　SH3 结构域是最初在 Src 研究中鉴定到的蛋白质组件,它能够识别富含脯氨酸和疏水残基的蛋白质并与之结合,从而介导蛋白质与蛋白质的相互作用,SH3 结构域参与了细胞内多种生化过程,包括信号转导、细胞增殖及细胞运动。

3. PH 结构域　PH 结构域是在研究血小板普列克底物蛋白时被发现的。普列克底物蛋白(pleckstrin)是 PKC 的一个重要底物。PH 结构域含有 $100\sim200$ 个氨基酸残基。一些 PH 结构域与诸如 4,5-二磷酸化磷酸肌醇、3,4-二磷酸化磷酸肌醇和 3,4,5-三磷酸化磷酸肌醇等化合物有很强的分子亲和力。

此外,亮氨酸拉链(leucine zipper)结构域和锌指结构域在多种蛋白质的相互作用中也发挥了重要的调节作用。

四、信号转导异常与疾病

(一) 细胞信号转导异常与阿尔茨海默病

阿尔茨海默病(AD)是一组病因未明的脑变性疾病,临床上以进行性认知功能减退为主要特征。近年来,有研究发现胰岛素信号转导异常与认知功能障碍有关。当机体出现胰岛素信号转导异常时,PI3K-Akt 通路受到抑制,可引起脑内糖原合成酶激酶-3β(glycogen synthase kinase-3β,GSK-3β)、细胞周期蛋白依赖性激酶-5 等蛋白激酶的过度激活,特别是 GSK-3β,并且抑制了蛋白磷酸酯酶类的抗磷酸化作用,使得神经元内 tau 蛋白高度磷酸化并逐渐形成神经原纤维缠结。另外,机体出现胰岛素代谢障碍时,还可通过异常激活 MAPK 通路,特别是 MAPK 超家族 c-Jun 氨基端激酶(c-Jun N-terminal kinase,JNK)信号通路,诱导 tau 蛋白过度磷酸化。有研究证据显示,JNK 与 GSK-3β 有相互协同作用,可加剧 tau 蛋白磷酸化。因此,有学者提出应用胰岛素及胰岛素受体增敏剂类药物对抗阿尔茨海默病发展进程的观点。

(二) 信号转导异常与糖尿病

胰岛素抵抗(IR)是指胰岛素(INS)分泌量在正常水平时刺激靶细胞摄取和利用葡萄糖的生理效应显著减弱,或者是靶细胞维持摄取、利用葡萄糖的正常生理效应需要超常量的 INS。IR 是近年来 2 型糖尿病发病机制研究的热点和难点,目前,国内外已从信号转导、脂肪组织、中枢神经系统等多个方面发现了糖尿病 IR 的分子机制。

人们已经发现,胰岛素受体(insulin receptor)是一种跨膜糖蛋白,为受体酪氨酸激酶家族的成员,是由位于细胞外的两个 α 亚单位(INS 特异性结合部位)和位于细胞内的两个 β 亚单位(信号转导的重要部位)组成的四聚体。INS 与靶细胞膜上的特异性受体结合后发挥其生理效应。INS 与 α 亚单位结合,后者抑制 β 亚单位的作用即被解除,引起酪氨酸激酶发生磷酸化而活化,进一步导致下游的多种信号蛋白如磷脂酰肌醇-3-激酶（PI3K）、胰岛素受体底物（IRS）等激活，并使葡萄糖转运蛋白 4（Glut4）从细胞内移位于细胞膜，介导细胞外葡萄糖进入细胞内。

细胞膜上的胰岛素受体数量处于合成与降解的动态平衡之中。胰岛素受体结合胰岛素具有高度的特异性及高度的亲和力。胰岛素受体数量不足或胰岛素受体结合胰岛素的亲和力下降、胰岛素受体信号转导通路的任何环节出现异常都会导致胰岛素不能发挥正常的生理作用而引起糖尿病。

（三）细胞信号转导异常与肿瘤

1. 促进细胞增殖的信号转导过强

（1）生长因子生成增多：已有研究证明多种肿瘤组织能分泌生长因子，如 TGF-β、PDGF、成纤维细胞生长因子（fibroblast growth factor，FGF）等。肿瘤细胞还可以表达生长因子样物质，如 sis 癌基因的表达产物与 PDGFβ 链高度同源，这些生长因子样物质也可刺激细胞增殖，最终导致细胞过度增殖而出现肿瘤。

（2）生长因子受体的改变：肿瘤细胞普遍存在着生长因子相关受体的表达数量、结构和功能的异常，这会导致肿瘤细胞的过度增殖。大量实验表明，恶性肿瘤常伴有某些生长因子受体表达异常增多，且其表达量与肿瘤的生长速度密切相关。例如，在人的多种肿瘤细胞（如前列腺癌、乳腺癌、胃肠道肿瘤、卵巢癌细胞）中发现编码表皮生长因子受体（epidermal growth factor receptor，EGFR）的原癌基因 c-erb B 的扩增及 EGFR 的过度表达。生长因子受体或其类似物表达异常增多，可持续激活细胞生长相关的信号通路，即使在缺少生长因子或有低量生长因子存在的条件下，仍可以起到促进细胞增殖的作用。

2. 抑制细胞生长的信号转导过弱是肿瘤发生的另一种分子机制 细胞内除了存在促进细胞增殖的信号转导系统外，还存在抑制细胞生长的信号调节系统。生长抑制因子受体的减少、丧失及受体后的信号转导通路异常，会给细胞生长带来负性调控减弱或丧失，使细胞异常增生而发生肿瘤。

（四）细胞信号转导异常在疾病防治中的意义

近年来，关于细胞信号转导系统的研究取得了令人瞩目的进展，这些进展不仅阐明了细胞生长、分化、凋亡及功能和代谢的调控机制，揭示了细胞信号转导异常与疾病的关联，还为新疗法和药物设计提供了新思路和新的作用靶点。近年来，关于靶向治疗、以纠正信号转导异常为目的的生物疗法和药物设计已成为研究的新热点。现已研制出多种受体激动剂和拮抗剂、离子通道阻滞剂、蛋白激酶抑制剂等，有些已在临床中取得明确的疗效，有些已显示出一定的应用前景。

由于许多疾病与信号转导途径异常有关，因而信号分子可以作为治疗药物设计的靶点。在确定药靶后，可根据药理学作用机制和构效关系等筛选并确定先导化合物（lead compound），并对先导化合物的结构进行化学修饰，获得具有基本母核但结构不同的大量衍生物，然后用药理学方法进行定向的比较筛选，最终发现效果更好的药物。这是目前国际领域针对关键信号分子的研发新药的基本思路。

然而，由于在信号转导过程中涉及数十个或数百个蛋白质分子，蛋白质-蛋白质相互作用贯穿在细胞信号转导的所有阶段。疾病所涉及的信号分子可能存在于多个环节，并且可能呈现一种网络关系，因此，以信号分子为靶点的药物研发尽管前途光明，但还有一条漫长而又曲折的路要走。

复习思考题

1. 简述细胞周期的自身调控机制及其在疾病发生中的作用。
2. 什么是细胞分化？为什么肿瘤可以用诱导分化的方法进行治疗？
3. 细胞凋亡的主要生物学变化有哪些？

4. 细胞凋亡的信号转导途径有哪些？简述线粒体诱导细胞凋亡途径的机制。

5. 什么是细胞自噬？细胞自噬有哪几种类型？

6. 举例说明自噬在疾病发病机制及防治中的作用。

7. 何谓 G 蛋白？G 蛋白介导的细胞信号转导通路有哪些？

8. 简述受体酪氨酸激酶介导的信号转导通路。

（杨勤）

第十一章 凝血与抗凝血平衡紊乱

学习目标

1. **掌握** DIC 的概念、DIC 的发病机制、DIC 的机体变化(临床表现)。
2. **熟悉** 正常凝血与抗凝血平衡;影响 DIC 发生发展的因素。
3. **了解** 凝血与抗凝血功能紊乱;DIC 的病因;DIC 的分期、分型;DIC 的防治原则。

凝血与抗凝血之间的动态平衡,是正常机体防止血液丢失及维持体内血液流动状态的关键。当血管破损引起出血时,损伤局部可通过血管收缩、血小板血栓形成和血液凝固三个生理性止血过程,避免过度失血,这种止血反应是机体的重要保护机制之一。在凝血系统被激活的同时,抗凝系统和纤溶系统也被激活,使止血反应限制在损伤局部,以保持全身血管内血液的流体状态。正常机体的凝血系统、抗凝系统和纤溶系统之间处于动态平衡状态,这是保证组织器官正常代谢的基本条件。任何原因导致这些环节发生障碍,均可引起凝血与抗凝血平衡紊乱。凝血功能减退者有出血倾向,凝血功能亢进者可发生血栓性疾病。

第一节 正常凝血与抗凝血平衡

一、凝血系统

(一) 凝血因子

凝血系统主要由凝血因子(coagulation factor)构成。血浆和组织中直接参与凝血过程的各种物质称为凝血因子。目前已知的凝血因子有 14 种。根据世界卫生组织统一命名的原则,将凝血因子依发现的先后次序,用罗马数字编号,共有十三种,编号为Ⅰ至ⅩⅢ,后发现Ⅵ为Ⅴ的活化型,并非独立因子,因此实际上用罗马数字命名的只有十二种。其他两种是前激肽释放酶和高分子量激肽原。

凝血因子中除 FⅢ(也称组织因子,TF)产生并存在于组织外,其余存在于血浆中,且大部分由肝脏合成,其中 FⅡ、FⅦ、FⅨ、FⅩ 的合成还需要维生素 K 的存在,称为维生素 K 依赖性凝血因子。在维生素 K 的作用下,γ-羧化酶可使这些凝血因子肽链上的谷氨酸羧化为 γ-羧基谷氨酸(γ-Gla),而 γ-Gla 为凝血因子与 Ca^{2+} 的结合位点,因此,维生素 K 缺乏者有出血倾向。除 FⅣ 为无机 Ca^{2+} 外,其余均为蛋白质,且其中除 FⅢ 为脂蛋白外,其余全是糖蛋白。除 FⅠ 外,FⅢ、FⅣ、FⅤ、FⅧ和高分子量激肽原为辅助因子,其余皆为酶原,凝血时相继激活而发挥作用。在凝血过程中,血浆中凝血因子 FⅠ、FⅡ、FⅤ、FⅧ、FⅩⅢ被消耗,其他因子(除 FⅣ外)只是被激活。活化的凝血因子常在凝血因子代号的右下角加一个"a"表示。

(二) 凝血过程

凝血过程是凝血因子相继酶解激活生成凝血酶,最终使纤维蛋白原(fibrinogen)转变为纤维蛋白(fibrin)的过程。每步酶解反应均具有放大作用。凝血过程可分为三个阶段:第一阶段为凝血酶原(prothrombin)激活复合物形成阶段,即 FⅩ 激活成 FⅩa,而 FⅩa、FⅤ、Ca^{2+} 及血小板磷脂形成复合物,称为凝血酶原激活复合物,可激活凝血酶原(FⅡ)生成凝血酶(FⅡa);第二阶段为凝血酶形成阶段,即凝血酶原激活成凝血酶(thrombin);第三阶段为纤维蛋白形成阶段,即纤维蛋白原转变为纤维蛋白。

凝血酶原激活复合物可以通过内源性凝血途径和外源性凝血途径生成。这两条途径的主要区别在于启动方式和参与的凝血因子不同(图11-1)。

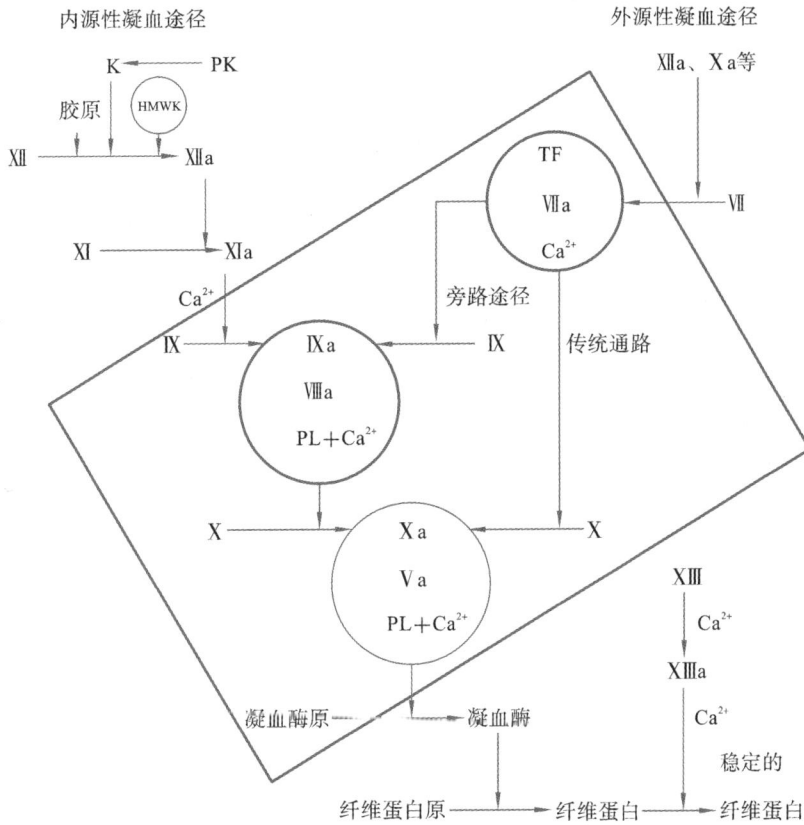

图 11-1 血液凝固机制

:TF,组织因子;PK,前激肽释放酶;K,激肽释放酶;PL,血小板膜磷脂;○,分子复合物;□,细胞膜磷脂相活化反应。

1. 内源性凝血途径 从FⅫ激活到FⅩ活化而触发的凝血过程。由于参与的凝血因子全部来源于血液,因而这一凝血活化途径称为内源性凝血途径。

当血管壁发生损伤时,带负电荷的血管内膜下胶原组织暴露后与血液中无活性的FⅫ直接接触,使其激活形成FⅫa。FⅫa可使血浆中前激肽释放酶(prekallikrein,PK)激活成激肽释放酶,后者反过来又能激活FⅫ,这是一种正反馈,可使FⅫa大量生成。这一反应过程还需要作为辅助因子的高分子量激肽原(high molecular weight kininogen,HMWK)的参与,可大大加速激活过程。生成的FⅫa还能激活FⅪ生成FⅪa,从而启动内源性凝血途径。在Ca^{2+}的存在下,活化的FⅪa又激活FⅨ,生成FⅨa。FⅨa再与FⅧa及Ca^{2+}在活化的血小板膜磷脂(PL)表面形成复合物,激活FⅩ生成FⅩa。其中作为辅助因子的FⅧa可使FⅩa生成的速度加快20万倍。缺乏FⅧ将引起血友病,这时凝血过程非常慢,甚至微小的创伤也会导致出血不止。

2. 外源性凝血途径 受伤组织释放组织因子(tissue factor,TF)到FⅩ活化而引起凝血的过程。由于TF不存在于正常的循环血液中,因此这种凝血活化途径称为外源性凝血途径。

TF是一种跨膜糖蛋白,生理状态下,只恒定表达在不与血液直接接触的组织细胞中,如血管外层的平滑肌细胞、成纤维细胞等,而直接与血液接触的单核细胞、中性粒细胞、巨噬细胞、内皮细胞等并不表达TF。因此,生理条件下,虽然血液中可能有少量激活的凝血因子Ⅶ(FⅦa),但由于血管内没有TF释放,凝血过程不能启动。

外源性凝血途径的激活是从TF的释放开始的。当血管壁受损时,TF被释放,与血液中的FⅦ及

Ca^{2+} 形成 TF-Ca^{2+}-FⅦ复合物,激活 FⅦ为 FⅦa。TF-FⅦa 可激活 FⅩ,生成的 FⅩa 又能进一步激活 FⅦ,形成正反馈效应。FⅩa 与 F V a、PL-Ca^{2+}形成凝血酶原激活物,使凝血酶原转变为凝血酶,催化纤维蛋白原(Fbg)分解为纤维蛋白单体,并形成纤维蛋白多聚体(Fbn),启动外源性凝血途径,这一途径称为传统通路。此外,TF-FⅦa 还可激活内源性凝血途径的 FⅨ,FⅨa 与 FⅧa、PL-Ca^{2+}形成凝血酶原激活物,这一途径称为旁路途径(alternative pathway)。可见,内源性凝血途径和外源性凝血途径并不是截然分开的,而是互相联系,相互促进,共同完成凝血过程。

外源性凝血途径主要受 TF 途径抑制物(TFPI)的调控。TFPI 主要由血管内皮细胞(vascular endothelial cell,VEC)合成,是外源性凝血途径的特异性抑制物,具有防止凝血反应扩散的作用。

两种凝血途径相比较,参与内源性凝血途径的因子多,化学反应复杂,反应过程长,需 5～8 min,而外源性凝血途径步骤少,凝血反应进行较快,只需 10 s 左右。目前认为外源性凝血途径是体内的主要凝血途径,而内源性凝血途径在体内凝血过程中不发挥主要作用。

内源性、外源性凝血途径中被激活的凝血酶可以使纤维蛋白原转变为纤维蛋白单体。此外,凝血酶还可激活 FⅩⅢ,使纤维蛋白单体相互聚合,形成不溶于水的纤维蛋白多聚体。

二、抗凝血系统

(一) 细胞抗凝系统

细胞抗凝系统主要是指肝脏及其他组织(脾、淋巴结、骨髓)中的单核-巨噬细胞系统。各种促凝物质如凝血酶原激活物、免疫复合物、内毒素、纤维蛋白原降解产物等均可被单核-巨噬细胞清除;而肝脏亦可摄取可溶性的活化凝血因子如 FⅨa、FⅩa、FⅪa 等,并通过肝细胞内有关抑制物而将其灭活。

(二) 体液抗凝系统

体液抗凝系统主要指血浆中的抗凝物质,包括以下几种。

1. 抗凝血酶(antithrombin,AT)　AT 是肝脏和血管内皮细胞产生的分子质量为 58 kD 的单链糖蛋白,是血浆中最重要的一种生理性抗凝物质,占血浆中总抗凝血酶活性的 60%～70%,因此临床上常常以测定血浆 AT 水平作为判断机体抗凝水平和诊断血栓形成性疾病的实验室指标。AT 是一种多功能的丝氨酸蛋白酶抑制物,通过与凝血酶(FⅡa)、凝血因子及抗凝因子,如 FⅦa、FⅨa、FⅩa、FⅪa、FⅫa、纤溶酶(FⅩⅢa)等分子活性中心的丝氨酸残基结合而抑制其活性。肝素或血管内皮细胞上表达的硫酸乙酰肝素(heparan sulfate,HS)与 AT 结合后,可使其灭活凝血酶的速度增加数千倍。

2. 肝素(heparin)　一种由肥大细胞合成的酸性黏多糖,分布于所有的组织器官,但以肝、肺含量较多。肝素本身的抗凝作用很弱,其强大的抗凝作用在于它能够与 AT 的赖氨酸基团结合,增强其抗凝作用。此外,肝素在一定条件下对血小板的黏附、聚集与释放也有抑制作用,还可抑制血管内皮细胞表达 TF。

3. 蛋白 C 系统　属于蛋白酶类的抗凝系统,主要由蛋白 C(protein C,PC)、蛋白 S(protein S,PS)、蛋白 C 抑制物(PCI)和血管内皮细胞表面的血栓调节蛋白(thrombomodulin,TM)以及内皮细胞蛋白 C 受体(EPCR)构成。

蛋白 C 是一种由肝脏合成的维生素 K 依赖性糖蛋白,以非活化的酶原形式存在于血浆中。凝血酶在内皮细胞表面与 TM 结合,形成凝血酶-血栓调节蛋白(T-TM)复合物,可以将 PC 激活成活化蛋白 C(activated protein C,APC)。APC 可快速水解灭活 F V a、FⅧa,从而抑制 FⅧa 和 FⅨa 组成的 FⅩ激活物以及 F V a 和 FⅩa 组成的凝血酶原激活物的形成。此外,APC 还可限制 FⅩa 与血小板的结合;刺激内皮细胞释放纤溶酶原激活物,灭活纤溶酶原激活物抑制物,参与促纤溶作用。蛋白 S 也是一种由肝脏产生的维生素 K 依赖的非酶性糖蛋白,常作为 APC 的辅助因子而起作用,加速 APC 对 F V a、FⅧa 的灭活。蛋白 C 抑制物是由肝脏合成的一种单链糖蛋白,具有直接抑制蛋白 C 活性的作用,肝素可加快蛋白 C 抑制物对 APC 的抑制作用。血栓调节蛋白作为凝血酶受体,与凝血酶有很强的亲和力,通过与凝血酶结合形成凝血酶-血栓调节蛋白复合物,抑制凝血酶的凝血活性,同时大大加强了凝血酶对蛋白C的激活作用。因此,血栓调节蛋白是使凝血酶由促凝转向抗凝的重要的血管内凝血抑制因子。EPCR是一种Ⅰ型跨膜糖蛋白,在胎盘、肺、肝和心肌组织中表达水平较高,而在其他组织中表达水平很低,具有一定的组织特异性。内皮细胞表面结合的EPCR并没有直接的抗凝活性,但作为蛋白C的受体,与蛋白C结合后,将其递呈给凝血酶-血栓调节蛋白复合物,极大地加速了APC活化。

4. 组织因子途径抑制物(TFPI) TFPI是一种由血管内皮细胞产生的糖蛋白。它是外源性凝血途径的特异性抑制物,也是体内主要的生理性抗凝剂。TFPI的抗凝作用主要是与活化的FⅩa结合,并将其灭活,然后迅速与邻近的TF-FⅦa复合物形成FⅩa-TFPI-TF-FⅦa四合体,抑制TF-FⅦa复合物的催化活性,并阻止FⅩ进一步激活。由于TFPI直接阻断凝血的启动阶段,所以抗凝作用更强。

5. 其他 α2-巨球蛋白(α2-macroglobulin,α2-M)可能由肝细胞、淋巴细胞等合成,可与凝血酶结合形成一种易于被清除的复合物;α1-抗胰蛋白酶(α1-antitrypsin,α1-AT)由肝细胞合成,能够抑制凝血酶、FⅪa、FⅫa、胰蛋白酶等。

三、纤维蛋白溶解系统

血液凝固生成的纤维蛋白可被纤维蛋白溶解系统(简称纤溶系统)溶解,这对防止血栓形成、保持血流畅通有重要意义。纤溶系统主要包括纤溶酶原(plasminogen)、纤溶酶(plasmin)、纤溶酶原激活物(plasminogen activator,PA)与抑制物。纤溶过程可分为两个步骤,即纤溶酶原的激活和纤维蛋白的降解。

纤溶酶原激活物的形成有两条途径:内源性激活途径和外源性激活途径。内源性激活途径是指当内源性凝血系统激活时,产生前激肽释放酶(PK)-FⅫ-高分子量激肽原(HMWK)-FⅫa复合物,其中PK被FⅫa分解为激肽释放酶。激肽释放酶、FⅫa、FⅪa以及产生的凝血酶均可使纤溶酶原转变为纤溶酶。外源性激活途径是指组织和内皮细胞合成的组织型纤溶酶原激活物(tissue-type plasminogen activator,tPA)和肾脏合成的尿激酶型纤溶酶原激活物(urokinase-type plasminogen activator,uPA)使纤溶酶原转变为纤溶酶的过程。其中由内皮细胞合成的tPA的促纤溶活性是防止血栓形成的主要因素。

纤溶系统激活后产生的纤溶酶和凝血酶一样,也是蛋白酶,但它对纤维蛋白原的作用与凝血酶不同,凝血酶只是使纤维蛋白原从其中两对肽链的N端各脱下一个小肽,使纤维蛋白原转变成纤维蛋白;纤溶酶却是水解肽链上各部位的赖氨酸-精氨酸键,从而逐步将整个纤维蛋白或纤维蛋白原分子,分割成很多可溶的小肽,总称为纤维蛋白降解产物(FDP),FDP亦具有抗凝作用。此外,纤溶酶是活性很强的蛋白酶,也能水解凝血酶、FⅤ、FⅧ、FⅫ等,参与抗凝作用。

凝血与抗凝血,纤溶激活与纤溶抑制,凝血与纤溶,这些对立的过程在正常机体内是相互联系、相互制约的,处于动态平衡状态,如平衡被打破,将会表现为血栓形成或出血。

四、血管内皮细胞在凝血、抗凝血及纤溶过程中的作用

血管内皮细胞除作为血液与组织之间的天然屏障外,还具有强大的内分泌、自分泌、旁分泌功能。血管内皮细胞分泌的生物活性物质对凝血、抗凝血及纤溶具有重要的调节作用。具体表现如下。

1. 血管内皮细胞的抗血小板作用 血管内皮细胞可产生PGI2、NO及ADP酶等物质,这些物质具有扩张血管,抑制血小板的活化、聚集等作用。内皮细胞还可摄取和灭活一些对血小板聚集有促进作用的活性物质如5-羟色胺、组胺、儿茶酚胺、缓激肽、血管紧张素和血小板激活因子等,间接起到抗血小板的作用。

2. 血管内皮细胞的抗凝作用

(1) 血管内皮细胞可合成血栓调节蛋白(TM),通过血栓调节蛋白-蛋白C系统(TM-PC)产生抗

凝血作用。

（2）血管内皮细胞可以合成硫酸乙酰肝素（HS）及抗凝血酶，加速灭活凝血酶。

（3）血管内皮细胞可以合成 TFPI，阻断外源性凝血途径，防止局部产生的凝血扩大化。

3. 血管内皮细胞的促纤溶作用 血管内皮细胞可产生组织型纤溶酶原激活物（tPA），激活纤溶酶，促进纤溶过程。

血管内皮细胞结构一旦被破坏，则上述抗凝血作用发生障碍，表现出明显的促凝作用。

第二节　凝血与抗凝血功能紊乱

正常机体的凝血、抗凝血和纤溶系统之间处于动态平衡状态，这是保持血液流动的重要条件。当机体在血液或血液系统以外某些因素作用下，凝血、抗凝血及纤溶系统间的平衡失调时，若抗凝血活性过强和（或）凝血活性降低，则易发生出血；若凝血活性过强和（或）抗凝血活性降低，则易形成血栓。

一、抗凝血功能障碍——出血

机体抗凝血功能障碍的发病环节包括血管壁受损或结构异常、血小板的质和量异常、凝血因子数量减少或结构异常或是抗凝血活性过强，均可导致机体的凝血功能障碍，呈现出血倾向。

（一）血管壁异常

由于血管壁通透性和脆性增加，血液成分渗至血管外，导致皮下组织、黏膜和内脏出血。

1. 先天性或遗传性血管壁异常 由于血管先天性缺乏弹性纤维、胶原合成障碍等，血管壁通透性和脆性增加，见于遗传性出血性毛细血管扩张症、先天性结缔组织病、家族性单纯性紫癜。

2. 获得性血管壁异常 常见的获得性血管壁异常主要是由免疫因素造成的过敏性紫癜所致。此外，维生素 C 缺乏时，可引起血管胶原合成障碍，导致出血倾向。

（二）血小板数量减少或功能缺陷

1. 血小板数量减少

（1）血小板生成减少：由遗传因素导致骨髓再生能力低下，或是药物、恶性肿瘤、感染、电离辐射等损伤造血干细胞，使血小板生成障碍，导致血小板生成减少。

（2）血小板破坏过多：免疫性因素是造成血小板破坏的主要原因，免疫性血小板破坏过多常见于特发性血小板减少性紫癜。非免疫性血小板破坏过多常见于感染、弥散性血管内凝血（DIC）、血栓性血小板减少性紫癜等。

（3）血小板分布异常：见于脾功能亢进。

2. 血小板功能缺陷

（1）遗传性血小板功能缺陷：遗传性血小板黏附功能缺陷见于巨大血小板综合征、遗传性假血友病；遗传性血小板聚集功能缺陷见于血小板无力症；血小板释放功能缺陷见于血小板颗粒性疾病。

遗传性血小板功能缺陷者血小板计数可正常，但由于血小板多种功能中的某一方面发生障碍，常表现为皮肤淤斑、黏膜出血等。

（2）获得性血小板功能缺陷：常见于慢性肾疾病、慢性肝脏疾病、DIC、慢性骨髓增生性疾病、异常蛋白血症、使用抗血小板药物（阿司匹林）等。

（三）凝血因子缺乏

1. 先天性或遗传性凝血因子缺乏 ①血友病（hemophilia）：最常见的一组遗传性凝血因子缺乏症，可分为血友病甲（FⅧ缺乏）及血友病乙（FⅨ缺乏）两型。由于 FⅧ、FⅨ缺乏，凝血酶原激活物的形成发生障碍，导致凝血功能障碍，患者有出血倾向。②血管性假血友病：患者由于血管性假血友病因子(vWF)缺乏或分子结构异常,导致血小板黏附、聚集障碍和FⅧ促凝活性降低,引起出血倾向。③遗传性FⅤ、FⅦ、FⅩ缺乏症,遗传性纤维蛋白原减少症等。

2. 获得性血浆凝血因子减少 ①肝病性凝血障碍:严重肝功能障碍使凝血因子合成减少。②维生素K(Vit K)缺乏:FⅡ、FⅦ、FⅨ及FⅩ的生成需Vit K参与。Vit K缺乏可导致这些凝血因子生成减少,引起出血倾向。③凝血因子消耗增多:DIC时广泛微血栓形成消耗了大量凝血因子,这是DIC导致出血的重要原因之一。

(四)抗凝血活性增强或纤溶功能亢进

(1)肝素等抗凝血药物使用过量。

(2)遗传性纤溶功能亢进:先天性α2抗纤溶酶缺乏症和纤溶酶原激活物抑制物-1(PAI-1)缺乏症均可导致原发性纤溶亢进,引起出血倾向。

(3)获得性纤溶功能亢进:①子宫、卵巢、前列腺等富含纤溶酶原激活物(PA)的器官进行手术或严重损伤时,可释放大量PA,引起纤溶亢进。②某些恶性肿瘤(如白血病等)也可释放大量组织型纤溶酶原激活物(tPA)入血,引起纤溶亢进。③DIC时可产生继发性纤溶亢进。④溶栓药物使用过量。

二、血液凝固性增高——血栓形成

(一)血管内皮细胞(VEC)损伤

缺氧、理化因素、生物学因素及免疫因素等都可以引起VEC损伤。VEC损伤可以引起血小板活化、凝血与抗凝血平衡失调以及血管舒缩活性异常,从而成为血栓形成的重要原因之一。

(二)血小板数量增加、活性增强

1. 原发性增多 见于骨髓增生性疾病,如慢性粒细胞白血病、真性红细胞增多症、原发性血小板增多症、骨髓纤维化早期等。

2. 继发性(反应性)增多 见于感染、手术后、恶性肿瘤、急性失血等,这些病因导致促血小板生长因子释放增加,导致血小板增多。

(三)凝血因子异常

1. 遗传性凝血因子异常 FⅤ的变异可产生活化蛋白C抵抗(APCR),使蛋白C的抗凝活性明显降低,而FⅤa、FⅧa的促凝活性明显增强,促进血栓形成。

2. 获得性凝血因子增多 肥胖、糖尿病、高血压、高脂血症和吸烟等可使纤维蛋白原浓度增高;恶性肿瘤、吸烟、酗酒及口服避孕药等可使FⅦ增多;肾病综合征可使FⅡ、FⅤ、FⅦ和FⅧ等浓度升高。这些病理性因素所引起的凝血因子增多,可促进血栓形成。

(四)抗凝系统减弱

1. 抗凝血酶-Ⅲ(AT-Ⅲ)减少或缺乏

(1)AT-Ⅲ基因变异可导致AT-Ⅲ缺乏,引起反复性、家族性深部静脉血栓症。

(2)严重肝功能障碍可导致AT-Ⅲ合成减少;肾病综合征患者可从肾脏丢失大量AT-Ⅲ,此类患者往往还伴有肝脏合成纤维蛋白原等促凝物质增加,因而易并发血栓形成;DIC时也可有AT-Ⅲ消耗增多。

2. 蛋白C和蛋白S缺乏

(1)蛋白C、蛋白S缺乏或异常症:为常染色体显性遗传病,表现为蛋白C、蛋白S数量的缺乏和结构的异常,患者多发生深部静脉血栓症或有血栓形成倾向。

(2)活化蛋白C抵抗:正常情况下,在血浆中加入活化蛋白C,由于FⅤa和FⅧa失活,活化部分凝血活酶时间(APTT)延长。但对于部分静脉血栓患者的血浆标本,若想获得同样的APTT延长时间,必须加入更多的活化蛋白C,这一现象称为活化蛋白C抵抗。产生活化蛋白C抵抗的原因有抗蛋白C抗体、蛋白S缺乏,以及FⅤ或FⅧ基因突变等。

延伸阅读

（3）蛋白 C 和蛋白 S 属 Vit K 依赖性抗凝因子。Vit K 缺乏或应用 Vit K 拮抗剂、严重肝病、肝硬化等可使其合成障碍,引起蛋白 C、蛋白 S 缺乏。

（五）纤溶功能降低

（1）纤溶酶原基因突变导致纤溶酶原结构或功能异常。

（2）纤溶酶原激活物抑制物-1（PAI-1）过多:4G/4G 基因型高表达 PAI-1,与血栓性疾病的发生有一定关系。

（3）高脂血症、缺血性卒中及口服避孕药等患者往往存在 tPA 减少及 PAI-1 增多等,与血栓形成密切相关。

第三节　弥散性血管内凝血

一、弥散性血管内凝血的概念

弥散性血管内凝血（disseminated intravascular coagulation,DIC）是指在某些致病因子的作用下,大量促凝物质入血,凝血因子和血小板被激活,使凝血酶增加,微循环中形成广泛的微血栓,继而因凝血因子和血小板大量被消耗,引起继发性纤溶功能增强,机体出现以抗凝血功能障碍为病理特征的临床综合征。DIC 患者主要表现为出血、休克、器官功能障碍和微血管病性溶血性贫血等,是一种危重的综合征。

DIC 不是独立的疾病,它是在某些原发疾病的基础上,在一定诱发因素作用下而发生的一种病理过程。

二、DIC 的病因

DIC 的病因是指容易引起 DIC 的一些基础性疾病。临床上多种疾病可导致 DIC 的发生,常见的主要有感染性疾病、肿瘤、产科意外、创伤及手术等。此外,疾病过程中并发的缺氧、酸中毒以及相继激活的纤溶系统、激肽系统、补体系统等也可促进 DIC 的发生、发展。因此,在临床上遇到存在易发DIC 基础性疾病的患者,并出现无法以现有临床证据解释其出血症状时,应考虑到 DIC 发生的可能。

1. 感染性疾病　发病占 DIC 患者的 31%～43%,是导致 DIC 的最常见病因。革兰阴性菌感染为 DIC 的常见病因,如脑膜炎球菌、大肠埃希菌、铜绿假单胞菌感染等;某些严重的革兰阳性菌感染,如金黄色葡萄球菌败血症等亦可导致 DIC。其他如病毒感染、寄生虫病、深部真菌感染等亦可诱发 DIC。

2. 肿瘤　发病占 DIC 患者的 24%～34%。包括急性白血病、恶性淋巴瘤、胰腺癌、肝癌、胃癌、前列腺癌、肾癌、肺癌等。

3. 产科意外　发病占 DIC 患者的 4%～12%。包括羊水栓塞、流产、胎盘早剥、前置胎盘、宫内死胎、重症妊娠高血压综合征、子宫破裂等。

4. 创伤及手术　发病占 DIC 患者的 1%～5%。脑、前列腺、胰腺、子宫及胎盘等组织器官富含组织因子,可因手术及创伤等致其释放而引起 DIC。严重挤压伤、骨折、大面积烧伤、毒蛇咬伤等,亦可诱发 DIC。

三、DIC 的发病机制

在正常止血过程中,血管损伤部位血栓形成后通过纤溶机制将血块溶解。这个过程是由多个检查点调控的,可以防止在没有内皮损伤的情况下凝血系统的激活或是血液凝块的产生。而在 DIC 中,该过程失调,导致大量的凝血酶生成,并扩散到远离内皮损伤的部位,导致组织器官损伤。因此,目前认为 DIC 的发病机制不仅是凝血因子紊乱,受损的内皮细胞、红细胞和白细胞以及血浆蛋白均参与其中。

(一) 凝血系统广泛激活

1. 组织因子过量释放 正常组织(特别是脑、肺、胰腺、前列腺、肾、肝脏、子宫、胎盘、蜕膜等)和恶性肿瘤组织中含有大量组织因子。严重的创伤、烧伤、大手术、产科意外(如胎盘早剥、宫内死胎)等导致的组织损伤,肿瘤组织坏死,放、化疗所致的白血病细胞大量被破坏等情况,可造成大量的组织因子释放入血。正常情况下不表达组织因子的内皮细胞,受到细菌毒素和多种细胞因子刺激时,也可表达并释放大量组织因子入血。入血的组织因子与血浆中的 Ca^{2+} 和 FⅦ 形成复合物,激活外源性凝血系统,启动凝血过程。同时,FⅦa 激活 FⅨ 和 FⅩ,产生的凝血酶又可反馈激活 FⅨ、FⅩ、FⅪ、FⅫ 等,扩大凝血反应,促进 DIC 的发生。

2. 血管内皮细胞损伤,抗凝血能力降低 缺氧、酸中毒、抗原-抗体复合物、严重感染等,均可损伤血管内皮细胞,使其表达和释放大量的组织因子,同时正常的抗凝血功能降低,导致凝血、抗凝血、纤溶、抗纤溶过程失调。主要表现如下:①受损的内皮细胞产生的组织因子途径抑制物(TFPI)减少,外源性凝血过程的负调控受抑制。②血栓调节蛋白生成减少,以及游离的蛋白 S 浓度下降,使蛋白 C 活化受阻。③抗凝血酶合成减少或消耗增多,使血液中抗凝血酶水平明显降低。④受损的内皮细胞释放纤溶酶原激活物抑制物(PAI-1)增多,而合成分泌的 tPA 减少,使局部纤溶功能明显降低。

3. 血细胞大量破坏,血小板激活

(1) 红细胞大量破坏:异型输血、恶性疟疾、输入过量库存血、阵发性睡眠性血红蛋白尿等,特别是伴有较强免疫反应的急性溶血时,可引起红细胞大量破坏。一方面,破坏的红细胞释放大量 ADP 等促凝物质,促进血小板黏附、聚集,导致凝血反应及微血栓的形成;另一方面,红细胞膜磷脂可浓缩并局限 FⅦ、FⅨ、FⅩ 及凝血酶原等,生成大量凝血酶,促进 DIC 的发生。

(2) 白细胞大量破坏:严重感染时,内毒素、IL-1、TNF-α 等可使单核细胞、中性粒细胞合成和释放组织因子,激活外源性凝血系统,启动凝血过程。急性早幼粒细胞白血病患者进行化疗、放疗,可引起白细胞大量破坏,释放组织因子样物质,促进 DIC 的发生。

(3) 血小板的激活:内毒素、免疫复合物、颗粒物质、凝血酶等都可直接损伤血小板,促进其聚集。血管内皮细胞受损、胶原暴露促进局部血小板黏附、聚集、释放反应。血小板发生黏附、聚集后,除有血小板微集物形成堵塞微血管外,还能进一步激活血小板的凝血活性,释放各种血小板因子,促进 DIC 的形成。

4. 其他激活凝血的途径 ①急性坏死性胰腺炎时,大量胰蛋白酶入血,可激活凝血酶原,促进凝血酶生成。②蛇毒:斑蝰蛇毒含有的两种促凝成分或在 Ca^{2+} 参与下激活 FⅩ,或可加强 FⅤ 的活性,促进 DIC 的发生;锯鳞蝰蛇毒可直接使凝血酶原变为凝血酶。③某些肿瘤细胞也可分泌促凝物质,直接激活 FⅩ。④羊水中含有丰富的组织因子,因此羊水栓塞可启动外源性凝血途径。

(二) 继发性纤溶亢进

继发性纤溶是指在凝血系统激活的基础上,相继引起的纤溶酶激活的过程,即在纤维蛋白原降解为纤维蛋白单体(多聚体)后的纤维蛋白降解过程。继发性纤溶亢进在 DIC 由高凝转为低凝的过程中起关键作用。其机制如下。

(1) 凝血过程中产生的凝血酶、FⅫa、FⅫa 等都可使前激肽释放酶转化为激肽释放酶。

(2) 内皮细胞合成、分泌 tPA,激肽释放酶增强 uPA 的活性,均可激活纤溶酶。

(3) 凝血酶经内皮细胞膜上的血栓调节蛋白介导,使蛋白 C 活化,发挥抗凝和激活纤溶系统的作用。

随着纤溶系统继发性激活,纤溶系统在溶解血栓的同时,使凝血因子进一步减少,血液抗凝活性增强,加剧了机体抗凝血功能障碍并引起出血。

四、影响 DIC 发生、发展的因素

在一定量的促凝因子入血后，有的机体可以发生 DIC，有的机体却不发生 DIC，这表明机体凝血与抗凝血平衡调节的基本状态对 DIC 是否发生或 DIC 发生、发展的轻重缓急程度有很大影响。因此，能够促进凝血发生的因素，都可以促进 DIC 的发生、发展。

(一)单核-巨噬细胞系统功能受损

单核-巨噬细胞系统不仅可以吞噬清除细菌内毒素、组织细胞碎片、免疫复合物、细胞因子、补体等，而且还可吞噬清除凝血过程中产生的活化凝血因子、凝血酶、纤维蛋白原、纤维蛋白、纤溶酶等，从而发挥细胞抗凝作用。因此，长期大量应用糖皮质激素或严重肝脏疾病可使单核-巨噬细胞系统功能明显被抑制或由于过量吞噬细菌、内毒素、坏死组织等导致其吞噬功能受影响时，极易诱发 DIC。

全身性施瓦茨曼反应(general Shwartzman reaction,GSR)是指给动物静脉注射小剂量非致死性内毒素 24 h 后，再次注射，动物发生休克或出血倾向等 DIC 样的病理变化。目前认为，GSR 的发生机制如下：在第一次注射内毒素后，单核-巨噬细胞系统吞噬了内毒素和纤维蛋白而被封闭，因此，第二次注射时，单核-巨噬细胞系统清除激活的凝血因子以及内毒素的能力降低。内毒素具有激活凝血因子和损伤血管内皮细胞的作用，促使血小板聚集和血管收缩，故能引起 DIC 样的病理变化。

(二)肝功能严重障碍

正常肝细胞能合成多种凝血因子及抗凝物质，也能清除激活的凝血因子和纤溶物质，在凝血和抗凝血的平衡中发挥重要的调节作用。当肝功能发生严重障碍时，患者体内的凝血和纤溶过程紊乱，易发生 DIC，其主要机制如下。

(1)肝脏合成的抗凝物质减少。蛋白 C、抗凝血酶Ⅲ以及纤溶酶原等抗凝物质均在肝脏合成。重症肝炎、肝硬化等严重的肝脏疾病使肝脏合成抗凝物质减少，血液处于高凝状态，易诱发 DIC。

(2)肝脏合成与灭活的凝血因子减少。绝大多数凝血因子在肝脏中合成，当肝脏功能发生严重障碍时，凝血因子合成障碍，凝血功能降低，机体易发生出血。此外，凝血过程中，活化的 FⅨa、FⅩa、FⅪa 等凝血因子也在肝脏灭活。当肝脏功能发生严重障碍时，血液处于高凝状态，易诱发 DIC。

(3)病毒、某些药物等，既可损害肝细胞，引起肝功能障碍，也可激活凝血因子，促进 DIC 的发生。

(4)肝细胞大量坏死，可释放大量组织因子等，启动凝血系统，促进 DIC 的发生。

(三)血液高凝状态

血液高凝状态是指在某些生理或病理条件下，血液凝固性增高，有利于血栓形成的一种状态。常与以下因素有关。

1.产科意外 从妊娠第三周开始，孕妇血液中 FⅠ、FⅡ、FⅤ、FⅦ、FⅨ、FⅩ、FⅫ等凝血因子逐渐增多，血小板黏附、聚集性显著增强；而抗凝血酶Ⅲ、组织型纤溶酶原激活物(tPA)、尿激酶型纤溶酶原激活物(uPA)等具有抗凝作用及纤溶活性的物质减少；胎盘产生的纤溶酶原激活物抑制物(PAI-1)增多。随着妊娠时间的增加，血液渐呈高凝状态，妊娠末期最明显。故在产科意外(如胎盘早剥、宫内死胎、羊水栓塞等)时，机体易发生 DIC。

2.酸中毒 其所致的血液高凝状态发生机制如下：①酸中毒可损伤血管内皮细胞，启动内、外源性凝血系统，引起 DIC 的发生。②血液 pH 降低，使凝血因子的酶活性升高，而减弱肝素的抗凝活性。③促进血小板聚集，聚集后血小板可释放一系列促凝因子，使血液处于高凝状态。

(四)微循环障碍

(1)休克等原因导致微循环严重障碍时，血液淤滞，甚至"泥化"。此时，红细胞聚集，血小板黏附、聚集，血液黏滞度增高，使血液呈高凝状态。

(2)微循环障碍所致的缺血、缺氧可引起酸中毒及血管内皮细胞损伤，造成局部抗凝活性减弱，凝血活性增强。

（3）有效循环血量减少时，由于肝、肾血液灌流量减少，其清除凝血及纤溶产物的功能减退，也可促进 DIC 的发生、发展。

（五）纤溶系统功能受抑制

吸烟、糖尿病患者，或者临床上不恰当地应用纤溶系统功能抑制剂如 6-氨基己酸（6-aminocaproic acid，EACA）或对羧基苄胺（PAMBA）等，可使机体纤溶系统功能明显降低，导致血液黏滞度增高，也可促进 DIC 的发生、发展。

五、DIC 的分期及分型

（一）DIC 的分期

根据临床发展过程，典型的 DIC 可以分为以下三期。

1. 高凝期 此期的特点是大量促凝物质入血，使凝血酶含量明显增多，导致微循环中广泛微血栓形成，血液处于高凝状态。实验室检查：凝血时间缩短，血小板黏附性增加。

2. 消耗性低凝期 此期的特点是在大量微血栓形成过程中，凝血因子和血小板被大量消耗，并伴有继发性纤溶增强，血液呈低凝状态，因而患者主要表现为皮肤、黏膜和器官出血。实验室检查：血小板数量明显减少（$<10 \times 10^4/mm^3$），凝血酶原时间延长（>15 s），纤维蛋白原含量减少（1.6 g/L），出血时间、凝血时间延长。

3. 继发性纤溶亢进期 此期特点是大量的纤溶酶原变成纤溶酶，可水解多种凝血因子，同时纤维蛋白降解生成的 FDP 还具有抗凝作用，因而此期有严重、广泛的出血现象。实验室检查：FDP 增多，凝血酶原时间延长（>25 s），血浆鱼精蛋白副凝试验（3P 试验）、D-二聚体阳性。

（二）DIC 的分型

由于 DIC 的病因、发生发展速度不同，DIC 的临床表现也可明显不同，因此按 DIC 发生的速度可分为以下三型。

1. 急性型 常见于严重感染、创伤、休克、羊水栓塞、异型输血和急性移植排异反应等。起病急，一般持续数小时至数天，临床表现明显，常以出血和休克为主，病情凶险。实验室检查有明显异常。

2. 亚急性型 见于恶性肿瘤转移、宫内死胎等。起病可持续数天至数周，临床表现介于急性与慢性之间。

3. 慢性型 常见于恶性肿瘤、结缔组织病和慢性溶血性贫血等。起病缓慢，病程可达数月至数年，临床表现较轻，不明显，常以某器官功能不全为主要表现。有时仅有实验室检查异常，尸检病理检查时被发现。一定条件下可转为急性型。

六、DIC 的机体变化

DIC 的临床表现主要是出血、休克、器官功能障碍和微血管病性溶血性贫血，其中以出血及微血管中微血栓的形成最为突出。但 DIC 时机体的变化常因原发疾病的存在而呈现多样性和复杂性。

（一）凝血功能障碍——出血

出血是 DIC 患者最常见的临床表现，也是患者作为首发症状就诊的主要原因。出血的平均发生率高达 70%～80%。常表现为多部位的出血倾向，但出血的程度不一。皮肤上常有点状、片状淤点，在伤口、注射部位有持续渗血等，此外，皮肤还可出现大片紫癜、血肿等。严重者可有内脏出血，表现为咯血、呕血、便血、血尿、阴道流血等，重要脏器出血可能成为患者死亡的主要原因。DIC 导致的出血应用一般止血药治疗无效，输血或用纤溶抑制剂后，有时反而加剧。实验室检查可见纤维蛋白原和血小板减少，凝血酶原时间和凝血时间延长。导致出血的机制可能与下列因素有关。

1. 凝血物质大量被消耗 在 DIC 的发生、发展过程中，广泛微血栓的形成使纤维蛋白原（Fbg）、凝血酶原（FII）、FV、FVII、FVIII、FX、FXIII 等凝血因子和血小板大量被消耗，使血液转为低凝状态而引起出血倾向,因此过去有人常将 DIC 称为消耗性凝血病。

2. 继发性纤溶功能亢进 纤溶酶不但能降解纤维蛋白(原),引起血管损伤部位的再出血,而且还能水解 FV、FⅧ和 FⅡ等各种凝血因子,使血液中凝血物质进一步减少,从而加剧凝血功能障碍并引起出血。促进纤溶酶增加的主要因素如下:①子宫、前列腺、肺等富含纤溶酶原激活物(PA),这些脏器因微血栓大量形成而发生变性坏死时,PA 大量释放入血而激活纤溶系统。②FⅫ激活为 FⅫa 的同时,使前激肽释放酶转变成激肽释放酶,后者使纤溶酶原变为纤溶酶,从而激活纤溶系统。③缺氧、酸中毒等原因导致血管内皮细胞损伤时,也可使 PA 释放增多,激活纤溶系统,导致大量纤溶酶生成。

3. 纤维蛋白(原)降解产物(fibrin degradation product,FDP)的抗凝作用 纤溶酶水解纤维蛋白原(fibrinogen,Fbg)及纤维蛋白(fibrin,Fbn)产生的各种片段,统称为纤维蛋白(原)降解产物(FDP)。纤溶系统激活后,纤溶酶可直接裂解 Fbg,形成 X 片段、纤维肽 A(FPA)和纤维肽 B(FPB),X 片段继续裂解为 D 片段和 Y 片段,Y 片段可继续裂解为 D 片段和 E 片段。如果 Fbg 先经凝血酶作用分解为 Fbn 单体,纤溶酶亦可进一步再分解 Fbn,则可使其分解为 X′、Y′、D′、E′ 及各种二聚体、多聚体等片段。FDP 具有明显的抗凝作用。X、Y、D 片段可妨碍纤维蛋白单体聚合,Y、E 片段有抗凝血酶作用,多数的碎片还具有降低血小板黏附、聚集、释放等功能。因此,FDP 形成可以使机体止血、凝血功能明显降低,是 DIC 时引起出血的重要机制。

临床上监测 FDP 的变化,对 DIC 的诊断具有重要指导意义。其中主要有"3P"试验和 D-二聚体检查。

(1)"3P"试验:即血浆鱼精蛋白副凝试验,为间接检测血液中 FDP 增多的试验。FDP 可与血液中纤维蛋白单体形成可溶性复合物,后者不被凝血酶所凝固,但当加入一定浓度的鱼精蛋白或乙醇时,可使复合物分开,纤维蛋白单体便能自行聚集而沉淀。此种无需凝血酶即能使血浆发生凝固的现象称为副凝反应。"3P"试验在检查纤维蛋白单体时有较高的敏感性,特异性相对较差。DIC 伴继发性纤溶的早期,"3P"试验阳性。而在 DIC 后期,因纤溶物质极为活跃,纤维蛋白单体及纤维蛋白碎片 X(大分子 FDP)均被消耗,结果"3P"试验反呈阴性。

(2)D-二聚体检查:D-二聚体是纤维蛋白原在凝血酶分解产生的纤维蛋白单体基础上经 FⅫa 交联后,再经纤溶酶水解所产生的一种特异性降解产物,是一种特异性的纤溶过程标记物。D-二聚体来源于纤溶酶溶解的交联纤维蛋白凝块,因此,血浆 D-二聚体测定是了解继发性纤溶功能的试验。原发性纤溶亢进时,如富含纤溶酶原激活物的器官(子宫、卵巢、前列腺等)因手术、损伤等原因导致纤溶亢进时,血液中 FDP 增多,但 D-二聚体并不增多。

4. 微血管通透性增加 在 DIC 的发生、发展过程中,各种原始病因(严重创伤、感染等)和继发性引起的缺氧、酸中毒等多种因素的作用可引起微小血管管壁受损,导致微血管壁通透性增加,也是 DIC 出血的机制之一。

(二)循环功能障碍——休克

DIC 特别是急性 DIC 常伴有休克,而重度及晚期休克又可促进 DIC 的形成,二者互为因果,形成恶性循环。DIC 导致休克的原因如下。

1. 回心血量减少 ①大量微血栓形成,阻塞微血管,可直接引起组织器官血液灌流不足及回心血量明显减少。临床上表现为中心静脉压、心排血量和动脉压明显下降。②广泛出血可使血容量明显减少。

2. 心泵功能障碍 心内微血栓形成造成心肌损伤,使心肌收缩力降低,心排血量减少。肺内微血栓形成可造成肺动脉高压,导致右心排血障碍。

3. 微血管扩张及通透性增加 FⅫa 可激活激肽系统、补体系统和纤溶系统,产生一些血管活性物质,如激肽、补体成分(C3a、C5a)。①激肽可使微血管平滑肌舒张,同时使毛细血管通透性增高,造成外周阻力下降、血管床容量增加和血浆大量外渗,使有效循环血量锐减。②C3a、C5a 可使嗜碱性粒细胞和肥大细胞脱颗粒,通过释放组胺而发挥与激肽类似的作用。③FDP 的某些成分可增强组胺、激肽的作用,促进微血管的舒张和血液的外渗。这是急性DIC时动脉血压下降的重要因素。

以上因素使回心血量减少、外周阻力下降以及心泵功能降低,最终导致动脉血压明显降低及严重的微循环障碍,促进休克的发生、发展。

（三）微血栓形成引起器官功能障碍

DIC时,由于各种原因所致凝血系统被激活,全身微血管内大量微血栓形成引起微循环障碍,可导致缺血性器官功能障碍,这是DIC引起器官功能障碍的基本机制。由于DIC发生的范围、病程及严重程度等不同,轻者可影响个别器官的部分功能,重者可发生多器官功能障碍综合征(MODS),这也是DIC引起患者死亡的重要原因之一。DIC患者尸检常可见微血栓的存在,典型的为纤维蛋白性血栓,亦可为血小板血栓。但有时患者虽有典型的临床表现,而病理检查却未见微血栓,其原因可能是继发性纤溶亢进使血栓溶解或纤维蛋白聚合不全。

微血栓主要阻塞局部的微循环,造成器官缺血、局灶性坏死。严重或持续时间较长时可致受累脏器功能衰竭。微血栓形成所引起的临床表现依受累器官不同而异。DIC中易受累的器官主要有肺、肾、肝、心、胃肠道、肾上腺、垂体等。①肺:肺内微血栓形成可导致呼吸困难、肺出血,甚至呼吸衰竭。②肾:肾内微血栓形成可累及入球小动脉或肾毛细血管,严重时导致双侧肾皮质坏死及急性肾功能衰竭,出现少尿、蛋白尿、血尿等。③肝:肝内微血栓形成可引起黄疸、肝功能衰竭等。④消化系统:胃肠道出现微血栓可导致呕吐、腹泻、消化道出血等。⑤肾上腺:肾上腺微血栓可引起皮质出血及坏死,产生急性肾上腺皮质功能衰竭,称为华-弗综合征(Waterhouse-Friderichsen syndrome),主要表现为周围循环衰竭,血压明显下降,同时伴有皮肤黏膜大片出血。⑥垂体:垂体微血栓发生坏死,引起脑垂体前叶功能减退,称为席汉综合征(Sheehan syndrome),患者主要表现为消瘦、乏力、脱发、畏寒、闭经、乳房萎缩等垂体前叶促激素分泌减退的征象。⑦中枢神经系统:脑内微血栓形成患者可出现神志模糊、嗜睡、昏迷、惊厥等症状,这可能与微血管阻塞或蛛网膜下腔、脑皮质、脑干等出血有关。

（四）红细胞受损——微血管病性溶血性贫血

由于出血和红细胞被破坏,DIC患者可伴贫血,但DIC患者除具备溶血性贫血的一般特征外,在外周血涂片中还可见一些特殊的形态各异的变形红细胞,或呈盔形、星形、新月形、多角形等不同形态的红细胞碎片,称为裂体细胞。由于该碎片脆性高,易发生溶血,因此称之为微血管病性溶血性贫血(microangiopathic hemolytic anemia)。当外周血涂片中裂体细胞占比大于2%时,具有辅助诊断意义。

DIC是产生这些碎片的主要原因。这是因为在DIC发病过程中,纤维蛋白丝在微血管腔内形成细网,当血流中的红细胞流过网孔时,黏着、滞留或挂在纤维蛋白丝上。由于血流不断冲击,红细胞破裂。当微血流通道受阻时,红细胞还可从血管内皮细胞的裂隙被"挤压"出血管外,出现扭曲、变形、破碎。除机械作用外,DIC的某些病因(如内毒素等)也可使红细胞变形性降低,引起红细胞破裂。

五、DIC防治的病理生理基础

1. 防治原发病　积极治疗原发病可预防和去除引起DIC的病因,这是防治DIC的根本措施。及时有效地控制住严重的感染病灶,对DIC的预防和治疗具有非常重要的作用。某些轻度DIC,如去除病因则可迅速恢复。

2. 改善微循环　采取扩充血容量、解除血管痉挛等措施,疏通被微血栓阻塞的微循环,增加其灌流量等,在防治DIC的发生、发展中具有重要作用。

3. 建立新的凝血、纤溶间的动态平衡　临床上常用肝素、抗凝血酶Ⅲ等抗凝剂针对凝血功能亢进的过程进行治疗。但DIC后期伴有继发性纤溶亢进时要慎用或不用。当体内凝血物质严重减少时,可酌情输新鲜血浆,或补充各种凝血因子制剂、血小板等,有助于纠正凝血功能异常,减少出血。

复习思考题

1. 简述 DIC 发生的机制。
2. 严重肝脏疾病患者为何易发生 DIC?
3. 为何 DIC 患者常有广泛的出血?
4. 简述 DIC 患者发生贫血的机制。
5. DIC 为何会引起休克?
6. 异型输血为何易导致 DIC?
7. 哪些临床检测指标有助于 DIC 的诊断?

(孙连坤)

第十二章 休 克

本章PPT

学习目标

1. 掌握　休克的概念,休克各期微循环变化特点及其发生机制。

2. 熟悉　休克的病因及分类方法;休克时物质代谢紊乱、电解质与酸碱平衡紊乱及器官功能障碍的发生机制。

3. 了解　休克防治的病理生理基础。

休克(shock)原意为打击或震荡,是机体受到强烈损伤因子作用后的一种危急状态,是临床各科常见的严重威胁生命的病理过程。休克死亡率较高,发病机制复杂,到目前为止尚未完全阐明,一直受到医学界的高度重视。目前认为,休克是指机体在各种强烈有害因子作用后出现的以组织微循环有效灌流量急剧减少为主要特征的急性血液循环障碍,由此导致组织细胞、各重要器官的功能代谢和形态结构损伤的全身性病理过程。

第一节　休克的病因和分类

一、休克的病因

(一) 失血和失液

1. 失血　大量失血可引起失血性休克(hemorrhagic shock),常见于外伤出血、上消化道出血、宫外孕破裂及产后大出血等。失血性休克的发生与否取决于失血量和失血速度。一般情况下,15 min内失血量少于全血量的10%时,机体可通过自身代偿使血压和组织灌流量保持正常;若失血量超过全血量的20%,超出机体的代偿能力时,即可引起失血性休克;若失血量超过总血量的50%,可迅速导致死亡。

2. 失液　剧烈呕吐、腹泻、肠梗阻及大汗淋漓等也可导致体液大量丢失,使血容量和有效循环血量大量减少而引起休克。

(二) 烧伤

大面积烧伤可引起烧伤性休克(burn shock),其早期与疼痛及低血容量有关,晚期若继发感染,可发展为感染性休克(infectious shock)。

(三) 创伤

各种严重的创伤可导致创伤性休克(traumatic shock)。在战争、自然灾害和意外事故中多见,休克的发生与疼痛和失血有关。

(四) 感染

严重感染(如细菌、病毒、霉菌、立克次体感染等)可引起感染性休克。特别是革兰阴性菌感染时,细菌内毒素(主要成分脂多糖)发挥着非常重要的作用。静脉内注射内毒素可复制内毒素性休克的动物模型。感染性休克常伴有败血症,故又称为败血症休克。

（五）过敏

注射某些药物（如青霉素）、疫苗或血清制剂，甚至食用某些食物、接触某些物品（如花粉）后，可致过敏体质的人发生Ⅰ型超敏反应，导致过敏性休克（anaphylactic shock）。其发病机制与组胺、缓激肽大量释放入血，造成血管平滑肌舒张、血管床容积增大和毛细血管通透性增加有关。

（六）急性心功能障碍

大面积急性心肌梗死、急性心肌炎、严重心律失常等心脏病变，以及心包填塞、肺栓塞、张力性气胸等心外阻塞性病变，造成心排血量急剧减少，有效循环血量和组织灌流量显著降低，称为心源性休克。

（七）强烈的神经刺激

剧烈疼痛、高位脊髓损伤或麻醉、中枢镇静药过量等均可抑制交感神经缩血管功能，引起血管扩张，外周阻力降低，回心血量减少，血压下降，称为神经源性休克。此类休克预后一般较好，常不需治疗而自愈。

二、休克的分类

休克有多种分类方法，至今尚未统一。常见的分类方法如下。

（一）按病因分类

按病因分类是最常用的分类方法。休克可分为失血性休克、失液性休克、烧伤性休克、创伤性休克、感染性休克、过敏性休克、心源性休克和神经源性休克等，有利于针对病因及时抢救治疗。

（二）按起始环节分类

机体有效循环血量的维持是由三个因素决定的：①足够的血容量；②正常的血管舒缩功能；③正常的心泵功能。因此，血容量减少、血管床容量增加、心泵功能障碍是休克的三个起始环节。据此，可将休克分成三类。

1. 低血容量性休克（hypovolemic shock） 机体血容量减少（如失血、失液、烧伤、创伤等）而引起的休克。血容量减少可导致静脉回心血量不足，进而引起心排血量减少和血压下降。低血容量性休克的典型临床表现如下：中心静脉压、心排血量及动脉血压降低，而外周阻力增高，即三低一高。

2. 血管源性休克 外周血管扩张，血管床容量增加，血液淤滞在微循环内，导致有效循环血量急剧减少而引起的休克，如感染性休克、过敏性休克和神经源性休克。正常机体20%的毛细血管轮流开放就足以满足细胞功能活动和代谢的需要，微循环中80%的毛细血管处于关闭状态，毛细血管的血量仅占总量的6%左右。如果全部开放，仅肝脏毛细血管就可以容纳总血流量。过敏性休克时，大量舒张血管的体液因子（如组胺、激肽、补体等）作用于微循环，使后微动脉扩张，血液淤滞于微循环内，同时血管壁通透性增强，血浆大量外渗。感染性休克的发生、发展与血管床容量急骤增加有关。神经源性休克患者由于剧烈疼痛、麻醉和损伤抑制交感神经缩血管功能，引起血管扩张和血压降低。血管源性休克也称分布异常性休克。

3. 心源性休克（cardiogenic shock） 由于急性心泵功能障碍，心排血量急剧减少，有效循环血量下降而引起的休克。常见的原因如下：①由心脏本身病变引起，如急性心肌梗死、心肌缺血-再灌注损伤、心肌炎、心肌病、瓣膜性心脏病和其他心脏疾病等。②由心脏外部病变引起，如急性心包填塞、张力性气胸等。③由心脏射血受阻引起，如肺血管栓塞、肺动脉高压等。心源性休克发病急骤，死亡率高，预后较差。

（三）按血流动力学特点分类

休克按血流动力学特点，即心排血量和外周阻力的关系可分为以下几种。

1. 低排-高阻型休克（低动力型休克） 临床最常见的类型，其血流动力学特点为心排血量降低，外周血管阻力高,脉压减小。由于皮肤血管收缩,血流减少,患者面色苍白,皮肤温度降低,故又称为"冷休克",多见于低血容量性休克和心源性休克。

2. 高排-低阻型休克(高动力型休克) 此型较少见,其血流动力学特点是心排血量增高,外周阻力低,脉压增大。由于皮肤血管扩张,血流相对增多,患者皮肤温度增高,故又称为"暖休克",常见于感染性休克的早期阶段。

3. 低排-低阻型休克 其血流动力学特点为心排血量和外周阻力均降低,是各种休克的失代偿表现,常见于各型休克的晚期阶段。

第二节 休克发生、发展的机制

目前,休克的发病机制尚未完全阐明,微循环机制和细胞分子机制为大多数学者所重视。

一、微循环机制

尽管各类休克的病因和起始环节不同,但有效循环血量减少造成的微循环障碍是多数休克发生的共同基础。微循环指微动脉与微静脉之间的微血管内的血液循环,是血液和组织之间进行物质代谢交换的基本结构和功能单位。典型的微循环由微动脉、后微动脉、毛细血管前括约肌、真毛细血管、直捷通路、动-静脉吻合支和微静脉构成。微循环受神经和体液的双重调节,神经体液因素对不同血管的作用不同。

以典型的失血性休克为例,根据血流动力学和微循环变化的规律,休克的过程可分为三个时期。

(一)缺血性缺氧期

缺血性缺氧是休克发生的早期阶段,又称为休克早期、休克Ⅰ期或休克代偿期。

1. 微循环变化特点 休克早期,皮肤和内脏的微动脉、后微动脉、毛细血管前括约肌、微静脉和小静脉发生持续收缩或痉挛。其中微动脉、后微动脉和毛细血管前括约肌收缩更显著,致使大量真毛细血管关闭,营养通路的血流量减少,血液主要经直捷通路回流。此外,部分血液经动-静脉吻合支直接回流入小静脉。此期微循环变化特点:少灌少流、灌少于流甚至无灌流,组织微循环呈缺血缺氧状态。

2. 微循环变化的机制 此期微循环变化的主要机制为交感-肾上腺髓质系统兴奋和缩血管物质增多。

(1)交感-肾上腺髓质系统兴奋:微循环持续收缩或痉挛的始动因素。现已证明不同类型的休克,都可出现交感神经兴奋,患者血液中儿茶酚胺含量比正常高几十倍甚至上百倍。儿茶酚胺与血管壁的 α 受体结合,引起外周血管收缩,相对于微静脉,微动脉、后微动脉、毛细血管前括约肌对儿茶酚胺的敏感性更高,因此毛细血管前阻力增加更明显,大量真毛细血管关闭,微循环缺血缺氧。儿茶酚胺与 β 受体结合,使动-静脉吻合支开放,造成微循环非营养性血流增多,加重组织缺血缺氧程度。

(2)其他体液因子的释放:低血容量、交感神经兴奋及儿茶酚胺大量释放等,刺激机体产生大量体液因子,如血管紧张素Ⅱ(AngⅡ)、抗利尿激素(ADH)、血栓素 A_2(TXA$_2$)、内皮素(ET)、白三烯类(LTs)物质等,均有缩血管作用,致使组织器官微循环灌流量减少。

3. 微循环变化的代偿意义 休克早期,微循环变化对维持动脉血压和保证重要脏器的血供有一定的代偿意义。

(1)动脉血压的维持:本期动脉血压不降低或略有下降。其机制如下:①回心血量增加:由于静脉系统属于容量血管,当交感-肾上腺髓质系统兴奋时,儿茶酚胺等缩血管物质使毛细血管后微静脉、小静脉收缩,静脉容量减少,加之肝脾储血库收缩,释放血液于外周,回心血量快速而短暂增加,起到了"自身输血"的作用,是休克早期增加回心血量的"第一道防线"。同时,由于微动脉、后微动脉和毛细血管前括约肌对儿茶酚胺的敏感性高,毛细血管前阻力大于后阻力,毛细血管内流体静压降低,组织液由组织间隙大量进入微血管内,起到了"自身输液"的作用,是休克早期增加回心血量的"第二道防线"。②心排血量增加:休克早期,交感神经兴奋、儿茶酚胺释放增多以及静脉回心血量增加,心率加快,心肌收缩力增强,心排血量增加。③外周阻力增高:交感神经兴奋和儿茶酚胺增多使全身小动脉痉挛收缩,导致外周阻力增加,血压回升。

（2）血液重新分布:不同器官的血管对儿茶酚胺反应不均一,如皮肤、腹腔脏器和骨骼肌的血管 α 受体密度高,对儿茶酚胺敏感性高,收缩明显;脑血管 α 受体密度较低,且主要受局部扩血管物质的影响,因此收缩不很明显;而冠状动脉则以 β 受体为主,激活时引起冠状动脉舒张。因此,微循环反应的不均一性有利于保证心、脑等重要脏器的血液供应,对机体具有重要的代偿意义。

4. 临床表现 患者表现为面色苍白、四肢湿冷、心率加快、脉搏细速、尿量减少、烦躁不安,临床上结合病史可考虑休克早期的诊断。该期血压可骤降（大失血）,也可略降,甚至正常或略偏高,但脉压明显缩小,因此脉压减小比血压下降更具有诊断意义(图 12-1)。

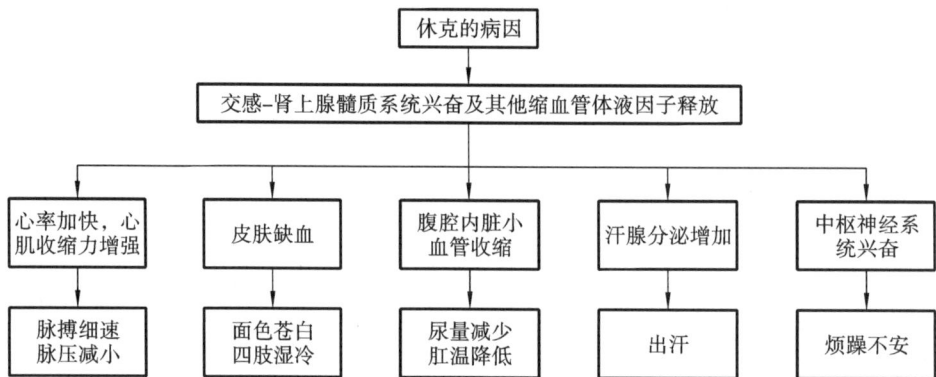

图 12-1 休克代偿期的主要临床表现

此期为休克的可逆期,如能尽早消除病因,及时补充血容量,恢复足够的有效循环血量,可防止向休克进展期发展。若休克病因持续存在,患者也未得到及时有效的救治,则病情继续发展,进入休克进展期。

（二）淤血性缺氧期

淤血性缺氧期也称为休克中期、休克Ⅱ期、休克失代偿期或休克进展期。

1. 微循环变化特点 休克代偿期持续一定时间,微动脉收缩减轻,后微动脉、毛细血管前括约肌由痉挛转为舒张,血液不再局限于直捷通路,而是通过开放的毛细血管前括约肌大量涌入真毛细血管网,此时,微静脉和小静脉收缩减轻甚至舒张,微血管壁通透性增加,血浆外渗,血液浓缩,血流阻力加大,使毛细血管后阻力大于前阻力。此期微循环变化特点:多灌少流,灌多于流,组织微循环呈淤血性缺氧状态。

2. 微循环变化的机制 此期微循环变化的主要机制是组织长时间缺氧,导致酸中毒、局部扩血管物质生成增多、内毒素起作用、血液流变学发生变化等。

（1）酸中毒:长期微血管收缩、微循环缺血使组织氧分压下降,CO_2 排出障碍,葡萄糖无氧酵解功能增强,大量乳酸堆积,血液中 H^+ 浓度随之增高,导致酸中毒发生。此时交感-肾上腺髓质系统仍持续兴奋,血液中儿茶酚胺浓度进一步增高,但酸中毒使血管平滑肌对儿茶酚胺的反应性降低,以微循环的动脉端更加明显。因此,微循环动脉端由收缩转向舒张,静脉端收缩减轻甚至舒张。

（2）局部扩血管物质生成增多:持续缺血、缺氧和酸中毒等可刺激肥大细胞释放过多的组胺;ATP 分解增加,造成腺苷在局部堆积;细胞分解破坏后大量释放 K^+;激肽释放酶激活后可使激肽类物质增多,这些物质可造成血管扩张和毛细血管通透性增加。当发生感染性休克或其他休克引起肠源性内毒素或细菌移位入血时,诱导型一氧化氮合酶(iNOS)表达明显增加,产生的一氧化氮(NO)可引起持续性血管扩张,血压下降。

（3）内毒素起作用：除感染性休克直接造成血液中内毒素增多外，其他类型休克患者肠道菌群产生的内毒素也可通过缺血的肠黏膜吸收入血引起肠源性内毒素血症。内毒素可与血液中的白细胞发生反应，使之产生并释放扩血管的多肽类活性物质；内毒素还可损伤血管内皮细胞，并激活凝血因子或补体系统，引起血管扩张、血管壁通透性增加。

（4）血液流变学发生变化：缺氧、酸中毒和感染等因素可激活炎症细胞并释放大量炎症介质和细胞表面黏附分子，致使白细胞边集、黏附于血管内皮细胞上，加大了毛细血管的后阻力；同时，血浆外渗、血液浓缩、红细胞聚集以及血小板黏附聚集等，造成微循环血流变慢，血液泥化、淤滞，甚至血流停止。

（5）其他体液因子作用：内源性阿片肽（EOP）抑制心血管中枢和交感神经纤维，使心排血量减少、血管扩张、血压下降；肿瘤坏死因子（TNF）、白介素-1（IL-1）、白三烯和血小板活化因子（PAF）等促进白细胞黏附于微静脉内，使毛细血管后阻力增加，阻碍微循环内血液流出；另外，TXA_2可促进血小板黏附、聚集及微血栓形成。

3. 微循环变化促使恶性循环的发生　微循环淤血导致整个循环系统功能恶化，形成恶性循环。

此期小动脉、微动脉扩张，外周阻力降低，真毛细血管网大量开放，血液淤滞在肠、肝和肺等器官，使"自身输血"作用停止；有效循环血量锐减，静脉充盈不良，回心血量减少，导致心排血量降低及血压进行性下降，组织血液灌流量进一步下降，组织缺氧日趋严重，形成恶性循环。同时，由于血液发生浓缩，血液黏滞度升高，毛细血管后阻力增大，血管内流体静压升高，不仅"自身输液"作用丧失，还有血浆外渗到组织间隙。此外，组胺、激肽、前列腺素E和心肌抑制因子（MDF）等可使毛细血管壁通透性增高，血浆外渗更多；微淋巴管重吸收及转运功能出现障碍，漏出的液体和蛋白回吸收困难，加上酸性代谢产物及溶酶体酶的作用，使组织间胶原蛋白的亲水性增加，组织间水分被封闭于组织间隙，进一步使有效循环血量减少。

由于回心血量减少，心排血量降低，血压进行性下降，当收缩压低于70 mmHg时，脑组织的血液灌注难以保证；当收缩压低于60 mmHg时，肾小球滤过率显著降低，肾小管重吸收功能发生障碍，甚至发生急性肾功能衰竭；当收缩压低于50 mmHg时，冠状动脉血液灌注减少，心肌因缺氧发生严重的病理变化，甚至引起心力衰竭，病情进一步恶化。

4. 临床表现　因回心血量及心排血量减少，血压进行性下降，心搏无力，心音低钝，脉搏细速，患者表情淡漠甚至神志不清，静脉塌陷，中心静脉压降低，皮肤发绀，甚至出现花斑，肾血流量严重不足，出现少尿甚至无尿（图12-2）。如不及时抢救，则可发展到休克难治期。

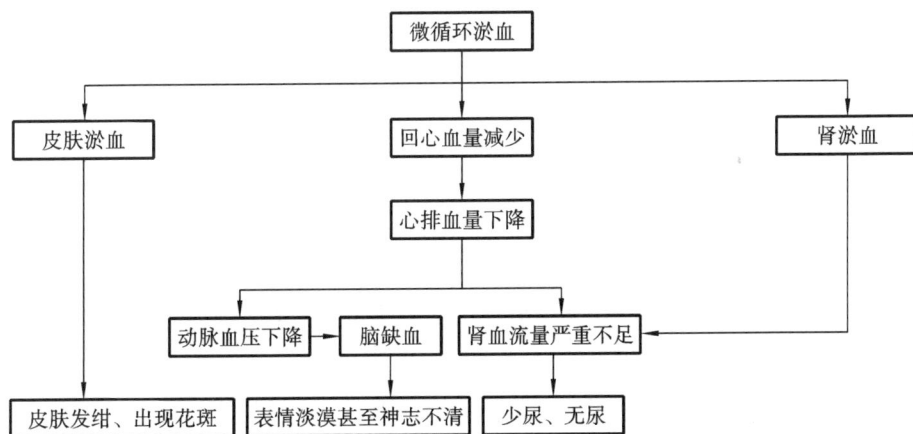

图 12-2　休克进展期的主要临床表现

（三）微循环衰竭期

微循环衰竭期是休克发展的晚期阶段，又称休克晚期、休克Ⅲ期或休克难治期。

1. 微循环变化特点 微循环严重淤滞,导致微血管平滑肌对任何血管活性物质失去反应而出现麻痹性扩张,并可发生弥散性血管内凝血(DIC)及重要器官功能障碍,甚至发生多系统器官功能衰竭。此期微循环的变化特点:不灌不流,血流停止。

2. 微循环凝血的主要机制 休克难治期微循环淤血不断发展,凝血系统被激活,通过多种途径导致 DIC 发生。

(1)血液流变学变化:微循环淤血、缺氧,组胺、激肽、腺苷和乳酸在局部堆积,毛细血管扩张、通透性增加,血浆渗出,血液浓缩,血流速度变慢,血液处于高凝状态。

(2)凝血系统激活:缺氧和酸中毒损伤毛细血管内皮细胞,胶原暴露,激活内源性凝血系统;感染、创伤、烧伤等使组织大量被破坏,组织因子释放进入血液循环,启动外源性凝血系统。

(3)促凝物质增多:休克病因和休克本身对机体是强烈的刺激,可引起机体的应激反应,使血液中血小板和凝血因子增加,血小板黏附、聚集能力增强,促进血栓形成。

(4)TXA_2-PGI_2平衡失调:TXA_2主要由活化的血小板产生,具有促进血小板聚集和收缩小血管的作用;PGI_2由完整的内皮细胞生成,具有抑制血小板聚集和扩张小血管的作用。在休克难治期,血小板被激活,内皮细胞受损,导致 TXA_2生成增多而 PGI_2生成减少,二者平衡失调,从而促进 DIC 发生。

(5)单核-巨噬细胞系统功能降低:由于血液灌流量减少,单核-巨噬细胞系统功能降低,不能及时清除激活的凝血因子和已经形成的纤维蛋白,促进 DIC 形成。

3. 微循环衰竭的后果 微循环凝血及微血栓形成,导致全身组织器官的持续低灌流;持续缺氧和酸中毒导致内环境严重紊乱,特别是溶酶体酶的释放,以及细胞因子、活性氧的大量产生,导致重要器官的组织细胞发生不可逆性损伤,严重时可导致多器官功能障碍或衰竭,病情迅速恶化。

4. 临床表现 本期患者病情危重,其主要临床表现如下。

(1)循环衰竭:患者出现进行性顽固性低血压,甚至测不到血压,采用升压药也难以使血压回升;心音低弱,脉搏细弱而频速,中心静脉压下降;浅表静脉严重萎陷,出现循环衰竭。

(2)并发 DIC:患者可出现出血、贫血、皮下淤斑等典型临床表现。

(3)重要器官功能障碍:患者可出现呼吸困难、少尿或无尿、意识模糊甚至昏迷等。

由于引起休克的病因和始动环节不同,休克各期的表现并不完全遵循以上三期微循环变化,如严重过敏性休克的微循环障碍可能从休克进展期开始;心脏功能障碍引起的休克,在休克代偿期已经出现血压明显下降。但微循环学说的创立对于阐明休克的发病机制、改善休克的防治有重要意义。

二、细胞分子机制

休克发生、发展的机制复杂,现仅从细胞损伤和炎症介质表达增多两个方面进行阐述。

(一)细胞损伤机制

细胞损伤是休克时各器官功能障碍的共同基础。其损伤首先发生在生物膜,继而细胞器发生功能障碍或结构破坏,直至细胞凋亡或坏死。

1. 细胞膜损伤 细胞膜是休克时细胞最早发生损伤的部位。缺氧、ATP 减少、酸中毒、高钾血症,溶酶体酶、氧自由基以及其他炎症介质和细胞因子等都可以损伤细胞膜,引起膜离子泵功能障碍或通透性增高,使 K^+ 外流而 Na^+、Ca^{2+} 内流,造成细胞水肿、跨膜电位下降等。

2. 线粒体损伤 线粒体是休克时最先发生损伤的细胞器,其表现为不同程度肿胀、嵴崩解消失、线粒体膜完整性破坏,最后导致线粒体崩解。线粒体损伤造成呼吸链功能障碍,ATP 合成减少,细胞能量生成严重不足;线粒体损伤还可启动细胞凋亡。

3. 溶酶体损伤 休克时缺血缺氧和酸中毒等可导致溶酶体肿胀、空泡形成并释放溶酶体酶,引起蛋白质水解,细胞自溶。休克时由于胰腺缺血缺氧,胰腺外分泌细胞的溶酶体破裂而释放溶酶体酶,其中的酸性蛋白酶可水解胰腺结构蛋白,形成心肌抑制因子(MDF),直接抑制心肌收缩。溶酶体酶的大量释放加重了休克时微循环障碍,导致组织细胞损伤和多器官功能障碍,在休克的发生、发展和病情恶化中起着重要作用。

4. 细胞死亡 休克时细胞死亡是细胞损伤的最终结果,包括凋亡和坏死两种形式。细胞凋亡和坏死是休克时器官功能障碍或衰竭的病理基础。休克原始病因的直接作用,或休克发展过程中出现的缺血缺氧、酸中毒、代谢障碍、线粒体损伤、溶酶体酶释放等,均可导致细胞凋亡和坏死。

(二) 炎症细胞活化及炎症介质表达增多

休克时原发致病因素或发生、发展过程中所出现的内环境改变和血流动力学改变,都可刺激炎症细胞活化,产生大量炎症因子,引起全身炎症反应综合征(systemic inflammatory response syndrome, SIRS)而加速休克的发生、发展。

1. 炎症细胞活化 炎症细胞主要包括中性粒细胞、单核-巨噬细胞等,一旦受到刺激,炎症细胞会发生变形、黏附、趋化、脱颗粒等反应,对于增强机体防御能力、清除病原体有积极意义,但炎症细胞过度活化,可释放自由基、溶酶体酶和炎症介质,引起组织细胞损伤。

2. 炎症介质表达过多 感染或非感染因素刺激炎症细胞后,可激活多条细胞内信号转导通路,促进炎症介质的大量产生,炎症介质又可进一步激活炎症细胞,二者互为因果,引起炎症介质释放不断增加,形成炎症的"瀑布效应"。适量的促炎因子对机体有益,可帮助机体杀灭细菌、清除坏死组织、增强免疫活性和修复损伤等。休克时,机体促炎-抗炎力量失衡,可引起 SIRS 或免疫抑制,导致多器官损伤。

第三节 休克时机体代谢和功能变化

一、物质代谢紊乱

休克时,机体由于应激反应而分解代谢加强,血糖和游离脂肪酸增多。由于供氧减少,糖酵解增强,脂肪和蛋白质分解增加、合成减少,机体表现为一过性的高血糖,血液中游离脂肪酸和酮体增多;蛋白质分解增加,血清尿素氮含量增高,尿氮排出增多,表现为负氮平衡。此外,机体处于高代谢状态,能量消耗增高,耗氧量增大,导致组织氧债增大,这与休克状态下代谢活动重新调整,如儿茶酚胺、糖皮质激素分泌增多,而胰岛素分泌减少等有关。

二、电解质和酸碱平衡紊乱

(一) 代谢性酸中毒

休克时,微循环障碍及组织缺氧使线粒体氧化磷酸化受抑制,葡萄糖无氧酵解增强,乳酸生成增多。同时,由于肝功能受损,机体不能将乳酸转化为葡萄糖,肾功能受损不利于排泄乳酸,机体表现为高乳酸血症和代谢性酸中毒。

(二) 呼吸性碱中毒

休克早期,创伤、出血、感染等刺激可引起组织缺氧,刺激呼吸中枢,使呼吸运动增强,通气量增加,CO_2 排出增多,导致 $PaCO_2$ 下降,引起呼吸性碱中毒。呼吸性碱中毒一般发生在血压下降和血浆乳酸水平增高之前,因此可作为早期休克的诊断指标之一。在休克后期,休克肺的发生可导致通气、换气功能障碍,CO_2 排出受阻,患者可出现呼吸性酸中毒。

(三) 高钾血症

休克时,组织缺血缺氧使 ATP 生成明显减少,进而使细胞膜上的钠泵转运失灵,细胞内 Na^+ 增多,导致细胞内钠、水潴留,而细胞外 K^+ 增多,引起高钾血症。此外,酸中毒还可促进细胞内、外 H^+、

K$^+$交换而加重高钾血症。

三、器官功能障碍

（一）肾功能障碍

休克时肾脏是最易受损的器官。各种类型的休克常伴发急性肾功能不全，严重时导致肾功能衰竭，称为休克肾（shock kidney），患者主要表现为少尿或无尿、氮质血症、高钾血症和代谢性酸中毒。尿量是反映休克较敏感的指标之一，能反映肾脏血液灌流情况。尿量减少是低血容量性休克最早的症状，一般每小时尿量小于 20 mL，提示肾及内脏微循环灌注不足。

休克早期多表现为功能性肾功能衰竭。由于肾入球小动脉收缩，肾血流量减少，肾小球滤过率降低，肾小管上皮细胞并未发生器质性损害，在醛固酮和抗利尿激素的作用下，肾小管对钠、水重吸收作用增强，表现为少尿及内环境紊乱。若休克持续时间较长，持续的肾缺血或肾毒素可导致急性肾小管坏死（acute tubular necrosis）。此时即使恢复肾血液灌流，肾功能也不能在短时间内恢复，只有在肾小管上皮再生修复后肾功能才能恢复，称为器质性肾功能衰竭。患者除严重少尿或无尿外，还有明显氮质血症、高钾血症和代谢性酸中毒。

（二）肺功能障碍

休克早期，由于创伤、出血和感染等因素刺激呼吸中枢，患者呼吸加深加快，通气过度，可出现低碳酸血症甚至发生呼吸性碱中毒。休克进一步发展，交感-肾上腺髓质系统兴奋及其他缩血管物质的作用使肺血管阻力显著升高。休克晚期，患者在尿量、血压、脉搏平稳之后，仍可出现进行性缺氧和呼吸困难，导致低氧血症性呼吸功能衰竭，称为休克肺（shock lung）。患者临床表现为呼吸困难进行性加重，动脉血氧分压、血氧含量降低，明显发绀，可出现呼吸性酸中毒，肺部可闻及干、湿性啰音。休克肺是休克患者死亡的重要原因之一，约占休克死因的 1/3。休克肺的主要形态学特征如下：间质性肺水肿、肺泡水肿、局部肺不张、充血、出血、微血栓及肺泡透明膜形成。急性弥漫性肺泡毛细血管壁损伤是休克肺发病的中心环节。

（三）胃肠道功能障碍

胃肠道也是休克时易受损害的器官之一。患者主要表现为腹痛、消化不良、呕血和便血等。胃肠道黏膜损伤的主要机制如下：①休克早期有效循环血量减少，由于血液重新分配，胃肠道缺血，造成胃肠道黏膜的变性、坏死及通透性增加。②休克进程中，胃肠道黏膜微循环淤血、微血栓形成及出血等，使黏膜水肿、糜烂甚至溃疡。③休克时，胃肠道处于应激状态，轻者导致糜烂，重者出现多发性应激性溃疡。

（四）肝功能障碍

休克引起的肝功能障碍常继发于肺、肾功能障碍之后，有时也可最先发生。休克早期表现为肝细胞水肿、脂肪变性，进一步发展则出现肝细胞坏死、再生，Kupffer 细胞增生及其他炎症细胞浸润。由于肝代偿能力强，休克早期即使肝有形态学改变，生化指标仍可正常。休克晚期主要表现为黄疸和肝功能不全，其发生机制如下：①失血、创伤和重度感染等引起肝血流减少，肝细胞缺血缺氧，致使肝细胞线粒体功能受损，氧化磷酸化功能障碍，能量产生减少。②各种损伤因素可降低肠道屏障功能，使肠源性毒素和细菌入血。一方面，通过激活 Kupffer 细胞或直接引起肝细胞损害；另一方面，通过单核-巨噬细胞释放的炎性介质（如 TNF-α、IL-1 等）造成肝组织损伤或灌流障碍。

（五）心功能障碍

心源性休克早期即存在原发性心功能障碍。非心源性休克早期，由于代偿作用，机体能够维持冠状动脉的血流量，心功能一般不会出现明显障碍。但随着休克的进一步发展，血压进行性降低，机体也会并发心脏泵血功能障碍，使心排血量减少，甚至出现急性心力衰竭。其机制主要与下列因素有关：①休克时交感神经兴奋，心率加快，使冠状动脉的血流量减少而导致心肌供血不足。同时，心肌收缩力增强，心肌耗氧量增加，加重心肌缺血缺氧。②休克时机体常出现代谢性酸中毒和高钾血症，增

多的 H^+ 影响心肌兴奋-收缩耦联而使心肌收缩力减弱;高血钾易导致严重的心律失常。③心肌微血管内形成 DIC,导致局灶性心肌坏死,致使心肌收缩力减弱。④胰腺缺血坏死而产生心肌抑制因子,强烈抑制心肌收缩。⑤细菌毒素对心肌具有直接损伤作用。

(六)脑功能障碍

休克早期,由于血液重新分布及脑循环的自身调节作用保证了脑的血液供应,患者仅表现为应激引起的烦躁不安。随着休克的发展,当平均动脉血压低于 50 mmHg 或脑循环出现 DIC 时,脑组织出现缺血、缺氧,能量代谢障碍,酸性代谢产物堆积,细胞膜钠泵功能受损,细胞内、外离子转运紊乱,引起一系列的神经功能损害。患者可出现神志淡漠、神志不清甚至昏迷。脑组织缺血、缺氧、酸中毒等造成血管壁通透性增高,引起脑水肿,进而导致颅内高压,甚至脑疝。脑疝时延髓生命中枢受压,可导致患者死亡。

(七)免疫系统功能障碍

休克时免疫器官(脾、胸腺、淋巴结)内出现巨噬细胞增生,中性粒细胞浸润,淋巴细胞变性、坏死和凋亡等改变。在休克早期,免疫系统被激活,患者血浆中补体 C3a 和 C5a 水平升高。C3a 和 C5a 均可增加微血管壁通透性,激活白细胞和组织细胞。此外,革兰阴性菌产生的内毒素作为抗原可与血浆中抗体形成免疫复合物,后者激活补体,产生过敏毒素等一系列血管活性物质。免疫复合物可沉积在多个器官的微血管内皮细胞上,吸引、活化白细胞,释放多种炎症介质及细胞因子,损伤邻近的组织和细胞,从而产生各系统器官的非特异性炎症,导致器官功能障碍。在休克晚期,由于 IL-4、IL-10 和 IL-13等抗炎介质的大量表达,免疫系统处于全面抑制状态,中性粒细胞的吞噬和杀菌功能下降,单核-巨噬细胞功能受抑制,辅助性 T 细胞与抑制性 T 细胞的比值降低,B 细胞分泌抗体能力减弱,感染容易扩散或引起新的感染。

(八)多器官功能障碍综合征

多器官功能障碍综合征(multiple organ dysfunction syndrome,MODS)是指机体在严重感染、创伤、烧伤及休克或休克复苏后,在短时间内同时或相继出现 2 个或 2 个以上系统、器官功能障碍的临床综合征。如能得到及时治疗可获逆转,否则病情进一步加重,即可发展为多系统器官功能衰竭(multiple system organ failure,MSOF),MSOF 常出现在休克晚期,是导致死亡的主要原因。衰竭的器官越多,病死率也越高。如 3 个以上器官发生功能衰竭,病死率可达 80% 以上。

第四节 休克防治的病理生理基础

休克的防治应针对病因和发病环节,采取综合措施,维持生命器官的微循环灌流和防止细胞损害,努力恢复各系统器官的功能,切断它们之间可能存在的恶性循环。

一、病因学防治

积极处理引起休克的原发病,如止血、补液、输血、镇痛、治疗创伤、控制感染、抗过敏、强心等。

二、发病学防治

(一)改善微循环

微循环障碍,组织灌流严重不足,是休克发生、发展的主要发病环节。因此改善和恢复微循环灌流,是治疗休克的关键所在。主要措施包括扩充血容量、纠正酸中毒、合理使用血管活性药物等。

1. 扩充血容量　各种休克发病的共同基础是有效循环血量绝对或相对不足,微循环灌流量减少。除心源性休克外,补充血容量是提高心排血量和改善组织灌流的根本措施。休克代偿期要强调尽早、

NOTE

尽快输液,提高微循环灌流量,防止休克加重。休克进展期输液的原则是"需多少,补多少"。由于微循环淤血及血浆外渗,补液量应大于失液量。感染性休克和过敏性休克时,虽然无明显的体液丢失,但血管床容量扩大,有效循环血量相对不足,也应根据实际需要补充血容量。在扩容过程中,要正确估计补液的总量,量需而入。动态地观察静脉充盈程度、血压、脉搏和尿量等指标,作为检测输液量是否足够的参考指标。有条件时动态监测中心静脉压(central venous pressure,CVP)和肺动脉楔压(pulmonary artery wedge pressure,PAWP)。若 CVP 和 PAWP 低于正常,说明血容量不足;若两者超过正常,说明补液过多。在补充血容量时,还需考虑血液流变学的变化,根据血细胞比容决定输血和输液的比例,正确选择全血、胶体或晶体溶液,使血细胞比容控制在 35%～40% 为宜。

2. 纠正酸中毒　休克时缺氧引起的乳酸堆积或肾功能衰竭可导致代谢性酸中毒。酸中毒可加重微循环障碍,抑制心肌收缩,促进 DIC 和高钾血症,降低血管对儿茶酚胺的反应性,影响血管活性药物的治疗效果,对机体的危害很大,因此,必须根据酸中毒的程度,及时补碱纠酸。

3. 合理使用血管活性药物　选用血管活性药物的目的是提高组织微循环的血液灌流量。血管活性药物分为缩血管药物和扩血管药物。对于低排高阻型休克和休克代偿期患者,应在充分扩容的基础上,使用扩血管药物以提高组织的血液灌流量。对于过敏性休克和神经源性休克、高排低阻型感染性休克和休克进展期患者,应使用缩血管药物以升高血压,保证心、脑等重要器官的血液灌流。

（二）改善细胞代谢、减轻细胞损伤

休克时的细胞损伤可以是原发性的,也可继发于微循环障碍之后。改善微循环是防止或减轻细胞损伤的根本措施。也可采用葡萄糖、胰岛素等改善细胞能量代谢,稳定溶酶体膜,或采用自由基清除剂、钙通道阻滞剂等减轻细胞损伤。

（三）抑制过度炎症反应

应用炎症介质阻断剂或拮抗剂可阻断过度炎症反应对机体的有害作用,如 TNF-α、IL-1 等单克隆抗体及糖皮质激素、纳洛酮、超氧化物歧化酶等。

三、支持疗法

密切监控各器官功能的变化,及时采取相应支持疗法。如发生休克肾时,应尽早利尿和透析;发生休克肺时,应保持呼吸道通畅,并正压给氧;发生急性心力衰竭时,应减少或停止输液,并强心利尿,适当降低前、后负荷等。同时,对严重创伤、感染等患者应进行代谢支持。鼓励经口摄食,尽可能缩短禁食时间,以促进胃肠蠕动,维持肠黏膜屏障功能,提高蛋白质和氨基酸的摄入量,尤其是提高支链氨基酸的比例。

学习小结

案例分析

患者,男,30 岁,工人。务工时不慎从高处坠落,当时神志清楚,面色苍白,四肢湿冷,左耻骨联合及大腿根部有大片淤斑、血肿。查体:体温 37.8 ℃,血压 80/65 mmHg,心率 128 次/分,送医院途中患者逐渐转入昏迷,采用人工呼吸、心电监护,同时用去甲肾上腺素缓慢静脉滴注。最终因抢救无效而死亡。

请分析:①按照休克的起始环节分类,患者应属何种休克? ②根据微循环变化特点,患者在送院前处于休克哪一期? 其微循环变化的特点是什么? ③你认为对该患者的处理措施是否合理? 为什么?

复习思考题

1. 什么叫休克? 休克发生的始动环节是什么?

2. 简述休克的微循环机制分期及各期微循环变化的特点。

3. 简述休克缺血性缺氧期微循环变化的代偿意义、主要表现。

4. 简述休克缺血性缺氧期微循环变化的特征及其机制。

5. 简述休克淤血性缺氧期微循环变化的特征及其机制。

6. 是否休克晚期都发生 DIC？DIC 是否一定发生于休克晚期？为什么？

（唐　群）

第十三章　缺血-再灌注损伤

本章 PPT

学习目标

1. 掌握　缺血-再灌注损伤的概念,缺血-再灌注损伤的发生机制。
2. 熟悉　缺血-再灌注损伤的原因和条件,缺血-再灌注损伤时机体的功能代谢变化。
3. 了解　缺血-再灌注损伤防治的病理生理基础。

良好的血液循环是机体组织器官维持正常代谢和功能的基本保证。冠心病、休克、闭塞性动脉硬化、断指(肢)等各种原因造成的组织器官血流量灌注不足,都有可能使相应组织的细胞发生缺血性损伤,甚至坏死。及时恢复缺血器官血流量是防止细胞不可逆损伤的重要途径。但受缺血时间、侧支循环、耗氧量、再灌注条件等因素的影响,部分缺血器官组织再灌注后其功能障碍及结构破坏反而更加严重。这种在缺血基础上恢复血流后组织损伤进一步加重,甚至导致不可逆性损伤的现象称为缺血-再灌注损伤(ischemia-reperfusion injury)。心、脑、肺、肝、肾、胃肠道、皮肤和肢体等几乎所有器官组织都可以发生缺血-再灌注损伤。缺血-再灌注损伤可以发生在某一器官组织(如经皮冠状动脉介入治疗后的心脏、断肢再植的肢体及器官移植的移植物等),也可以同时发生在多个器官组织(如创伤、血液系统异常等导致的多器官再灌注损伤)。

第一节　缺血-再灌注损伤的原因和条件

一、原因

凡能引起组织器官缺血后恢复血液供应的因素都可能成为缺血-再灌注损伤的原因,常见原因如下。

(1)局部组织器官缺血后恢复血流灌注,如冠状动脉痉挛的缓解、断肢再植和器官移植等。

(2)全身循环障碍后恢复血流灌注,如休克后微循环的疏通、体外循环下行开胸直视手术和心搏骤停后心、肺、脑复苏等。

(3)医疗新技术和治疗手段的应用,如冠状动脉搭桥术、经皮腔内冠状动脉成形术、溶栓疗法等的应用。

二、条件

并非所有缺血的组织器官在血流恢复后都会发生缺血-再灌注损伤,是否发生缺血-再灌注损伤及缺血-再灌注损伤的严重程度,取决于缺血时间、侧支循环、耗氧量以及再灌注的条件等因素。

1. 缺血时间　缺血时间过短或过长都不易引起缺血-再灌注损伤。由于所有器官组织都能耐受一定时间的缺血,在这个耐受期内恢复血供者可无明显的缺血-再灌注损伤。恢复血供时间超过相应器官组织的缺血耐受时间,就容易导致缺血-再灌注损伤。但若缺血时间过长,缺血的器官组织发生不可逆性损伤,则观察不到缺血-再灌注损伤。另外,不同器官组织发生缺血-再灌注损伤的缺血时间也不相同。例如,犬冠状动脉一般为 15～45 min,肝脏 45 min,肾脏 60 min,骨骼肌 4 h。不同动物发生缺血-再灌注损伤所需的缺血时间也不同,大动物较长,小动物较短。

2. 侧支循环 容易建立侧支循环的缺血组织或器官,因缺血时间缩短、缺血程度减轻,不易发生缺血-再灌注损伤。

3. 耗氧量 耗氧量高、代谢旺盛的心、脑、肾等器官容易发生缺血-再灌注损伤。

4. 再灌注的条件 再灌注的压力大小、灌注液的温度、pH 以及电解质浓度都与缺血-再灌注损伤相关。适当降低灌注液压力、温度及 pH,减少灌注液中钙、钠含量,增加灌注液中钾、镁浓度,有利于减轻缺血-再灌注损伤。

第二节　缺血-再灌注损伤的发生机制

已有的基础与临床研究证实,能量代谢障碍是缺血-再灌注损伤的始发环节,自由基的作用、细胞内钙超载、白细胞的作用是缺血-再灌注损伤的主要发生机制。

一、能量代谢障碍

机体活动所需的能量依赖于高能磷酸化合物的供给。短时间严重缺血后,细胞合成 ATP 的能力在再灌注后很长时间才能恢复。基础研究表明,犬心肌严重缺血 15 min 后 ATP 显著减少,再灌注 20 min 后仅为正常值的一半,再灌注 24 h 后仍维持在低水平。

缺血-再灌注区高能磷酸化合物供给能力下降的主要机制如下。

1. ATP 合成的前体物质减少 ATP 合成的前体物质(如腺苷、肌苷、次黄嘌呤等)在再灌注时被冲洗出去,使缺血区组织失去再合成高能磷酸化合物的底物。

2. 线粒体受损 生物体内 90% ATP 来自线粒体的氧化磷酸化。再灌注后,自由基与钙超载使线粒体受损,受损线粒体对氧利用能力下降,导致其合成 ATP 的能力下降。

二、自由基的作用

(一) 自由基的概念及分类

自由基(free radical)是在外层电子轨道上具有单个不配对电子的原子、原子团和分子的总称,其化学性质极为活泼,易于失去电子(氧化)或夺取电子(还原),呈现连锁反应。自由基种类很多,罗列如下。

1. 氧自由基 由氧诱发的自由基称为氧自由基(oxygen free radical),在所有自由基中最常见、研究最多,占比为 95% 以上。氧自由基包括超氧阴离子($\cdot O_2^-$)和羟自由基($\cdot OH$,三电子还原),属于非脂性自由基。过氧化氢(H_2O_2)及单线态氧($^1O_2$)本身不是自由基,但氧化活性很强,与氧自由基共同组成活性氧(reactive oxygen species,ROS)。

2. 脂性自由基 氧自由基与多价不饱和脂肪酸作用后生成的中间代谢产物,如烷自由基($R\cdot$)、烷氧自由基($RO\cdot$),烷过氧自由基($ROO\cdot$)等。

3. 其他自由基 如氯自由基($Cl\cdot$)、甲基自由基($\cdot CH_3$)和一氧化氮自由基($NO\cdot$)等。值得注意的是,$NO\cdot$ 是一种气体自由基,本身是一种弱氧化剂,与超氧阴离子反应后生成过氧亚硝基阴离子($ONOO\cdot$),$ONOO\cdot$ 在偏酸环境下极易自发分解成具有很强氧化能力和损伤效应的 $NO_2\cdot$ 和 $\cdot OH$。

(二) 自由基的代谢

生理状态下,98% 的氧通过细胞色素氧化酶系统接受 4 个电子还原成水,同时释放能量。仅 1%~2% 的氧经单电子还原成超氧阴离子,再接受一个电子生成 H_2O_2,H_2O_2 再接受一个电子生成 $\cdot OH$(反应式如下)。这是其他自由基和活性氧产生的基础。

$$O_2 \xrightarrow{e^-} \cdot O_2^- \xrightarrow{e^- + 2H^+} H_2O_2 \xrightarrow[H_2O]{e^- + H^+} \cdot OH \xrightarrow{e^- + H^+} H_2O$$

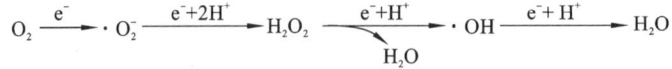

除了上述途径外,在血红蛋白、肌红蛋白、儿茶酚胺及黄嘌呤氧化酶等氧化过程中也可生成超氧阴离子。

超氧阴离子可在 Fe^{2+} 或 Cu^{2+} 的催化下与 H_2O_2 反应生成·OH,这种由金属离子催化的反应称为 Fenton 反应。·OH 是体内最活跃的氧自由基,对机体危害最大。

生理情况下,在体内两大抗氧化防御系统——酶性抗氧化剂(超氧化物歧化酶、过氧化氢酶及谷胱甘肽过氧化物酶)与非酶性抗氧化剂(泛素、维生素 A、维生素 E 及维生素 C)作用下,自由基的产生与清除处于动态平衡状态。该平衡状态下的自由基是人体内不可或缺的物质,在电子转移、细胞增殖分化、杀菌、抗肿瘤和物质代谢等方面发挥着重要作用。但在病理状态下,自由基平衡一旦被打破,过多的自由基就会攻击生物膜,诱发一系列自由基链反应,导致氧化应激、代谢紊乱,参与心脑血管疾病、呼吸系统疾病、神经退行性变性疾病、糖尿病、恶性肿瘤及免疫性疾病等多种疾病的发生及演变。

(三) 缺血-再灌注损伤导致自由基生成增多的机制

1. 黄嘌呤氧化酶形成增多 黄嘌呤氧化酶(xanthine oxidase,XO)系统是哺乳动物缺血-再灌注损伤时活性氧的主要来源。XO 的前体是黄嘌呤脱氢酶(xanthine dehydrogenase,XD)。这两种酶主要存在于毛细血管内皮细胞。正常情况下,只有 10% 以 XO 的形式存在,90% 以 XD 的形式存在。缺血时,ATP 减少,膜泵功能障碍,Ca^{2+} 进入细胞,激活 Ca^{2+} 依赖性蛋白酶,使 XD 大量转变为 XO。另外,由于氧分压减低,ATP 依次降解为 ADP、AMP 和次黄嘌呤,导致缺血组织内次黄嘌呤大量堆积。再灌注时,大量氧分子随血流进入缺血组织,在 XO 催化次黄嘌呤转变为黄嘌呤进而催化黄嘌呤形成尿酸的两步反应中,都同时以氧分子作为电子接受体,从而产生大量 $\cdot O_2^-$ 和 H_2O_2,$\cdot O_2^-$ 与 H_2O_2 在还原性过渡金属离子 Fe^{2+} 或 Cu^{2+} 的参与下形成极为活跃的·OH。由于分泌的 XO 可在体内往复循环,攻击许多器官、组织,因此,再灌注时组织内 $\cdot O_2^-$、·OH 和 H_2O_2 等自由基及活性氧大量蓄积(图13-1)。

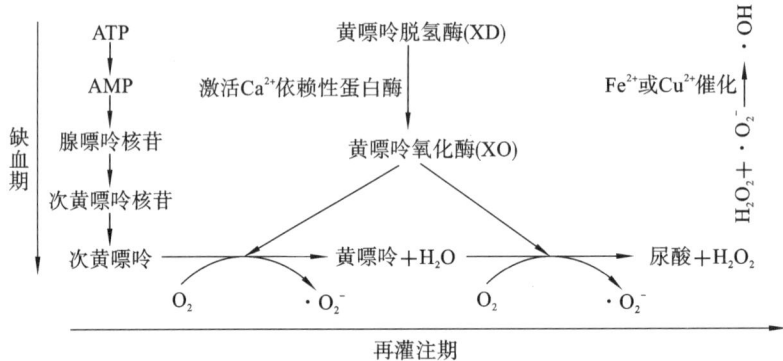

图 13-1 黄嘌呤氧化酶在氧自由基生成中的作用

2. 中性粒细胞呼吸爆发 组织缺血-再灌注时黄嘌呤氧化酶系统诱发的自由基增多,作用于细胞膜后会使细胞产生具有强趋化活性的白三烯、补体 C3 片段等。这些趋化因子进一步募集大量中性粒细胞并将其激活。激活的中性粒细胞在吞噬坏死细胞或碎片时耗氧量显著增加。其摄入的 O_2 绝大部分在细胞内 NADPH 氧化酶和 NADH 氧化酶催化下,接受电子形成氧自由基,杀灭病原微生物。但如果氧自由基生成过多,或机体清除自由基的酶系统活性不足,或抗氧化剂不足,过多的自由基就可损害组织细胞。这种在再灌注期间组织重新获得 O_2,并使得灌注区激活的中性粒细胞耗氧量显著增加,产生大量氧自由基的现象称为呼吸爆发(respiratory burst)或氧爆发。一般认为,缺血-再灌注损伤时黄嘌呤氧化酶源性自由基生成增加是原发性的,中性粒细胞源性自由基生成增加则是继发性的。

3. 线粒体膜损伤 线粒体是细胞内发生氧化磷酸化反应的主要场所。正常情况下,线粒体内仅有 $1\%\sim2\%$ 的 O_2 经单电子还原成 $\cdot O_2^-$。缺血缺氧时,细胞内氧分压降低,ATP 生成减少,Ca^{2+} 进入线粒体增多,引起线粒体氧化磷酸化功能障碍,细胞色素氧化酶系统功能失调,电子传递链受损,导致再灌注时进入细胞内的大量 O_2 经单电子还原而形成的氧自由基增多,经细胞色素氧化酶四价还原形成的水减少。此外,Ca^{2+} 进入线粒体后,一方面可影响线粒体内膜通透性转换孔的开闭,破坏线粒体膜电位并解偶联氧化磷酸化,另一方面还可使锰-超氧化物歧化酶减少,对自由基的清除能力减弱,两个方面因素使得自由基水平进一步升高。

4. 儿茶酚胺自氧化增加 缺血缺氧时,交感-肾上腺髓质系统兴奋,分泌大量的儿茶酚胺。儿茶酚胺在发挥其重要代偿调节作用的同时,在单胺氧化酶的作用下,自氧化生成 $\cdot O_2^-$。

5. 其他 缺血-再灌注期间,琥珀酸选择性聚集、诱导型一氧化氮合酶表达增强及机体清除自由基的能力下降,都可以导致自由基生成增加。

（四）自由基引起缺血-再灌注损伤的机制

自由基性质极为活泼,一旦生成,即可经其中间代谢产物连锁反应而不断形成新的自由基。自由基可与各种细胞成分(膜磷脂、蛋白质、核酸等)发生反应,造成细胞的结构损伤及功能代谢障碍(图 13-2)。

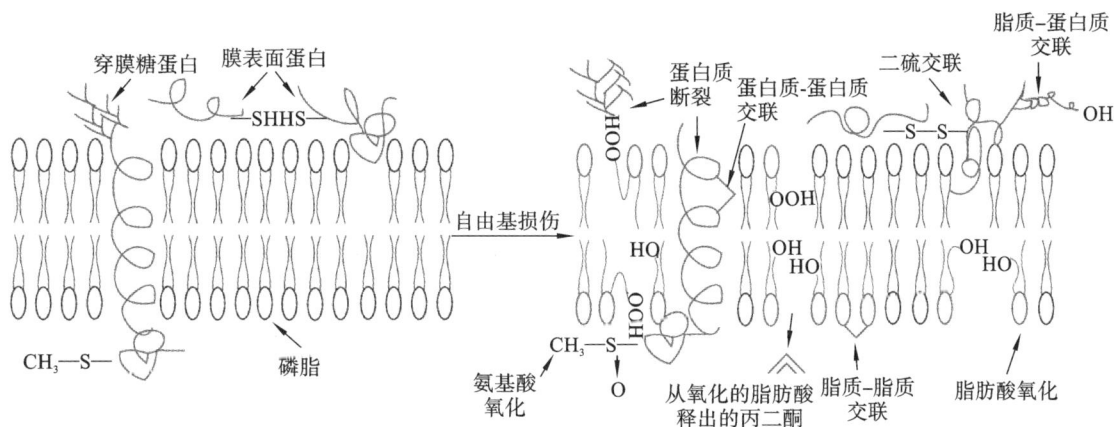

图 13-2 自由基对膜的损伤作用示意图

1. 生物膜脂质过氧化增强 生物膜(细胞膜、线粒体膜、溶酶体膜及内质网膜)脂质微环境的稳定是保证膜结构完整和膜蛋白功能正常的基本条件。缺血-再灌注时形成大量的自由基,尤其是 $\cdot OH$,与生物膜多价不饱和脂肪酸发生反应,形成脂性自由基和脂质过氧化物,导致膜受体、膜蛋白酶、离子通道和膜转运系统等的脂质微环境发生改变。具体表现如下。

(1)破坏膜的正常结构:脂质过氧化使膜不饱和脂肪酸减少,不饱和脂肪酸与蛋白质的比例失调,膜的液态性及流动性降低,通透性升高,细胞外 Ca^{2+} 内流增加。

(2)抑制膜蛋白的功能:脂质过氧化使膜脂质交联、聚合,从而间接抑制膜蛋白如钙泵、钠泵及 Na^+-Ca^{2+} 交换系统的功能,导致细胞肿胀、钙超载。另外,脂质过氧化抑制膜受体、G 蛋白与效应器的偶联,引发细胞信号转导障碍。

(3)促进自由基及其他生物活性物质的形成:生物膜脂质过氧化可导致膜磷脂分解,花生四烯酸代谢增强;在加强自由基产生及脂质过氧化的同时,形成多种生物活性物质如前列腺素、血栓素、白三烯等,进一步加重缺血-再灌注损伤。

(4)减少 ATP 生成:线粒体膜脂质过氧化导致线粒体功能障碍,ATP 生成减少。

2. 蛋白质功能抑制 在自由基作用下,细胞质蛋白、生物膜蛋白及某些酶蛋白可交联、聚合,直接损伤蛋白质的功能。例如,肌纤维蛋白受损可引起心肌收缩力减弱,肌质网钙转运蛋白受损可导致钙调节功能异常。丙二醛促进核酸、蛋白质及磷脂的交联,改变生物大分子的功能。

3. 核酸及染色体破坏　自由基对细胞的毒性作用主要表现为染色体畸变、核酸碱基改变或 DNA 断裂。这种作用 80% 为·OH 所致，·OH 易与脱氧核糖及碱基反应并改变其结构。

4. 其他　自由基可使 Ca^{2+} 内流增加，排出减少，导致细胞内钙超载，成为细胞死亡的原因。同时，细胞内钙超载及脂质过氧化通过诱导产生炎症介质，进一步加剧炎症反应。

总之，再灌注能促进自由基的生成，自由基又可进一步加重细胞损伤，两者相互影响，促进缺血-再灌注损伤的发生、发展。因此，自由基生成增多是缺血-再灌注损伤极为重要的发病机制。

三、细胞内钙超载

各种原因引起的细胞内 Ca^{2+} 含量异常增多并导致细胞结构损伤和功能代谢障碍的现象，称为钙超载。已有的研究显示，Ca^{2+} 大量进入细胞内并产生损伤作用多发生在再灌注后最初的 2 min 内，且细胞受损的程度往往与细胞内 Ca^{2+} 浓度升高的程度呈正相关。

（一）细胞内 Ca^{2+} 的稳态调控

生理条件下，细胞内 Ca^{2+} 主要储存在线粒体与肌质网内，胞质内 Ca^{2+} 浓度维持在很低的水平。细胞外 Ca^{2+} 浓度为 $10^{-3} \sim 10^{-2}$ mol/L，细胞内 Ca^{2+} 浓度为 $10^{-8} \sim 10^{-7}$ mol/L，细胞内 Ca^{2+} 44% 存在于线粒体和内质网，这种细胞内、外 Ca^{2+} 浓度梯度的维持主要依赖于以下几个方面：①细胞膜对 Ca^{2+} 的低通透性。②Ca^{2+} 与特殊配基形成可逆性复合物。③细胞膜钙泵逆电化学梯度将 Ca^{2+} 主动转运至细胞外。④通过肌质网和线粒体膜上的钙泵和 Na^+-Ca^{2+} 交换将胞质中 Ca^{2+} 储存至细胞器内。⑤通过细胞膜 Na^+-Ca^{2+} 交换，将胞质中 Ca^{2+} 转运到细胞外（图 13-3）。

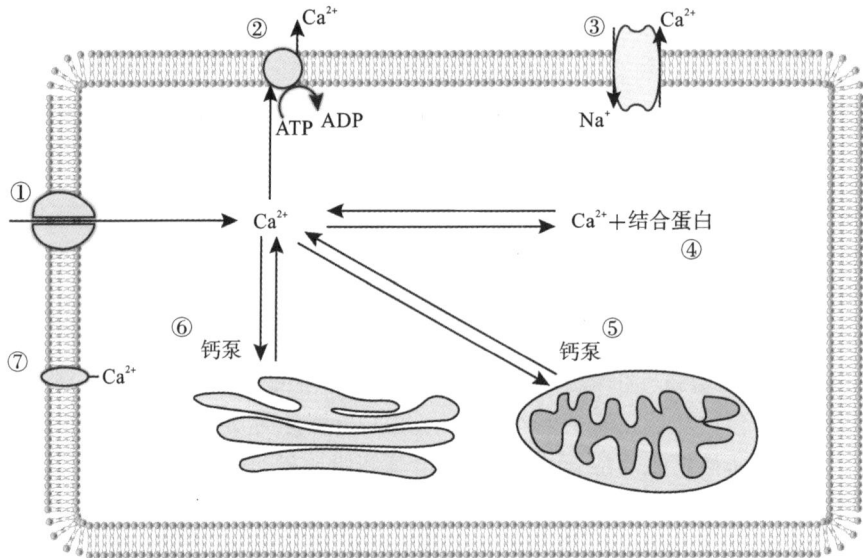

图 13-3　细胞内 Ca^{2+} 转运模式图

注：①电压依赖性钙通道；②细胞膜钙通道；③Na^+-Ca^{2+} 交换蛋白；④钙结合蛋白；⑤线粒体；⑥肌质网；⑦细胞膜结合钙。

（二）缺血-再灌注导致钙超载的机制

细胞内钙超载主要发生在再灌注期，且主要原因是钙内流增加。

1. Na^+-Ca^{2+} 交换蛋白的反向转运增强　Na^+-Ca^{2+} 交换蛋白是一种以 3∶1 的比例对细胞内外 Na^+、Ca^{2+} 进行双向转运的跨膜蛋白。生理状态下 Na^+-Ca^{2+} 交换蛋白在跨膜 Na^+、Ca^{2+} 梯度和膜电位驱动下以正向转运的方式将胞内 Ca^{2+} 转运至细胞外，参与细胞内钙稳态的调控。Na^+-Ca^{2+} 交换蛋白的反向转运增强是导致缺血-再灌注时钙超载的主要途径。

（1）细胞内高 Na^+ 直接激活 Na^+-Ca^{2+} 交换蛋白的反向转运：缺血时，ATP 生成减少，钠泵活性降低，细胞内 Na^+ 浓度升高。再灌注时缺血细胞重新获得氧及营养物质供应，细胞内高 Na^+ 迅速激活

Na^+-Ca^{2+} 交换蛋白,以反向转运的方式加速 Na^+ 外流、Ca^{2+} 内流,从而导致细胞内钙超载。抑制其反向转运可减轻钙超载和再灌注引起的细胞死亡。

(2) 细胞内高 H^+ 间接激活 Na^+-Ca^{2+} 交换蛋白的反向转运:H^+-Na^+ 交换蛋白主要感受细胞内 H^+ 浓度的变化,进而维持细胞内 pH 的稳定。缺血时组织无氧代谢增强,H^+ 生成增多(酸中毒),pH 降低。再灌注使组织间液 H^+ 浓度下降,但细胞内 H^+ 浓度仍然很高,细胞内、外形成跨膜 H^+ 浓度梯度,激活细胞膜上的 H^+-Na^+ 交换蛋白,促进细胞内 H^+ 排出,细胞外 Na^+ 内流。内流的 Na^+ 又激活 Na^+-Ca^{2+} 交换蛋白的反向转运,引起 Ca^{2+} 大量内流,加重细胞内钙超载。

(3) 蛋白激酶 C(PKC)间接激活 Na^+-Ca^{2+} 交换蛋白的反向转运:缺血-再灌注损伤时,内源性儿茶酚胺释放增加,作用于 α_1 肾上腺素能受体,激活 G 蛋白-磷脂酶 C(PLC)介导的细胞信号转导通路,促进磷脂酰肌醇(PIP$_2$)分解,生成三磷酸肌醇(IP$_3$)和二酰甘油(DG)。其中,IP$_3$ 促进肌质网释放 Ca^{2+};DG 经 PKC 通路激活 H^+-Na^+ 交换,进而促进 Na^+-Ca^{2+} 交换,共同使细胞内 Ca^{2+} 浓度增加。另外,儿茶酚胺作用于 β 肾上腺素能受体,激活腺苷酸环化酶,增加 L 型钙通道的开放,促进细胞外 Ca^{2+} 内流,加重细胞内钙超载。

2. 生物膜损伤 细胞膜和细胞内膜性结构是维持细胞内、外离子平衡的重要结构。生物膜损伤可使其通透性增强,细胞外 Ca^{2+} 顺浓度差进入细胞,或使细胞内 Ca^{2+} 分布异常。

(1) 细胞膜损伤:具体表现为以下三个方面。缺血缺氧可导致细胞膜受损、破裂;再灌注时生成的大量自由基引发细胞膜脂质过氧化反应,从而损伤细胞膜;细胞内 Ca^{2+} 增加激活磷脂酶,使膜磷脂分解,进一步增加细胞膜对 Ca^{2+} 的通透性。

(2) 肌质网膜损伤:自由基增加和膜磷脂分解增强可造成肌质网膜损伤,钙泵功能被抑制,使肌质网摄取 Ca^{2+} 减少,胞质 Ca^{2+} 浓度升高。

(3) 线粒体膜损伤:线粒体是细胞的"钙库"。正常时线粒体 Ca^{2+} 含量为胞质 Ca^{2+} 含量的 500 倍。缺血-再灌注时,自由基增加和膜磷脂分解增强可引起线粒体膜损伤,抑制氧化磷酸化,使 ATP 生成减少,细胞膜和肌质网膜钙泵能量供应不足,促进钙超载的发生。

(4) 溶酶体膜损伤:溶酶体内含有多种水解酶,一旦被释放就会处于激活状态。严重缺血时,溶酶体膜破裂,溶酶体内蛋白水解酶逸出造成细胞自溶。另外,溶酶体酶进入血液循环后可破坏多种组织,造成广泛的细胞损伤。

(三) 钙超载导致缺血-再灌注损伤的机制

细胞内钙超载既是缺血-再灌注的结果,又是缺血-再灌注损伤的原因,两者互为因果,恶性循环,不断加重再灌注区的损伤。目前,已知的钙超载引发缺血-再灌注损伤的机制可归纳为以下几个方面。

1. 破坏细胞(细胞器)膜 细胞内钙超载可激活多种磷脂酶,促进磷脂酶的分解,使细胞膜及细胞器膜均受到损伤。此外,膜磷脂的降解产物花生四烯酸、溶血磷脂等增多,也进一步加重细胞的结构损伤及功能紊乱。

2. 线粒体功能障碍 细胞内钙超载可刺激线粒体和肌质网的钙泵摄取钙,消耗大量 ATP;另外,线粒体内的 Ca^{2+} 与含磷酸根的化合物反应形成磷酸钙,干扰线粒体氧化磷酸化,使能量代谢发生障碍,ATP 生成减少。

3. 蛋白酶激活 钙超载激活蛋白酶,促进细胞膜和结构蛋白的分解,激活核酶,引起染色体损伤。

4. 促进自由基形成 细胞内钙超载可增强钙依赖性蛋白酶活性,从而使黄嘌呤脱氢酶转变为黄嘌呤氧化酶,自由基增多。

5. 加重酸中毒 细胞内 Ca^{2+} 浓度升高可激活某些 ATP 酶,导致细胞内高能磷酸盐水解,释放出大量的 H^+,加重细胞内酸中毒。

四、白细胞的作用

缺血-再灌注损伤往往伴随着炎症反应的发生,主要表现为白细胞尤其是中性粒细胞聚集并穿过微血管壁,浸润周围组织,同时伴有微血管功能紊乱及局部组织中液体和蛋白质集聚。

（一）缺血-再灌注时白细胞增多的机制

1. 黏附分子生成增多 黏附分子（adhesion molecule）是由细胞合成并可促进细胞间、细胞与细胞外基质之间黏附的一大类分子的总称,如整合素、选择素、细胞间黏附分子、血管细胞黏附分子等,在维持细胞结构完整和细胞信号转导中起重要作用。生理情况下,微血管内皮细胞仅表达少量黏附分子,故血管内皮细胞和血液中流动的中性粒细胞互相排斥,这是保证微循环灌流的重要条件。缺血-再灌注时中性粒细胞与血管内皮细胞的多种黏附分子表达增强,引起中性粒细胞与内皮细胞的广泛黏附与聚集。

2. 趋化因子生成增多 组织缺血使细胞膜磷脂降解,花生四烯酸代谢产物（如白三烯、血小板活化因子、补体和激肽等）增多,具有很强的趋化活性,能吸引大量的白细胞浸润缺血组织或黏附于血管内皮细胞。白细胞与血管内皮细胞黏附后进一步被激活,释放具有趋化作用的炎症介质,使微循环中的白细胞进一步增多。

（二）白细胞介导缺血-再灌注损伤的机制

1. 微血管损伤 缺血-再灌注时,激活的中性粒细胞与血管内皮细胞之间的相互作用,是造成微血管损伤的决定性因素。

（1）微循环血液流变学的改变:白细胞体积大而僵硬,变形能力差。缺血-再灌注时,白细胞在黏附分子参与下容易黏附在血管内皮细胞上,且不易分离,易于嵌顿、堵塞微循环血流,加上组织水肿、内皮损伤和微血栓形成,极易引起无复流现象,加重组织损伤。所谓的无复流现象（no-reflow phenomenon）,指组织缺血后恢复血液灌注,部分或全部缺血组织因微血管内血液流变学改变,依然得不到充分血流灌注的现象。无复流现象常见于心肌、脑、肾、骨骼肌缺血后再灌注时,是导致再灌注治疗失败的主要原因。中性粒细胞激活及致炎细胞因子的释放是引起无复流现象的病理生理基础。

（2）微血管口径的改变:缺血-再灌注时,缩血管物质与扩血管物质比例失衡、微血栓形成等,共同促使血管管径狭窄,血流灌注量减少。具体机制如下:①缩血管物质增多:激活的中性粒细胞和血管内皮细胞可释放大量缩血管物质,如内皮素、血栓素 A_2（TXA_2）、血管紧张素 Ⅱ 等,使微血管收缩,口径缩小。②扩血管物质减少:血管内皮细胞受损,一氧化氮、前列环素（PGI_2）等扩血管物质的合成与释放减少,导致微血管舒张功能障碍,微血管口径变小。③微血栓形成:一方面,血管内皮细胞受损致 PGI_2 减少;另一方面,儿茶酚胺等因素可刺激血小板,使 TXA_2 合成增多,从而促使血栓形成和血管堵塞。

（3）微血管通透性增高:微血管通透性增高既能引发组织水肿、血液浓缩,促进组织无复流现象的发生,也有利于中性粒细胞从血管腔内游离出并直接释放细胞因子到组织内细胞间隙,造成组织细胞损伤。

2. 细胞损伤 激活的白细胞尤其是中性粒细胞可释放以下物质,加重细胞损伤:①白细胞呼吸爆发产生大量的氧自由基,损伤内皮细胞,增加血管壁通透性,形成组织水肿与血管壁通透性增高的恶性循环。②白细胞活化后释放大量的颗粒成分,包括酶性成分（弹性蛋白酶、胶原酶和明胶酶等）和非酶性成分（次氯酸和氯胺等）。前者降解细胞外基质,攻击相邻细胞,降解各种类型的胶原,加重组织细胞损伤;后者与酶性成分联合作用,增强白细胞的破坏作用。③产生各种促炎细胞因子。

第三节 缺血-再灌注损伤时机体功能代谢变化

缺血-再灌注损伤表现为再灌注组织器官的代谢紊乱、功能障碍及结构损伤等变化。损伤的程度因缺血时间、缺血程度、再灌注时的条件及组织器官的不同而异,患者可表现为短暂再灌注性心律失常甚至致死性多器官功能障碍综合征（MODS）。高胆固醇血症、高血压或糖尿病等危险因素可增强微血管对缺血-再灌注损伤的易感性。研究发现,机体内几乎所有器官组织如心、脑、肾、肝、肺、胃肠、肢体及皮肤等都可以发生缺血-再灌注损伤,其中对心脏的再灌注损伤研究最多。

一、心肌缺血-再灌注损伤的变化

心肌的缺血-再灌注损伤最为常见,其功能、代谢和结构均发生明显变化。实验表明,家兔心肌缺血 40 min 是敏感时间点,40 min 以内再灌注者为可逆性损伤,之后则多为不可逆性损伤。

(一)心功能变化

1. 心肌舒缩功能降低 表现为心排血量降低。随缺血时间的延长,静止张力(指心肌在静息状态下受前负荷作用而被拉长时产生的张力)逐渐升高,发展张力(心肌收缩时产生的主动张力)逐步下降。再灌注时上述变化更加明显,表现为心室舒张末期压力进一步增大,心室收缩峰压和心室内压最大变化速度进一步降低。

心肌舒缩功能降低最典型的表现就是心肌顿抑。心肌顿抑(myocardial stunning)是指心肌短时间缺血后不发生坏死,但引起的结构、代谢和收缩功能改变在再灌注后延迟恢复的现象。其特征为收缩功能障碍在再灌注后数小时、数天或数周才能恢复。心肌顿抑的发生机制与高能磷酸化合物合成能力丧失、冠状动脉末梢微血管痉挛或栓塞、交感神经反应性受损、氧自由基产生、白细胞激活、磷酸酶活性降低、钙稳态失调等有关。其中,氧自由基的产生和钙超载被公认为心肌顿抑发生的关键原因。

2. 缺血-再灌注性心律失常 发生率较高,以室性心律失常居多,如室速、室颤等。发生的基本条件是再灌注区存在功能可恢复的心肌细胞,这样的细胞越多,心律失常的发生率越高。另外,缺血-再灌注性心律失常也与缺血时间的长短、缺血心肌的数量、缺血程度及再灌注恢复的速度有关,缺血心肌数量越多、缺血程度越重、再灌注速度越快,心律失常的发生率就越高。缺血-再灌注性心律失常的发生机制可能与下列因素有关。

(1)再灌注心肌之间电生理特性不均:缺血心肌与正常心肌以及不同缺血心肌间电生理特性的差异导致心肌细胞传导性和不应期的不均,为折返激动提供了电生理基础。再灌注心肌之间动作电位时程的不均增强了心肌兴奋折返,可能是导致心律失常的主要原因。

(2)自由基增多和钙超载造成静息膜电位负值变小,电位震荡,易引起早期后除极和延迟后除极。此外,再灌注时 Na^+-Ca^{2+} 交换蛋白的反向转运被激活,细胞一过性钙内流增加,在心肌动作电位后形成短暂除极,即延迟后除极,造成传导减慢,触发多种心律失常。

(3)再灌注时被冲出的儿茶酚胺刺激 α 受体,提高了心肌细胞的自律性。

(4)纤颤阈值降低:再灌注可使纤颤阈值降低,易导致严重的心律失常。

(二)心肌能量代谢的变化

心脏是一个耗氧量巨大且对缺氧特别敏感的器官。一旦缺血缺氧,心肌细胞会迅速从有氧代谢转变为无氧代谢,而无氧代谢产生 ATP 的能力只有有氧代谢的 1/18。若缺血损伤较轻,心肌获得氧和代谢底物供应后,心肌高能磷酸化合物含量可较快恢复正常。若缺血损伤重,再灌注后心肌高能磷酸化合物含量不仅不回升,反而可能进一步降低。这是因为再灌注时自由基和钙超载等对线粒体的损伤使心肌能量合成减少;加之再灌注血流的冲洗,核苷类物质含量下降,导致合成高能磷酸化合物的底物不足。

(三)心肌结构的变化

再灌注损伤时,心肌的结构变化与单纯缺血心肌的变化性质基本相同,但前者程度更为严重。基底膜部分缺失,质膜破坏,损伤迅速扩展到整个细胞使肌原纤维结构被破坏,线粒体受损,表明再灌注引起了快速的结构破坏过程,既破坏膜磷脂,也破坏蛋白质大分子及肌原纤维。另外,再灌注还可造成心肌不可逆性损伤,导致心肌出血、坏死。

心肌缺血性损伤和再灌注损伤的表现存在多个方面的差异(表 13-1)。

表 13-1　心肌缺血性损伤和再灌注损伤的主要表现

项目	缺血性损伤	再灌注损伤
发病环节	缺血、缺氧	再灌注
微小血管	早期无堵塞现象	微小血管堵塞,出现无复流现象
心肌功能	进行性下降	心肌顿抑
心律失常	多缓慢发生,较少为室颤 α受体阻滞剂有效	多突然发生,很快转化为室颤,β受体阻滞剂有效
心电图	ST 段抬高,R 波增高	ST 段不抬高,R 波降低,出现病理性 U 波

二、脑缺血-再灌注损伤的变化

脑组织主要依靠葡萄糖有氧氧化提供能量,是机体对缺氧最敏感的器官。脑缺血时生物电发生改变,出现病理性慢波,再灌注时慢波持续并加重。中枢神经系统的缺血-再灌注损伤,可发生于卒中、头部创伤、颈动脉内膜剥脱术、动脉瘤修补及低温循环终止后。特点为血脑屏障被破坏,白细胞游走至脑组织周围,释放蛋白酶、自由基等,导致脑组织不可逆性损伤,临床上表现为感觉、运动或意识严重障碍,甚至死亡。

(一)脑能量代谢的变化

缺血时细胞内 ATP、磷酸肌酸、葡萄糖及糖原等在短时间内严重减少,乳酸显著增加。脑是一个富含磷脂的器官,再灌注后本已升高的 cAMP 水平继续增加,进一步激活磷脂酶,使膜结构中磷脂降解,游离脂肪酸生成增多,以花生四烯酸和硬脂酸为著。另外,再灌注生成的大量自由基不仅可直接同膜中不饱和脂肪酸发生反应,也可同游离脂肪酸发生反应,生成大量的脂质过氧化物,提示再灌注时脑发生了较强的脂质过氧化反应。

(二)脑氨基酸代谢的变化

兴奋性氨基酸(EAA)包括谷氨酸、天冬氨酸等。生理状态下,EAA 参与了中枢神经系统的突触传递、发育过程中突触间的联系以及脑内信息储存和记忆的形成。大量 EAA 的爆发性释放使其受体被过度激活,导致突触后神经元过度兴奋和坏死,这就是所谓的兴奋毒性。脑缺血-再灌注时,谷氨酸爆发性释放。谷氨酸在脑内含量最高,约占游离氨基酸的 40%,主要由神经胶质细胞合成。再灌注时神经元内钙超载和 ATP 减少,导致谷氨酸大量释放,再摄取减少。过量的谷氨酸作用于树突受体,通过渗透性损伤和钙依赖性损伤引起神经元死亡。

(三)脑组织形态学的变化

脑组织形态学最明显的变化为脑水肿和脑细胞坏死。其发生主要是由于大量脂质过氧化物在脑组织中生成,使脑细胞膜结构被破坏和钠泵功能障碍。兴奋性氨基酸、自由基的产生及钙超载是缺血-再灌注所致脑损伤的共同机制。"神经-血管单位"新概念的提出为脑缺血-再灌注损伤及适应机制的研究开拓了新的领域。

另外,在亚细胞结构方面,线粒体及内质网应激是细胞损伤的重要靶点。近几年的研究证实,缺血缺氧及再灌注除可导致神经元坏死、凋亡外,还可引起细胞胀亡(即以细胞肿胀、体积增大、脂质空泡化、内质网扩张、线粒体肿胀、嵴破坏及消失为主要特点的死亡方式)。

三、其他器官缺血-再灌注损伤的变化

(一)肺缺血-再灌注损伤的变化

肺缺血-再灌注损伤可发生在心肺转流、肺梗死和肺移植术后。主要临床表现如下:肺动脉高压、

肺出血、肺水肿和急性呼吸功能衰竭。在缺血-再灌注期间,光镜下可见,肺不张伴不同程度肺气肿,肺间质水肿,炎症细胞浸润,肺泡内较多红细胞浸润渗出。电镜下可见,毛细血管内皮细胞肿胀,胞核固缩;Ⅰ型肺泡上皮细胞内吞饮小泡减少;Ⅱ型肺泡上皮细胞表面微绒毛减少,线粒体肿胀,板层小体稀少,空泡增多;肺泡间隔及毛细血管内有炎症细胞浸润,以中性粒细胞为主。

（二）肾缺血-再灌注损伤的变化

肾缺血-再灌注损伤常见于肾移植、休克治疗及体外震波碎石后。主要临床表现为血清肌酐水平明显增高,肾功能严重受损。与单纯缺血相比,再灌注时肾组织损伤更加明显,线粒体高度肿胀、变形、嵴减少、排列紊乱,甚至崩解、空泡形成等。再灌注可激活肿瘤坏死因子,后者与其受体结合后激活 NF-κB,上调肿瘤坏死因子和其他致炎细胞因子,形成炎症反应的正反馈。由于肿瘤坏死因子能诱导肾细胞凋亡,引发肾小球纤维蛋白沉积、炎症细胞浸润和血管收缩,导致肾小球滤过率降低。

（三）肝缺血-再灌注损伤的变化

肝缺血-再灌注损伤常见于肝移植和阻断血管的肝脏切除术后,临床表现为高胆红素血症、凝血功能障碍、转氨酶(谷丙转氨酶、谷草转氨酶及乳酸脱氢酶)升高和肝功能不全等。缺血-再灌注时肝组织损伤较单纯缺血时更显著,肝血管内皮细胞、Kupffer 细胞和中性粒细胞等均可产生大量氧自由基、趋化因子、细胞因子及细胞间黏附分子。光镜下可见肝细胞肿胀、脂肪变性、空泡变性及点状坏死。电镜下可见线粒体高度肿胀变形、嵴减少、排列紊乱甚至崩解,内质网明显扩张,毛细血管内微绒毛稀少等。

（四）肠缺血-再灌注损伤的变化

肠套叠、血管外科手术后和失液性休克复苏后,机体可出现肠缺血-再灌注损伤,其特征为肠黏膜损伤和屏障功能障碍。病理变化显示上皮与绒毛广泛分离,上皮坏死,大量中性粒细胞浸润,肠黏膜固有层破损、出血及溃疡形成。除影响肠道运动和吸收外,还可导致细菌移位和全身炎症反应综合征的发生。

（五）多器官功能障碍综合征

缺血-再灌注损伤最严重的后果是发生远隔器官损伤,包括多器官功能障碍综合征（MODS）。MODS 是危重患者死亡的最重要原因,可以是肠道、肝和骨骼肌缺血-再灌注损伤的后果,也可以是主动脉闭塞-再灌注和循环性休克后复苏的后果。肺是 MODS 中最常受损的器官。发生在缺血 24～72 h 的急性呼吸功能不全,为 MODS 的前期表现。肺损伤可迅速进展为呼吸衰竭和急性呼吸窘迫综合征。呼吸衰竭发生后,患者随即出现肝、肾、胃肠道、心肌和中枢神经系统功能紊乱。除微血管通透性增加外,MODS 还表现为凝血及免疫功能障碍,导致血栓形成、DIC 和免疫耐受。

第四节 缺血-再灌注损伤防治的病理生理基础

根据缺血-再灌注损伤的发生机制、特点和规律,采取各种有效措施,既能保证尽早恢复缺血组织的血液供应,又能避免或减轻缺血-再灌注损伤的发生,这是防治缺血-再灌注损伤的总体原则。

一、消除缺血原因,尽早恢复血流

缺血是再灌注损伤的前提,缺血时间和程度是决定再灌注损伤发生的关键因素。缺血时间越长,再灌注损伤越容易发生。因此,应找到并有效清除造成缺血的原因,尽可能在最短时间内恢复组织器官的血液供应,减轻缺血性损伤,避免不可逆性缺血损伤和再灌注损伤的发生。另外,不同组织器官耐受缺血缺氧的时间也不同。例如,脑为 30 min 左右,心脏为 1 h 左右,为避免和减轻再灌注损伤,尽可能在此阈值内恢复血流灌注。

二、控制再灌注条件

采用适当低压、低流、低温、低 pH、低钙、低钠和高钾的液体灌注,可减轻再灌注损伤。低压、低流灌注可避免原缺血组织中氧和液体急剧增多而产生大量自由基及由此引起的组织水肿,同时也可减轻流体切应力造成的机械损伤。适当低温灌注有助于降低缺血组织代谢率,减少耗氧量和代谢产物的堆积。低 pH 灌注可减轻细胞内液碱化,抑制磷脂酶和蛋白酶对细胞成分的分解,降低 Na^+-Ca^{2+} 交换蛋白的过度激活。低钙灌注可减轻钙超载所致的细胞损伤。低钠灌注有助于减轻细胞肿胀。适当高钾灌注可以增加 Na^+-K^+-ATP 酶活性,维持细胞内低钠、高钾的离子环境,降低心肌细胞兴奋性,从而保护心肌细胞。

三、清除自由基与减轻钙超载

氧化应激和自由基损伤是缺血-再灌注损伤的主要机制,活性氧和自由基主要产生于再灌注的早期。因此,一般在再灌注前或即刻给予自由基清除剂或抗氧化剂(如超氧化物歧化酶、过氧化氢酶、谷胱甘肽过氧化物酶、铜蓝蛋白、维生素 A、维生素 E、维生素 C 等),以减少自由基的产生,同时保护细胞免受毒性自由基和活性氧的损伤。另外,甘露醇通过清除·OH 减轻血管内皮细胞肿胀、降低血液黏滞度,有助于克服无复流现象。一些中药制剂如丹参、葛根素等也可以通过降低体内自由基水平,发挥对缺血-再灌注损伤的防治作用。

酌情选用维拉帕米、地尔硫䓬和硝苯地平等钙通道阻滞剂,H^+-Na^+ 交换阻断剂,Na^+-Ca^{2+} 交换阻断剂等,可阻断细胞外钙离子内流,减轻缺血-再灌注时细胞内钙超载,维持细胞内的钙稳态,减少再灌注性心律失常。

四、改善缺血组织的能量代谢

能量代谢障碍是组织发生缺血-再灌注损伤的基础之一。补充缺血组织能量,促进其能量生成对缺血组织有保护作用。补充糖酵解底物(如葡萄糖、磷酸己糖、磷酸肌酸、L-谷氨酸等),应用外源性ATP、氢醌、细胞色素等,可以促进细胞能量生成,是治疗再灌注损伤的主要方法。

五、细胞保护剂及拮抗剂的使用

细胞保护剂不改变组织器官的血流量,而是直接增强组织、细胞对内、外环境紊乱的耐受力,发挥细胞保护作用。许多内、外源性细胞保护剂应用于缺血-再灌注损伤,收到了良好的效果。牛磺酸、金属硫蛋白等具有抗脂质过氧化、调节 Ca^{2+} 及保护溶酶体膜的作用。

另外,全身炎症反应失控是引起细胞损伤尤其是 MODS 的重要机制,因此,抑制白细胞激活和炎症介质的释放,可显著减轻缺血-再灌注损伤。如非甾体抗炎药、脂氧化酶和环氧化酶抑制剂、前列环素及抑制中性粒细胞黏附的单克隆抗体均有改善微循环障碍、减轻缺血-再灌注损伤的作用。

六、缺血预适应和后适应的应用

(一)缺血预适应的应用

缺血预适应(ischemic preconditioning,IPC)指组织器官在反复、多次的短暂缺血后,会明显增强对随后更长时间缺血-再灌注损伤抵抗力的现象,是机体应对缺血-再灌注损伤最有效的一种内源性保护机制。

缺血预适应的保护作用具有如下特点:①有限记忆性:两次缺血之间的时间间隔为 5~10 min 时具有保护作用,间隔时间过长将丧失记忆性。②保护作用呈双峰分布:初始阶段从数分钟开始,维持1~3 h;延迟阶段可持续数天或更长时间。③非特异性:短暂缺血或模拟缺血的其他处理及药物等,均可诱导保护作用。④普遍性:缺血预适应普遍存在于不同种属和不同器官,因而其应用范围广泛,受到较多学者的关注。不过值得注意的是,尽管缺血预适应的保护作用具有种属非特异性,但达到保护作用的阈值却具有种属特异性。

缺血预适应的保护机制如下:①蛋白激酶C(PKC)被激活,通过调节多种蛋白质的磷酸化参与缺血预适应的早期保护作用;还可激活转录因子启动基因转录和蛋白质合成,参与缺血预适应的延迟保护效应。②磷脂酰肌醇-3-激酶(PI3K)/Akt信号通路被激活,通过抑制细胞凋亡而发挥保护作用。③内源性腺苷释放增多,增强心肌对缺血的耐受性,使抗凋亡基因表达上调,可防止缺氧诱导的细胞死亡。

（二）缺血后适应的应用

缺血后适应指在缺血后全面恢复灌注前短暂多次预再灌、停灌注处理进而减轻缺血-再灌注损伤的现象。一般在再灌注前实施30 s预再灌、30 s停灌注共3个循环的缺血后处理。缺血后适应的操作方法与缺血预适应完全不同,但效果基本一致,且缺血后适应的临床可操控性强,因而具有良好的临床应用价值。

缺血后适应具有非特异性和器官普遍性的特点,其激活机体内部抗损伤反应的机制可能包括:①PI3K/Akt信号通路被激活,发挥细胞保护作用。②丝裂原活化蛋白激酶(MAPK)信号通路被激活,抑制再灌注所致细胞凋亡。③通过血管壁的机械信号转导而促进局部缺血组织血流的回复,并通过压力感受器调节机体器官间的血液重新分布。

案例分析

学习小结

患者,男,48岁。因"胸痛伴大汗1 h"入院。入院后心电图提示急性下壁心肌梗死。查体:血压100/75 mmHg,HR 57次/分,心律齐,意识淡漠,心肺听诊未闻及显著异常。既往有高血压病史10余年。予以急诊冠脉造影并行支架植入术,开通罪犯血管后心电监护提示室速、室颤,血压80/50 mmHg。立即给予除颤,同时给予胺碘酮静脉泵入,心电监护显示逐渐转复为窦性心律,血压恢复正常。请问患者再灌注后为何会出现严重的恶性心律失常?

复习思考题

1. 什么是缺血-再灌注损伤?
2. 缺血-再灌注损伤的发生机制有哪些?
3. 分别简述自由基、钙超载及白细胞在缺血-再灌注损伤中的作用。
4. 试述缺血-再灌注损伤时微血管口径改变的机制。
5. 缺血-再灌注性心律失常的发生机制有哪些?
6. 缺血预适应与缺血后适应有哪些异同点?

（王中群）

第十四章　心功能不全

学习目标

1. **掌握**　心功能不全、心力衰竭的概念,心力衰竭的发生机制。
2. **熟悉**　心功能不全的病因、诱因,心功能不全发病过程中机体的代偿反应和损伤,心力衰竭的临床表现及病理生理基础。
3. **了解**　心力衰竭的分类,心功能不全防治的病理生理基础。

心脏的泵功能包括舒张期充盈和收缩期射血两个方面,其泵血量可随机体代谢率的升高而增加,以适应机体不同水平的代谢需求,称为心力储备(cardiac reserve)。在各种致病因素作用下,心脏的舒缩功能发生障碍,泵血功能降低,使心排血量(cardiac output)绝对或相对减少,以至于不能满足组织代谢需求的病理生理过程或临床综合征称为心力衰竭(heart failure)。目前心力衰竭的定义仍然局限于临床症状出现的阶段,实际上患者在此之前已经有心脏结构和(或)功能性异常,只不过通过机体的代偿处于无症状的状态。

心功能不全(cardiac insufficiency)包括心脏泵血功能受损后从完全代偿直至失代偿的全过程,而心力衰竭则是指心功能不全的失代偿阶段,两者在本质上是相同的,在临床实践中二者往往通用。随着对心血管疾病诊疗水平的提高和人口平均寿命的延长,心力衰竭的发病率逐年升高,已成为目前全球高罹患率和高死亡率的主要临床综合征,心力衰竭的防治也成为关系人口健康的重要公共卫生问题。

第一节　心功能不全的病因与诱因

心室前负荷(preload)、心室后负荷、心肌收缩性和心率(heart rate)是影响心排血量的基本因素,影响它们的各种因素都可能成为心功能不全的病因或诱因。

一、心功能不全的病因

凡是影响心室充盈或射血的任何结构性或功能性病变,均可导致心功能不全。心功能不全是多种心血管疾病发展到终末阶段的共同结果,其病因可归纳为心肌损伤、心脏负荷过度、心室充盈障碍等几种类型(表14-1)。

表 14-1　心功能不全的常见病因

种类		常见疾病
心肌损伤	结构性	心肌梗死、心肌炎、心肌病、心肌中毒等
	代谢性	心肌缺血、严重贫血、维生素 B_1 缺乏、糖尿病心肌损伤等
负荷过度	压力负荷	高血压、肺动脉高压、动脉流出道狭窄等
	容量负荷	动脉瓣/房室瓣关闭不全、左-右分流、严重贫血、甲状腺功能亢进、动-静脉瘘等
心室充盈障碍		房室瓣狭窄、心包积液/填塞、缩窄性心包炎等

（一）心肌损伤

各种原发性和继发性心肌结构或代谢性损伤引起的心肌收缩和（或）舒张功能障碍是心功能不全的主要原因。常见病因包括心肌梗死、心肌炎、心肌病等，可直接造成心肌细胞的变性、坏死，使心肌的收缩功能严重受损；冠状动脉粥样硬化导致心肌缺血，严重贫血使心肌缺氧，维生素 B_1 缺乏和糖尿病可引起心肌代谢改变和结构破坏，阿霉素等药物和酒精亦可以损害心肌的代谢和结构，影响心肌的收缩和舒张功能。此外，心室肥厚、心肌纤维化和限制型心肌病等使心肌的顺应性减退，引起心室舒张功能障碍。

（二）心室负荷过度

心室负荷过度可使心肌发生适应性改变，以承受增高的工作负荷，维持相对正常的泵血功能。但长期负荷过度，超过心肌的代偿能力时，会导致心肌的舒张和收缩功能降低。

1. 压力负荷过度　压力负荷（pressure load）是指心室射血时所要克服的阻力，又称后负荷。高血压是左心室后负荷过度的最常见病因。此外，主动脉缩窄和主动脉瓣狭窄等也可加重左心室后负荷。肺动脉高压和肺动脉瓣狭窄则加重右心室后负荷。慢性阻塞性肺疾病时肺循环阻力增加，久之因右心室后负荷过重引起肺源性心脏病。

2. 容量负荷过度　容量负荷（volume load）是指心脏收缩前所承受的负荷，相当于心室舒张末期容量或压力，又称前负荷。二尖瓣或主动脉瓣关闭不全引起心室充盈量增加，导致左心室前负荷过度；房（室）间隔缺损时左向右分流、三尖瓣或肺动脉瓣关闭不全均可导致右心室前负荷过度。严重贫血、甲状腺功能亢进、动-静脉瘘及维生素 B_1 缺乏时，左、右心室容量负荷都增加。

（三）心室充盈障碍

二尖瓣狭窄导致左心室充盈量减少，三尖瓣狭窄导致右心室充盈量减少。心包炎时，虽然心肌本身的损伤不明显，但急性心包炎时可因心包腔内大量炎性渗出而限制心室充盈；慢性缩窄性心包炎时，大量的瘢痕粘连和钙化使心包伸缩性降低，心室充盈量减少，均造成心排血量降低。

值得注意的是，随着人类疾病谱的变化，引起心功能不全的主要病因也发生了改变。在发达国家，冠心病是引起心功能不全的第一位病因，占比为 $50\%\sim70\%$。我国在20世纪80年代前，风湿性心脏病是引起心功能不全的第一位病因，而目前冠心病和高血压已成为引起心功能不全的主要病因。

二、心功能不全的诱因

凡是能增加心脏负荷，使心肌耗氧量增加和（或）供血、供氧减少的因素皆可能成为心功能不全的诱因。表14-2列举了心功能不全的常见诱因。

表 14-2　心功能不全的常见诱因

种类	诱发心功能不全的机制
感染	发热/应激增加心肌及全身耗氧量、加重心脏负荷，病原体毒素对心肌的直接抑制作用
心律失常	增加心肌耗氧量而减少心肌供血，心脏各部位舒缩协调紊乱
水、电解质代谢和酸碱平衡紊乱	增加容量负荷，干扰心肌离子转运及兴奋-收缩耦联
妊娠与分娩	容量负荷加大，疼痛等应激加重后负荷、增加心肌及全身耗氧量

（一）感染

感染，尤其是呼吸道感染，是心功能不全常见的诱因之一。除致病微生物及其产物可以直接损伤心肌外，感染引起的发热可导致交感神经兴奋，增加心率和心肌耗氧量。如果患者合并呼吸道病变，如支气管痉挛、黏膜充血和水肿等，可使肺循环阻力增加，加重右心室负荷。

（二）心律失常

心律失常尤其是快速型心律失常,如室上性心动过速、伴有快速心室律的心房颤动和心房扑动等可诱发心功能不全。心率增快可增加心肌耗氧量,同时使舒张期缩短,既减少冠状动脉供血,又导致心室充盈不足。此外,快速型心律失常引起的心房、心室收缩不协调,也可导致心排血量下降。缓慢型心律失常,如高度房室传导阻滞等,当每搏输出量的增加不能弥补心率降低造成的心排血量降低时可诱发心功能不全。

（三）水、电解质代谢和酸碱平衡紊乱

过多或过快输液可加重心脏前负荷而诱发心功能不全,对于原有心功能损伤者及老年患者应特别注意。电解质代谢紊乱,特别是钾离子可通过干扰心肌兴奋性、传导性和自律性引起心律失常。酸中毒主要通过干扰心肌钙离子转运及其与肌钙蛋白的结合而抑制心肌的收缩性。

（四）妊娠与分娩

妊娠期血容量增加,临产期血容量可比妊娠前增加20％以上,且血浆容量的增加超过红细胞数量的增加,因此易出现稀释性贫血及心脏负荷加重。分娩时疼痛、精神紧张,使交感-肾上腺髓质系统兴奋,除增加心率外,还引起外周小血管收缩,加重心脏后负荷。

由于心功能不全多呈慢性过程,需要长期治疗,患者或医师的原因引起的治疗不当也是诱发心功能不全的重要原因。例如,使用某些可抑制心肌收缩力的药物如钙通道阻滞剂和抗心律失常药,使用可促进水钠潴留的非甾体抗炎药,使用洋地黄剂量过大而致中毒等。此外,劳累、气温变化、情绪波动、外伤与手术等均可诱发心功能不全,认识和防止这些诱因有助于减缓或阻止心功能的恶化。

第二节　心力衰竭的分类

按照心肌受损的部位、发生速度、病变程度和舒缩特性,心力衰竭有多种分类方法。

一、按心力衰竭的发生部位分类

1. 左心衰竭（left heart failure）　由左心室舒张期充盈和（或）收缩期射血功能障碍所致,临床上以心排血量减少和肺循环淤血、肺水肿为特征。成年患者中以左心衰竭常见,可见于冠心病、高血压、主动脉（瓣）狭窄及关闭不全等患者。

2. 右心衰竭（right heart failure）　由右心室负荷过度,不能将体循环回流的血液充分输送至肺循环所致,临床上以体循环淤血、静脉压升高,下肢甚至全身性水肿为特征。常见于肺部疾病引起肺微循环阻力增加（如缺氧引起肺小血管收缩和慢性阻塞性肺疾病）患者;也可见于肺大血管阻力增加（如肺动脉狭窄、肺动脉高压及某些先天性心脏病（如法洛四联症和房室间隔缺损））患者。

3. 全心衰竭　左、右心室同时或先后发生衰竭,称为全心衰竭。由于长期左心衰竭导致肺循环阻力增加,久之合并右心衰竭,在临床上较为常见;也可见于病变同时侵犯左、右心室（如心肌炎、心肌病等）患者。

二、按心肌收缩与舒张功能障碍分类

1. 收缩性心力衰竭（systolic heart failure）　因心肌收缩性降低或心室后负荷过重而致泵血量减少而引起的心力衰竭,常见于冠心病和心肌病等患者,特点是射血分数降低。

2. 舒张性心力衰竭（diastolic heart failure）　在心肌收缩功能相对正常的情况下,因心肌舒张功能异常和（或）室壁僵硬度增加而造成心室充盈量减少,需提高心室充盈压才能达到正常的心排血量,常见于高血压伴左心室肥厚和肥厚型心肌病等患者,特点是射血分数正常。

在心功能不全的早期,受损心脏可能以单纯的收缩或舒张功能减退为主;随着心脏损伤发展到一定阶段,心肌收缩和舒张功能障碍常同时存在。例如,在高血压性心脏病早期,由于心室肥厚,心室腔缩小,舒张期充盈量减少,但随着肥厚心肌代谢、功能和结构的改变,最终会发展为收缩和舒张功能障碍并存。

三、按射血分数分类

1. 射血分数保留的心力衰竭 射血分数保留的心力衰竭(heart failure with preserved ejection fraction,HFpEF)是指心脏射血分数正常或接近正常(≥50%),但有症状或体征的心力衰竭,一般等同于舒张性心力衰竭。由于舒张期心室主动松弛能力受损,心肌顺应性降低,导致充盈受损,尽管射血分数无明显下降,心排血量仍降低。

2. 射血分数降低的心力衰竭 射血分数降低的心力衰竭(heart failure with reduced ejection fraction,HFrEF)是指心脏射血分数明显降低(<40%),并伴有症状或体征的心力衰竭,一般等同于收缩性心力衰竭。

四、按心排血量的高低分类

1. 低输出量性心力衰竭(low output heart failure) 患者的心排血量低于正常群体的平均水平,常见于各种原发性和继发性心肌损伤(如冠心病、高血压、瓣膜性心脏病及心肌炎等)引起的心力衰竭。由于外周血管阻力增加,患者可有血管收缩、四肢发冷、皮肤苍白、脉压减小和动-静脉血氧含量差增大的表现。

2. 高输出量性心力衰竭(high output heart failure) 主要见于严重贫血、妊娠、甲状腺功能亢进、动-静脉瘘及维生素 B_1 缺乏等患者。患者因外周血管阻力降低、血容量扩大或循环速度加快,静脉回心血量增加,心脏过度充盈,代偿阶段的心排血量明显高于正常,处于高动力循环状态。由于心脏容量负荷长期过重,供氧相对不足,能量消耗过多,一旦发展至心力衰竭,心排血量较心力衰竭前(代偿阶段)有所下降,不能满足机体高水平代谢的需求,但患者的心排血量仍高于或不低于正常群体的平均水平。

五、按心力衰竭的严重程度分类

为了更好地判断患者的病情轻重和指导治疗,临床上常按心力衰竭的严重程度进行分类。纽约心脏病学会(NYHA)提出按照患者症状的严重程度将慢性心功能不全分为四级(表14-3)。美国心脏病学院和美国心脏协会(ACC/AHA)最新发布的心力衰竭诊疗指南,将慢性心功能不全分为四期。ACC/AHA 分期和 NYHA 分级可以互补,ACC/AHA 分期更加强调心力衰竭早期预防的重要性,有利于在心脏病易患期阻断心脏损伤的发展。

延伸阅读

表 14-3 心功能不全的分期和分级

	ACC/AHA 分期		NYHA 分级
A	有危险因素,无心脏结构性损伤及心力衰竭症状		
B	有心脏结构性损伤,但无心力衰竭症状	I	无心力衰竭症状,体力活动不受限
C	有心脏结构性损伤,以往/现在有心力衰竭症状	I	无心力衰竭症状,体力活动不受限
		II	静息时无症状,体力活动轻度受限
		III	轻度活动即感不适,体力活动明显受限
		IV	静息时有症状,所有活动均严重受限
D	难治性终末期心力衰竭	IV	静息时有症状,所有活动均严重受限

六、按心力衰竭发生的速度分类

1. 急性心力衰竭　指急性发作或加重的心功能异常,心力衰竭的症状和(或)体征突然出现或快速恶化,需要紧急评估病情和治疗。急性心力衰竭可以是原发性的,但更为常见的是慢性心力衰竭急性失代偿的结果,临床上以急性左心衰竭最为常见。

2. 慢性心力衰竭　慢性心力衰竭发展缓慢,一般有代偿性心脏扩大或肥厚及其他代偿机制参与。

第三节　心功能不全时机体的代偿

生理条件下,心排血量可以随着机体代谢需要的升高而增加,这主要是通过对心率、心室前后负荷和心肌收缩性的调控实现的。当心脏泵血功能受损、心排血量减少时,将激活机体的代偿机制,但这些代偿调节机制的总体能力有一定的限度,同时也对机体有不利的一面。神经-体液机制激活是心功能减退时调节心内与心外代偿与适应的基本机制,其过度激活时引起心室重塑,也是导致心功能障碍发展与演变的关键途径。

一、神经-体液机制激活

在神经-体液机制中,较为重要的是交感神经系统和肾素-血管紧张素-醛固酮系统(renin-angiotensin-aldosterone system,RAAS)的激活,既可迅速启动功能性代偿,又可建立缓慢持久的结构性代偿(图 14-1)。在心功能不全的最初阶段,这些适应性变化对于维持心脏泵血功能、血流动力学稳态及重要器官的血流灌注起着十分重要的作用。但是,随着时间的推移,神经-体液机制调节失衡的有害作用也逐渐显现出来,成为加重心肌损伤、促使心脏泵血功能降低及心功能不全进展的关键环节。

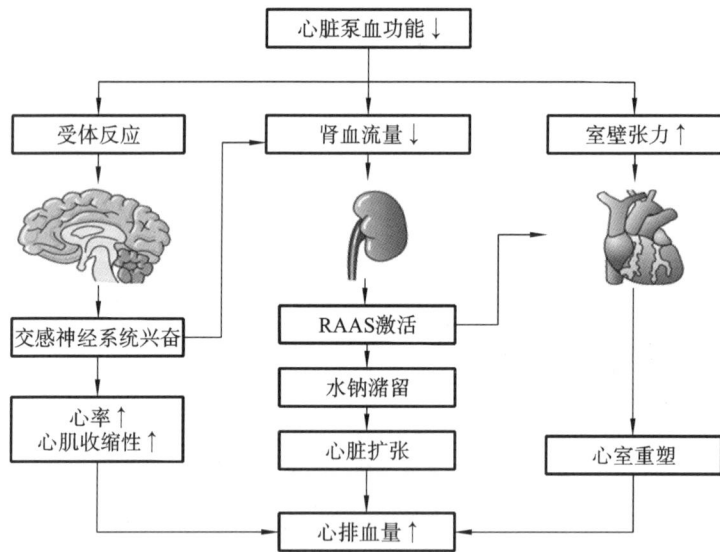

图 14-1　心功能不全时神经-体液机制的激活及代偿

(一)交感神经系统激活

心功能不全时,心排血量减少可以激活颈动脉窦和主动脉弓的压力感受器,进而激活交感-肾上腺髓质系统。交感神经兴奋不但可以使心率加快、心肌收缩性增强,提高心脏本身的泵血功能,还能通过对外周血管的调节在维持血流动力学稳态中起着极为重要的支持作用。例如,皮肤及腹腔内脏器官等血管收缩有助于提高外周血管阻力,维持动脉血压,从而保证心、脑等重要器官的血流灌注。在心功能受损较轻时,这些代偿性调节可防止心排血量和血压发生明显的变化,但交感神经系统长期过度激活也会对机体造成不利的影响,如心脏肾上腺素能受体及其信号转导系统下调、压力感受器减敏等。此外,外周血管阻力增加也会加重心脏后负荷,且内脏器官供血不足会引起其代谢、功能甚至结构发生改变。

（二）肾素-血管紧张素-醛固酮系统激活

交感神经系统兴奋引起肾血管收缩,肾灌流减少和灌注压降低,RAAS 激活。血管紧张素 II（angiotensin II,Ang II）可以升高肾灌注压,并通过肾内血流重分布维持肾小球血流量,从而维持肾小球滤过率。醛固酮增加可促进肾脏远曲小管及集合管对钠、水的重吸收,通过维持循环血量保持心排血量正常。但是,RAAS 的过度激活也有明显的副作用,如水钠潴留加重心室前负荷,过度的血管收缩则加重左心室后负荷。此外,Ang II 还具有促进心肌或非心肌细胞肥大或增殖的作用,醛固酮也可以作用于心脏成纤维细胞,促进胶原合成和心室纤维化。总体来说,RAAS 激活在心功能不全的代偿及失代偿调节中的作用是弊大于利的。

（三）其他体液因子的作用

心房肌主要合成和分泌心房钠尿肽（atrial natriuretic peptide,ANP）,心室肌主要合成和分泌 B型钠尿肽（B-type natriuretic peptide,BNP）,它们均是钠尿肽家族的成员,具有利钠排尿、扩张血管、抑制肾素及醛固酮的作用。心功能不全时,心脏负荷增加或心室扩大,心肌细胞受牵拉而合成并释放BNP,血浆 BNP 升高,并与心功能分级呈显著正相关,因此,动态监测血液中 BNP 浓度已成为心功能不全的诊断和鉴别诊断、风险分层以及预后评估的重要生化指标。

心功能不全还会激活肿瘤坏死因子等炎症介质的释放,引起内皮素和一氧化氮等血管活性物质的改变,这些因素在不同程度上参与了心功能不全的代偿以及失代偿过程。

在神经-体液机制的调控下,机体对心功能降低的代偿反应可以分为心脏本身的代偿反应和心外代偿两个部分。

延伸阅读

二、心脏本身的代偿反应

心脏本身的代偿形式包括心率增快、心肌收缩性增强、心脏紧张源性扩张和心室重塑（ventricular remodeling）。其中,心率加快、心肌收缩性增强和心脏紧张源性扩张可以在短时间内被动员起来,属于功能性调整;而心室重塑是在前负荷和后负荷长期增加时,心室肌细胞、非心肌细胞及细胞外基质在基因表达改变的基础上所发生的变化,改变了心室的结构、代谢和功能而发生的慢性综合性代偿适应性反应。

（一）心率加快

心排血量是每搏输出量与心率的乘积,正常的心脏可通过增加每搏输出量和心率来增加心排血量;而心功能不全时,由于损伤的心脏每搏输出量相对固定,难以增加,心率成为决定心排血量的主要因素。心率加快的主要机制如下:①由于心排血量减少,血压降低,对主动脉弓和颈动脉窦压力感受器的刺激减弱,经窦神经传到中枢的抑制性冲动减少,引起心率加快。②心脏泵血减少使心腔内剩余血量增加,心室舒张末期容积和压力升高,可刺激右心房和大静脉的容量感受器,冲动经迷走神经传入纤维到达中枢,使迷走神经抑制,交感神经兴奋。③如果机体合并缺氧,可以刺激主动脉体和颈动脉体化学感受器,反射性引起心率加快。

心率加快是一种易被快速动员起来的代偿反应,往往贯穿于心功能不全发生和发展的全过程。在一定的范围内,心率加快可以提高心排血量,并可提高舒张压,有利于冠状动脉的血液灌流,对维持动脉血压、保证重要器官的血流供应有积极意义。但是,心率加快的代偿作用也有一定的局限性,其原因如下:①心率加快增加心肌耗氧量。②心率过快（成人心率>180 次/分）明显缩短心脏舒张期,不但减少冠状动脉灌流量,使心肌缺血、缺氧加重,而且缩短心室充盈时间,减少充盈量,心排血量反而降低。

（二）心肌收缩性增强

心功能受损时，由于交感-肾上腺髓质系统兴奋，儿茶酚胺增加，激活 β 肾上腺素能受体，通过受体偶联的兴奋性 G 蛋白激活腺苷酸环化酶使 cAMP 增多，并进一步激活蛋白激酶 A，使心肌细胞膜钙通道磷酸化而开放，Ca^{2+} 内流增加而发挥正性变力作用。在心功能损害的急性期，心肌收缩性增强对于维持心排血量和血流动力学稳态是十分必要的代偿和适应机制。当机体发生慢性心功能不全时，心肌 β 肾上腺素能受体敏感性降低，血浆中虽存在大量儿茶酚胺，但正性变力作用的效果显著减弱。

（三）心脏紧张源性扩张

根据 Frank-Starling 定律，肌节长度在 1.7～2.2 μm 的范围内时，心肌收缩力随心脏前负荷（心肌纤维初长度）的增加而增加，因此，静脉回心血量可以通过影响肌节的长度而在一定程度上调控心肌的收缩能力。例如，正常情况下，左心室舒张末期压力在 0～6 mmHg 的范围内，肌节长度为 1.7～1.9 μm，随着左心室舒张末期充盈量增加，肌节长度增长，心肌收缩力逐渐增大；当肌节长度达到 2.2 μm 时，粗、细肌丝处于最佳重叠状态，形成有效横桥的数目最多，产生的收缩力最大，这个肌节长度称为最适长度。心功能不全时由于每搏输出量降低，心室舒张末期容积增加，心肌纤维初长度增大（肌节长度不超过 2.2 μm），此时心肌收缩力增强，代偿性增加每搏输出量。这种伴有心肌收缩力增强的心腔扩大称为心脏紧张源性扩张，有利于将心室内过多的血液及时泵出。此外，肌节长度的适度增长还可提高肌丝对 Ca^{2+} 的敏感性，增强心肌收缩力。但是，心脏紧张源性扩张的代偿能力也是有限的，当前负荷过大，舒张末期容积过度增大时，肌节长度超过 2.2 μm，有效横桥的数目反而减少，心肌收缩力反而降低；当肌节长度达到 3.6 μm 时，粗、细肌丝不能重叠而丧失收缩能力。

应当注意的是，通过增加前负荷而增强心肌收缩力是急性心功能不全时的一种代偿方式。慢性心功能不全时，心室扩张在一定限度内可增加心肌收缩力；但长期前负荷过重引起肌节过度拉长，使心室明显扩大。这种心肌过度拉长并伴有心肌收缩力减弱的心腔扩大称为肌源性扩张，其已失去增加心肌收缩力的代偿意义。此外，过度的心室扩张还会增加心肌耗氧量，加重心肌损伤。

（四）心室重塑

心脏由心肌细胞、非心肌细胞（包括成纤维细胞、血管平滑肌细胞、内皮细胞等）及细胞外基质（extracellular matrix）组成。损伤的心脏不仅会发生功能与代谢适应的快速代偿，还会发生慢性适应性反应。受损心脏在慢性适应性反应过程中，心肌细胞、非心肌细胞及细胞外基质在基因表达改变的基础上发生变化，使心脏的结构、代谢和功能发生了一系列改变，称为心室重塑（ventricular remodeling）。

1. 心肌重塑（myocardial remodeling） 心肌重塑包括心肌肥大和心肌细胞表型改变。

（1）心肌肥大（myocardial hypertrophy）：心肌肥大是指心肌细胞体积增大，在细胞水平上表现为细胞直径增宽，长度增加；在器官水平表现为心室质（重）量增加，心室壁增厚。临床上可用超声心动图等无创性方法检测心室壁厚度，因此心肌肥大又称为心室肥大（ventricular hypertrophy）。虽然大多数学者认为，哺乳动物于出生后不久，心肌细胞即丧失了有丝分裂能力而成为终末分化细胞。但目前发现，心肌肥大达到一定程度（成人心脏重量超过 500 g）时，心肌细胞亦可有数量的增多。心肌肥大可由多种原因引起，长期负荷过度引起的心肌肥大分为以下两种类型。

①向心性肥大（concentric hypertrophy）：心脏在长期过度的后负荷作用下，收缩期室壁张力持续增加，引起心肌肌节呈并联性增生，心肌细胞增粗，常见于高血压性心脏病及主动脉瓣狭窄。其特征是心室壁显著增厚而心腔容积正常甚或减小，使室壁厚度与心腔半径之比增大。

②离心性肥大（eccentric hypertrophy）：心脏在长期过度的前负荷作用下，舒张期室壁张力持续增加，使心肌肌节呈串联性增生，心肌细胞增长，心腔容积增大，以适应增大的容量负荷；心腔的增大又使收缩期室壁应力增大，进而刺激肌节并联性增生，使室壁有所增厚。离心性肥大常见于二尖瓣或主动脉瓣关闭不全，其特征是心腔容积显著增大与室壁轻度增厚并存，室壁厚度与心腔半径之比基本保

持正常。

（2）心肌细胞表型（phenotype）改变：指由合成的蛋白质的种类变化所引起的心肌细胞"质"的改变。在引起心肌肥大的机械信号和化学信号刺激下，一方面某些蛋白质发生同工型转变，功能基因的表达受到抑制，低活性同工酶表达增多，使新生蛋白活性降低；另一方面可使胎儿期基因活化，如β-肌球蛋白重链基因、心房钠尿肽基因、脑钠肽基因等，合成胎儿型蛋白质增加，使心肌结构、功能发生改变。表型转变的心肌细胞在线粒体、肌质网、肌原纤维、细胞骨架及细胞膜等方面均与正常心肌有差异，从而导致其代谢与功能发生变化。此外，转型的心肌细胞分泌活动增强，可以通过分泌细胞因子和局部激素，进一步促进细胞生长、增殖及凋亡，从而改变心肌的舒张能力。

2. 非心肌细胞及细胞外基质的变化 成纤维细胞占人心脏细胞总数的 $60\%\sim70\%$，是细胞外基质的关键来源。细胞外基质是存在于细胞间隙、肌束之间及血管周围的结构糖蛋白、蛋白多糖及糖胺聚糖的总称，其中较主要的是Ⅰ型和Ⅲ型胶原纤维。Ⅰ型胶原是与心肌束平行排列的粗大胶原纤维的主要成分，Ⅲ型胶原则形成了较细的纤维网状结构。胶原网络与细胞膜上的结合蛋白质连接，维系心肌细胞的有序排列，为心肌提供了高强度的抗牵拉能力，同时又将心肌收缩和舒张时伴随的张力变化传递至心肌的各个部分。胶原纤维的量和成分是决定心肌伸展及回弹性能（僵硬度）的重要因素。许多促使心肌肥大的因素如 AngⅡ、去甲肾上腺素和醛固酮等可促进非心肌细胞活化或增殖，分泌大量不同类型的胶原及细胞外基质，同时又合成降解胶原的间质胶原酶等，对胶原合成与降解进行调控，使胶原网络结构的生物化学组成（如Ⅰ型胶原与Ⅲ型胶原的比值）和空间结构都发生改变，引起心肌间质的增生与重塑。

3. 心室重塑的代偿意义 心室重塑是心肌对长期负荷过度的适应性反应，是慢性心功能不全时极为重要的代偿方式。心肌肥大时，虽然单位重量心肌的收缩性是降低的，但由于整个心脏的收缩蛋白总量增加，所以心脏总的收缩力是增强的，有助于维持心排血量，使心脏在较长一段时间内能满足组织对心排血量的需求而不至于发生心功能不全。心肌肥大时，室壁增厚还可降低心室壁张力，从而减少心肌的耗氧量，有助于减轻心脏负担。此外，重塑早期Ⅲ型胶原增多较明显，这有利于肥大心肌肌束组合的重新排列及心室的结构性扩张。在重塑后期以Ⅰ型胶原增加为主，它的增加可提高心肌的抗张强度，防止在室壁应力过高的情况下心肌细胞侧向滑动造成室壁变薄和心腔扩大。

但是，心肌肥大的代偿作用也是有限度的，过度肥大的心肌可发生不同程度的缺血、缺氧、能量代谢障碍和心肌舒缩能力减弱等，使心功能由代偿转为失代偿。不适当的非心肌细胞增殖及基质重塑（如Ⅰ型胶原与Ⅲ型胶原的比值增大），一方面会降低室壁的顺应性而使僵硬度相应增加，影响心脏舒张功能；另一方面冠状动脉周围的纤维增生和管壁增厚，使冠脉循环的储备能力和供血量降低；同时心肌间质的增生与重塑还会影响心肌细胞之间的信息传递和舒缩的协调性，影响心肌细胞的血氧供应，促进心肌细胞的凋亡和纤维化。

三、心脏以外的代偿反应

心功能减退时，除心脏本身发生功能和结构的代偿外，机体还会启动心外的多种代偿机制，以适应心排血量的降低。

（一）血流重新分布

心功能不全时，交感-肾上腺髓质系统兴奋，使外周血管选择性收缩，引起全身血流量的重新分布，主要表现为皮肤、骨骼肌与内脏器官的血流量减少，其中又以肾血流量减少最为明显，而心、脑血流量不变或略增加。这样既能防止血压下降，又能保证重要器官的血流量。但是，若外周器官长期供血不足，亦可导致这些器官功能减退。此外，外周血管长期收缩，也会导致心脏后负荷增大而使心排血量减少。

（二）血容量增加

血容量增加是慢性心功能不全时的主要代偿方式之一，进而使静脉回心血量及心排血量增加。

血容量增加主要与交感神经兴奋、肾血流量下降、原尿生成减少,以及 RAAS 激活,远曲小管和集合管对水、钠的重吸收增加有关。此外,抗利尿激素(antidiuretic hormone,ADH)释放增多,抑制钠、水重吸收的激素如心房钠尿肽减少,也使钠、水排出量减少,血容量相应增加。一定范围的血容量增加可提高心排血量和组织灌流量,但长期过度的血容量增加可加重心脏前负荷,使心排血量下降而加重心功能不全。

(三)红细胞增多

心功能不全时,体循环淤血和血流速度减慢可引起循环性缺氧,肺淤血和肺水肿又可引起乏氧性缺氧。缺氧刺激肾间质细胞合成释放促红细胞生成素(erythropoietin)增加,后者促进骨髓造血功能,使红细胞和血红蛋白生成增多,以提高血液携带氧的能力,改善机体缺氧。但红细胞过多又可使血液黏度增大,从而加重心脏后负荷。

(四)组织利用氧的能力增强

心功能不全时,周围组织血液灌注不足导致组织细胞供氧减少,组织细胞可通过自身代谢、功能与结构的调整,使细胞利用氧的能力增强,以克服供氧不足带来的不利影响。例如,慢性缺氧时细胞线粒体数量增多,表面积增大,细胞色素氧化酶活性增强等,这些变化可增强细胞的呼吸功能;肌肉中肌红蛋白的含量增多,可改善肌肉组织对氧的储存和利用;细胞内磷酸果糖激酶活性增强可以使细胞从糖酵解中获得一定的能量补充。

综上所述,心功能不全时,在神经-体液机制的调节下,机体可以动员心脏本身和心脏以外的多种代偿机制进行代偿,并且这种代偿贯穿于心功能不全的全过程。心功能不全时机体的代偿至关重要,它决定着心功能不全是否发生,以及发生的快慢和程度。一般说来,在心脏泵血功能受损的急性期,神经-体液机制激活,通过加快心率、增加心肌收缩力和增加外周阻力,维持血压和器官血流灌注;同时启动心室重塑,心功能维持于相对正常的水平。随着心室重塑缓慢而隐匿地进行,其副作用日益明显,终将进入心功能不全的失代偿期。严重心功能受损时,如急性大面积心肌梗死、严重心肌炎、急性心包填塞时,由于起病急,病情严重,机体来不及充分动员代偿机制,患者常在短时间内陷入严重的心力衰竭状态。相反,对于起病缓慢的慢性心功能受损,如高血压性心脏病和心脏瓣膜疾病等,机体可充分调动各种适应性代偿调节机制,患者在发生心功能不全之前往往可经历数月、数年甚至更长的代偿期。

第四节 心力衰竭的发生机制

肌节是心肌舒缩的基本单位,主要由粗、细肌丝组成。粗肌丝的主要成分是肌球蛋白(myosin),细肌丝的主要成分是肌动蛋白(actin),二者是心肌舒缩活动的物质基础,称为收缩蛋白。肌球蛋白头部具有 ATP 酶活性,可分解 ATP,提供肌丝活动所需的能量。肌球蛋白头部也含有与肌动蛋白之间形成横桥(cross-bridge)的位点,在粗、细肌丝之间的滑行中起着重要作用。调节蛋白主要由细肌丝上的原肌球蛋白(tropomyosin)和肌钙蛋白(troponin)组成。调节蛋白本身没有收缩作用,主要通过肌钙蛋白与 Ca^{2+} 的可逆性结合改变原肌球蛋白的位置,从而调节粗、细肌丝的结合与分离。

当心肌细胞兴奋时,细胞膜电位的变化可以激活细胞膜上的 L 型钙通道开放,细胞外 Ca^{2+} 顺浓度梯度进入细胞,进一步激活肌质网内储存的 Ca^{2+} 释放,使胞质内 Ca^{2+} 浓度迅速升高,并与肌钙蛋白结合,改变原肌球蛋白的位置,使肌球蛋白头部与肌动蛋白结合形成横桥。胞质 Ca^{2+} 浓度的升高可激活肌球蛋白头部 Ca^{2+}-Mg^{2+}-ATP 酶,水解 ATP,释放能量,引发心肌收缩,完成由化学能向机械能的转化,形成一次兴奋-收缩耦联。当心肌细胞复极时,大部分 Ca^{2+} 由肌质网 Ca^{2+}-ATP 酶摄取并储存于肌质网,小部分由细胞膜 Na^+-Ca^{2+} 交换蛋白和细胞膜 Ca^{2+}-ATP 酶转运至细胞外,使胞质 Ca^{2+} 浓度迅速降低,Ca^{2+} 与肌钙蛋白解离,肌动蛋白的作用位点又被掩盖,横桥被解除,心肌舒张。

心脏的正常结构是心泵功能的物质基础,充足的能量供应是心肌收缩和舒张的动力,而心肌胞质 Ca^{2+} 浓度的周期性变化则是心肌兴奋-收缩耦联的主要调控环节。引起心功能不全的病因通过损伤心肌的正常结构、影响心肌的能量代谢和兴奋-收缩耦联等过程,最终导致心力衰竭。

心力衰竭的发生机制较复杂,迄今尚未完全阐明。目前认为,心力衰竭的发生、发展是多种机制共同作用的结果。不同原因所致的心力衰竭以及心力衰竭发展的不同阶段参与作用的机制不同,但是,神经-体液机制调节失衡在其中起着关键作用,而心室重塑是心力衰竭发生与发展的分子基础,最终的结果是导致心肌舒缩功能障碍。

一、心肌收缩能力降低

心肌收缩能力降低是造成心脏泵血功能减退的主要原因,可以由心肌收缩相关蛋白的改变、心肌能量代谢障碍和心肌兴奋-收缩耦联障碍分别或共同引起。

(一)心肌收缩相关蛋白的改变

1. 心肌细胞数量减少 在致病因素的作用下,心肌细胞可发生变性、萎缩,严重者因心肌细胞坏死(necrosis)与凋亡(apoptosis)而使有效收缩的心肌细胞数量减少,造成原发性心肌收缩力降低。一般认为严重剧烈的病因可直接导致心肌细胞坏死,而相对温和的病因则启动心肌细胞凋亡。坏死和凋亡可同时存在,如心肌梗死时缺血中心区往往以心肌坏死为主,而缺血边缘区可以观察到许多细胞凋亡。

心肌细胞坏死是造成心肌细胞数量减少、心肌收缩力下降的主要原因。心肌严重缺血缺氧、心肌病、致病微生物(细菌和病毒)感染、中毒(锑、阿霉素)等均可导致心肌细胞坏死,心肌收缩力严重受损。在临床上,引起心肌细胞坏死最常见的原因是心肌梗死。一般而言,当梗死面积达左心室面积的23%时便可引起急性心力衰竭,超过 40% 即可引起心源性休克。

近年来,心肌细胞凋亡在心力衰竭发病过程中的作用备受关注。在多种心力衰竭动物模型及心力衰竭患者(如急性心肌梗死、扩张性心肌病)的心脏中证实有心肌细胞凋亡的存在,而且凋亡是造成老年人心脏心肌细胞数量减少的主要原因。心力衰竭时,心肌细胞凋亡又可致心室壁变薄,心室进行性扩大。因此,干预心肌凋亡已成为防治心功能不全的重要目标之一。

2. 心肌结构改变 心室重塑是心力衰竭发生与发展的分子基础,其在分子、细胞及器官水平的改变,最终导致心肌舒缩功能障碍。①在分子水平上,肥大心肌的表型改变,胎儿期基因过表达;而一些参与细胞代谢和离子转运的蛋白质,如肌质网钙泵蛋白和细胞 L 型钙通道蛋白等合成减少。②在细胞水平,心肌肥大的初期,心肌的组织结构基本正常,可见一定程度的线粒体数目增多、体积增大,肌原纤维增多和细胞核增大。但心肌过度肥大,尤其是增粗时,肌节不规则叠加,加上显著增大的细胞核对邻近肌节的挤压,导致肌原纤维排列紊乱;线粒体不能成比例增加,心肌收缩力降低。值得注意的是,心脏各部位的损伤变化不一定是均一的。重构心脏不同部位的心肌肥大、坏死和凋亡共存,心肌细胞和非心肌细胞的肥大与萎缩、增殖与死亡共存。例如,在缺血中心区往往以心肌坏死为主,而缺血边缘区可以观察到许多细胞凋亡,在非缺血区则发生反应性心肌肥大。心肌细胞减少伴有成纤维细胞增生,细胞外基质增多,发生心肌纤维化。③在器官水平上,与代偿期的心腔扩大和心室肥厚不同,心力衰竭时的心室表现为心腔扩大而心室壁变薄,扩张的心室几何结构发生改变,横径增加,使心脏由正常的椭圆形变成球形。心室扩张使乳头肌不能锚定房室瓣,主动脉瓣环和肺动脉瓣环扩大,可造成功能性瓣膜反流,导致心室泵血功能进一步降低,而血流动力学紊乱进一步加重并参与心室重塑的进展。综上所述,衰竭心脏在多个层次和水平出现的不均一性改变是构成心脏收缩能力降低及心律失常的结构基础。

(二)心肌能量代谢障碍

各种原因导致的心肌能量代谢障碍是心力衰竭的重要机制。横桥的快速交替摆动、舒张期 Ca^{2+} 的快速复位、肌球蛋白和肌动蛋白复合体的解离均需消耗大量能量。ATP 是心肌唯一能够直接利用的能量形式,心肌细胞必须不断合成 ATP 以维持正常的泵血功能和细胞活力。心肌的能量代谢包括能量产生、储存和利用三个环节,其中任何一个环节发生障碍,都可导致心肌收缩和舒张功能减弱。

1. 能量生成障碍　心肌能量需求旺盛,正常心肌优先利用脂肪酸,其 $60\%\sim90\%$ 的 ATP 来源于游离脂肪酸的 β 氧化,仅 $10\%\sim40\%$ 由乳酸氧化及葡萄糖等分解产生。心力衰竭早期心肌能量底物代谢基本保持正常,而晚期或终末阶段,心肌脂肪酸氧化明显下调,底物代谢从优先利用脂肪酸向利用葡萄糖转变,心肌有氧氧化能力受损,糖酵解加速,造成心肌能量生成减少。

心肌能量生成障碍表现在两个方面,一是能量生成的底物供应不足,二是线粒体氧化磷酸化过程受阻。能量生成所需底物供应不足常见于心肌缺血缺氧。心脏是一个高耗能和高耗氧的器官,骨骼肌仅从动脉中摄取 $20\%\sim25\%$ 的氧,而心肌细胞从动脉血中摄取 75% 的氧,冠状动脉、冠状静脉血氧含量差可达 $14\ \text{mL/dL}$。这意味着当心肌需氧量增加时,提高对血液中氧的摄取量是相当困难的,要保证心肌的能量生成,就必须保证心肌有充足的血液供应。冠心病可引起心肌缺血,休克、严重贫血等也可以减少心肌的供血、供氧,心肌肥大时毛细血管的数量增加不足等,这些均可导致心肌能量生成障碍。此外,过度肥大的心肌内线粒体含量相对不足,参与氧化磷酸化的多种酶表达异常,使得肥大心肌的线粒体氧化磷酸化水平降低。维生素 B_1 缺乏引起的丙酮酸氧化脱羧障碍,也使心肌细胞有氧氧化障碍,导致 ATP 生成不足。

2. 能量储备减少　磷酸肌酸(creatine phosphate,CP)是心肌细胞内能量储存的主要形式。在肌酸磷酸激酶的催化下,肌酸与 ATP 之间发生高能磷酸键转移而生成磷酸肌酸,并迅速透过线粒体膜进入胞质,在用能部位再经过肌酸磷酸激酶催化将高能磷酸键转给 ADP 产生 ATP 供细胞利用。心肌肥大初期,细胞内磷酸肌酸与 ATP 含量可在正常范围内。随着心肌肥大的发展,产能减少而耗能增加,尤其是肌酸磷酸激酶同工酶发生转换,高活性的成人型(MM 型)肌酸磷酸激酶减少而低活性的成人型(MB 型)肌酸磷酸激酶增加,导致肌酸磷酸激酶活性降低,使肥大心肌的能量转化、储存障碍,作为能量储备指数的 CP/ATP 值明显降低。

3. 能量利用障碍　心肌对能量的利用是指把 ATP 储存的化学能转化成心肌收缩的机械能做功的过程。肌球蛋白头部的 $Ca^{2+}-Mg^{2+}-ATP$ 酶活性是决定心肌细胞对 ATP 进行有效利用的物质基础,调控着肌原纤维将化学能转化为机械能的速率。在收缩期,Ca^{2+} 与肌钙蛋白 C 结合,横桥形成与滑动需要位于肌球蛋白头部的 $Ca^{2+}-Mg^{2+}-ATP$ 酶水解 ATP 提供能量。衰竭心肌中肌球蛋白轻链-1(MLC-1)的胎儿型同工型表达增多、肌钙蛋白 T 亚单位的胎儿型同工型(TnT4)表达增多,使肥大心肌肌球蛋白头部的 ATP 酶活性降低,利用 ATP 产生机械能障碍,心肌收缩力降低。

(三) 心肌兴奋-收缩耦联障碍

心肌的兴奋是电活动,而收缩是机械活动,心肌细胞除极化引发胞质 Ca^{2+} 浓度瞬变,将心肌兴奋的电活动与心肌收缩的机械活动耦联起来。Ca^{2+} 可通过多个机制影响心肌的兴奋-收缩耦联,进而调控心肌的收缩与舒张。任何影响心肌对 Ca^{2+} 转运和分布的因素都会影响钙稳态,导致心肌兴奋-收缩耦联障碍。

1. 胞外 Ca^{2+} 内流障碍　心肌细胞兴奋时,膜去极化激活细胞膜 L 型钙通道开放,少量细胞外 Ca^{2+} 迅速内流进入胞质,它不但可直接升高胞内 Ca^{2+} 浓度,更主要的是触发肌质网释放 Ca^{2+}。长期心脏负荷过重或心肌缺血缺氧者,都会出现细胞外 Ca^{2+} 内流障碍,其机制如下:①心肌内去甲肾上腺素合成减少及消耗增多,导致去甲肾上腺素含量下降。②过度肥大的心肌细胞上 β 肾上腺素能受体密度相对减少。③心肌细胞 β 肾上腺素能受体对去甲肾上腺素的敏感性降低,使 β 肾上腺素能受体兴奋引起的 L 型钙通道磷酸化降低,细胞膜 L 型钙通道开放减少,导致 Ca^{2+} 内流受阻。此外,细胞外液的 K^+ 与 Ca^{2+} 在心肌细胞膜上有竞争作用,因此在高钾血症时 K^+ 可阻止 Ca^{2+} 的内流,导致胞质内 Ca^{2+} 浓度降低。

2. 肌质网钙转运功能障碍　肌质网释放的 Ca^{2+} 约占心肌收缩总钙量的 75%。肌质网通过摄取、储存和释放三个环节维持胞质 Ca^{2+} 的动态平衡,影响心肌兴奋-收缩耦联,进而调节心肌的舒缩功能。

心力衰竭时,肌质网对 Ca^{2+} 的摄取和释放能力明显降低,导致心肌兴奋-收缩耦联障碍。其机制如下：①过度肥大或衰竭的心肌细胞中,肌质网钙释放蛋白的含量或活性降低, Ca^{2+} 释放量减少。②肌质网 Ca^{2+}-ATP 酶含量或活性降低,使肌质网摄取 Ca^{2+} 减少。一方面胞质内 Ca^{2+} 不能迅速降低,使心肌舒张延缓;另一方面造成肌质网储存的 Ca^{2+} 量减少,供给心肌收缩的 Ca^{2+} 不足,抑制心肌收缩力。

3. 肌钙蛋白与 Ca^{2+} 结合障碍 Ca^{2+} 与肌钙蛋白 C 结合是心肌兴奋-收缩耦联的关键,它不但要求胞质 Ca^{2+} 浓度迅速上升到足以启动收缩的阈值(10^{-5} mol/L),同时还要求肌钙蛋白活性正常,能迅速与 Ca^{2+} 结合,否则可导致兴奋-收缩耦联中断。 Ca^{2+} 与肌钙蛋白结合障碍常见于各种原因引起的心肌细胞酸中毒。由于 H^+ 可与 Ca^{2+} 竞争肌钙蛋白上的结合位点,且 H^+ 与肌钙蛋白的亲和力比 Ca^{2+} 大,因此 H^+ 占据了肌钙蛋白上的 Ca^{2+} 结合位点后,即使胞质 Ca^{2+} 浓度已上升到收缩阈值,也无法与肌钙蛋白结合,心肌的兴奋-收缩耦联因而受阻。此外,酸中毒还可引起高钾血症, K^+ 与 Ca^{2+} 竞争,可减少 Ca^{2+} 内流; H^+ 浓度升高还使肌质网中钙结合蛋白与 Ca^{2+} 的亲和力增大,使肌质网在心肌收缩时不能释放足量的 Ca^{2+} 。

二、心肌舒张功能障碍

心脏舒张是保证心室有足够的血液充盈的基本因素,其功能障碍的特点是在左心室收缩功能正常时,左心室充盈压升高。任何使心室充盈量减少、弹性回缩力降低和心室僵硬度增加的疾病都可以引起心肌舒张功能降低。据统计,舒张性心力衰竭的发生率占全部心力衰竭的 $20\%\sim40\%$,特别是在老年、女性和肥胖患者中发病率较高。心肌舒张功能障碍的确切机制目前尚不完全清楚,可分为主动性舒张功能减弱和被动性舒张功能减弱。

(一)主动性舒张功能减弱

主动性舒张发生于舒张早期,其功能减弱的主要机制是 Ca^{2+} 转运异常,后者又与能量代谢障碍密切相关。心肌收缩后,产生正常舒张的首要因素是胞质中 Ca^{2+} 浓度要迅速从 10^{-5} mol/L 降至 10^{-7} mol/L, Ca^{2+} 与肌钙蛋白解离,肌钙蛋白恢复原来的构型。胞质内 Ca^{2+} 大部分被 Ca^{2+}-ATP 酶摄取进入肌质网,还有少量经细胞膜上的 Na^+-Ca^{2+} 交换蛋白和钙泵转运到细胞外。肥大和衰竭心肌细胞由于缺血、缺氧,ATP 供应不足,肌质网或心肌细胞膜上 Ca^{2+}-ATP 酶活性降低,不能迅速将胞质内 Ca^{2+} 摄取入肌质网或泵至细胞外,使心肌收缩后胞质内 Ca^{2+} 浓度不能迅速降低并与肌钙蛋白解离,导致心室舒张迟缓和不完全,从而使心肌主动性舒张功能降低。此外,肌球蛋白-肌动蛋白复合体的解离也是一个需要消耗 ATP 的主动过程,受损心肌由于缺乏 ATP 及 Ca^{2+} 与肌钙蛋白亲和力增加,使肌球蛋白-肌动蛋白复合体解离困难,肌动蛋白难以恢复原有的构型,影响心室的舒张和充盈。缺血心肌的舒张功能障碍可以出现在收缩功能障碍之前。

(二)被动性舒张功能障碍

1. 心室顺应性降低 心室顺应性(ventricular compliance)是指心室在单位压力变化下所出现的容积改变(dV/dp),其倒数 dp/dV 即心室僵硬度。高血压及肥厚型心肌病时心室壁增厚,心肌炎症、纤维化及间质增生等均可引起心室壁成分改变,导致心室顺应性下降,使心脏的被动充盈受损,需加强心房收缩以完成对心室的充盈,左心腔内充盈压升高,肺静脉压随之上升,从而出现肺淤血、肺水肿等左心衰竭的临床表现。心室舒张末期压力-容积曲线可反映心室的顺应性和僵硬度,当顺应性下降(僵硬度增大)时,压力-容积曲线左移。由于冠心病和高血压已经成为心力衰竭的主要病因,因舒张功能障碍引起的心力衰竭也日益受到人们重视。

2. 心室舒张势能减少 心室收缩末期由于心室几何结构的改变可产生一种促使心室复位的舒张势能,心室收缩越好,这种舒张势能就越大,心室的舒张也就越有力。被动性舒张功能障碍见于舒张晚期,心脏前、后负荷的加大和心室壁张力的增加等都会影响心室的舒张势能。此外,心率过快等也会影响心室的舒张功能。

三、心脏各部分舒缩活动不协调

心脏各部、左-右心室之间、房-室之间、心室本身各区域之间舒缩活动的高度协调,对维持正常的心脏泵血功能至关重要。心脏舒缩活动的协调性受到破坏可直接影响心脏的泵血功能,导致心排血量减少。机体发生各种原发性和继发性心肌损伤时,由于病变呈区域性分布,病变重的心肌完全丧失收缩功能,病变轻的心肌舒缩活动减弱,非病变心肌功能相对正常甚至代偿性增强,不同功能状态的心肌共处一室,特别是病变面积较大时必然使整个心脏的舒缩活动不协调,导致心排血量下降。心肌梗死患者,梗死区、边缘缺血区和非病变区的心肌在兴奋性、自律性、传导性、收缩性方面都存在差异,在此基础上易发生心律失常,使心脏各部分舒缩活动的协调性遭到破坏;在心肌梗死的急性期,坏死心肌被纤维组织取代,该处心室壁变薄,收缩时可向外膨出,形成室壁瘤,影响心脏泵血。无论是房室活动不协调还是两侧心室不同步舒缩,心排血量均有明显降低。

第五节 心功能不全时临床表现的病理生理基础

心力衰竭的临床表现,是由心脏泵血功能障碍及神经-体液机制被过度激活共同引起的,主要包括心排血量降低引起的低排出量综合征(又称为前向衰竭)、肺循环和(或)体循环静脉淤血所致的静脉淤血综合征(又称为后向衰竭),表现为相应的症候群。

一、低排出量综合征

(一)心脏泵血功能降低

1. 心排血量减少及心脏指数降低 心排血量是评价心脏泵血功能的主要指标之一,但在不同个体之间横向可比性较差。心脏指数是心排血量经单位体表面积标准化后的心脏泵血功能指标,横向可比性较好。心脏泵血功能受损的早期阶段,主要表现为心力储备下降,机体耐受负荷的能力降低。随着心力衰竭的发展,心排血量显著降低,心室功能曲线趋于低平,心排血量常常依赖升高的充盈压和(或)增快的心率才能达到满足组织代谢需求的水平。在不同生理条件下,单位体表面积的代谢率不同,心脏指数也不同。静息时心脏指数正常值为 $2.5\sim3.5$ L/(min·m²)。大多数严重心力衰竭的患者,心脏指数 <2.2 L/(min·m²)。少数高输出量性心力衰竭患者,心脏指数虽然可大于正常,但由于组织代谢率高、血流加快等原因,仍不能满足代谢需要。

2. 射血分数降低 射血分数(ejection fraction,EF)是每搏输出量占心室舒张末期容积的百分比,在静息状态下正常值为 $55\%\sim65\%$,是评价心室射血效率的常用指标,能较好地反映心肌收缩功能的变化。一般认为,左心室射血分数大于50%表示左心室的收缩功能尚可,射血分数为 $40\%\sim55\%$ 表示收缩功能轻度损伤,射血分数为 $30\%\sim40\%$ 表示中度损伤,射血分数小于 30% 为收缩功能严重受损。随着对舒张性心力衰竭认识的逐渐加深,人们注意到约有 40% 的心力衰竭患者射血分数可以大于 50%(射血分数保留的心力衰竭),故不应单以射血分数判断是否存在心力衰竭。此外,反映心肌收缩的指标如等容收缩期心室内压上升的最大速率($+\mathrm{d}p/\mathrm{d}t_{max}$),以及反映心肌舒张性能的指标如等容舒张期心室内压下降的最大速率($-\mathrm{d}p/\mathrm{d}t_{max}$),在心力衰竭时也有不同程度的降低。

3. 心室充盈压升高和心室舒张末期容积增大 由于射血分数降低,心室射血后剩余血量增多;此外,代偿性调节使血容量增加、回心血量增多,进一步增加心室收缩末期容积,使心室充盈压升高和心室舒张末期容积增大。通常以肺毛细血管楔压(pulmonary capillary wedge pressure,PCWP)反映左心房压和左心室舒张末压(left ventricular end diastolic pressure,LVEDP),以中心静脉压(central venous pressure,CVP)反映右心房压和右心室舒张末压(right ventricular end diastolic pressure,RVEDP)。心力衰竭的早期阶段即可出现心室舒张末期压力和容积的升高。

4. 心率加快　由于交感神经系统兴奋,患者在心力衰竭早期即有明显的心率加快。随每搏输出量的进行性降低,心排血量的维持对心率的依赖程度增大。因此,心悸常是心力衰竭患者最早和最明显的症状。如前所述,过快的心率又会对心功能造成不利的影响,不但可使心排血量降低,而且可以造成心肌缺血、缺氧而加重心肌损害。

5. 血压的变化　心排血量是影响血压的重要因素之一,故心脏泵血功能受损可影响血压。心力衰竭对血压的影响依心力衰竭发生的速度和严重程度而定。急性心力衰竭(如急性心肌梗死)时,心排血量锐减,导致动脉血压下降,甚至心源性休克。慢性心力衰竭时,由于交感-肾上腺髓质系统及RAAS兴奋,外周阻力增大、心率加快以及血容量增多等,动脉血压可维持在正常范围内,甚至可出现动脉血压升高的现象。

（二）器官血流重新分配

心排血量减少引起神经-体液机制激活,使体循环阻力血管广泛收缩,而心、脑小动脉无明显变化,各器官血流因而进行了重新分配。心力衰竭较轻时,心、脑血流量可维持在正常水平,而皮肤、骨骼肌、肾脏等的血管床因含 α 肾上腺素能受体较多,在交感神经兴奋时收缩较为明显,故血流量显著减少;当心力衰竭发展到严重阶段时,心、脑血流量亦可减少。

1. 肾血流量减少　心力衰竭时,心排血量减少,对压力感受器和肾小球旁器产生刺激,使肾血流量明显减少,肾小球滤过率降低,肾小管重吸收增加,患者尿量减少,出现水钠潴留,亦可伴有氮质血症。患者的尿量在一定程度上可以反映心功能的状况,随心功能的改善,尿量增加。在慢性心力衰竭时,压力感受器和肾小球旁器对心排血量减少的敏感性降低,尚可维持一定的肾血流量。

2. 骨骼肌血流量减少　心力衰竭患者比较早期的症状是容易疲劳,对体力活动的耐受力降低,主要原因是骨骼肌血流量减少。由于心力衰竭患者的血管内皮细胞功能受损,缺血或运动时引起的扩血管反应减弱,难以抗衡神经-体液机制激活所致的外周血管收缩,骨骼肌的血液灌注不足,长此以往可导致骨骼肌萎缩、氧化酶活性降低及线粒体减少等。

3. 脑血流量减少　当心力衰竭发展到严重阶段时,脑血流量也可以减少。脑供血不足可引起头晕、头痛、失眠、记忆力减退和烦躁不安等表现。部分患者在变换体位时出现头晕、晕厥等直立性低血压的表现。当心排血量急性减少时,可导致脑缺血,患者发生短暂性意识丧失,称为心源性晕厥。严重者晕厥发作可持续数秒并伴有四肢抽搐、呼吸暂停、发绀等临床表现,称为阿-斯综合征(Adams-Stokes syndrome)。

4. 皮肤血流量减少　心力衰竭时,皮肤血流量减少,患者表现为皮肤苍白、皮肤温度降低;如果合并缺氧,可出现发绀。

二、静脉淤血综合征

由于心肌收缩力降低,神经-体液机制被过度激活,血容量增加,容量血管收缩,导致前负荷过度增加,不但不能使心排血量有效增加,反而会导致充盈压显著升高而造成静脉淤血,表现为静脉淤血综合征。根据静脉淤血的主要部位分为体循环淤血和肺循环淤血。

（一）体循环淤血

体循环淤血见于右心衰竭和全心衰竭,主要表现为体循环静脉系统的过度充盈、静脉压升高、内脏充血和水肿等。

1. 静脉淤血和静脉压升高　右心衰竭时因水钠潴留及右心室舒张末压升高,上、下腔静脉回流受阻,静脉异常充盈,静脉压升高,主要表现为下肢和内脏淤血。右心淤血明显者出现颈静脉充盈或怒张,按压肝脏后颈静脉充盈进一步加重,称为肝颈静脉反流征(hepatojugular reflux)阳性。

2. 肝大及肝功能损害　由于下腔静脉回流受阻,肝静脉压升高,肝小叶中央区淤血,肝窦扩张、出血及周围水肿,导致肝大,局部有压痛。慢性患者长期肝淤血可导致肝细胞变性、坏死,患者可出现转氨酶水平增高及黄疸。

3. 胃肠功能改变　由于胃肠道淤血及动脉灌流不足,患者可出现消化系统功能障碍,表现为消化不良、食欲不振、恶心、呕吐、腹泻等。

4. 水肿　水肿是右心衰竭及全心衰竭的主要临床表现之一,称为心性水肿。受重力的影响,心性水肿以体位低的下肢出现早、程度重为特点,严重者还可伴发腹腔积液甚至胸腔积液等。毛细血管流体静压增高是心性水肿发生的主要机制,而肾血流量减少可引起肾小球滤过率降低和醛固酮增加,造成水钠潴留,促进水肿的发展。此外,由于胃肠道淤血引起的食物消化吸收障碍、肝淤血造成的肝功能损伤、水钠潴留对血浆蛋白的稀释作用可导致低蛋白血症,又进一步加重心性水肿(图 14-2)。

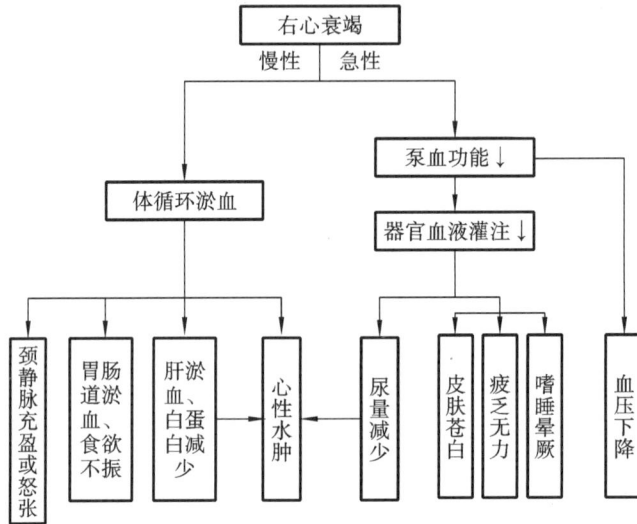

图 14-2　右心衰竭时的主要临床表现

(二) 肺循环淤血

肺循环淤血主要见于左心衰竭患者。当肺毛细血管楔压升高时,患者首先出现肺循环淤血,严重时可出现肺水肿。肺淤血、肺水肿时呼吸急促而费力,即为呼吸困难(dyspnea),体力活动时呼吸困难进一步加重,是判断肺淤血程度的指标。

1. 呼吸困难发生的基本机制　①肺顺应性降低:肺淤血、肺水肿导致肺顺应性降低,要吸入同样的空气,需要增加呼吸肌做功,消耗更多的能量,故患者感到呼吸费力。②气道阻力增大:支气管黏膜充血、肿胀及气道内分泌物等导致气道阻力增大。③肺毛细血管旁感受器兴奋性增高:肺毛细血管楔压增高和间质水肿使肺间质压力升高,刺激肺毛细血管旁感受器,引起反射性浅快呼吸。

2. 呼吸困难的表现形式　呼吸困难可有不同的表现形式,可以反映肺淤血和肺水肿的严重程度。

(1) 劳力性呼吸困难:轻度左心衰竭患者仅在体力活动时出现呼吸困难,休息后消失,称为劳力性呼吸困难(exertional dyspnea),为左心衰竭患者最早出现的症状。其机制如下:①体力活动时四肢血流量增加,回心血量增多,肺淤血加重。②体力活动时心率加快,舒张期缩短,左心室充盈量减少,肺循环淤血加重。③体力活动时机体需氧量增加,但衰竭的左心室不能相应地提高心排血量,因此机体缺氧进一步加重,刺激呼吸中枢,使呼吸加深加快,出现呼吸困难。

(2) 夜间阵发性呼吸困难:夜间阵发性呼吸困难(paroxysmal nocturnal dyspnea)亦是左心衰竭早期的典型表现。患者夜间入睡后(多在入睡 1~2 h)因突感胸闷、气急而惊醒,被迫坐起,可伴有咳嗽或咳泡沫样痰,发作较轻者在坐起后有所缓解,经一段时间后自行消失。严重者可持续发作,咳粉红色泡沫样痰,甚至发展为急性肺水肿。夜间阵发性呼吸困难的发生机制如下:①患者平卧入睡后,下半身静脉回流增多,水肿液吸收入血液循环也增多,加重肺淤血。②入睡后迷走神经紧张性增高,使小支气管收缩,气道阻力增大。③熟睡后大脑皮层进入抑制状态,对传入冲动的敏感性降低,只有当肺淤血程度较为严重、动脉血氧分压降低到一定程度时,方能刺激呼吸中枢使患者惊醒,而患者感觉是突发的严重呼吸困难。若患者在气促咳嗽的同时伴有哮鸣音,则称为心源性哮喘。

(3)端坐呼吸:患者在静息时已存在呼吸困难,平卧时加重,故需被迫采取端坐位或半卧位以减轻呼吸困难的程度,称为端坐呼吸(orthopnea)。其机制与端坐时下肢血液回流减少,以及下肢水肿液的吸收减少、血容量降低,使肺淤血减轻有关。此外,端坐时膈肌下移,胸腔容积增大,能增加肺活量,改善通气。端坐呼吸是左心衰竭造成严重肺淤血的表现。

(4)急性肺水肿:急性左心衰竭的主要临床表现。由于突发左心室排血量减少,肺静脉和肺毛细血管压力急剧升高,毛细血管壁通透性增大,血浆渗出到肺间质与肺泡而引起急性肺水肿。此时,患者可出现发绀、气促、端坐呼吸、咳嗽、咳粉红色(或无色)泡沫样痰等症状和体征(图14-3)。

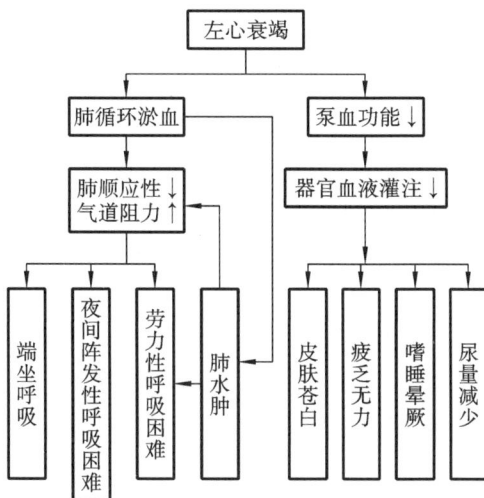

图 14-3 左心衰竭时的临床表现及其病理生理基础

左心衰竭引起长期肺淤血,肺循环阻力增加,使右心室后负荷增加,久之可引起右心衰竭。当病情发展到全心衰竭时,由于部分血液淤积在体循环,肺淤血较单纯左心衰竭时有所减轻。

第六节 心功能不全防治的病理生理基础

随着对心功能不全发生机制认识的不断深入,心功能不全的治疗模式也发生了很大的变化,从采用药理学措施改善血流动力学紊乱,转变为长期的、修复性策略,治疗目标不仅仅是改善症状,更重要的是抑制神经-体液系统过度激活,防止和延缓心室重塑的发展,从而降低心力衰竭患者的住院率和死亡率,提高患者的生存质量和延长寿命。

一、防治原发病及消除诱因

采取积极有效的措施防治可能导致心力衰竭发生的原发性疾病如冠心病和高血压,是心力衰竭防治的基本前提。此外,消除诱因也是一个不可忽视的防治环节,如控制感染、避免过度紧张和劳累、合理补液、纠正电解质和酸碱平衡紊乱等,有助于延缓心力衰竭的发展进程。

二、调整神经-体液系统失衡及干预心室重塑

神经-体液系统的功能紊乱在心室重塑和心力衰竭的发生和发展中扮演着重要角色,应该及早干预。血管紧张素转换酶抑制剂、血管紧张素受体阻滞剂等的合理使用,可延缓、改善慢性心力衰竭患者的心室重塑,提高生存质量,降低心力衰竭患者的住院率、病残率和病死率。过去认为不宜采用的β受体阻滞剂,现在认识到其合理使用可防止交感神经对衰竭心肌的恶性刺激。

三、减轻心脏负荷

1. 减轻心脏前负荷　对有体液潴留的心力衰竭患者,采用低盐饮食和合理使用利尿剂,减轻水钠潴留,不仅可通过降低心脏前负荷而减轻水肿及淤血症状,也可改善患者的泵血功能。静脉血管扩张剂如硝酸甘油等,也可减少回心血量,减轻心脏的前负荷。

2. 减轻心脏后负荷　心力衰竭时,由于交感神经兴奋和大量缩血管物质分泌,患者的外周阻力增加,心脏后负荷增大。选用血管紧张素转换酶抑制剂等药物降低外周阻力,不仅可以降低心脏后负荷,减少心肌耗氧量,还可因射血时间延长及射血速度加快,在每搏做功不变的条件下使每搏输出量增加。

四、改善心肌的收缩和舒张性能

对于收缩性心力衰竭且心腔扩大明显、心率过快的患者,可选择性应用洋地黄类药物(如地高辛)。洋地黄类药物可抑制细胞膜 Na^+-K^+-ATP 酶,使细胞内 Na^+ 浓度升高,进而促进 Na^+-Ca^{2+} 交换,提高细胞内 Ca^{2+} 浓度,从而发挥正性肌力作用。应用地高辛虽可改善心力衰竭患者的临床症状,但不能降低患者的病死率,应与利尿剂、血管紧张素转换酶抑制剂和 β 受体阻滞剂联合应用。

此外,严重心力衰竭特别是左心衰竭时,患者可因血流速度减慢和肺换气障碍而出现缺氧。对于有呼吸困难并出现低氧血症的患者,吸氧可提高氧分压和血浆内溶解的氧量,改善组织的供氧。心肌能量药物如能量合剂、葡萄糖、氯化钾、肌苷等可能具有改善心肌代谢的作用。对于有严重血流动力学障碍的瓣膜狭窄或反流的患者,可考虑做瓣膜置换或修补术。对严重的难治性心力衰竭患者可考虑采用人工心脏或心脏移植。

学习小结

案例分析

1. 患者,男,69岁,因间断呼吸困难 4 年,加重 5 天入院。患者发现血压升高 10 年,服用络活喜等控制血压,平素未监测血压。4 年前劳累后出现胸闷、气短,休息后能自行缓解,未予重视和治疗。5 天前患者受凉感冒后,咳嗽、咳白黏痰,不伴发热,有胸闷、憋气症状,活动后加重,夜间阵发性呼吸困难每夜发作 2～3 次。查体:BP 155/80 mmHg,P 82 次/分,双下肺可闻及细小湿啰音。心界扩大,心律齐,各瓣膜区未闻及杂音。腹软,无压痛,肝脾肋下未触及,双下肢未见水肿。心电图:电轴左偏,重度顺钟向转位。超声心动图:左心房、左心室增大,左心室舒张功能减低,左心室收缩功能减低,LVEF 51%。

请问:患者为什么会出现劳累后胸闷、气短以及夜间阵发性呼吸困难? 患者心力衰竭的类型及其发生机制是什么?

2. 患者,男,56岁,最近几天常感疲乏无力、左肩不适,4 h 前无明显诱因突然出现剧烈胸痛,不能缓解,伴大汗淋漓,急诊入院。患者面色苍白、呼吸急促、烦躁不安,既往身体健康,否认高血压、心脏病、糖尿病病史。体格检查:T 36.8 ℃,P 72 次/分,R 45 次/分,BP 90/60 mmHg。神志清楚、体型偏胖。腹软,无压痛,肝脾肋下未触及,双下肢未见水肿。心电图:ST 段弓背向上抬高伴 Q 波形成,提示急性下壁心肌梗死。

请问:患者入院时为什么面色苍白、呼吸急促、烦躁不安? 患者是否出现心力衰竭? 其临床表现为什么与第 1 个病例中患者的临床表现不同?

复习思考题

1. 试述心功能不全的常见病因。
2. 试述心功能不全时心脏的代偿反应。

3. 引起心肌收缩力降低的常见病因有哪些？其具体机制是什么？
4. 试述心肌能量代谢障碍在心力衰竭发病中的作用。
5. 试述心肌舒张功能障碍的具体机制。
6. 试述心功能不全时神经-体液机制激活的两面性。

(谭红梅)

第十五章　呼吸功能不全

学习目标

1. 掌握　呼吸衰竭的概念、发生机制、机体功能代谢的变化。
2. 熟悉　呼吸衰竭的病因分类。
3. 了解　呼吸衰竭的防治原则。

呼吸是指机体与外界进行气体交换的过程,完整的呼吸包括外呼吸、气体在血液中运输和内呼吸三个环节。其中外呼吸过程由通气动力(包括呼吸中枢、呼吸肌及支配呼吸肌的神经、胸廓和胸膜)和气体交换器官(气道和肺)两个部分完成。当病理因素作用于上述一个或多个环节时,机体外呼吸功能严重障碍,导致动脉血氧分压(PaO_2)低于正常范围,伴有或不伴有二氧化碳分压($PaCO_2$)增高的病理过程,称为呼吸功能不全。

呼吸衰竭(respiratory failure)是指呼吸功能不全发展到严重阶段,导致在海平面、静息状态下,PaO_2降低伴有或者不伴有$PaCO_2$增高的病理过程。诊断呼吸衰竭的主要血气标准是PaO_2低于60 mmHg,伴有或者不伴有$PaCO_2$高于50 mmHg,而且要排除外呼吸功能障碍以外的原因,如心内解剖分流和原发性心排血量降低等因素。

正常人PaO_2随年龄、运动及所处海拔高度而异,成人在海平面静息时PaO_2的正常范围为$((100-0.32\times年龄)\pm4.97)$ mmHg,$PaCO_2$极少受年龄影响,正常范围为(40 ± 5.04) mmHg。当吸入气氧浓度(FiO_2)不是20%时,可用呼吸衰竭指数(RFI)作为诊断呼吸衰竭的指标,即$RFI=PaO_2/FiO_2$。如果$RFI\leqslant300$,可诊断为呼吸衰竭。

根据$PaCO_2$是否升高,可将呼吸衰竭分为Ⅰ型呼吸衰竭,即低氧血症型呼吸衰竭(hypoxemic respiratory failure),血气特点为$PaO_2<60$ mmHg,$PaCO_2$降低或正常;Ⅱ型呼吸衰竭,即高碳酸血症型呼吸衰竭(hypercapnic respiratory failure),血气特点为$PaO_2<60$ mmHg,同时伴有$PaCO_2>50$ mmHg。根据发病机制不同,呼吸衰竭可分为通气障碍性呼吸衰竭和换气障碍性呼吸衰竭。根据发病的部位不同,呼吸衰竭可分为中枢性呼吸衰竭和外周性呼吸衰竭。根据发病的缓急,呼吸衰竭可分为急性呼吸衰竭和慢性呼吸衰竭。

第一节　呼吸衰竭的病因和发病机制

呼吸衰竭的病因和发病机制涉及肺通气功能障碍和肺换气功能障碍。

一、肺通气功能障碍

(一)肺通气功能障碍的类型与原因

正常人在静息时有效通气量约为4 L/min。当肺通气功能障碍使肺泡通气不足时,患者可发生呼吸衰竭。肺通气功能障碍包括限制性通气不足和阻塞性通气不足(图15-1)。

1. 限制性通气不足　吸气时肺泡扩张受限引起的肺泡通气不足。通常吸气运动是由吸气肌收缩引起的主动过程,呼气则是肺泡弹性回缩、胸廓与膈肌借弹力作用复位的被动过程。主动过程容易发

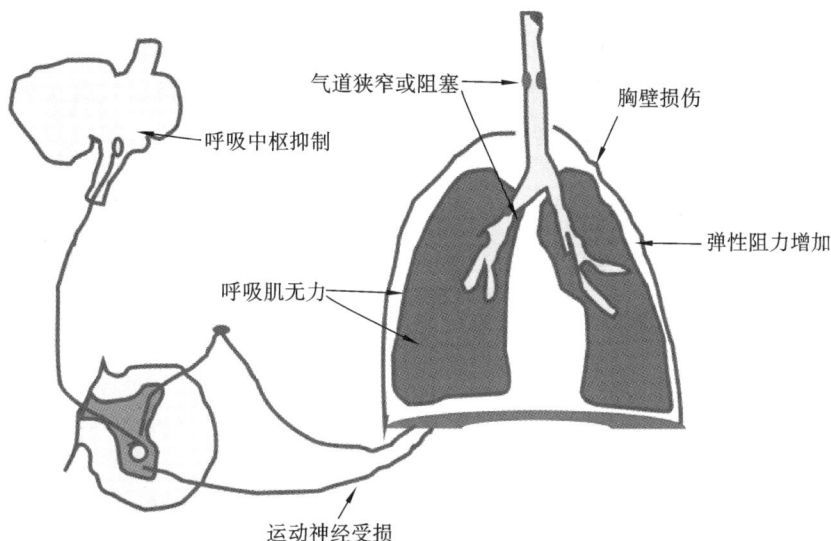

图 15-1 肺通气功能障碍的原因

生障碍,导致肺泡扩张受限,限制性通气不足的常见原因如下。

(1)呼吸肌活动障碍:中枢神经或周围神经的器质性病变如脑外伤、脑血管意外、脑炎、脊髓灰质炎、多发性神经炎等,由过量镇静药、安眠药、麻醉药所引起的呼吸中枢抑制,呼吸肌本身的收缩功能障碍如由长时间呼吸困难和呼吸运动增强所引起的呼吸肌疲劳(respiratory muscle fatigue)、由营养不良所致的呼吸肌萎缩,由低钾血症、缺氧、酸中毒等所致的呼吸肌无力等,均可累及吸气肌收缩功能而引起限制性通气不足。

(2)胸廓的顺应性降低:严重的胸廓畸形、胸膜纤维化及胸壁外伤、气胸等均可限制胸部的扩张,而引起限制性通气不足。

(3)肺的顺应性降低:严重的肺纤维化或肺泡表面活性物质减少可降低肺的顺应性,使肺泡扩张的弹性阻力增大而导致限制性通气不足。肺泡表面活性物质减少的原因如下:Ⅱ型肺泡上皮细胞发育不全(新生儿呼吸窘迫综合征)或急性肺损伤所致表面活性物质合成不足和组成变化,肺过度通气或肺水肿等所致表面活性物质的过度消耗、稀释和破坏。

(4)胸腔积液和气胸:胸腔大量积液或张力性气胸压迫肺,使肺扩张受限,引起限制性通气不足。

案例分析

患者,男,38岁。因外伤导致张力性气胸(伤侧肺萎陷,纵隔偏向健侧,健侧肺受挤压),患者出现严重呼吸困难而急诊入院。血气分析:PaO_2 55 mmHg,$PaCO_2$ 50 mmHg,在手术治疗后呼吸困难改善,血气分析正常。

请问:该患者属于何种呼吸衰竭?其发生机制是什么?

2. 阻塞性通气不足 阻塞性通气不足指气道狭窄或阻塞所致的通气障碍。成人气道阻力正常为 $0.75\sim2.25$ mmHg·s/L,呼气时略高于吸气时。生理情况下气道阻力 80% 以上在直径大于 2 mm 的支气管与气管,直径小于 2 mm 的外周气道阻力仅占总阻力的 20% 以下。影响气道阻力的因素有气道内径、长度和形态、气流速度和形式等,其中最主要的是气道内径。管壁痉挛、肿胀或纤维化,管腔被黏液、渗出物、异物等阻塞,肺组织弹性降低导致对气道管壁的牵引力减弱等,均可使气道内径变窄或不规则而增加气流阻力,从而引起阻塞性通气不足。气道阻塞可分为中央性和外周性气道阻塞。

(1)中央性气道阻塞:气管分叉处以上的气道阻塞。阻塞若位于胸外(如声带麻痹、炎症、水肿等),吸气时气体流经病灶引起的压力降低,可使气道内压明显低于大气压,导致气道狭窄加重;呼气时则因气道内压大于大气压而使气道阻塞减轻,故患者表现为吸气性呼吸困难(inspiratory dyspnea)。若阻塞位于中央气道的胸内部位,吸气时由于受肺泡扩张的弹性组织牵拉,胸内压降低,气道内压大于胸内压,故阻塞减轻;用力呼气时由于胸内压升高而压迫气道,气道狭窄加重,患者表现为呼气性呼吸困难(expiratory dyspnea)(图 15-2)。

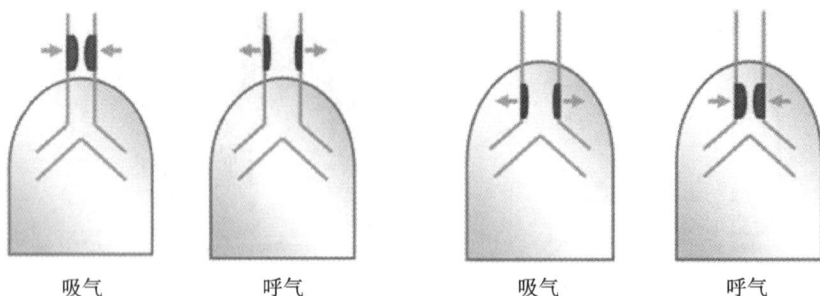

| 吸气 | 呼气 | 吸气 | 呼气 |

图 15-2　不同部位中央性气道阻塞引起呼吸困难的特征

在护理呼吸衰竭患者时,不同部位中央性气道阻塞引起的呼吸困难特征有利于及时有效地判断患者气道阻塞的部位。

(2) 外周气道阻塞:外周气道指内径小于 2 mm 的小支气管。软骨为不规则的块状,细支气管无软骨支撑、管壁薄,又与周围的肺泡紧密相连,因此吸气与呼气时,由于胸内压的改变,其内径也随之扩大和缩小。吸气时,随着肺泡的扩张,细支气管受周围弹性组织的牵拉,其口径变大、管道伸长,故通气改善;呼气时肺泡回缩,使细支气管内径缩短变窄,通气功能下降。

慢性阻塞性肺疾病主要侵犯小气道,不仅可使管壁增厚、痉挛和顺应性降低,管腔也可被分泌物堵塞,肺泡壁受损还可降低对细支气管的牵引力,因此小气道阻力明显增加,患者主要表现为呼气性呼吸困难。

外周气道阻塞的患者用力呼气时可引起小气道闭合,从而导致严重的呼气性呼吸困难。其机制如下:用力呼气时胸内压和气道内压均高于大气压,在呼出气道上,压力由小气道至中央气道逐渐下降,通常将气道内压与胸内压相等的气道部位称为"等压点"(equal pressure point)。等压点下游端(通向鼻腔的一端)的气道内压低于胸内压,气道可能被压缩。正常人气道的等压点位于有软骨环支撑的大气道,即使气道外压大于气道内压,也不会使大气道闭合。

慢性支气管炎时,大支气管内黏液增生,小气道管壁炎性充血水肿、炎症细胞浸润、上皮细胞与成纤维细胞增生、细胞间质增多,均可引起气道管壁增厚狭窄;气道高反应性和炎症介质可引起支气管痉挛;炎症累及小气道周围组织,引起组织增生和纤维化可压迫小气道;气道炎症使表面活性物质减少,表面张力增加,小气道缩小而加重阻塞;黏液腺及杯状细胞分泌增多可加重炎性渗出物形成黏痰阻塞小气道。由于小气道的阻塞,患者在用力呼气时,气体通过阻塞部位形成的压差较大,阻塞部位以后的气道内压低于正常,导致等压点由大气道上移至无软骨支撑的小气道,在用力呼气时气道外压大于气道内压,气道阻塞加重,甚至引起小气道闭合。

肺气肿时,由于蛋白酶与抗蛋白酶失衡,如炎症细胞释放的蛋白酶过多或抗胰蛋白酶不足,可导致细支气管与肺泡壁中弹性纤维降解,肺泡弹性回缩力下降,此时胸内负压降低(即胸内压升高),可压迫小气道,导致小气道阻塞。肺气肿患者肺泡扩大而数量减少,使细支气管壁上肺泡附着点减少,肺泡壁通过密布的附着点牵拉支气管壁是维持细支气管形态和口径的重要因素,附着点减少则牵拉力降低,可引起细支气管缩小变形,阻力增大,气道阻塞。由于上述因素造成肺气肿患者胸内压(气道外的压力)增高,用力呼气时使等压点上移至小气道,引起小气道闭合,患者出现呼气性呼吸困难(图 15-3)。

3. 肺泡通气不足时的血气变化　总肺泡通气量不足会使肺泡气氧分压($P_A O_2$)下降和肺泡气二氧化碳分压($P_A CO_2$)升高,因而流经肺泡毛细血管的血液不能被充分动脉化,导致 $P_A O_2$ 降低和 $P_A CO_2$ 升高,最终出现Ⅱ型呼吸衰竭。

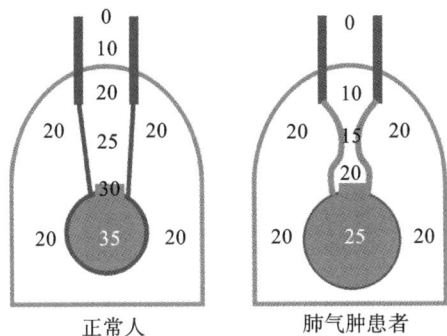

图 15-3 气道等压点上移与气道闭合

$PaCO_2$ 是反映总肺泡通气量变化的最佳指标，$PaCO_2$ 取决于肺泡每分钟通气量(V_A)与体内每分钟产生的二氧化碳量(V_{CO_2})，可用下式表示。

$$PaCO_2 = P_A CO_2 = 0.863 \times V_{CO_2}/V_A$$

$PaCO_2$ 升高意味着低通气，而 $PaCO_2$ 降低则意味着通气过度，这个特征有利于在护理过程中根据 $PaCO_2$ 的变化及时掌握呼吸衰竭患者的呼吸状况。

二、肺换气功能障碍

肺换气功能障碍包括弥散障碍、肺泡通气与血流比例失调以及解剖分流增加。

(一)弥散障碍

弥散障碍是指由肺泡膜面积减少或肺泡膜异常增厚和弥散时间缩短所引起的气体交换障碍。肺泡气与肺泡毛细血管血液之间的气体交换是一个物理过程。气体弥散的速度取决于肺泡膜两侧的气体分压差、肺泡膜的面积与厚度以及气体的弥散能力。气体的弥散能力又与气体的分子量和溶解度相关。此外，气体弥散量还取决于血液与肺泡接触的时间。

1. 弥散障碍的常见原因

(1)肺泡膜面积减小：正常成人肺泡总面积约为 80 m^2。静息时参与换气的面积为 35~40 m^2，运动时增大。由于储备量大，只有当肺泡膜面积减小一半以上时，机体才会发生换气功能障碍。肺泡膜面积减小见于肺实变、肺不张、肺叶切除等，进而影响换气功能。

(2)肺泡膜厚度增加：肺泡膜的薄区为气体交换的部位，它是由肺泡上皮、毛细血管内皮及两者共有的基底膜所构成的，其厚度不到 1 μm。虽然气体从肺泡腔到达红细胞内还需经过肺泡表面的液体层、血管内血浆和红细胞膜，但总厚度不到 5 μm，故正常气体交换很快。当肺水肿、肺泡透明膜形成、肺纤维化及肺泡毛细血管扩张等导致血浆层变厚时，弥散距离增宽，弥散速度减慢。

2. 弥散障碍时的血气变化 肺泡膜病变患者在静息时一般不出现血气异常。因为正常静息时，血液流经肺泡毛细血管的时间约为 0.75 s，而血液氧分压只需 0.25 s 就可升至肺泡气氧分压水平(图15-4)。肺泡膜病变时虽然弥散速度减慢，但在静息时气体交换在 0.75 s 内仍可达到血气与肺泡气的平衡，因而不发生血气的异常。在体力负荷增加等使心排血量增加和肺血流量加快时，血液和肺泡的接触时间过于缩短，导致低氧血症。肺泡膜病变加上肺血流增快只会引起 PaO_2 降低，不会使 $PaCO_2$ 增高。因为 CO_2 在水中的溶解度比 O_2 大，故弥散速度比 O_2 快，能较快地弥散入肺泡，使 $PaCO_2$ 与 $P_A CO_2$ 取得平衡。只要患者肺泡通气量正常，就可保持 $PaCO_2$ 与 $P_A CO_2$ 正常。如果患者存在代偿性通气过度，则 $PaCO_2$ 与 $P_A CO_2$ 低于正常。

(二)肺泡通气与血流比例失调

通气/血流值是指肺泡每分钟通气量(V_A)和每分钟肺血流量(Q)之间的比值(V_A/Q)。肺泡通气与血流比例失调，可引起气体交换障碍，这是肺部疾病引起呼吸衰竭最常见及最重要的机制(图15-5)。

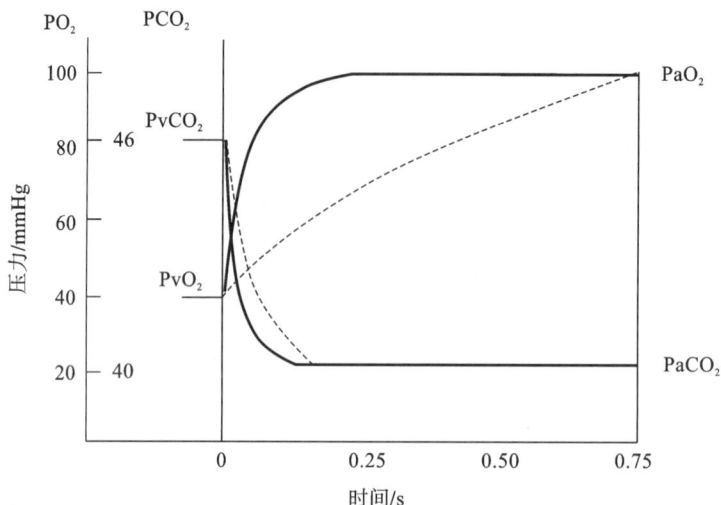

图 15-4　血液通过肺泡毛细血管时的血气变化

注:实线为正常人,虚线为肺泡膜增厚患者。

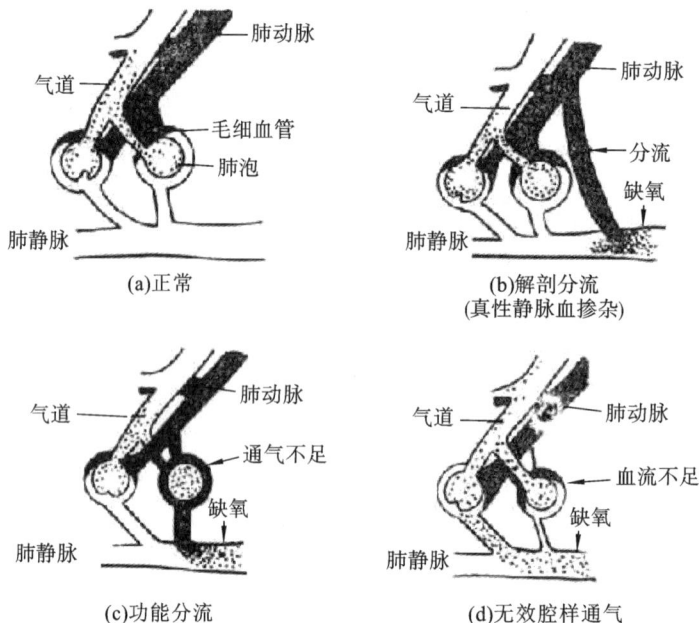

图 15-5　肺泡通气与血流关系的模式图

正常成人在静息状态下,肺泡每分钟通气量(V_A)约为 4 L,每分钟肺血流量(Q)约为 5 L,二者的比值(V_A/Q)约为 0.8。但即使是健康人,肺的各部分通气与血流的分布也是不均匀的。直立位时,肺泡的通气量和血流量是自上而下递增的,血流量的上、下差别更大,结果是各部肺泡的 V_A/Q 值自上而下递减。正常青年人 V_A/Q 值的变动范围自上而下为 $0.6\sim3$,随着年龄增大,变动范围扩大。尽管如此,PaO_2 和 $PaCO_2$ 最终仍可维持在正常范围内。但当肺发生病变时,由于肺病变轻重程度与分布的不均匀,各部分肺的通气与血流比例不平衡,可能造成严重的肺泡通气与血流比例失调,导致换气功能障碍。肺泡通气与血流比例失调有以下两种基本形式。

1. 部分肺泡通气不足　支气管哮喘、慢性支气管炎、阻塞性肺气肿等引起的气道阻塞,以及肺纤维化、肺水肿等引起的限制性通气障碍的分布往往是不均匀的,可导致肺泡通气的严重不均。病变重的部分肺泡通气量明显减少,而血流量未相应减少,甚至还可因炎性充血等使血流量增多(如大叶性肺炎早期),使 V_A/Q 值显著降低,导致流经这部分肺泡的静脉血未经充分动脉化便掺入动脉血内,这种情况类似于动-静脉短路,故称功能性分流,又称静脉血掺杂(venous admixture)。正常成人由肺内通气分布不均匀形成的功能性分流约占肺血流量的 3%,严重慢性阻塞性肺疾病时,功能性分流可增加到肺血流量的 30%~50%,从而严重影响换气功能。

部分肺泡通气不足时,病变肺区的 V_A/Q 值可低至 0.1 以下,流经此处的静脉血不能充分动脉化,其氧分压与氧含量降低而二氧化碳分压与含量则增高。这种血气变化可引起代偿性呼吸运动增强和总通气量恢复正常或增加,主要是使无通气障碍或通气障碍较轻的肺泡通气量增加,导致该部分肺泡的 V_A/Q 值显著大于 0.8。流经这部分肺泡的血液氧分压显著升高,但氧含量则增加很少(由氧解离曲线的特性决定),而二氧化碳分压与二氧化碳含量均明显降低(由二氧化碳解离曲线特性决定,图15-6)。来自 V_A/Q 值降低区与 V_A/Q 值增高区的血液混合而成的动脉血的氧含量和氧分压均降低,二氧化碳分压和二氧化碳含量则可正常。代偿性通气增强过度可使 $PaCO_2$ 低于正常。若肺通气障碍的范围较大,加上代偿性通气增强不足,总的肺泡通气量低于正常,则 $PaCO_2$ 高于正常(表 15-1)。

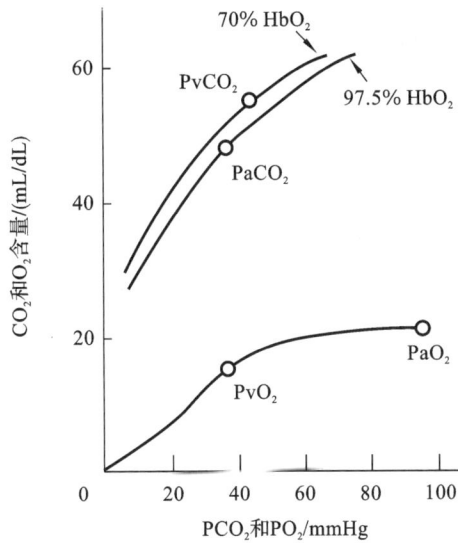

图 15-6 血液氧和二氧化碳解离曲线

注:上面两条曲线表示二氧化碳含量取决于二氧化碳分压和血氧饱和度;下面曲线表示氧分压与氧含量的关系。

表 15-1 功能性分流时肺动脉血的血气变化

项目	病变肺区	健康肺区	全肺		
V_A/Q	<0.8	>0.8	=0.8	>0.8	<0.8
PaO_2	↓↓	↑↑	↓	↓	↓
CaO_2	↓↓	↑	↓	↓	↓
$PaCO_2$	↑↑	↓↓	N	↓	↑
$CaCO_2$	↑↑	↓↓	N	↓	↑

注:N 为正常。

2. 部分肺泡血流不足 肺动脉栓塞、弥散性血管内凝血、肺动脉炎、肺血管收缩等,可使部分肺泡血流减少,V_A/Q 值显著大于正常,患部肺泡血流减少而通气多,肺泡通气不能被充分利用,称为无效腔样通气。正常人的生理无效腔(dead space,V_D)约占潮气量(tidal volume,V_T)的 30%,疾病时功能性无效腔(V_{Df})可显著增多,使 V_D/V_T 值高达 70%,从而导致呼吸衰竭。

部分肺泡血流不足时,病变肺区肺泡 V_A/Q 值可高达 10 以上,流经的血液 PaO_2 显著升高,但其氧含量却增加很少(由氧解离曲线特性决定);而健康肺区却因血流量增加而使其 V_A/Q 值低于正常,这部分血液不能充分动脉化,其氧分压与氧含量均显著降低,二氧化碳分压与二氧化碳含量均明显增高。最终混合而成的动脉血 PaO_2 降低,$PaCO_2$ 的变化则取决于代偿性呼吸增强的程度,可以降低、正常或升高(表 15-2)。

表 15-2　无效腔样通气时肺动脉血的血气变化

项目	病变肺区	健康肺区	全肺		
V_A/Q	<0.8	<0.8	=0.8	<0.8	<0.8
PaO_2	↑↑	↓↓	↓	↓	↓
CaO_2	↑	↓↓	↓	↓	↓
$PaCO_2$	↓↓	↑↑	N	↓	↑
$CaCO_2$	↓↓	↑↑	N	↓	↑

注:N 为正常。

总之,无论是部分肺泡通气不足引起的功能性分流增加,还是部分肺泡血流不足引起的功能性无效腔增加,均可导致 PaO_2 降低,而 $PaCO_2$ 可正常或降低,极严重时也可升高。

（三）解剖分流增加（真性分流）

生理情况下,肺内也存在解剖分流(anatomical shunt),解剖分流的血液完全未经气体交换过程,故又称为真性分流,即一部分静脉血经支气管静脉和极少数的肺内动-静脉交通支直接流入肺静脉。这些解剖分流的血流量正常时占心排血量的 2%～3%。支气管扩张症可伴有支气管血管扩张和肺内动-静脉短路开放,使解剖分流量增加,静脉血掺杂异常增多,进而导致呼吸衰竭。

肺的严重病变(如肺实变和肺不张等),可使该部分肺泡完全失去通气功能,但仍有血流,流经的血液完全未进行气体交换而掺入动脉血,类似于解剖分流,也称为真性分流。吸入纯氧可有效地提高功能性分流的 PaO_2,而对真性分流的 PaO_2 则无明显作用,在临床治疗和护理上,用这种方法可鉴别功能性分流与真性分流。

必须指出的是,单纯通气功能障碍或换气功能障碍所致呼吸衰竭较少见,呼吸衰竭往往是几个因素同时存在或相继发生作用的结果。例如,慢性阻塞性肺气肿所致的呼吸衰竭,阻塞性肺通气障碍是重要因素,而肺泡弥散面积减小、肺泡壁毛细血管床减少等引起的换气功能障碍也是重要因素。因此,对不同疾病引起的呼吸衰竭的机制必须进行具体分析。

第二节　呼吸衰竭时机体的主要代谢、功能变化

呼吸衰竭时发生的低氧血症和高碳酸血症可影响全身各系统的代谢和功能,首先是引起一系列代偿适应性反应,以改善组织的氧供,调节酸碱平衡,改变组织器官的功能、代谢以适应新的内环境。呼吸衰竭严重时,若机体代偿不全,则可出现严重的代谢功能紊乱。

一、酸碱平衡及电解质紊乱

呼吸衰竭时出现的基本酸碱平衡紊乱类型有呼吸性酸中毒、代谢性酸中毒、呼吸性碱中毒及代谢性碱中毒,且常常伴有电解质紊乱。

（一）呼吸性酸中毒

Ⅱ型呼吸衰竭时,大量二氧化碳潴留可引起呼吸性酸中毒,此时机体可有高血钾和低血氯。造成低血氯的主要原因:高碳酸血症使红细胞内 HCO_3^- 生成增多,后者与细胞外 Cl^- 交换使 Cl^- 转移入细胞;酸中毒时肾小管上皮细胞产生 NH_3 增多,$NaHCO_3$ 重吸收增多,使尿液中 NH_4Cl 的排出增加,均使血清氯浓度降低。当呼吸性酸中毒合并代谢性酸中毒时,血清氯浓度可正常。

（二）代谢性酸中毒

严重缺氧时无氧代谢加强,乳酸等酸性产物增多,可引起代谢性酸中毒。此外,呼吸衰竭时机体可能出现功能性肾功能不全,肾小管排酸保碱功能降低,以及引起呼吸衰竭的原发疾病或病理过程,如感染、休克等均可导致代谢性酸中毒。此时血液电解质主要有以下变化:①血清钾浓度增高:酸中毒可使细胞内 K^+ 外移及肾小管排 K^+ 减少,导致高血钾。②血清氯浓度增高:代谢性酸中毒时由于 HCO_3^- 浓度降低,肾排 Cl^- 较少,故血清氯浓度常增高。

（三）呼吸性碱中毒

Ⅰ型呼吸衰竭时,因缺氧引起肺过度通气,患者可发生呼吸性碱中毒。此时患者可出现血钾降低,血氯增高。

（四）代谢性碱中毒

多为医源性。Ⅱ型呼吸衰竭时,如果人工呼吸机使用不当,通气过度使 CO_2 排出过多,而原来代偿性增多的 HCO_3^- 又不能被及时排出,导致血浆 HCO_3^- 增多,引起代谢性碱中毒。另外,在纠正酸中毒时使用 $NaHCO_3$ 过量,也可引起代谢性碱中毒。

呼吸衰竭时常见的为混合型酸碱平衡紊乱。例如,Ⅰ型和Ⅱ型呼吸衰竭时均有低氧血症,因此均可引起代谢性酸中毒;Ⅱ型呼吸衰竭时低氧血症和高碳酸血症并存,因此可有代谢性酸中毒和呼吸性酸中毒;ARDS 患者由于代偿性呼吸加深加快,可出现代谢性酸中毒和呼吸性碱中毒;若给呼吸衰竭患者应用人工呼吸机、过量利尿或 $NaHCO_3$ 等,则可引起医源性呼吸性或代谢性碱中毒。

二、呼吸系统变化

外呼吸功能障碍造成的低氧血症和高碳酸血症必然影响呼吸功能。PaO_2 降低作用于颈动脉体与主动脉体化学感受器,反射性增强呼吸运动,此反应主要在 PaO_2 低于 60 mmHg 时才明显,PaO_2 为 30 mmHg 时肺通气最大。缺氧对呼吸中枢有直接抑制作用,当 PaO_2 低于 30 mmHg 时,此作用可大于外周化学感受器的反射性兴奋作用而使呼吸抑制。$PaCO_2$ 升高主要作用于中枢化学感受器,使呼吸中枢兴奋,引起呼吸加深加快。但当 $PaCO_2$ 超过 80 mmHg 时,由于"二氧化碳麻醉"抑制呼吸中枢,此时呼吸运动主要靠动脉血低氧分压对血管化学感受器的刺激而得以维持。因此,在这种情况下,吸氧浓度不宜过高(一般氧浓度为 30%),以免完全纠正缺氧后机体出现呼吸抑制,使高碳酸血症加重,病情进一步恶化。

引起呼吸衰竭的呼吸系统疾病本身也会导致呼吸运动的变化,机体可出现潮式呼吸、间歇呼吸、抽泣样呼吸、叹气样呼吸等呼吸节律紊乱。其中最常见的为潮式呼吸,可能由于呼吸中枢兴奋性过低而引起呼吸暂停,从而使血液中 CO_2 逐渐增多,$PaCO_2$ 升高到一定程度使呼吸中枢兴奋,机体恢复呼吸运动,由呼吸排出 CO_2,使 $PaCO_2$ 降低到一定程度又可导致呼吸暂停,如此形成周期性呼吸运动。

在肺顺应性降低所致的限制性通气障碍性疾病患者中,因牵张感受器(stretch receptor)或肺毛细血管旁感受器(juxtapulmonary capillary receptor,J 感受器)受刺激而反射性引起呼吸运动变浅变快。阻塞性通气障碍时,气流受阻,呼吸运动加深,由于阻塞的部位不同,机体表现为吸气性呼吸困难或呼气性呼吸困难。若存在长时间增强的呼吸运动,呼吸肌耗氧增加,加上血氧供应不足,可能导致呼吸肌疲劳,使呼吸肌收缩力减弱,呼吸变浅、变快。呼吸浅则肺泡通量减少,可加重呼吸衰竭。

三、循环系统变化

一定程度的 PaO_2 降低和 $PaCO_2$ 升高可兴奋心血管运动中枢,使心率加快、心肌收缩力增强、外周血管收缩,加上呼吸运动增强使静脉回心血量增加,导致心排血量增加。但缺氧和 CO_2 潴留对心、血管的直接作用是抑制心脏活动,并使血管扩张(肺血管除外)。一般器官的血管运动通常主要受神经调节,但脑血管与冠状动脉在呼吸衰竭时则主要受局部代谢产物(如腺苷等)的调节,从而导致血流分布改变,有利于保证心、脑的血液供应。

严重的缺氧和CO_2潴留可直接抑制心血管中枢和心脏活动,扩张血管,导致血压下降、心肌收缩力下降、心律失常等严重后果。

呼吸衰竭可累及心脏,主要引起右心肥大、扩张,最终出现肺源性心脏病。肺源性心脏病的发病机制较复杂:①肺泡缺氧和CO_2潴留所致血液H^+浓度过高,可引起肺小动脉收缩(CO_2本身对肺血管起扩张作用),使肺动脉压升高,从而增加右心后负荷。②肺小动脉长期收缩、缺氧均可引起无肌型肺微动脉肌化,肺血管平滑肌细胞和成纤维细胞肥大增生,胶原蛋白与弹性蛋白合成增加,导致肺血管壁增厚和硬化,管腔变窄,由此形成持久而稳定的慢性肺动脉高压。③长期慢性缺氧引起的代偿性红细胞增多症可使血液的黏稠度增高,也会增加肺血流阻力和加重右心的负荷。④有些肺动脉病变如肺小动脉炎、肺毛细血管床的大量破坏、肺栓塞等也能成为肺动脉高压的原因。⑤缺氧和酸中毒降低心肌舒缩功能。⑥在呼吸困难时,用力呼气则使胸内压异常增高,心脏受压,影响心脏的舒张功能,用力吸气则胸内压异常降低,即心脏外面的负压增大,可增加右心收缩的负荷,促使右心衰竭。

呼吸衰竭也有可能累及左心。肺源性心脏病患者心功能失代偿时有半数肺动脉楔压增高,说明有左心功能不全,其中也可能有部分病例合并冠心病;ARDS的死亡病例中也有半数发生左心衰竭。其机制如下:①低氧血症和酸中毒同样能使左心室肌收缩性降低。②胸内压的高低同样也影响左心的舒缩功能。③右心扩大和右心室压增高将室间隔推向左心侧,可降低左心室的顺应性,导致左心室舒张功能障碍。

四、中枢神经系统变化

中枢神经系统对缺氧最敏感,当PaO_2降至60 mmHg时,机体可出现智力和视力轻度减退。若PaO_2迅速降至40 mmHg以下,就会引起一系列神经精神症状,如头痛、不安、定向与记忆障碍、精神错乱、嗜睡,甚至惊厥和昏迷。当PaO_2低于20 mmHg时,几分钟就可造成神经元的不可逆性损害。慢性呼吸衰竭患者PaO_2低达20 mmHg时神志仍可清醒,而急性呼吸衰竭患者PaO_2达27 mmHg即可昏迷,这是由缺氧发生的缓急及个体耐受性的差异所造成的。

CO_2潴留使$PaCO_2$超过80 mmHg时,可引起头痛、头晕、烦躁不安、言语不清、扑翼样震颤、精神错乱、嗜睡、抽搐、呼吸抑制等,即出现所谓"二氧化碳麻醉"。

由呼吸衰竭引起的脑功能障碍称为肺性脑病(pulmonary encephalopathy)。一般见于Ⅱ型呼吸衰竭。Ⅱ型呼吸衰竭患者肺性脑病的发病机制如下:①酸中毒和缺氧对脑血管的作用。酸中毒使脑血管扩张。$PaCO_2$升高10 mmHg约可使脑血流量增加50%。缺氧可使脑血管扩张。缺氧和酸中毒还能损伤血管内皮使其通透性增高,导致脑间质水肿。缺氧使脑细胞ATP生成减少,影响Na^+-K^+泵功能,可引起细胞内Na^+及水增多,形成脑细胞水肿。脑充血、水肿使颅内压增高,压迫脑血管,更加重脑缺氧,由此形成恶性循环,严重时可导致脑疝形成。此外,脑血管内皮损伤尚可引起血管内凝血,这也是肺性脑病的发病机制之一。②酸中毒和缺氧对脑细胞的作用。正常脑脊液的缓冲作用较血液弱,其pH(7.33~7.40)也较低,PCO_2比动脉血高。因血液中的HCO_3^-及H^+不易通过血脑屏障进入脑脊液,故后者的酸碱调节需时较长。呼吸衰竭时脑脊液的pH变化比血液更为明显。当脑脊液pH低于7.25时,脑电波变慢,pH低于6.8时脑电活动完全停止。神经元内酸中毒一方面可增加脑谷氨酸脱羧酶的活性,使γ-氨基丁酸生成增多,导致中枢抑制;另一方面增强磷脂酶活性,使溶酶体酶释放,引起神经元和组织损伤。部分肺性脑病患者表现为神经兴奋、躁动,可能是由发生代谢性酸中毒所致。然而酸中毒患者也有1/3表现为神经兴奋,其机制尚不清楚。

五、肾功能变化

呼吸衰竭时,由于缺氧和CO_2潴留可反射性地兴奋交感神经而引起肾小动脉收缩,因此肾血流减少,肾小球滤过率降低。患者尿液中出现蛋白质、红细胞、白细胞及管型等,严重时可发生急性肾功能衰竭,出现少尿、氮质血症和代谢性酸中毒。此时肾脏结构往往无明显变化,为功能性肾功能衰竭。只要外呼吸功能好转,肾功能就可较快恢复正常。若患者并发心力衰竭、弥散性血管内凝血或休克,则肾脏的血液循环障碍和肾功能障碍更为严重,出现器质性肾功能衰竭。

六、胃肠道变化

严重缺氧可使胃壁血管收缩,因而能降低胃黏膜的屏障作用,CO_2 潴留可增强胃壁细胞碳酸酐酶活性,使胃酸分泌增多,加之有的患者还可合并弥散性血管内凝血、休克等,故呼吸衰竭时可出现胃肠黏膜糜烂、坏死、出血与溃疡形成等病变。

第三节 呼吸衰竭的防治原则

延伸阅读

一、防止与去除呼吸衰竭的病因

呼吸衰竭的病因很多,应针对原发病进行治疗。呼吸系统感染可引起分泌物增多,阻塞呼吸道,是呼吸衰竭的常见诱因,应积极进行抗感染治疗。若慢性阻塞性肺疾病患者发生上呼吸道感染,可诱发呼吸衰竭和右心衰竭,故应注意预防。

二、提高 PaO_2

呼吸衰竭患者必有低张性缺氧,应尽快将 PaO_2 提高到 50 mmHg 以上。Ⅰ型呼吸衰竭患者只有缺氧而无 CO_2 潴留,可吸入较高浓度的氧(一般不超过 50%)。Ⅱ型呼吸衰竭患者吸氧浓度不超过 30%,并控制流速,使 PaO_2 上升到 50～60 mmHg 即可。

三、降低 $PaCO_2$

$PaCO_2$ 增高是由肺总通气量减少所致,应通过增加肺泡通气量以降低 $PaCO_2$。增加肺泡通气量的方法如下:①解除呼吸道阻塞:如用抗生素治疗气道炎症,用平喘药扩张支气管,采用体位引流,必要时行气管插管以清除分泌物。②增强呼吸动力:如用呼吸中枢兴奋剂尼可刹米等,对原发性呼吸中枢抑制所致限制性通气障碍是适用的,但对一般慢性呼吸衰竭患者用中枢兴奋剂,在增加肺泡通气量的同时也增加呼吸肌耗氧量和加重呼吸肌疲劳,反而得不偿失。③人工辅助通气:用人工呼吸维持必需的肺泡通气量,同时也使呼吸肌得以休息,有利于呼吸肌功能的恢复,这也是治疗呼吸肌疲劳的主要方法。呼吸肌疲劳是由呼吸肌过度负荷引起的呼吸肌(主要是膈肌)衰竭,表现为收缩力减弱、收缩与舒张速度减慢,往往出现在 $PaCO_2$ 升高之前,是Ⅱ型呼吸衰竭的重要发病因素。④补充营养:慢性呼吸衰竭患者由于呼吸困难影响进食量和胃肠消化及吸收功能差,常有营养不良,导致体重和膈肌重量减轻,膈肌萎缩也可使其收缩无力,更易发生呼吸肌疲劳,故除呼吸肌休息外,还应补充营养以改善呼吸肌功能。

四、改善内环境及重要器官的功能

注意及时纠正水、电解质和酸碱失衡,防治并发症,保护重要器官的功能。注意加强身心护理,尤其是对气管切开和呼吸机通气的患者更应加强心理支持,减轻患者心理负担,使其配合治疗,促使呼吸功能的恢复。

案例分析

1. 某患者因肺不张、呼吸困难而急诊入院,其血气分析为 PaO_2 6.65 kPa(50 mmHg),$PaCO_2$ 7.5

学习小结

kPa(56 mmHg),手术治疗后呼吸和血气分析正常。

请回答:(1) 该患者属哪种类型呼吸衰竭?依据是什么?发生呼吸衰竭的机制为何?

(2) 患者为什么发生呼吸困难?

(3) 该患者属什么类型缺氧?其 PaO_2、血氧含量、血氧容量、血氧饱和度、动-静脉氧含量差各有何变化?

2. 患者,女,40 岁。四天前因交通事故造成左侧股骨与尺骨骨折,伴有严重的肌肉损伤及肌肉内出血。治疗时,除给予止痛剂外,曾给予口服抗凝药以防血栓栓塞。一天前晚上有轻度发热,现突然感到呼吸困难。体格检查:血压为 18/12 kPa,心率 110 次/分,肺底部可听到一些啰音与散在的喘鸣音。血气分析:PaO_2 7 kPa(52.5 mmHg),$PaCO_2$ 4.7 kPa(35.3 mmHg),pH 7.46。肺量计检查:每分钟通气量(V)为 9.1 L,肺泡每分钟通气量(V_A)为 4.1 L,为 V 的 46%(正常应为 60%~70%),生理无效腔为 5 L/min,为 V 的 54%(正常为 30%~40%)。PaO_2 在呼吸室内空气时为 13.3 kPa(100 mmHg),$PA-aO_2$ 为 6.3 kPa(47.3 mmHg),怀疑有肺内血栓形成,于是做了进一步检查:心排血量 3.8 L/min(正常为 4.8 L/min),肺动脉压 8.7/6 kPa(正常为(1.6~3.7)/(0.4~1.7)kPa),肺动脉造影证明右肺有两叶充盈不足。

请思考:(1) 如何解释肺泡和动脉血间的氧分压差($PA-aO_2$)增大?

(2) 为什么本例患者有缺氧而没有高碳酸血症?

复习思考题

1. Ⅰ型、Ⅱ型呼吸衰竭分别发生在哪些情况下?简要分析其发生机制。

2. 简述呼吸衰竭时机体的功能、代谢变化。

3. 呼吸衰竭引起肺性脑病的机制是什么?

4. Ⅱ型呼吸衰竭患者应如何吸氧?为什么?

5. 举例说明引起气体弥散障碍的因素有哪些。

6. 试述肺水肿患者出现呼吸衰竭的机制。

(舒　旭)

第十六章　肝功能不全

本章 PPT

学习目标

1. 掌握　肝功能不全、肝性脑病、肝肾综合征的概念；肝性脑病的发病机制（氨中毒学说、假性神经递质学说、血浆氨基酸失衡学说、GABA 学说）；决定和影响肝性脑病发生的因素。

2. 熟悉　肝功能不全的分类、病因及机体的功能代谢变化；肝肾综合征的发病机制。

3. 了解　肝性脑病和肝肾综合征防治的病理生理基础。

第一节　概　　述

一、肝功能不全的概念及分类

肝脏是人体内最大的实质性腺体，是物质代谢的中枢，也是人体重要的屏障器官，同时还有分泌和免疫功能。因此，肝脏的病变会引起多种功能障碍。但由于肝脏具有强大的再生和代偿能力，所以肝脏轻度或局限性损伤时不会引起肝功能障碍。当肝脏受到某些致病因素的损害，造成肝细胞严重损伤，引起肝脏形态结构破坏，导致肝脏代谢、分泌、合成、解毒、生物转化及免疫功能等发生严重障碍，机体出现黄疸、出血、感染、腹水、肝性脑病及肾功能障碍等临床综合征，称为肝功能不全（hepatic insufficiency）。肝功能衰竭（hepatic failure）是严重肝功能不全的表现，属于肝功能不全晚期阶段。临床主要表现为肝性脑病（hepatic encephalopathy，HE）及肝肾综合征（hepatorenal syndrome，HRS）。

肝功能不全可以分为急性和慢性两类。急性肝功能不全（又称爆发性肝功能不全）起病急骤，病情凶险，患者发病后数小时发生黄疸，之后很快从嗜睡状态进入昏迷状态，有明显的出血倾向，常伴发肾功能衰竭。慢性肝功能不全患者病情大多稳定，病程较长，进展缓慢，常在上消化道出血、氮质血症、手术创伤、感染、碱中毒等作用下病情突然加重，转入昏迷。

二、肝功能不全的常见病因

（一）生物性致病因素

1. 肝炎病毒　目前确定的肝炎病毒有 6 种，分别引起甲、乙、丙、丁、戊、庚型肝炎。病毒性肝炎的发病与病毒感染的毒力、数量、侵入途径及机体免疫反应密切相关。少量病毒常常引起隐性感染，机体成为病毒携带者；大量病毒感染常会导致肝功能损伤。以乙型肝炎病毒（hepatitis B virus，HBV）为例，乙型肝炎病毒入侵机体后在肝细胞内繁殖复制，并在肝细胞表面表达特异性抗原。当病毒入血后，可以刺激机体产生致敏淋巴细胞和特异性抗体，从而杀灭病毒，同时 T 细胞介导的细胞免疫反应会攻击被病毒感染的肝细胞，引起肝细胞损伤。

2. 某些寄生虫、细菌　除肝炎病毒以外，某些寄生虫（如血吸虫）可以引起间质性肝炎，造成肝细胞萎缩和变性。华支睾吸虫的成虫寄生于人体的肝胆管内，引起华支睾吸虫病，严重感染者可以出现纤维组织增生和肝细胞损伤，甚至形成胆汁性肝硬化。此外，某些细菌、钩端螺旋体、阿米巴滋养体可以引起肝脓肿,造成严重的肝损伤。

(二)化学性致病因素

1. 工业毒物　工业毒物如磷、三硝基甲苯、二硝基氯苯、硝基苯、四氯化碳、氯萘、丙烯醛等对肝脏损害较为严重,这些毒物中有些可以引起肝血流障碍,如氯仿、四氯化碳等可以使肝细胞肿胀,压迫肝窦,使肝细胞缺血、缺氧而坏死;有些可以引起肝酶系统障碍,如砷、锑、汞等可以破坏肝细胞内含—SH 的酶,使肝细胞不能进行正常代谢而死亡。化学毒物引起的中毒性肝病的病理变化为肝细胞坏死和脂肪聚积,重症患者可发展成肝硬化。

2. 酒精中毒　酒精的代谢与分解主要在肝脏进行。长期大量饮酒可导致大量乙醇进入肝细胞。乙醇先在乙醇脱氢酶和微粒体乙醇氧化酶系统作用下氧化成乙醛,乙醛再经乙醛脱氢酶系统氧化成乙酸。在这一过程中,乙醇和它的衍生物乙醛可使肝细胞发生脂肪变性、坏死和结构改变,从而导致酒精性脂肪肝、酒精性肝炎、肝纤维化和肝硬化。

3. 药物　多数药物进入体内后需要经过肝脏代谢,所以药物在肝脏的浓度较高。药物本身、代谢产物或由于特殊体质对药物的超敏感性或耐受性降低均可以损伤肝细胞。如抗肿瘤的化疗药、抗结核药、解热镇痛药、免疫抑制剂、降糖降脂药、抗细菌药、抗真菌药及抗病毒药等。最近研究显示,中药所致药物性肝损伤占临床药物性肝损伤的 4.8%～32.6%,所以不容忽视。过量服药或遗传性药物代谢异常时,主要通过以下三种机制来造成肝损伤:①药物及其中间代谢产物对肝脏的直接毒性作用:氟烷、丙硫氧嘧啶等药物可以大量生成亲电子基、自由基等活性代谢产物,造成细胞膜、线粒体损伤,细胞骨架破坏,造成肝细胞坏死;氯丙嗪、氯磺丙脲、保泰松等药物及其代谢产物亦可干扰细胞代谢的某个环节,影响蛋白质的合成或胆汁酸的正常分泌,使肝细胞损伤和(或)胆汁淤积。②机体对药物的过敏性及代谢性反应:由于药物或其活性代谢产物作为半抗原,与内源性蛋白质结合获得免疫原性,进而诱发机体产生抗体,由抗体介导,致肝细胞损伤或破坏;这种免疫原还可以被 CD4+ T 细胞识别,诱导产生一些细胞因子,进一步激活 CD8+ T 细胞,引起 Fas 或穿孔素介导的肝细胞凋亡和细胞损伤。③机体对药物的代谢性反应:主要与个体药物代谢酶遗传多态性有关,机体对药物代谢能力降低,使药物原形和(或)中间代谢产物蓄积,对肝细胞产生毒性。

4. 其他毒素　黄曲霉毒素可以迅速入肝,抑制肝组织 RNA 聚合酶,干扰转录,使肝细胞核分裂发生障碍,导致脂肪变性与坏死、胆管增生与炎症反应。其他如毒蕈、杂色曲霉毒素、亚硝酸盐等也会引起肝损伤。

(三)营养因素

在幼儿期,恶性营养不良会引起合成胆碱的蛋白质摄入不足,引起肝的脂肪变性。近年来随着人们生活水平的提高,由于营养过剩,脂肪在体内堆积,可以造成脂肪肝。有研究表明,饥饿和营养不良能增强肝脏对毒物的敏感性,从而增强毒物对肝脏的损伤作用。

(四)遗传因素

单基因遗传性肝病指由于单个编码人体内物质代谢的特异性功能酶基因发生突变,导致酶的数量和(或)结构的变化,从而引起物质中间代谢的紊乱,最终引起可遗传的肝脏代谢障碍性疾病。按照酶的缺陷和代谢途径可将遗传性肝病分为七大类:①糖类代谢病;②氨基酸代谢病;③血浆循环蛋白代谢病;④脂类代谢病;⑤胆红素代谢病;⑥肝卟啉代谢病;⑦金属元素代谢病。主要的成人单基因遗传性肝病包括肝豆状核变性、遗传性高胆红素血症、血色病、肝性卟啉病、α1-抗胰蛋白酶缺乏症等。临床常见肝病的产生常由多个基因与环境因素等相互作用综合决定,属多基因遗传性肝病,常见的多基因遗传性肝病包括肝癌、自身免疫性肝炎、非酒精性脂肪肝、原发性胆汁性肝硬化、胆石症等。

(五)免疫因素

自身免疫性肝炎是由自身免疫反应介导的慢性进行性肝脏炎症性疾病,可能是在遗传易感性基础上引起机体免疫耐受机制破坏,产生针对肝脏自身抗原的免疫反应,从而破坏肝细胞导致肝脏坏死,严重病例可进展为肝纤维化、肝硬化。病毒(如 HBV、HCV、EB 病毒、麻疹病毒等)抗原表位和某些肝脏抗原具有相同的决定簇,通过"分子模拟"而诱发交叉反应,进而导致自身免疫性肝炎。部分 HCV 感染患者血清中可检测到多种非特异性自身抗体,推测很可能是由 HCV 的感染改变了肝细胞膜上的蛋白质成分所致。此外,生物、物理或化学因素也能激发自身抗原的改变。

三、肝功能不全时机体的功能代谢变化

肝脏是物质代谢中心,在糖、蛋白质、脂肪、维生素和激素的代谢中发挥重要作用;肝脏还是重要的解毒器官,机体代谢过程中产生的某些有毒产物或从肠道吸收的有害物质可以经肝细胞解毒。此外,肝脏还参与某些药物的代谢和机体免疫调节过程。肝细胞的受损可导致肝脏功能障碍,主要表现在以下几个方面。

(一)代谢障碍

1. 糖代谢障碍 血糖的主要来源是肝糖原,胰高血糖素和胰岛素可以调节糖原的合成与分解,所以肝细胞在维持血糖稳定方面具有重要作用。肝功能不全者常出现低血糖。低血糖的发生机制与下列因素有关:①大量肝细胞死亡使肝糖原合成、储备显著减少。②受损的肝细胞内质网葡萄糖-6-磷酸酶活性降低,导致肝糖原分解为葡萄糖的能力下降。③受损肝细胞对胰岛素的灭活能力下降,导致血液中胰岛素含量增多,患者出现低血糖。血糖过低容易诱发肝性脑病。个别肝功能障碍患者也可出现糖耐量降低。

2. 蛋白质代谢障碍 肝脏是人体合成和分解蛋白质的主要器官,所以在维持血液中氨基酸浓度相对稳定方面起到重要作用。肝细胞可以合成三十余种血浆蛋白,包括白蛋白、载脂蛋白、纤维蛋白原等,其中白蛋白每天约合成 12 g,占肝合成蛋白总量的 25%,可以有效维持血浆胶体渗透压。当机体发生肝功能不全时,肝细胞数量减少和代谢障碍可以使白蛋白合成减少 50% 以上,导致低蛋白血症,使血浆胶体渗透压下降,在腹水生成过程中发挥重要作用;同时影响多种物质的运输。此外,肝细胞可以合成多种运载蛋白(如铜蓝蛋白、运铁蛋白、结合珠蛋白等),如果肝功能发生障碍,可导致相应的病理改变。

3. 脂类代谢障碍 肝脏是机体氧化脂肪酸的重要器官,参与脂类的代谢并调节血脂浓度。正常情况下,肝脏将自身合成或来自脂肪组织的脂肪酸合成甘油三酯,之后又通过合成极低密度脂蛋白分泌入血。当肝功能障碍时,进入肝脏的脂肪酸增多、肝内形成的甘油三酯增多、载脂蛋白合成减少,均可造成肝内脂肪蓄积,形成脂肪肝;肝功能不全时,胆固醇酯化障碍、转运能力降低,以及胆固醇转化为胆汁酸的能力下降,可以导致血浆胆固醇水平升高。

4. 维生素代谢障碍 肝脏在维生素的储存、运输、吸收和利用等方面具有重要作用。维生素 A、D、K、B_2、PP、B_6、B_{12} 等在体内主要储存于肝脏;肝脏所分泌的胆汁酸盐可协助脂溶性维生素的吸收;肝脏还直接参与多种维生素的代谢转化,如将 β 胡萝卜素转变为维生素 A,将维生素 D_3 转变为 25-$(OH)D_3$。所以肝功能不全时,机体可伴有维生素的吸收障碍。由于维生素 A、维生素 D 及维生素 K 的吸收、储存与代谢障碍,机体可以表现为夜盲症、骨质疏松及出血倾向。

(二)水、电解质及酸碱平衡紊乱

1. 水肿 肝原发疾病引起的体液异常积聚,称为肝性水肿。临床主要表现为肝性腹水,下肢及皮下水肿不明显。肝性腹水的形成机制与下列因素有关。

(1)门静脉高压:肝硬化导致门静脉高压时,肠系膜区的毛细血管流体静压增高,毛细血管滤出液体明显增多;肠淋巴生成增多,超过淋巴回流的代偿能力,导致肠壁水肿并滤入腹腔,参与腹水的形成。

(2)肝静脉回流受阻和肝淋巴生成增多:肝血流 1/3 来自肝动脉,2/3 来自门静脉,两路汇合于肝血窦,最后汇入肝静脉,把来自肝的血液送入下腔静脉。肝硬化时,肝静脉回流受阻,可导致组织间液生成增多,肝淋巴生成增多,当超过淋巴回流的代偿能力时,组织间液便从肝脏浆膜表面渗入腹腔,形

成腹水。

(3) 血浆胶体渗透压降低:肝功能受损,使得肝脏合成白蛋白减少,同时肝淋巴带走大量白蛋白,可导致低蛋白血症,导致血浆胶体渗透压降低,组织液生成增多。

(4) 水钠潴留:肝功能障碍时,血液淤积在胃、肠和脾等脏器,使有效循环血量减少,肾血流量降低,激活肾素-血管紧张素-醛固酮系统,促进肾小管重吸收钠、水;肝功能不全导致抗利尿激素和醛固酮灭活减弱,也促进水钠潴留。过量的水钠潴留加剧门静脉高压,使肝窦内压升高,促进肝和肠系膜淋巴的生成,从而进一步促进腹水发展。

2. 低钾血症 肝硬化患者常因饮食减少、长期使用利尿剂,使钾摄入不足及排出增加;同时血液淤积及大量腹水形成,使有效循环血量减少,激活肾素-血管紧张素-醛固酮系统,肝细胞损伤又使醛固酮灭活减少,导致醛固酮过多,使肾排钾增多,可导致低钾血症。低血钾可以引起中枢神经系统兴奋性降低,严重的可以发生昏迷。

3. 低钠血症 肝功能障碍患者体内原有水钠潴留,有效循环血量减少,可以引起抗利尿激素(antidiuretic hormone,ADH)分泌增加,而肝脏灭活 ADH 减少,使 ADH 过多,肾小管重吸收水增多,可造成稀释性低钠血症。低钠血症时,由于细胞外液渗透压降低,水进入细胞内,导致细胞内水肿,特别是脑细胞水肿,严重时可引起中枢神经系统功能障碍。

4. 碱中毒 肝功能不全时,血氨增多,氨刺激呼吸中枢,使呼吸中枢兴奋,换气过度,机体出现呼吸性碱中毒。同时机体出现低血钾,伴有代谢性碱中毒。随着血液 pH 的增高,游离的 NH_3 增多,大量 NH_3 进入脑细胞,促使肝性脑病的发生。

5. 代谢性酸中毒 肝功能不全时,丙酮酸脱氢酶(pyruvate dehydrogenase)的辅酶焦磷酸硫胺素合成减少,阻碍了丙酮酸氧化脱羧过程,引起三羧酸循环障碍,使丙酮酸堆积,大量生成乳酸;同时乳酸在肝内合成糖原的功能也受到抑制。血液中丙酮酸和乳酸增多,引起代谢性酸中毒。

(三)胆汁分泌和排泄障碍

胆红素和胆汁酸的摄取、运载及排泄均由肝细胞完成。如果肝细胞受到损害,机体可出现高胆红素血症或者肝内胆汁淤积症。

1. 高胆红素血症 吞噬细胞吞噬血红蛋白、肌红蛋白、细胞色素、过氧化氢酶等含血红素蛋白质分解产生的血红素,生成非酯型胆红素。非酯型胆红素经血浆中白蛋白运载至肝细胞,在内质网内被酯化为酯型胆红素,经载体排泄入毛细胆管中。肝功能不全时,肝细胞对胆红素的摄取、运载、酯化和排泄等任一环节发生障碍,均可使血液中胆红素增多而引起高胆红素血症(hyperbilirubinemia)或黄疸(jaundice)。

2. 肝内胆汁淤积症 机体内异物或废物被肝细胞解毒后,其排泄通路主要是随胆汁排入十二指肠,最后从粪便排出。肝细胞通过各种载体摄入、运载和排泄胆汁酸。胆汁酸是胆汁流动的重要驱动力,胆汁酸排入毛细胆管,Na^+ 随即移入毛细胆管内,产生渗透压差,使水进入毛细胆管内,驱动胆汁流动。环孢素 A、秋水仙碱等药物可以引起微管障碍而导致含胆汁酸的囊泡运输发生障碍;氯丙嗪可使毛细胆管微丝功能降低;雌激素、红霉素等降低 Na^+-K^+-ATP 酶活性及肝细胞的肝窦侧流动性,使胆汁酸的摄入、运载或排泄发生障碍,引起肝内胆汁淤积症。

肝内胆汁淤积是肝细胞内胆汁分泌器严重结构和功能障碍的结果。其对机体的影响如下:①胆盐可激惹小胆管增生和炎症反应而引起纤维化,进而导致肝硬化。②肠内胆汁缺乏,维生素 K 吸收障碍,机体出现出血倾向。③肠内胆汁缺乏,促进肠源性内毒素血症的形成。④血液内胆盐积聚,机体动脉血压降低和心动过缓。⑤机体出现神经系统抑制症状。

(四)凝血功能障碍

肝脏在凝血因子的合成及代谢中起重要作用。肝内可以合成除组织因子和凝血因子Ⅳ(Ca^{2+})外的其他凝血因子;肝可以产生抗凝血因子,如抗凝血酶Ⅲ、蛋白 C、蛋白 S 等;另外,肝脏还可以合成纤溶酶原及纤溶酶原激活物抑制物。在严重肝病时大多数凝血因子水平降低;凝血物质尤其是维生素

K 依赖性凝血因子及纤维蛋白原合成减少,抗凝血酶Ⅲ及纤溶酶原合成减少,严重肝病及肝功能衰竭时可发生 DIC 和原发性纤溶亢进。

(五)生物转化功能障碍

1. 药物代谢障碍 肝脏是药物聚集、转化、代谢的重要器官,大多数药物在肝内的代谢过程包括转化与结合两个时相。肝功能发生障碍时,肝代谢药物的能力下降,延长了药物的生物半衰期,导致药物蓄积,机体容易发生药物中毒;肝硬化时,肝血流量明显减少,又由于侧支循环形成,门静脉血中的药物可以绕过肝脏进入体循环;同时,肝脏合成白蛋白减少,药物同血清白蛋白的结合率降低,从而使药物在体内的分布、代谢与排泄也发生改变。

2. 解毒功能障碍 肝细胞损害时,肝细胞解毒功能降低,使从肠道吸收的蛋白质代谢终末产物(如氨、胺类等毒性物质)不能通过肝脏进行生物氧化,因而在体内蓄积引起中枢神经系统严重功能障碍,甚至导致肝性脑病。

3. 激素灭活功能减弱 肝脏是激素降解、排泄、转化和储存的主要场所。肝功能发生障碍时,肝脏对激素的灭活功能降低,机体出现相应临床表现。例如,胰岛素的灭活减少在肝性脑病的发病中有重要作用;醛固酮、抗利尿激素的灭活减少在水肿的发病中有重要作用;雌激素灭活减弱者,可产生月经失调、男性患者女性化及小动脉扩张等变化。

(六)免疫功能障碍

肝巨噬细胞(Kupffer cell),又称库普弗细胞、枯否细胞,在抗原提呈、调节机体免疫应答过程中起到重要的防御作用,是肝脏抵御细菌及病毒感染的主要屏障。肝细胞损伤时,肝脏对内毒素的清除功能减退,大量内毒素在肝脏未经解毒进入体循环;同时机体出现门体分流,来自肠道的内毒素绕过肝脏,未经灭活解毒就进入体循环,形成肠源性内毒素血症。

第二节 肝性脑病

一、概念、分类与分期

(一)概念

肝性脑病是继发于严重肝病,以代谢紊乱为基础的中枢神经系统的综合征,临床上以人格改变、智力减弱、意识障碍和昏迷为主要表现。在肝性脑病晚期,患者可发生不可逆性肝昏迷(hepatic coma)甚至死亡。

(二)分类

根据肝性脑病的类型、神经异常表现特征及其持续时间等,可将其分为 A 型、B 型和 C 型 3 种类型。A 型发生在急性肝功能衰竭基础上,多无明显诱因和前驱症状,常在起病数日内由轻度的意识错乱迅速陷入深昏迷,甚至死亡,其病理生理特征之一是脑水肿和颅内高压。B 型为门静脉-体循环分流相关肝性脑病,无肝细胞损伤相关肝病,肝组织学结构正常。C 型肝性脑病患者除脑病表现外,还常伴有慢性肝损伤及肝硬化等肝脏基础疾病的表现,以慢性反复发作的性格、行为改变,言语不清,甚至木僵、昏迷为特征,常伴有扑翼样震颤(asterixis)、肌张力增高、腱反射亢进等神经系统异常表现。

(三)分期

临床上肝性脑病根据神经精神症状分为四期。Ⅰ期:又叫前驱期。以轻度性格改变、举止反常为主要表现。患者表现:轻度认知障碍、欣快或抑郁、注意时间缩短、加法计算能力降低,可引出扑翼样震颤。Ⅱ期:又叫昏迷前期。以精神错乱、意识模糊、睡眠障碍、行为异常为主要表现。患者表现:倦怠或淡漠,轻度时间和空间定向异常,轻微人格改变,行为错乱,语言不清,减法计算能力异常,容易引出扑翼样震颤。Ⅲ期：又叫昏睡期。以木僵、昏睡为主。患者表现为嗜睡到半昏迷,但是对语言刺激有反应;意识模糊;具有明显的定向障碍;可能无法引出扑翼样震颤。Ⅳ期：又叫昏迷期。患者丧失神志,进入昏迷期,呼之不应,对疼痛刺激尚有反应。浅昏迷时腱反射亢进,肌张力增高,查体不合作,不能引出扑翼样震颤。进入深昏迷后,各种反射消失,对各种刺激无反应,瞳孔散大,过度换气,脑电图出现 S 波。

二、肝性脑病的发病机制

肝性脑病的发生是多个因素作用的综合结果,其病理生理基础是肝功能衰竭和门静脉、体静脉之间有手术分流或自然形成的侧支循环。最近研究发现,肝性脑病时继发性的特异性脑组织改变为星形胶质细胞肿胀或增多和脑间质水肿。目前提出的肝性脑病的发病机制主要包括氨中毒学说、假性神经递质学说、血浆氨基酸失衡学说、γ-氨基丁酸(gamma-aminobutyric acid,GABA)学说等。每个学说都能从一定角度解释肝性脑病的发生、发展,并指导临床治疗。现将肝性脑病发病机制的几种学说简述如下。

(一)氨中毒学说

19 世纪末,研究者发现给门静脉-下腔静脉吻合术后的动物喂饲肉食,其尿液中铵盐水平上升,可诱发肝性脑病;临床上肝功能不全患者大量摄入含氮物质时会出现肝性脑病的症状;肝性脑病患者中 60%～80% 血氨水平增高,用各种降血氨的治疗措施有效。这些说明血氨水平升高与肝性脑病的发生、发展密切相关。

氨是肠源性含氮毒物,肠道产氨是血氨的主要来源,正常肠道每天产氨约 4 g,血氨浓度不超过 59 $\mu mol/L$。大部分氨在肝脏进行代谢,经鸟氨酸循环(图 16-1)合成尿素,随后在肾被清除,极少数被肌肉清除。若氨生成增多而清除不足时,血氨水平随之增高,过量的氨通过血脑屏障入脑,可以诱发肝性脑病。

1. 血氨增高的原因

(1)氨清除不足:氨经鸟氨酸循环生成尿素的过程消耗了大量的能量,即 2 分子氨经鸟氨酸循环生成 1 分子尿素,最终消耗 4 分子的 ATP。同时其反应速度随鸟氨酸、瓜氨酸、精氨酸等浓度的增高而加快。肝性脑病时血氨增高的主要原因是肝脏疾病所致的鸟氨酸循环障碍。①肝功能障碍时,鸟氨酸循环的酶系统严重受损,肝内供给鸟氨酸循环的 ATP 不足,鸟氨酸循环底物缺失等均可使鸟氨酸循环障碍,由氨合成尿素明显减少,导致血氨增高。②肝硬化或门-体静脉分流术后,门-体侧支循环建立,肠道的氨大部分未经肝脏清除直接进入体循环,导致血氨增高。

(2)氨的产生增多:血氨的来源如下。内源性氨来自氨基酸的脱氨基作用;外源性氨来自肠道细菌对蛋白质的分解作用,肠道细菌的尿素酶和氨基酸氧化酶能作用于含氮物质而产生氨。肝功能障碍时:①门静脉回流受阻,肠蠕动减弱,肠黏膜淤血水肿以及胆汁分泌减少等,都可以使消化吸收功能减弱,导致肠道细菌活跃,使细菌释放的尿素酶和氨基酸氧化酶增多,产氨增多。②未经消化吸收的蛋白质成分在肠道潴留,使肠内氨基酸增多。③肝硬化晚期合并肾功能障碍,尿素排出减少,可使尿素弥散入肠道,使肠道产氨增加。④肝硬化合并上消化道出血,由于肠道内血液蛋白质增多,可经细菌分解产氨增多。⑤肝性脑病患者昏迷前,可出现躁动不安和震颤等肌肉活动增强症状,使肌肉的腺苷酸分解代谢增强,导致肌肉产氨增多。⑥正常肠道或肾小管在处于酸性环境时,管腔的 NH_3 与 H^+ 结合成 NH_4^+ 随粪便或尿液被排出,肝功能障碍患者如果发生呼吸性碱中毒或应用碳酸酐酶抑制剂利尿,则由于肠道或者肾小管腔中 H^+ 减少,生成 NH_4^+ 减少,而使 NH_3 弥散入血增加,也可使血氨增高。因此,临床上常口服肠道不易吸收的乳果糖,使其在肠腔内被细菌分解产生乳酸、醋酸,降低肠腔 pH,减少氨的吸收,从而达到降低血氨的作用。

血氨增高是肝性脑病的临床特征之一,正常人每天从胃肠道吸收氨 4 g,肾脏和骨骼肌也产生氨。在脑组织中大量氨与 α-酮戊二酸结合成谷氨酸时,导致三羧酸循环障碍,严重影响细胞代谢和能量来

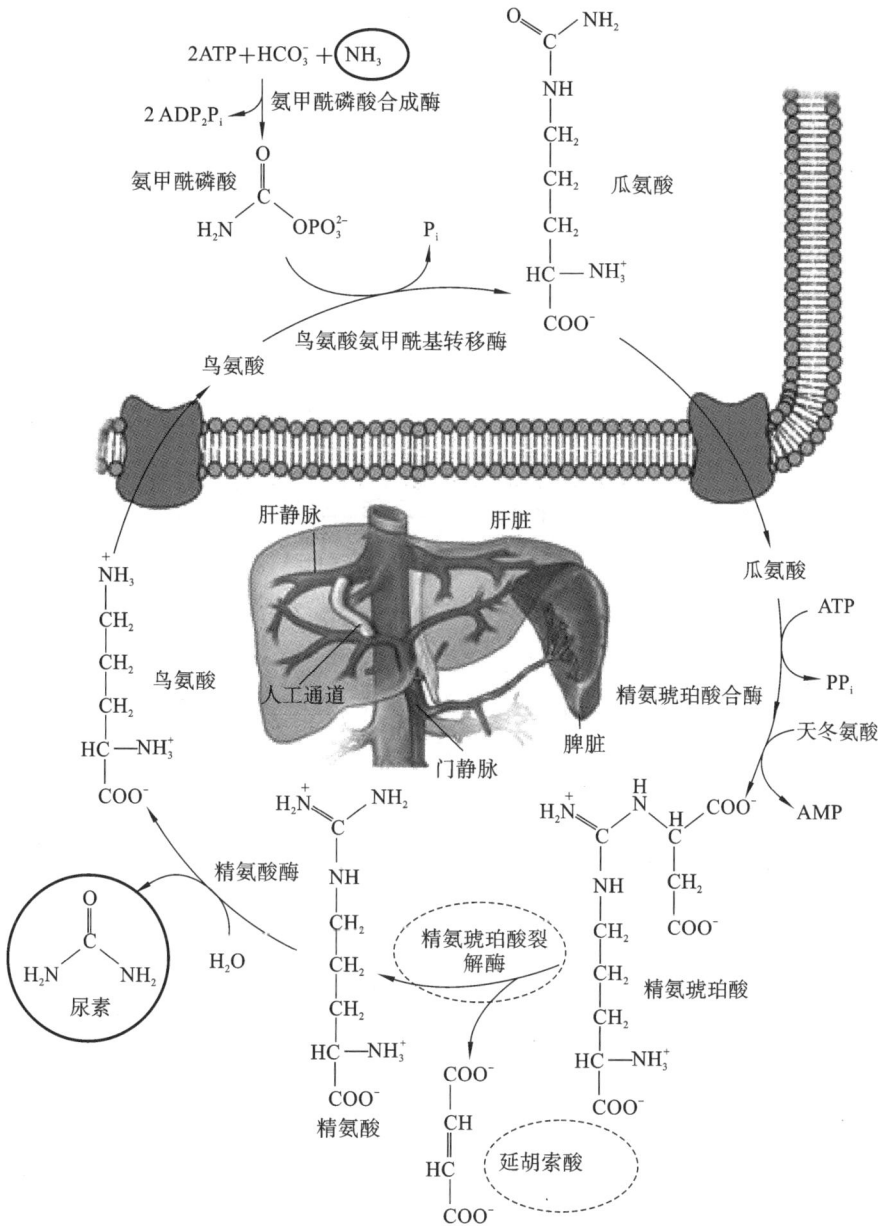

图 16-1 鸟氨酸循环示意图

源。影响氨中毒的因素也很多,例如,NH_3 和 NH_4^+ 的相互转化受 pH 的影响,NH_3 较易通过血脑屏障而引起氨中毒,凡能引起碱中毒的因素均能增加氨的毒性。氨能刺激呼吸中枢,故肝性脑病患者常有过度通气及呼吸性碱中毒,加重血氨增高。血容量过低、缺氧、感染等均能增加氨的毒性。血氨增高在发病机制中十分重要,临床上降血氨治疗也常收到一定效果,但血氨增高与昏迷程度可不平行,有的病例血氨并不增高,说明氨中毒不是肝性脑病的唯一病因。

2. 氨对脑的毒性作用 氨进入脑内与血浆 pH 和血脑屏障的通透性有关。当血浆 pH 增高时,NH_3 增多,可自由通过血脑屏障,进入脑内。此外,细胞因子、自由基等可增加血脑屏障通透性,使得氨入脑增多,干扰脑细胞的结构、功能和代谢,从而加重肝性脑病。其可能的机制如下。

(1)脑内神经递质发生改变:正常时,脑内兴奋性神经递质与抑制性神经递质能够保持平衡。脑内氨水平升高可以干扰脑内神经递质间传递,而且神经传递障碍所起的作用要强于且早于能量代谢障碍,造成中枢神经系统功能紊乱。①对谷氨酸能神经传递的作用:谷氨酸是中枢神经系统中含量最高、分布最广、作用最强的兴奋性神经递质,由突触前神经末梢释放,被星形胶质细胞摄取,经谷氨酰胺合成酶合成谷氨酰胺,这是氨在脑内的主要清除形式。肝功能障碍时,增多的血氨进入星形胶质细胞,谷氨酸与氨合成谷氨酰胺增多,使中枢兴奋性神经递质谷氨酸减少;而谷氨酰胺(近似于中枢抑制性递质)增多。此外,谷氨酰胺的渗透分子作用可以诱导星形胶质细胞肿胀、大量自由基生成等,诱发脑水肿,同时引起神经功能紊乱。最近的研究表明,由氨生成的谷氨酰胺由胞质转运入线粒体中,并在线粒体中重新被分解为谷氨酸和氨,这将造成线粒体功能失调,增加活性氧的生成。此外,星形胶质细胞的肿胀刺激了活性氧的生成,将进一步提高星形胶质细胞的肿胀程度。②增强抑制性神经元活动:氨水平增高可介导抑制性神经元活动增强,如谷氨酰胺、γ-氨基丁酸等抑制性神经递质增多,使得中枢神经抑制作用增强。③对其他神经递质的影响:在肝性脑病晚期,由于氨抑制丙酮酸脱氢酶活性,乙酰辅酶 A 生成减少,结果与胆碱结合生成的中枢兴奋性神经递质乙酰胆碱减少(图 16-2)。

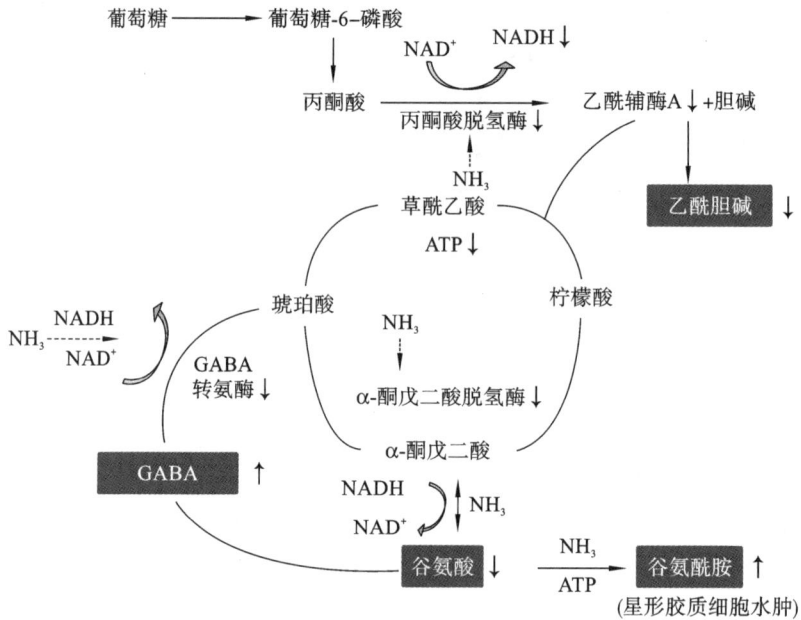

图 16-2　氨对脑内神经递质及能量代谢的影响

(2) 干扰脑细胞能量代谢:脑能量主要来源于葡萄糖的生物氧化过程。进入脑内的氨增多,可以干扰脑细胞的能量代谢,使 ATP 生成减少,消耗过多,导致脑细胞活动所需的能量严重不足,从而导致中枢神经系统功能紊乱。其机制如下(图 16-2):①氨可以抑制丙酮酸脱氢酶及 α-酮戊二酸脱氢酶的活性,使三羧酸循环过程停滞,ATP 生成减少。②氨与 α-酮戊二酸生成谷氨酸,消耗了大量 NADH,影响了呼吸链中递氢过程的完成,可使 ATP 产生不足。③大量的氨与谷氨酸结合生成谷氨酰胺的过程,需要消耗大量 ATP。④Na^+-K^+-ATP 酶活化,需要消耗 ATP。

(3) 干扰神经细胞膜的离子转运:氨增高可干扰神经细胞膜 Na^+-K^+-ATP 酶活性,影响细胞内外 Na^+、K^+ 分布。因为细胞膜对 NH_4^+ 的选择性通透强于 K^+,NH_4^+ 可与 K^+ 竞争入胞,使细胞外 K^+ 浓度增高。细胞内外 Na^+、K^+ 分布异常,可以导致膜电位改变和兴奋性异常。

(二) 假性神经递质学说

在临床中还有很多用氨中毒学说难以解释的现象。例如,约有 20% 的肝性脑病患者的血氨正常;有的肝硬化患者,虽然血氨很高,但却未发生脑病;有些患者在昏迷前期有高血氨,在采用降血氨措施后,血氨转为正常,但昏迷未见好转;有些暴发性肝炎患者,在血氨明显升高后 12～24 h,才出现脑病症状。因此,20 世纪 70 年代 Fischer 等学者提出假性神经递质学说,认为严重肝功能障碍时,由于假性神经递质在网状结构的神经突触部位堆积,神经突触部位冲动的传递发生障碍,从而引起神经系统功能障碍而导致昏迷。

1. 假性神经递质的形成过程 正常情况时,蛋白质在肠道中经水解产生氨基酸。其中芳香族氨基酸(苯丙氨酸和酪氨酸),经肠道细菌释放的脱羧酶的作用,被分解为苯乙胺和酪胺。这些生物胺被吸收后进入肝脏,经单胺氧化酶的作用,被氧化分解而解毒。当肝功能严重障碍时,这些生物胺未经解毒或者通过侧支循环直接进入中枢神经系统。苯乙胺和酪胺在脑细胞 β-羟化酶作用下,分别生成苯乙醇胺和羟苯乙醇胺。苯乙醇胺和羟苯乙醇胺在化学结构上与正常神经递质——去甲肾上腺素和多巴胺相似,但不能发挥真性神经递质的功能,故被称为假性神经递质(图 16-3)。

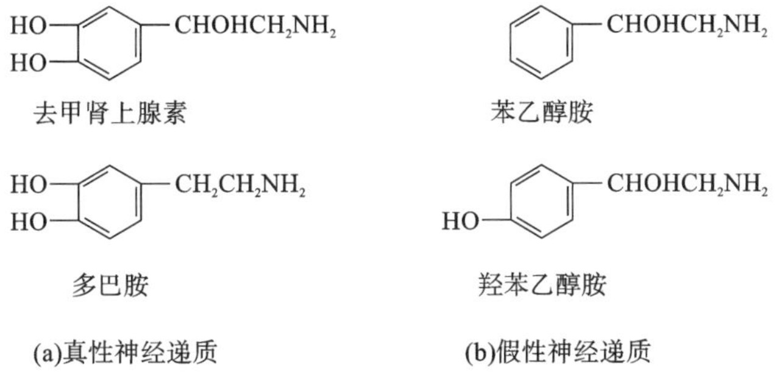

图 16-3 正常及假性神经递质的结构

2. 假性神经递质与肝昏迷 意识的维持是脑干-间脑-大脑皮层之间功能相互联系的结果,其中脑干网状结构上行激动系统具有极其重要的作用。上行激动系统能够激动整个大脑皮层的活动,维持其兴奋性,使机体处于觉醒状态。在神经突触间传递信息的神经递质具有十分重要的作用。其中去甲肾上腺素和多巴胺等为主要神经递质(称为真性神经递质),在维持脑干网状结构上行激动系统的唤醒功能中具有重要作用。因此,当脑干网状结构上行激动系统的假性神经递质增多时,可取代正常神经递质去甲肾上腺素和多巴胺而被肾上腺素能神经元所摄取,并储存在突触小体的囊泡中。但其被释放后的生理效应远较去甲肾上腺素和多巴胺弱,从而不能维持上行激动系统的唤醒功能,大脑皮质将从兴奋转入抑制状态,进而发生昏迷(图 16-4)。

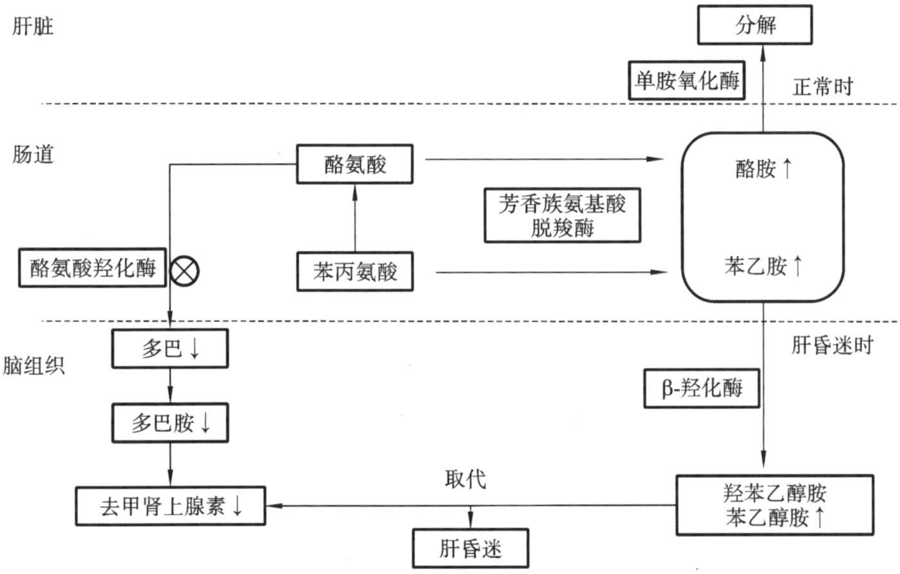

图 16-4 脑内假性神经递质的产生过程

假性神经递质学说能解释临床肝性脑病患者脑内多巴胺、去甲肾上腺素等神经递质减少;同时应用左旋多巴可以明显改善肝性脑病的病情,因为左旋多巴可透过血脑屏障,在脑内可转变为多巴胺和去甲肾上腺素,以取代神经末梢突触中的假性神经递质,使正常神经传导功能得以恢复。但近年来研究结果显示,无论肝硬化患者是否发生脑病,死后的脑组织中多巴胺和去甲肾上腺素的含量与非肝病患者并无明显差异,有时羟苯乙醇胺的含量在非肝病患者中更高。假性神经递质学说仍有局限性,因此逐渐被血浆氨基酸失衡学说所替代。

（三）血浆氨基酸失衡学说

血浆氨基酸失衡学说是假性神经递质学说的补充和发展。血浆氨基酸失衡学说的基础是针对临床肝性脑病患者脑内支链氨基酸(branched chain amino acid,BCAA)减少,而芳香族氨基酸(aromatic amino acid,AAA)增多,BCAA/AAA 值可由正常的 3～3.5 下降至 0.6～1.2,而给患者补充支链氨基酸可缓解神经精神症状。

1. 血浆氨基酸失衡的发生原因　芳香族氨基酸含量增高的原因如下:①肝功能严重障碍时,肝细胞对激素的灭活能力降低,使得胰岛素和胰高血糖素的浓度均增高,以胰高血糖素的增多更为显著,使组织的蛋白分解代谢增强,致使大量芳香族氨基酸由肝和肌肉释放入血。②芳香族氨基酸主要在肝脏被降解,肝功能严重障碍时,肝脏对芳香族氨基酸的降解能力降低。③肝脏的糖异生作用障碍,使芳香族氨基酸转为糖的能力降低。这些均可使血液中芳香族氨基酸含量增高。

支链氨基酸水平降低的原因如下:①胰岛素具有促进肌肉和脂肪组织摄取和利用支链氨基酸的能力,肝功能严重障碍时,肝脏对胰岛素的灭活减弱,导致血液中胰岛素水平增高,使支链氨基酸在血液中含量减少。②血氨水平升高可直接加强骨骼肌及脑组织的支链氨基酸代谢,α-酮戊二酸与支链氨基酸通过转氨基作用结合生成谷氨酸,而谷氨酸则与自由氨结合生成谷氨酰胺而发挥解毒作用。在这一解毒过程中,谷氨酰胺合成增多导致谷氨酸含量降低,大量支链氨基酸为补充谷氨酸而造成支链氨基酸水平降低。

2. 氨基酸失衡与肝性脑病　在生理情况下,同一载体转运系统携带支链氨基酸和芳香族氨基酸通过血脑屏障进入脑细胞,生成正常神经递质。芳香族氨基酸苯丙氨酸在苯丙氨酸羟化酶的作用下,生成酪氨酸;酪氨酸在酪氨酸羟化酶的作用下,生成多巴;多巴在多巴脱羧酶的作用下,生成多巴胺;多巴胺在多巴胺 β-羟化酶的作用下,生成去甲肾上腺素。

当进入脑内的苯丙氨酸和酪氨酸增多时,增多的苯丙氨酸可抑制酪氨酸羟化酶的活性,从而使正常神经递质生成减少。同时增多的苯丙氨酸可在芳香族氨基酸脱羧酶的作用下,生成苯乙胺,进一步在 β-羟化酶作用下生成苯乙醇胺。而增多的酪氨酸也可在芳香族氨基酸脱羧酶的作用下生成酪胺,进一步在 β-羟化酶作用下生成羟苯乙醇胺。因此,苯丙氨酸和酪氨酸进入脑内增多可造成血液中氨基酸的失平衡,可使脑内产生大量假性神经递质,并使真性神经递质的产生受到抑制。最终导致昏迷(图 16-3)。

有学者认为支链氨基酸与芳香族氨基酸的比值降低,并不是发生肝性脑病的原因,而可能是肝损害的结果,更可能是氨中毒所诱导支链氨基酸水平降低的结果。而临床上对肝性脑病患者补充支链氨基酸,只能缓解部分患者的症状,并不能改变患者存活率。因此假性神经递质学说和血浆氨基酸失衡学说,有待进一步深入研究和验证。

（四）γ-氨基丁酸学说

γ-氨基丁酸(GABA)主要来源于肠道,是谷氨酸在谷氨酸脱羧酶作用下的产物,在中枢神经系统的大脑皮层和小脑中含量较高,含量在 0.1～0.6 mg/g(组织),是哺乳动物脑内的抑制性神经递质,可以介导突触后及突触前神经抑制。目前认为 γ-氨基丁酸能神经元活动变化与肝性脑病的发生、发展密切相关。

GABA-A 受体(又称 GABA/BZ 受体,GABA/苯二氮䓬类受体)为亲离子型受体,包含苯二氮䓬类(BZ)受体、GABA 受体、巴比妥类受体和氯离子通道。GABA、苯二氮䓬类和巴比妥类物质作为 GABA-A 受体复合物激动剂,可活化 GABA-A 受体,引起氯离子通道开放,增加 Cl^- 内流,从而发挥生物学作用。γ-氨基丁酸主要储存于突触前神经元囊泡中,当突触前神经元兴奋时,γ-氨基丁酸从突触前神经元囊泡中释放,与突触后神经元特异性 GABA-A 受体结合,使得细胞膜氯离子通道开放,由于细胞外的 Cl^- 浓度比细胞内高,因而,Cl^- 由细胞外进入细胞内,产生超极化,从而发挥突触后抑制作用。同时 γ-氨基丁酸也具有突触前抑制作用,当 γ-氨基丁酸作用于突触前轴突末梢时,也可使轴突膜对 Cl⁻ 通透性增高,但由于轴突内的 Cl⁻ 浓度比轴突外高,因而,Cl⁻ 由轴突内流向轴突外,进而产生去极化,使末梢在冲动到来时,释放神经递质的量减少,从而产生突触前抑制作用。

以往认为,肝功能障碍时,肝脏对 γ-氨基丁酸的清除能力降低,同时血脑屏障对 γ-氨基丁酸的通透性增高,导致脑内 γ-氨基丁酸含量增高。γ-氨基丁酸作用于氯离子通道 GABA 受体,细胞膜内、外的 Cl⁻ 浓度调节 γ-氨基丁酸的抑制性或兴奋性,GABA 受体被激活后,导致 Cl⁻ 通道开放,使 Cl⁻ 流入神经元内,引起细胞膜超极化,抑制神经元(神经细胞)激动。肝性脑病时,GABA 受体数量明显增多。大量研究表明,肝性脑病时,脑内 γ-氨基丁酸水平并未增加,内源性苯二氮䓬类物质也不增加,即 GABA-A 受体复合物的内源性激动剂并未变化,同时 GABA-A 受体复合物的完整性也未发生变化。研究显示一定浓度范围内的氨可增强 GABA 能神经活动,其机制如下:①氨对脑内抑制性神经递质介导的中枢功能抑制具有协同作用,因为氨可促使 GABA-A 受体复合物与其配体结合能力增强。②氨可以降低星形胶质细胞 γ-氨基丁酸的摄入并增强其释放,虽然全脑 γ-氨基丁酸水平不变,但突触间隙 γ-氨基丁酸水平增高,促使 GABA-A 受体活性增强,从而增强中枢抑制作用,导致中枢神经系统功能障碍。由于 GABA 受体上存在苯二氮䓬及巴比妥配位体,而肝病患者脑组织中,苯二氮䓬及巴比妥配位体数量显著增加,提高了脑组织对于这类药物的敏感性,故对肝性脑病患者应慎用这些镇静剂,以免诱导肝性脑病。

（五）其他神经毒质的作用

研究发现许多神经毒质可能参与肝性脑病的发生、发展过程,如锰、酚、脂肪酸、硫醇等物质。肝功能不全时,肝胆管清除锰障碍,导致血锰浓度升高,锰中毒可导致星形胶质细胞病变,影响谷氨酸摄取及能量代谢;由于肝功能障碍时,肝脏解毒能力降低,由酪氨酸经肠道细菌作用产生的酚不能被解毒,使血酚增多,也会对脑细胞造成损伤。肝脏功能严重障碍可以导致脂肪代谢障碍,使血液中短链脂肪酸增多,从而抑制氨分解代谢和脑能量代谢。蛋氨酸经肠道细菌作用后,可产生毒性较强的含硫化合物,肝功能严重障碍时不能被解毒。硫醇可抑制尿素合成而干扰氨的解毒,抑制线粒体的呼吸过程等,从而导致神经功能障碍。

目前,任何一种学说都不能单独完美地解释肝性脑病的发生机制,因而认为其是多种原因共同参与的结果,故当前研究逐步转向研究氨对脑组织氨基酸代谢的影响,进一步阐明氨在肝性脑病发生中的作用:①高血氨刺激胰高血糖素的分泌,使血液中芳香族氨基酸含量增高,同时胰岛素也分泌增多,胰岛素增加及氨的解毒作用促使支链氨基酸减少,从而引起血浆氨基酸的失衡。②高血氨在脑内与谷氨酸结合形成谷氨酰胺,谷氨酰胺自脑内外逸,促进大量芳香族氨基酸进入脑内,芳香族氨基酸可参与假性神经递质的生成,这一过程与假性神经递质学说相关。③高血氨可促进 GABA 能神经元的传导,增强 GABA-A 受体复合物与其配体的结合能力,使中枢抑制作用增强。由此看出,以上几种学说是通过氨的代谢、转化而联系在一起的,相互依赖,互为因果,共同促进肝性脑病的发生。另外,对于不同类型的肝性脑病应做动态的观察与分析,研究其发生、发展规律,制订出相应的治疗措施,这是治疗肝性脑病的关键所在。

总之,肝性脑病的发病机制十分复杂,多种原因导致神经元功能性损伤。氨中毒学说作为解释肝性脑病发病机制的中心环节,与其他学说之间的联系起来越密切。肝性脑病发病机制的确立将有助于指导临床治疗。

三、肝性脑病的诱因

重症病毒性肝炎、药物性肝病、妊娠期急性脂肪肝、门-体静脉分流术后、原发性肝癌、各型肝硬化以及其他弥漫性肝病的终末期都可以引起肝性脑病,其中以肝硬化患者发生肝性脑病最多见,约占70%。诱发肝性脑病的因素很多,如上消化道出血、摄入过量的蛋白质、电解质和酸碱平衡紊乱、氮质血症、感染、便秘、服用镇静剂、应用麻醉剂或手术创伤等。其诱因及作用机制如下。

（一）神经毒质产生增多或提高神经毒质的毒性效应

神经毒质主要是蛋白质复合物或其代谢产物（包括氨基酸类、生物胺类与氨），可通过多种途径干扰中枢神经系统的正常功能而引起脑病。例如，氨可以干扰脑的能量代谢；蛋氨酸和色氨酸的降解产物硫醇类、吲哚可以抑制脑细胞呼吸；硫醇、短链脂肪酸可以抑制脑细胞的 Na^+-K^+-ATP 酶活性；胺、苯乙醇胺、谷氨酰胺可以使神经传递功能障碍；短链脂肪酸对神经突触膜具有直接毒性作用。肝硬化患者伴有上消化道出血时可以使毒质产生过多；短链脂肪酸可阻碍氨的代谢；在亚急性或慢性氨中毒时，缺氧、低血容量、电解质或酸碱平衡紊乱均可诱发肝性脑病。

（二）增加血脑屏障通透性

铵盐、硫醇、游离脂肪酸，高碳酸血症、缺血、缺氧、碱中毒、感染、内毒素、高渗液、饮酒、精神过度紧张等都可使血脑屏障的通透性增加。在肝性脑病发生前，血脑屏障通透性已有非特异性增强，而当肝性脑病发生时，血脑屏障通透性增加具有特异性，如仅有芳香族氨基酸和蛋氨酸的增多。血脑屏障通透性增加的机制如下：可能与跨越毛细血管上皮细胞内囊泡转运增强、脑毛细血管内皮细胞间紧密连接开放、载体转运功能增强有关。血脑屏障通透性增强诱发脑病的可能机制：①正常情况下不能通过血脑屏障的神经毒质（如 γ-氨基丁酸）流入脑内。②脑内谷氨酰胺合成增多，可刺激血脑屏障的中性氨基酸载体转运系统活化，使芳香族氨基酸入脑增多。③脑水肿。

（三）脑对各种毒性物质的敏感性增加

脑对兴奋性或抑制性氨基酸递质的敏感性取决于受体的密度。肝性脑病时伴随着血清 γ-氨基丁酸水平上升的同时，中枢神经系统中的 GABA 受体倍增。严重慢性肝病患者体内各种神经毒质增多，在毒性物质的作用下，脑对药物或氨等毒性物质的敏感性增高，外加的轻度损害就可诱发脑病发生，如使用镇痛药、镇静剂、麻醉剂以及氯化铵等药物时，易诱发肝性脑病。而急性肝功能衰竭患者脑病发生迅速，大脑未致敏，故脑病发生与外界因素无关，而主要是由严重肝损伤所致。

延伸阅读

四、肝性脑病防治的病理生理基础

（一）防止诱因

（1）为防止食管曲张静脉破裂而引起上消化道大出血，严禁食入粗糙、质硬食物。

（2）限制蛋白质摄入量，减少氨或毒性物质的产生。

（3）预防感染，及时纠正水、电解质和酸碱平衡紊乱。

（4）使用镇痛药、镇静剂要慎重，防止患者血脑屏障通透性增强、脑敏感性增高而诱发肝性脑病。

（5）保持大便通畅，减少肠道有毒物质进入体内。

（二）纠正高血氨、防治氨基酸失衡

（1）口服肠道不易吸收的乳果糖或乳糖醇，使其在肠腔中被细菌分解成乳酸、醋酸，降低肠腔pH，减少氨的吸收，达到降低血氨浓度的目的；同时乳果糖还具有导泻并促进非产尿素酶细菌生长的作用，减少毒素的产生和吸收。

（2）输入含高支链氨基酸的氨基酸溶液，纠正氨基酸失衡。临床已证明对慢性肝病与肝硬化合并脑病患者疗效较佳。L-鸟氨酸-天冬氨酸，通过提供尿素循环的替代底物，增加鸟氨酸氨基甲酰转移酶和氨基甲酰磷酸合成酶的活性，促进尿素循环以降低血氨浓度。

（3）口服新霉素等抑制肠道细菌，减少产氨。对于肝硬化患者的复发性肝性脑病，可以选用改变肠道微生物群的利福昔明联合乳果糖进行治疗，这种联合治疗方案可以减少住院的频率并延长新的脑病发生时间间隔。益生菌也具有预防肝硬化患者肝性脑病的发生或改善预后的作用。

（4）纠正水、电解质和酸碱平衡紊乱，特别是要注意纠正碱中毒。

（三）促进神经递质功能恢复

氟马西尼是 γ-氨基丁酸/GABA-A 受体拮抗剂，可以拮抗内源性 γ-氨基丁酸所致肝性脑病的神经抑制。左旋多巴可以通过血脑屏障进入脑组织,在多巴脱羧酶作用下生成去甲肾上腺素和多巴胺,与假性神经递质竞争,恢复大脑神经元的功能,明显改善肝性脑病患者的精神障碍。

（四）人工肝支持疗法

人工肝技术,就是一种利用血液净化技术暂时替代肝脏功能,应用分子吸附剂清除肝性脑病患者血液中的有毒物质,使肝细胞得以恢复再生的技术,可以缓解肝性脑病患者症状,改善患者的预后和病情。分子吸附再循环系统(molecular adsorbent recirculating system,MARS)于1999年被引进,基于白蛋白透析的原理,该系统可清除胆红素、胆酸、一氧化二氮、内源性苯二氮䓬类和氨等。有研究表明,MARS通过降低循环血液中的芳香族氨基酸、内毒素水平而改善肝性脑病。美国食品药品监督管理局批准MARS可用于因慢性肝功能失代偿引起的肝性脑病。

（五）肝移植(liver transplantation)

临床上当肝性脑病严重影响患者的生活质量,药物使用到最大剂量也无效时,即使患者肝功能良好,也可以进行肝移植。但由于门体分流的存在,肝移植后,患者仍有可能发生肝性脑病,因此,移植前或移植过程中需明确门体分流的诊断,并行栓塞术。

第三节 肝肾综合征

一、概念、病因和分类

（一）概念

肝肾综合征(hepatorenal syndrome,HRS)是指肝硬化患者在失代偿期所发生的功能性肾功能衰竭及重症肝炎所伴随的急性肾小管坏死。

（二）病因

肝硬化、肝癌晚期、重症肝炎等患者常因严重的肝功能衰竭而并发特发性、进行性、肾前性肾功能衰竭,其肾脏组织学可无明显改变或仅有轻度非特异性改变。肝肾综合征特征为自发性少尿或无尿、氮质血症、稀释性低钠血症和低尿钠,但肾却无重要病理改变,是重症肝病的严重并发症,其发生率占失代偿期肝硬化的50%～70%,一旦发生,治疗困难,患者存活率很低。

（三）分类

肝肾综合征可分为两类:①肝性功能性肾功能衰竭(HPS):多发生于肝硬化晚期患者和少数暴发性肝炎患者。起病时无器质性肾病变。但肾血流量明显减少,肾小球滤过率降低。而肾小管功能正常,少尿和氮质血症常逐渐发生。②肝性器质性肾功能衰竭:在肝功能衰竭的基础上发生急性肾小管坏死而引起的肾功能衰竭。多见于暴发性肝功能衰竭患者,少尿和氮质血症常迅速发生。

二、肝肾综合征的发病机制

（一）肝性功能性肾功能衰竭(HRS)的发生机制

肝功能衰竭是肾功能衰竭发生的根本原因,肾血管痉挛、收缩是导致肾功能衰竭的主要原因。肝功能衰竭时,肾脏在多种血管活性物质的作用下,发生间歇性或持续性血管痉挛,使肾血流量减少和肾小球滤过率降低。肝功能障碍导致肾血管收缩的主要原因如下。

1. 交感神经兴奋性增强 肝硬化伴门静脉高压使大量血液淤积在门脉系统的血管床,可导致有效循环血量减少;肝硬化腹水、消化道大出血、大量利尿等也可使血容量降低。上述因素可以导致交感-肾上腺髓质系统兴奋,肾小动脉收缩,肾血液重分布,肾小球滤过率降低,使近曲小管对钠、水的重吸收增加,加重水钠潴留。

2. 肾素-血管紧张素-醛固酮系统活性增强 肝功能障碍患者对肾素的灭活能力减弱,血浆肾素水平明显增高;同时有效循环血量减少、交感-肾上腺髓质系统兴奋导致的肾血流量减少可以激活肾素-血管紧张素-醛固酮系统,使醛固酮分泌增多,加之肝脏灭活醛固酮减少,使醛固酮在体内蓄积,造成水钠潴留;血管紧张素的释放可以促进肾血管痉挛、收缩,导致肾小球滤过率急剧下降,在肝肾综合征的发病过程中发挥一定的作用。

3. 激肽系统活性降低 缓激肽(bradykinin,BK)是扩血管物质,具有明显拮抗血管紧张素Ⅱ对血管的收缩作用。研究表明,在肝肾综合征患者的血浆和尿液中检测不到缓激肽和激肽释放酶及其前体,提示肝功能不全时,肝脏释放的激肽释放酶减少,导致舒血管物质——缓激肽活性不足,而肾内缩血管物质——血管紧张素Ⅱ活性增强,从而使肾血管收缩。

4. 前列腺素类与血栓素 A_2 平衡失调 绝大部分前列腺素(prostaglandin,PG)是由肾髓质乳头部的间质细胞和集合管细胞产生的,具有强烈的扩血管作用;而血栓素 A_2(thromboxane A_2)主要由血小板微粒体合成并释放,具有强烈的促进血管收缩的作用。在正常生理状态下,血浆或组织中前列腺素类与血栓素 A_2 处于动态平衡状态,以维持血管的正常张力和紧张度。肝功能障碍时,肾缺血使前列腺素合成减少,而血小板因为聚集释放血栓素 A_2 增多,导致肾血管收缩,进一步加剧缺血。

5. 内毒素血症 肝硬化伴肝肾综合征患者血浆内毒素水平明显增高,且与肌酐清除率、血清尿素氮密切相关,说明内毒素血症在肝肾综合征的发病中具有一定的作用。其机制可能如下:①内毒素使交感-肾上腺髓质系统兴奋,释放大量儿茶酚胺,导致肾小动脉收缩,肾血液重分布。②内毒素损伤血管内皮细胞,导致肾微血管凝血,引起肾小管坏死。

6. 假性神经递质生成增多 肝功能衰竭时,肠道细菌生成的假性神经递质增多,外周神经末梢的真性神经递质不足或被假性神经递质取代,造成外周小动脉扩张,血流重新分配,使皮肤、肌肉、内脏的血流量增加,肾血流量减少,激活肾素-血管紧张素-醛固酮系统,使肾皮质血流进一步下降,局部肾血流阻力增加,造成肾功能衰竭。

上述肝性功能性肾功能衰竭时所发生的肾血管收缩因素可概括为两大方面:一方面是肝功能障碍时清除毒物、灭活激素的功能减弱;另一方面是低血容量和门静脉高压引起的有效循环血量减少,再通过交感-肾上腺髓质系统和肾素-血管紧张素-醛固酮系统的兴奋性增强以及其他血管活性物质的综合作用而导致肾血管持续收缩,进而引起功能性肾功能衰竭(图16-5)。

(二)肝性器质性肾功能衰竭的发生机制

肝功能衰竭引起的器质性肾功能衰竭的主要病理变化是急性肾小管坏死,其确切机制尚未完全阐明,可能是多种因素作用的结果。

1. 内毒素血症 内毒素血症引起肝性器质性肾功能衰竭的发病机制可能如下:①肝功能衰竭时,肠道细菌大量繁殖,引发内毒素血症,刺激机体释放血管收缩因子,致使肾血管痉挛,血液灌注量减低,肾小管缺血、缺氧,如果持续较长时间,将导致肾小管坏死。②内毒素可以直接损伤血管内皮细胞,激活内源性凝血系统和补体系统,引起DIC,使肾血管内微血栓形成,最终引起肾小管坏死。③肝功能障碍常伴有胆汁淤滞,使血清β-脂蛋白、甘油三酯和α2-球蛋白含量增多,加强了抗纤溶酶的作用,降低血浆纤维蛋白溶解活性,使肾小管周围毛细血管丛和肾小球内易形成微血栓,导致肾小管发生缺血坏死。

2. 肾血流量下降 能引起肾血流量下降的各种因素均能诱发或促进肾小管坏死,如上消化道大出血、长期利用大剂量利尿剂、大量排放腹水和严重低蛋白血症等。肾毒性药物亦可直接造成肾小管坏死。

虽然肝性功能性肾功能衰竭与肝性器质性肾功能衰竭在理论上有较明显的差异,但是在临床上很难将它们明确区分。

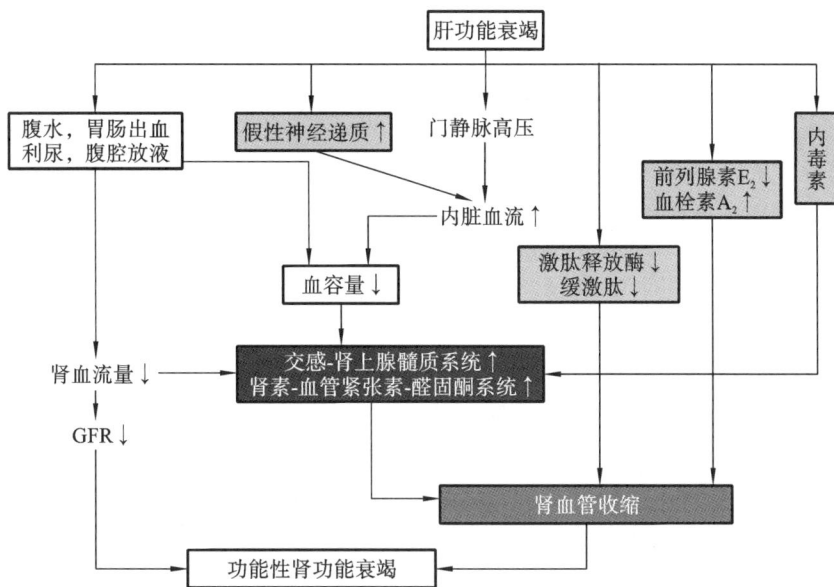

图 16-5 肝性功能性肾功能衰竭发生机制

三、肝肾综合征防治的病理生理基础

重点在于预防,一旦患者发生肾功能衰竭,治疗较为困难,而且疗效较差。

(一)预防

(1)停用任何诱发氮质血症及损害肝脏的药物,给予低蛋白、高糖饮食,减缓氮质血症及肝性脑病的发展,改善肝功能,预防和治疗肝功能衰竭。

(2)积极防治细菌感染,去除上消化道出血、肝癌破裂出血、大量排放腹水、大剂量应用利尿剂等肝肾综合征的常见诱因。

(3)在补充有效血容量的基础上增加尿量及尿钠排泄,积极纠正电解质及酸碱失衡。

(4)避免应用对肾功能有损害的药物。

(二)治疗

(1)使用血浆、全血、白蛋白或右旋糖酐等血浆制剂扩容,同时给予呋塞米(速尿)等,减轻血管阻力,纠正低蛋白血症,改善肾血流量。

(2)应用多巴胺、酚妥拉明可扩张肾脏血管,改善肾血流量,降低肾血管阻力。

(3)合理应用抗菌药物控制感染,降低和消除内毒素血症。

(4)可酌情应用人工肝、血液透析或腹膜透析。

案例分析

学习小结

患者,男,50岁,既往有慢性肝炎病史,未进行系统治疗。半个月前出现肝区疼痛、烦躁、大喊大叫,3天前呕出大量暗红色血块,急诊入院。

查体:重病面容,面色萎黄,巩膜、皮肤黄染,面部及上胸部可见蜘蛛痣,腹部胀满,有明显移动性浊音,双下肢凹陷性水肿。体温 38.0 ℃,心率 110 次/分,血压 80/50 mmHg。

实验室检查:RBC 3×10^{12}/L,Hb 90 g/L,WBC 9.6×10^9/L,PLT 61×10^9/L,HBsAg(+),白蛋白 14.4 g/L,球蛋白 39.6 g/L,胆红素 51 μmol/L,血氨 123 μmol/L,K^+ 4 mmol/L,Cl^- 103 mmol/L。

血气分析:pH 7.48,$PaCO_2$ 26.6 mmHg,HCO_3^- 19.3 mmol/L。

临床诊断:慢性肝炎、肝硬化。

入院后经止血不再呕血,因有低蛋白血症和贫血而给予输血,家属给予高蛋白饮食。4 天后患者出现意识模糊、言语错乱,进而昏迷。经乳果糖灌肠,2 天后神志恢复。

请思考:

(1) 患者的血氨浓度为什么会升高? 其诱发因素是什么?

(2) 分析本病例昏迷的发生机制。

复习思考题

1. 肝性脑病时血氨浓度升高的原因和机制是什么?

2. 简述氨对脑组织的毒性作用及其机制。

3. 简述假性神经递质是怎样生成的及其引起肝性脑病的机制。

4. 简述血浆氨基酸失衡导致肝性脑病的机制,为什么其是假性神经递质学说的补充和发展?

5. 简述 γ-氨基丁酸学说的主要内容。

6. 如何理解肝性脑病发生机制各学说之间的相互联系?

(张 灵)

第十七章 肾功能不全

学习目标

1. 掌握 急、慢性肾功能衰竭和尿毒症的概念、原因和发病经过；急性肾功能衰竭少尿期机体的功能代谢变化和慢性肾功能衰竭对机体的影响。

2. 熟悉 急、慢性肾功能衰竭和尿毒症的发病机制。

3. 了解 急、慢性肾功能衰竭的防治原则。

肾脏是人体的重要生命器官，正常肾脏通过泌尿排出一定量的水、电解质、酸性及终末代谢产物和代谢毒物，从而维持水、电解质平衡和酸碱平衡，维持体液量及体液中各种成分的恒定。肾脏具有内分泌功能，能分泌肾素、促红细胞生成素、前列腺素、1α-羟化酶等多种激素，还能灭活一些内分泌激素，如胃泌素、甲状旁腺激素等。因此，肾脏与机体的许多功能代谢活动密切相关，在维持人体内环境稳态中起着非常重要的作用。当各种病因引起肾功能严重障碍时，机体会出现水、电解质和酸碱平衡紊乱，代谢废物及毒物在体内蓄积，并伴有肾脏内分泌功能障碍，从而出现一系列的症状和体征，这一病理过程称为肾功能不全(renal insufficiency)。肾功能衰竭(renal failure)与肾功能不全没有本质的区别，后者包括肾功能障碍由轻到重的全过程，而前者指的是肾功能不全的晚期失代偿阶段。在临床应用中，这两者往往属于同一概念而不加区别。

根据肾功能衰竭发病的缓急、病程的长短，可将肾功能衰竭分为急性肾功能衰竭(acute renal failure，ARF)与慢性肾功能衰竭(chronic renal failure，CRF)，急、慢性肾功能衰竭发展到严重阶段，都可出现尿毒症(uremia)。尿毒症是肾功能不全的终末阶段。

第一节 肾功能不全的基本发病环节

各种原因引起的肾功能不全的基本发病环节包括肾小球滤过功能障碍、肾小管功能障碍和肾脏的内分泌功能障碍。

一、肾小球滤过功能障碍

血液流经肾小球时，血浆经肾小球滤过膜滤出，形成肾小球滤液。单位时间内肾小球滤液的形成量为肾小球滤过率(glomerular filtration rate，GFR)，正常成人约为每分钟 125 mL。GFR 是衡量肾脏滤过功能的重要指标，下列因素可引起 GFR 降低，进而导致肾功能不全。

(一)肾血流量减少

肾脏的血液供应丰富，正常成人两侧肾脏的血液灌流量高达 $1000\sim1500$ mL/min，占心排血量的 $20\%\sim25\%$。其中 93% 以上的血液流经肾皮质，而流经肾髓质的血液不足 7%。当肾脏的灌注压在 $80\sim180$ mmHg 范围内变动时，在肾脏自身的调节作用下，肾血流量和 GFR 基本保持不变。但当肾脏的灌注压低于 60 mmHg 时，肾脏血液灌流量显著减少，GFR 随之降低。严重脱水、休克、心力衰竭导致的全身动脉血压降低，交感神经兴奋引起的肾血管收缩，均导致肾血流量减少而使 GFR 降低。

（二）肾小球有效滤过压降低

肾小球有效滤过压＝肾小球毛细血管血压－（肾小球囊内压＋血浆胶体渗透压）。肾小球毛细血管血压升高有利于血浆中水及可滤过物质通过滤过膜到达肾小球囊,是滤液形成的主要力量。大失血、严重脱水、休克、心力衰竭等造成动脉血压急剧下降时,肾小球毛细血管血压也随之降低,导致肾小球有效滤过压下降,GFR 降低。

肾小球囊内压比较低,也比较恒定。尿路阻塞、肾间质水肿、肾盂积水等原因造成肾小管内压升高时,肾小球囊内压也相应增高,导致肾小球有效滤过压降低,故而 GFR 也降低。

血浆胶体渗透压主要由血浆白蛋白形成,该力量阻止滤液形成。但实际上,血浆胶体渗透压对肾小球有效滤过压的影响不大,因为血浆胶体渗透压降低将导致组织液生成增多,循环血量减少,进而激活肾素-血管紧张素系统而引起肾小球入球小动脉收缩,则肾小球毛细血管血压也会随之降低。

（三）肾小球滤过面积减少

肾单位是肾的结构和功能的基本单位,成人两肾约有 200 万个肾单位,肾小球滤过面积约 1.6 m^2。肾脏具有较大的代偿储备能力,切除一侧肾脏,肾小球滤过面积减少了一半,此时健侧肾脏可代偿其功能。在大鼠实验中,两侧肾脏均切除 3/4 后,大鼠仍能维持其泌尿功能。由此可见,只有当肾小球被广泛破坏,有功能的肾单位数量显著减少,引起肾小球滤过面积极度减小时,才会因代偿储备功能不足而出现 GFR 显著下降。

（四）肾小球滤过膜通透性改变

肾小球滤过膜包括三层结构,由内到外为内皮细胞、基底膜和肾小球囊的脏层上皮细胞(即足细胞)。内皮细胞间有小孔,直径为 50～100 nm,溶质和水易于通过这些小孔。基底膜介于内皮细胞和脏层上皮细胞之间,厚度为 320～340 nm,其表面覆有胶状物,带负电荷。脏层上皮细胞具有相互交叉的足突,足突间有细长的缝隙,表面覆被一层含黏多糖的薄膜。这些构成了肾小球滤过膜的结构屏障和电荷屏障。正常情况下,血浆白蛋白等大分子物质不能通过肾小球滤过膜。

1. 结构屏障　水和分子直径小于 2 nm 的物质可自由通过肾小球滤过膜。随着分子直径的增大,其通过滤过膜的能力相应降低,当分子直径达 4 nm 时,通透性即接近"0"。结构屏障的大小与滤过膜上孔径大小及构型有关,基底膜是肾小球内主要的滤过屏障。

炎症、缺氧等因素可使基底膜和上皮细胞被破坏,孔径增大,导致肾小球滤过膜通透性增高,血浆白蛋白的滤过显著增多。若血浆白蛋白的滤过量超过近曲小管的重吸收量,尿液中便出现大量白蛋白,称为蛋白尿。若有红细胞滤出,则称血尿。抗原-抗体复合物沉积于基底膜时,可引起基底膜中分子聚合物的改变,使其通透性增高,也引起蛋白尿。

2. 电荷屏障　肾小球滤过膜带负电荷,该负电荷形成了电荷屏障,阻止带负电荷的血浆白蛋白滤出,故正常时,血浆白蛋白滤出极少。肾病时,肾小球滤过膜上带负电荷的黏多糖减少,静电排斥作用减弱,使大量血浆白蛋白经肾小球滤过膜滤出,形成蛋白尿。

肾小球滤过膜通透性在急性肾功能衰竭时可降低,表现为多数肾小球毛细血管上皮细胞足突融合和裂孔闭塞,其损害程度与 GFR 下降的严重程度相关。

二、肾小管功能障碍

肾小管具有重吸收、分泌和排泄功能,对维持机体内环境的稳定起重要作用。肾缺血、缺氧、感染及中毒可引起肾小管上皮细胞变性坏死,导致肾小管功能障碍。醛固酮、抗利尿激素、心钠素等体液调节因素的改变亦可导致肾小管功能发生变化。

（一）重吸收功能障碍

水、葡萄糖、蛋白质、氨基酸、碳酸氢盐、磷酸盐、氯化钠、尿酸等经肾小球滤出后,绝大部分由近曲小管重吸收。肾小球滤液中约 65% 的 Na^+ 由近曲小管主动重吸收,并有等量的负离子 HCO_3^-、Cl^- 被动重吸收。髓袢重吸收的 Na^+ 的含量约占肾小管滤液中 Na^+ 含量的 25%。当肾小球滤液流经髓袢升支粗段时,小管内的 Cl^- 主动转运至髓质间质,并有等量的 Na^+ 被动转运至髓质间质。远曲小管和集合管重吸收 Na^+ 的含量约占肾小球滤液中 Na^+ 含量的 9%。因此,近曲小管重吸收功能障碍可导致肾性糖尿、氨基酸尿、蛋白尿、磷酸盐尿及水、钠、钾平衡失调,并可因 $NaHCO_3$ 重吸收障碍而引起近曲小管性酸中毒(Ⅱ型肾小管性酸中毒)。髓袢重吸收功能障碍则导致钠水平衡失调以及尿渗透压的改变。远曲小管和集合管重吸收功能障碍可导致钠水和酸碱平衡紊乱。

(二)尿液浓缩稀释功能障碍

肾脏具有根据机体需要调节水排泄的强大能力,以维持体液渗透压的稳定。大量饮水时尿量可达 1.5 L/h,尿渗透压降至 50 mOsm/L;而在失水时尿量会显著减少,尿渗透压可达 1200 mOsm/L。肾脏的该功能称为尿液浓缩稀释功能。当肾的尿液浓缩稀释功能发生障碍时,尿比重的变动范围缩小。当尿比重最高只能达到 1.020 时,称为低渗尿。当尿比重固定在 1.008～1.012,尿渗透压固定在 266～300 mOsm/L 时,称为等渗尿。等渗尿指终尿的渗透压和血浆晶体渗透压相等。慢性肾病患者多因肾小管上皮细胞缺血、缺氧而发生变性、萎缩,使肾的浓缩稀释功能发生障碍,引起尿渗透压降低、变动范围缩小。慢性肾盂肾炎患者,髓袢升支粗段重吸收 Na^+、Cl^- 功能减弱,使髓质高渗环境被破坏,肾的浓缩功能发生障碍,导致低渗尿和等渗尿,并出现多尿和夜尿。

(三)酸碱平衡功能障碍

肾小管通过重吸收肾小球滤过的 HCO_3^-、分泌 H^+ 和生成 NH_3 来维持体内的酸碱平衡。肾功能障碍时往往发生代谢性酸中毒。肾小管功能障碍导致代谢性酸中毒的机制如下。

1. 肾小管重吸收 HCO_3^- 障碍　肾小管重吸收 HCO_3^- 在维持酸碱平衡中具有十分重要的意义。慢性肾病患者,肾小管重吸收 HCO_3^- 发生障碍,导致 HCO_3^- 从尿液中大量丢失,引起失碱性酸中毒。PTH 增多时,可抑制近曲小管上皮细胞碳酸酐酶活性,亦可使 HCO_3^- 重吸收减少,导致酸中毒。

2. 肾小管分泌 H^+ 障碍　正常时,肾小管分泌的 H^+ 与小管液中的 Na_2HPO_4 作用生成 NaH_2PO_4 而排出体外,这样就增加了 H^+ 的排出而使尿液酸化。Na^+ 进入肾小管细胞后,与 HCO_3^- 结合成 $NaHCO_3$,然后进入血液。肾小管分泌 H^+ 减少时,H^+ 与 Na^+ 的交换亦随之减少,致使 Na^+ 随尿液排出而 H^+ 则在体内潴留。

3. 肾小管分泌 NH_3 减少　远曲小管细胞能生成 NH_3,主要是血液中谷氨酰胺经谷氨酰胺酶分解而成。生成的 NH_3 弥散到肾小管滤液中与 H^+ 结合生成 NH_4^+,而与肾小管滤液中的酸基结合成酸性铵盐,主要为 NH_4Cl、$NH_4H_2PO_4$、$(NH_4)_2SO_4$ 等,然后从尿液中排出。由于 NH_3 弥散能力强,能自由通过远曲小管细胞膜,与滤液中的 H^+ 结合成 NH_4^+,而 NH_4^+ 难以被重吸收,必然与酸基结合随尿液排出。H^+ 的分泌有利于 NH_3 与 H^+ 结合生成 NH_4^+,NH_3 的分泌也促使 NH_3 与 H^+ 结合成 NH_4^+,二者相互促进,完成肾脏调节酸碱平衡的重要任务。肾血流量减少时,谷氨酰胺等生成 NH_3 的原料供应不足,或肾脏对谷氨酰胺的摄取、利用发生障碍,均可使肾小管生成和分泌 NH_3 减少。

三、肾脏内分泌功能障碍

肾脏的内分泌功能包括分泌激素、前列腺素、促红细胞生成素、激肽、1α-羟化酶等。肾脏通过生成和分泌这些激素及生物活性物质影响全身和肾脏本身的代谢和功能。同时,肾脏还是机体部分内分泌激素(如胃泌素、甲状旁腺激素等)的灭活场所。当肾功能发生障碍时,肾脏对这些激素的灭活作用减弱,使这些激素的生物半衰期延长,从而引起代谢紊乱。

(一)肾素-血管紧张素-醛固酮系统(RAAS)活性增高

肾素由近球细胞分泌,是一种蛋白水解酶,能使血浆中的血管紧张素原(14 肽)降解成 10 肽的血管紧张素Ⅰ(ATⅠ),ATⅠ在血管紧张素转换酶作用下,降解成 8 肽的血管紧张素Ⅱ(ATⅡ),ATⅡ在氨基肽酶作用下分解成 7 肽的血管紧张素Ⅲ(ATⅢ)。其中 ATⅡ可直接刺激肾上腺皮质球状带,使醛固酮分泌增加。这一激素系统称为肾素-血管紧张素-醛固酮系统(RAAS),是调节机体血压、血容量以及机体电解质成分的重要激素系统。ATⅡ是RAAS主要的活性成分,其作用如下:①收缩血管。②使肾上腺皮质球状带分泌醛固酮增加。③参加肾脏血流动力学调节,使肾小球滤过率下降。④作用于中枢产生渴感,促使ADH释放。⑤增强心肌收缩。⑥影响前列腺素、激肽等血管活性物质的产生。

全身动脉血压降低及肾动脉狭窄时,肾灌注压或肾动脉壁张力下降,使入球动脉壁牵张感受器受刺激,引起肾素分泌增多。NaCl量下降亦可刺激致密斑感受器使肾素释放。若肾素较长期过量释放,则血管紧张素Ⅱ形成过多,引起肾血管持续收缩,而使肾小球血液灌流量减少,GFR下降,尿量减少。肾素分泌增加,通过ATⅡ引起肾血管持续收缩,可导致肾小管缺血坏死,使肾脏功能发生严重障碍。肾病(如肾小动脉硬化、肾小球肾炎)时产生的肾性高血压,通常与RAAS活性持续增高有关。醛固酮分泌过多,是造成体内水钠潴留的重要因素之一。

(二)促红细胞生成素减少

90%的促红细胞生成素(erythropoietin,EPO)是由肾脏产生的,其余由肾外组织如肝、脾产生。促红细胞生成素为一种糖蛋白,是一种多肽类激素。其主要作用为促使骨髓造血干细胞向原始红细胞分化;促进血红蛋白的合成;促进骨髓红细胞成熟;促使骨髓网织红细胞释放入血,使红细胞生成增多。慢性肾病患者,由于肾组织被大量破坏,促红细胞生成素生成明显减少,因而可出现肾性贫血。

(三)前列腺素(prostaglandin,PG)合成减少

PG是一组活性很强、类别繁多、功能各异的花生四烯酸衍生物。肾和肺合成PG的能力大于其他组织。激肽、ATⅡ或缺氧等多种因素均可引起PG的合成与释放。肾脏分泌的PG主要来源于肾髓质乳头部的间质细胞,肾髓质集合管上皮细胞亦具有合成与释放PG的能力。肾脏所合成的PG已确认有PGD2、PGE2、PGF2和PGI2等,其中PGE2经脱水可生成PGA2。PG与血压的关系非常密切,特别是肾脏生成的PG具有强大的降压作用。PGE2、PGA2、PGI2均具有显著的舒血管效应,几乎能舒张所有的微动脉,从而使局部血流量增加和外周阻力降低,进而使血压下降。其中PGI2有更强的舒血管作用和降压作用,是调节血管活动的主要PG。同时,PGE2、PGA2、PGI2还可促进水、钠排泄,进而使血压下降。PG具有抑制ADH对集合管的作用,减少集合管对水的重吸收,促进水的排泄。PGE2还直接抑制肾小管重吸收钠,这也是引起排钠利尿的一个因素。目前认为,PG合成不足可能是引起原发性高血压的一个因素。在肾功能障碍、肾脏受损时,肾脏合成PG减少,可引起高血压。

(四)激肽释放酶-激肽系统(KKS)障碍

激肽释放酶作用于血浆激肽原而生成激肽。肾脏激肽释放酶90%以上来源于肾皮质近曲小管细胞。常见的激肽中缓激肽的作用最强。肾脏产生的缓激肽主要在局部发挥作用。缓激肽可对抗血管紧张素,引起肾血管扩张,增加肾脏血液灌注,促进钠水排泄,使血压下降,还可作用于肾髓质乳头部的间质细胞,促进PG释放。因此,慢性肾病时KKS发生障碍,是引起肾性高血压的因素之一。

(五)1,25-$(OH)_2D_3$生成减少

肾脏是体内唯一能生成1α-羟化酶的器官。维生素D_3在肝细胞微粒体内经25-羟化酶的作用,产生25-$(OH)D_3$。后者再经肾皮质细胞内1α-羟化酶作用,形成具有生物活性的1,25-$(OH)_2D_3$。1,25-$(OH)_2D_3$的主要生理作用如下:①促进小肠对钙、磷的吸收。②促进骨骼生长及软骨钙化。③促进肾小管对磷的重吸收,使尿磷排泄减少。④抑制PTH的分泌。肾脏器质性病变时,由于1α-羟化酶生成障碍,1,25-$(OH)_2D_3$生成减少,影响了钙在肠道的吸收,从而造成肾性骨营养不良。

(六)甲状旁腺激素和胃泌素

肾脏可灭活甲状旁腺激素(parathyroid hormone,PTH)和胃泌素。PTH具有溶骨和促进肾脏排

磷的作用。肾性肾功能衰竭患者易发生肾性骨营养不良和消化性溃疡,与这两种激素的灭活减少有关。

第二节 急性肾功能衰竭

急性肾功能衰竭是指各种病因在短期内引起双侧肾脏泌尿功能急剧降低,导致机体内环境出现严重紊乱的病理过程。临床表现为少尿、氮质血症、水盐代谢障碍、高钾血症和代谢性酸中毒等。急性肾功能衰竭是临床较为常见的一种危重症,病情凶险,但若及时诊断、治疗,肾功能可以完全恢复。

一、急性肾功能衰竭的病因与分类

多数急性肾功能衰竭患者有少尿症状,但也有些患者尿量并不减少,因此临床上根据尿量的变化可分为少尿型、非少尿型急性肾功能衰竭。非少尿型较少见,多为部分创伤所引起的急性肾功能衰竭,患者尿量并无明显减少,而主要表现为氮质血症逐渐加重。因非少尿型少见,故本章重点讨论少尿型急性肾功能衰竭。根据有无肾脏器质性病变又可分为功能性、器质性急性肾功能衰竭。

引起急性肾功能衰竭的病因很多,一般根据解剖部位和发病环节可将其分为肾前性、肾性和肾后性三类。

(一) 肾前性急性肾功能衰竭

肾前性急性肾功能衰竭(prerenal acute renal failure)以肾血液灌流量急剧降低为特征,常见于各型休克的早期。由于血容量减少、心泵功能障碍或血管容量增加,有效循环血量减少,肾血管收缩,导致肾血液灌流量急剧减少,GFR 明显降低。有效循环血量减少还可引起醛固酮和抗利尿激素增多,心房钠尿肽分泌减少,使肾小管对钠、水重吸收增多,出现水钠潴留,导致少尿。此时,患者排出的尿液为浓缩尿,少尿的同时尿比重增高,尿钠含量减少。

肾前性急性肾功能衰竭发生时,肾脏本身没有器质性损害,一旦肾血液灌流量得到及时恢复,则肾功能即可随之恢复正常,因此,肾前性急性肾功能衰竭又称为功能性急性肾功能衰竭。

(二) 肾后性急性肾功能衰竭

肾后性急性肾功能衰竭是指各种原因引起的从肾盏到尿路口的尿路急性梗阻所致的急性肾功能衰竭。见于双侧输尿管结石、炎症、肿瘤、前列腺肥大等引起的尿路梗阻。尿路梗阻使梗阻上方的压力升高,肾小球囊内压增高,导致肾有效滤过压下降而引起 GFR 降低,导致少尿。肾后性急性肾功能衰竭早期,肾实质并未被破坏,当梗阻解除后肾功能可迅速恢复。若长期尿路梗阻得不到解除,则可发展为肾盂积水,使肾实质受到挤压而发生器质性病变。

(三) 肾性急性肾功能衰竭

各种原因所致肾实质的器质性病变引起的急性肾功能衰竭称为肾性急性肾功能衰竭,为急性肾功能衰竭的核心部分,其主要病因如下。

1. 肾小球、肾间质与肾血管疾病 常见于急性肾小球肾炎、狼疮性肾炎、血管炎及血栓性微血管病等引起的肾小球损伤;急性间质性肾炎、严重感染、脓毒症、药物过敏及恶性肿瘤浸润等引起的肾小管间质损伤;血栓形成、栓子、动脉粥样硬化斑块脱落导致两侧肾动脉栓塞、肾动脉狭窄、结节性动脉炎等引起的肾血管损伤。

2. 急性肾小管坏死 急性肾小管坏死(acute tubular necrosis)是急性肾功能衰竭最常见的病因,引起急性肾小管坏死的因素主要有以下几类。

(1) 肾缺血和再灌注损伤:各种原因引起的有效循环血量降低可使肾血流量急剧减少,导致肾缺血,若缺血持续时间较长,则可引起急性肾小管坏死而导致器质性肾功能衰竭。休克复苏后的再灌注损伤,也是引起急性肾小管坏死的重要原因。由于肾小管受损和功能障碍,肾脏浓缩功能和钠、水重吸收功能降低,因此,尿钠含量高、尿比重低,尿液中有蛋白质和各种管型等。

(2)肾中毒:引起肾中毒的毒物很多,通常分为两大类,即外源性毒物和内源性毒物。常见的外源性毒物包括重金属、氨基糖苷类抗生素、肿瘤化疗药物、免疫抑制剂、造影剂、某些有机化合物、细菌毒素、蛇毒、生鱼胆等;内源性毒物主要包括肌红蛋白、血红蛋白、尿酸等。由于肾血流量丰富,肾髓质和肾小管能浓缩毒物,因此容易引起肾小管坏死。

(3)体液因素异常:严重的低钾血症、高钙血症和高胆红素血症等可引起肾实质损害。

在很多病理情况下,肾缺血和肾毒物往往同时或相继发生作用,肾缺血时常有毒性产物蓄积,肾毒物则可引起局部血管痉挛,导致或加重肾缺血。导致肾性急性肾功能衰竭的病因中,肾缺血和再灌注损伤约占 50%,肾中毒约占 35%,间质性肾炎约占 10%,肾小球肾炎仅占 5%。

二、急性肾功能衰竭的发病机制

不同病因引起的急性肾功能衰竭的发病机制不尽相同,但不管何种原因引起的急性肾功能衰竭,其中心环节是 GFR 降低。肾前性及肾后性急性肾功能衰竭时 GFR 降低及少尿的机制已如前所述,下面重点讨论急性肾小管坏死引起 GFR 降低及少尿的机制。

(一)肾血流动力学异常

急性肾小管坏死患者血流动力学异常的表现主要包括肾血液灌流量急剧减少和肾内血流重分布。

1. 肾血液灌流量急剧减少 引起肾血液灌流量急剧减少的机制包括肾灌注压降低、肾血管收缩和肾血管阻塞三个方面。

(1)肾灌注压降低:如果急性肾小管坏死是由有效循环血量减少引起的,则当动脉血压降至 80 mmHg(10.6 kPa)以下时,肾血流失去自身调节功能,使肾血液灌注压降低,肾血液灌流量显著减少,导致 GFR 降低。

(2)肾血管收缩:肾入球小动脉收缩引起肾血液灌流量不足,使肾小球有效滤过压降低,导致 GFR 降低。肾血管收缩的机制可能与下列因素有关。

①血液中儿茶酚胺增多:休克、创伤等强烈刺激引起交感-肾上腺髓质系统兴奋,血液中儿茶酚胺急剧增多,引起肾血管收缩,进而造成 GFR 降低。

②肾素-血管紧张素系统被激活:有效循环血量减少引起肾缺血时,肾小球毛细血管内压降低,刺激近球细胞分泌肾素增多,可使肾素-血管紧张素系统激活;另外,肾缺血、肾中毒使近端小管和远端小管直部功能受损,对 Na^+ 与 Cl^- 的重吸收减少,原尿中 Na^+ 与 Cl^- 的含量增多,刺激致密斑,亦可使近球细胞分泌肾素,引起血管紧张素 II 增多,导致肾入球小动脉挛缩而 GFR 降低。

③内皮素(ET)与一氧化氮(NO)的产生失衡:肾缺血使肾血管内皮细胞受损,引起 ET 释放增多。此外,肾小管内皮细胞和肾系膜细胞也可合成和释放 ET,引起肾血管收缩。血管内皮受损还使 NO 释放减少,ET 与 NO 的产生失衡被认为是肾血管持续性收缩及肾血流量持续性减少的重要原因。

④肾内前列腺素合成减少:前列腺素具有扩张肾血管、增加肾血液灌流量的作用,而肾脏是合成前列腺素的主要器官。肾缺血、肾中毒使肾实质受损,可导致前列腺素合成减少,引起肾血管收缩,GFR 降低。

⑤肾内激肽合成减少:肾内合成和释放的激肽具有扩张血管、增加毛细血管通透性的作用。肾缺血后合成和释放的激肽减少,可使肾血管收缩。

(3)肾血管阻塞:肾血管阻塞使肾血流量减少,在急性肾功能衰竭的发生中起到一定作用。肾缺血、缺氧使 ATP 生成减少,钠泵运转障碍,细胞内钠、水增多;在休克复苏后的再灌注过程中,可产生大量氧自由基,损伤血管内皮,均可使肾血管内皮细胞肿胀,血管管腔变窄,加之肾内血管收缩,可引起或促进肾血管阻塞。此外,部分急性肾小管坏死患者肾小球毛细血管内可见微血栓形成,亦导致肾血管阻塞。

肾灌注压降低、肾血管收缩和肾血管阻塞均可引起肾血流量减少，一般可减少40%~50%，导致GFR降低和少尿。

2. 肾内血流重分布　主要表现为肾皮质缺血和肾髓质充血，外髓质充血较为显著。

（1）肾皮质缺血：正常情况下，肾脏的泌尿功能主要由皮质肾单位完成，肾血流量的90%流经皮质肾单位。当各种原因引起肾血流量急剧减少时，肾内血液大多转入近髓肾单位，而皮质肾单位的血流量显著减少，导致GFR降低，引起少尿或无尿。其机制是皮质肾单位对儿茶酚胺等缩血管物质比较敏感，肾素含量也较高，因此，肾血管收缩主要为皮质肾单位入球小动脉收缩。

（2）肾髓质充血：在有效循环血量严重不足、肾脏低灌注时，流入肾脏的血液大多流经近髓肾单位，肾髓质出现充血，以外髓质部分充血较为显著。正常情况下，外髓质的血液灌注就比较差，PO_2也比较低。肾缺血后，外髓质可发生血液淤滞，引起缺氧。肾缺血后再灌注，在肾皮质血流量恢复甚至增加的情况下，外髓部的血液灌流仍严重不足，PO_2仍低，因而缺氧持续存在。近端小管及远端小管直部位于外髓质，其中近端小管直部肾小管上皮细胞的糖酵解能力较差，因而对缺氧更为敏感，持续而严重的肾外髓质部缺氧可导致肾小管尤其是近端小管功能障碍甚至坏死。

（二）肾小管损伤

肾缺血、肾中毒引起的肾小管损伤，主要表现为肾小管上皮细胞呈斑片状脱落，上皮细胞顶端膜上的刷状缘缺失或变薄；远端小管腔内有大量的蛋白质、细胞、脱落的刷状缘及其他细胞碎片等形成的管型。由肾缺血引起的肾小管损伤呈节段性，以髓袢受损最为显著，上皮细胞脱落后基底膜裸露甚至断裂。肾毒物主要损伤近端小管，表现为广泛性肾小管坏死，可累及所有肾单位，但基底膜完整。肾小管损伤导致其功能紊乱主要表现为肾小管阻塞和原尿返漏。

1. 肾小管阻塞　长时间肾缺血、肾中毒引起肾小管损伤时，从肾小管上皮细胞脱落的刷状缘及其微绒毛、坏死脱落的上皮细胞、远端小管直部细胞分泌的Tamm-Horsfall蛋白等可阻塞肾小管；异型输血、挤压综合征等导致急性肾小管坏死时，血红蛋白以及横纹肌溶解释放的肌红蛋白等可在肾小管内形成管型，阻塞肾小管；其他如磺胺类药物结晶、尿酸盐结晶等均可沉积在肾小管管腔内，造成广泛的肾小管阻塞。此外，肾缺血、肾中毒使肾小管上皮细胞肿胀，亦促进肾小管阻塞的发生。肾小管阻塞使原尿流出受阻，引起少尿。同时，阻塞上方压力升高，使有效滤过压降低，引起少尿或无尿。

近年来认为，肾小管上皮细胞由于ATP耗竭，细胞骨架完整性被破坏，肾小管上皮细胞的β-整合素由基底膜侧再分布到顶端膜，使受损细胞顶端面黏附性增加，这样一来，受损但未脱落的肾小管上皮细胞顶端膜表达的β-整合素与存在于脱落细胞基质蛋白片段上的β-整合素配体结合，加之脱落细胞在肾小管管腔中聚集，是导致管型形成及肾小管阻塞的重要机制。

2. 原尿返漏　肾小管中的原尿经损伤的小管壁渗漏到肾间质。肾缺血、肾毒物使肾小管上皮细胞坏死、脱落，基底膜裸露甚至断裂，致使肾小管的完整性遭到破坏；同时，细胞骨架蛋白解离可破坏肾小管上皮细胞间的紧密连接，使其通透性增高。因此，原尿可通过受损的肾小管壁漏出，引起少尿。另外，原尿漏入肾间质可导致间质水肿和压力增高，压迫肾小管和管周毛细血管，前者使阻塞加重、囊内压增高及有效滤过压下降，引起少尿或无尿，后者使肾小管血供进一步减少，形成恶性循环。

（三）肾小球滤过系数降低

肾小球滤过率＝肾小球滤过系数×有效滤过压，因此GFR的大小与肾小球滤过系数（filtration coefficient，Kf）也密切相关。肾小球滤过系数是指肾小球滤过膜对水的通透性与整个滤过面积的乘积。肾小球滤过膜对水的通透性降低或有效滤过面积减少时，Kf降低，从而导致GFR降低，引起少尿甚至无尿。肾缺血和肾中毒可使肾血管内皮细胞肿胀及内皮细胞窗变小，导致肾小球滤过系数降低。此外，肾缺血或肾中毒可促使许多内源性及外源性活性因子释放，如血管紧张素Ⅱ和血栓素A_2等，可引起肾小球系膜细胞收缩，从而导致肾小球滤过面积减小和滤过系数降低，GFR降低。有学者用微穿刺法证明氨基糖苷类抗生素过量使用所致的急性肾功能衰竭可使肾小球滤过膜严重受损，引起肾小球滤过系数降低(降低 50％),导致 GFR 降低和少尿。

总之,肾缺血和肾中毒等因素导致急性肾小管坏死所致的急性肾功能衰竭的发病机制是十分复杂的,很难用单一因素进行解释,其机制主要包括肾血流动力学异常、肾小管损伤和肾小球滤过系数降低。

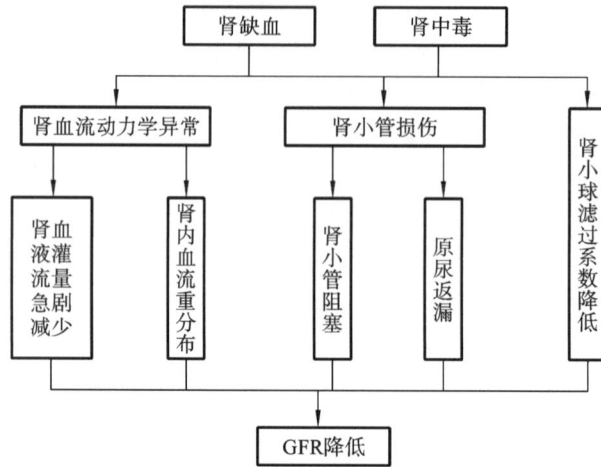

图 17-1　急性肾小管坏死引起急性肾功能衰竭的发病机制

三、急性肾功能衰竭的临床过程与功能代谢变化

如前所述,肾性急性肾功能衰竭按其尿量减少与否分为少尿型、非少尿型急性肾功能衰竭。

(一)少尿型急性肾功能衰竭

根据少尿型急性肾功能衰竭的临床过程,可将其分为少尿期、多尿期和恢复期。

1. 少尿期　急性肾功能衰竭病程中最危险的阶段,主要表现为少尿、尿成分异常和机体内环境紊乱。少尿期平均持续 7～14 天,当有肾皮质坏死时,少尿期可持续 1 个月以上。少尿期持续的时间越长,预后越差。

(1)少尿、无尿及尿成分变化:①少尿、无尿:少尿是指尿量＜400 mL/24 h 或尿量＜17 mL/h,无尿是指尿量＜100 mL/24 h。少尿及无尿的发生与肾血流量急剧减少、肾小管阻塞和原尿返漏有关。②尿钠含量增高,尿渗透压与尿比重降低:急性肾小管坏死时,尿钠含量＞40 mmol/L,有的可高达 400 mmol/L(正常时尿钠含量＜20 mmol/L);尿渗透压＜250 mmol/L;尿比重＜1.015。这是由肾小管上皮细胞重吸收钠、水功能障碍,尿液浓缩功能减退所致。③尿液中有管型、蛋白质及多种细胞:急性肾小管坏死时,由于肾小球滤过功能障碍和肾小管受损,尿液中可出现蛋白质、红细胞、白细胞和脱落的肾小管上皮细胞,还可见到透明管型、颗粒管型和细胞管型。急性肾小管坏死少尿期与功能性急性肾功能衰竭的尿液变化有明显差异,参见表 17-1。

表 17-1　功能性与器质性急性肾功能衰竭少尿期尿液的不同特点

检测指标	功能性急性肾功能衰竭	器质性急性肾功能衰竭
尿比重	＞1.020	＜1.015
尿渗透压	＞400 mOsm/kg	＜350 mOsm/kg
尿钠	＜20 mmol/L	＞40 mmol/L
尿/血肌酐值	＞40∶1	＜20∶1
尿蛋白	阴性或微量	＋～＋＋＋＋
尿沉渣镜检	基本正常	褐色颗粒管型、红细胞、白细胞、脱落的上皮细胞

（2）水中毒：急性肾小管坏死时，由于肾排水减少（少尿、无尿），体内分解代谢增强，内生水增多；输液过量或输液速度过快等可使水摄入过多，均可导致水中毒和稀释性低钠血症，患者出现全身水肿，严重者可引起肺水肿、脑水肿和心功能不全，这是导致急性肾小管坏死患者死亡的重要原因。因此，在少尿期内，应密切观察并严格控制输液速度和输液量。

（3）氮质血症：血液中含氮代谢产物如尿素、尿酸、肌酐等在体内蓄积，导致血液中非蛋白氮浓度显著增高，称为氮质血症（azotemia）。急性肾功能衰竭时，GFR 降低，肾脏清除非蛋白氮的能力降低；另外，蛋白质的分解代谢增强，非蛋白氮产生增多，导致血液中肌酐、尿素等非蛋白氮含量日渐增高，引起氮质血症。

（4）高钾血症：引起高钾血症的主要原因如下。①肾脏排尿减少和肾小管功能受损，使肾排钾减少。②组织损伤、休克、溶血等使细胞分解代谢增强，以及代谢性酸中毒等原因，均可导致细胞内钾向细胞外转移。③摄入富含钾的食物及药物或输入库存血等，使钾的摄入量增多。高钾血症是急性肾功能衰竭患者少尿期的首位死亡原因，是急性肾功能衰竭时最危险的并发症，可严重威胁患者生命。高钾血症可引起心率减慢、心脏传导阻滞、心律失常，甚至心室颤动、心脏停搏。因此，对高钾血症患者应密切监测血钾及心电图，必要时采用血液净化疗法。

（5）代谢性酸中毒：急性肾功能衰竭时引起代谢性酸中毒的主要原因如下。①肾小管泌 H^+、泌 NH_3 功能障碍，使碳酸氢钠重吸收减少。②GFR 严重降低使固定酸排出减少。③分解代谢增强，使固定酸生成增多。

酸中毒可抑制心血管系统和中枢神经系统，使回心血量减少、心排血量减少、外周阻力降低，患者疲乏、嗜睡甚至昏迷等。

2. 多尿期 急性肾功能衰竭患者经过少尿期后，尿量进行性增加，当尿量增加到 400 mL/d 以上时，则进入多尿期，尿量进行性增加是急性肾功能衰竭病情好转的标志。病程进入多尿期后，尿量常逐日大幅增加，5～7 天达到多尿高峰，每日尿量可达 3～5 L，个别病例每日尿量甚至可达 6～10 L。

多尿发生的机制如下：①在肾功能逐渐恢复、GFR 增高的同时，肾小管上皮细胞对钠、水的重吸收功能尚未恢复，故原尿不能被充分浓缩而排尿增多。②少尿期潴留的大量尿素等代谢产物此时也滤过增多，使原尿渗透压增高，从而引起渗透性利尿。③肾间质水肿消退及肾小管阻塞解除，使尿路变得通畅，从而增加肾脏泌尿能力。

在多尿期开始的一周内，血液中尿素氮、钾等仍较多，患者仍未脱离危险期。其原因是肾脏对溶质的滤过和排泄虽已增加，但短期内恢复的肾脏功能尚不足以清除积蓄在血液中的代谢产物；且脱水导致血液浓缩，还可使溶质浓度增加。一周后，血液中尿素氮、血肌酐水平等开始下降，少尿期的症状开始改善，但因大量水及电解质随尿液排出，患者易出现脱水、低钠血症和低钾血症等，并且此期患者抵抗力比较差，易出现感染。多尿期持续时间约两周，待血肌酐恢复正常，便进入恢复期。

3. 恢复期 此期患者尿量和尿成分已基本恢复正常，水、电解质和酸碱平衡紊乱已得到纠正，其引起的症状也完全消失。但损伤的肾小管功能完全恢复正常需要半年至一年甚至更长的时间。少数患者因肾小管上皮细胞和基底膜被严重破坏，可转变为慢性肾功能衰竭。

（二）非少尿型急性肾功能衰竭

非少尿型急性肾功能衰竭是指无少尿表现的急性肾功能衰竭。其临床特点为尿量不减少，每日平均尿量在 1280 mL 左右；尿渗透压、尿比重较低；尿钠含量明显高于正常，但较少尿型者低；尿沉渣镜检中细胞和管型较少。此外，非少尿型急性肾功能衰竭患者 GFR 也降低，导致不能充分排出代谢废物而出现内环境紊乱，患者有进行性的氮质血症和代谢性酸中毒，部分患者有高钾血症。

非少尿型急性肾功能衰竭的发生被认为是受损、有管型阻塞的肾单位比少尿型者少，GFR 降低程度比少尿型者轻，而其肾小管重吸收功能障碍及肾髓质形成高渗状态的能力低下则较 GFR 降低更为显著。因此，非少尿型急性肾功能衰竭时的浓缩功能障碍比较突出，终尿占原尿的百分比增高，GFR 降低而无少尿。由于非少尿型急性肾功能衰竭时的肾小管损害程度较轻，故该型的严重并发症较为少见,预后较好;但若不能及时治疗,患者病情加重,则可转化为少尿型。

四、急性肾功能衰竭防治的病理生理基础

随着人们对急性肾功能衰竭认识的提高和透析疗法的使用,急性肾小管坏死所致的急性肾功能衰竭的防治水平已取得了长足进步,但其死亡率依然高达 50% 左右。其死亡的主要原因与引起急性肾小管坏死(ATN)的原发病、治疗时机以及治疗方法的正确与否有关。因此,积极治疗原发病,预防急性肾功能衰竭并发症的发生,对于其预后具有重要意义。

(一)原发病的治疗

对各种大出血、严重创伤、严重感染患者,及时采取妥善的治疗,预防休克发生。若已发生休克并伴有功能性肾功能衰竭,则应及时采取抗休克治疗,尤其要迅速恢复有效循环血量,使 GFR 恢复,以阻止 ATN 的发生。要及时解除尿路阻塞,以及肾血管的阻塞,尽快清除肾毒物。总之,对原发病的及时有效的治疗往往能减轻急性肾功能衰竭的严重程度,甚至可避免 ATN 的发生。

(二)纠正内环境紊乱

(1)纠正水、电解质代谢紊乱:在少尿期应严格控制水、钠的摄入量,坚持"量出为入"的原则;注意预防和处理高钾血症。多尿期则应注意补充水和钠、钾等电解质,防止脱水、低钠血症及低钾血症的发生。

(2)纠正代谢性酸中毒。

(3)控制氮质血症。

(4)防治感染。

(5)合理提供营养:包括限制蛋白质摄入量,尽量以碳水化合物供能,采用全胃肠道外高营养等支持治疗。

(6)血液净化疗法:此为抢救 ATN 患者的最有效措施。血液净化疗法通过选择合适的透析技术,将血液中各种可透析物质排出,从而使机体内环境接近正常人,达到治疗目的。血液净化疗法可使患者顺利度过少尿期,降低死亡率。

(三)针对发生机制用药

可采用自由基清除剂、RAAS 阻断剂、钙通道阻滞剂、膜稳定剂、能量合剂等。

第三节　慢性肾功能衰竭

慢性肾功能衰竭(chronic renal failure,CRF)是指各种慢性肾病引起肾单位进行性破坏,使残存的有功能的肾单位越来越少,导致不能充分排出代谢废物及维持内环境稳定,引起泌尿功能障碍,代谢废物和毒物在体内潴留,水、电解质和酸碱平衡紊乱以及内分泌功能障碍的病理过程。在慢性肾功能衰竭的病程中,肾单位的破坏以及肾功能的损害是缓慢发展的,病程常迁延数月、数年或更长时间,患者最后发展为尿毒症而死亡。

一、慢性肾功能衰竭的病因

能够引起肾脏慢性器质性破坏的疾病均能导致慢性肾功能衰竭。按其解剖部位可分为以下几种。

1. 肾小球疾病　以慢性肾小球肾炎最为常见,占比为 50%～60%。此外还有糖尿病肾病、系统性红斑狼疮等。

2. 肾小管、肾间质疾病　如慢性肾盂肾炎、尿酸性肾病、多囊肾、肾结核、放射性肾炎等。

3. 肾血管疾病　如原发性高血压所致的肾小动脉硬化、结节性动脉周围炎等。

4. 慢性尿路梗阻　如慢性双侧输尿管结石、肿瘤压迫、前列腺肥大导致尿路慢性梗阻等。

此外，少数急性肾功能衰竭患者由于肾小管上皮和基底膜的严重破坏和修复不全，可出现肾组织纤维化而转变为慢性肾功能衰竭；或者在急性肾功能衰竭的恢复期，由于过早地参加体力劳动增加了肾的负担，或是使用了一些对肾脏有毒性作用的药物而继续造成对肾的损害，都可能转变成慢性肾功能衰竭。

二、慢性肾功能衰竭的发病过程及其机制

（一）发病过程

慢性肾功能衰竭的发展是一个慢性过程，病程可持续几年甚至几十年，肾单位的破坏及肾功能损害也是一个缓慢的、渐进性的发展过程。故慢性肾功能衰竭的发展过程随着肾脏受损而逐步加重，肾功能亦呈进行性恶化。

肾功能损害的程度不同，其临床特征也有差别；根据肾功能损害程度，慢性肾功能衰竭的发展过程可分为四个阶段：肾储备功能降低期、肾功能不全期、肾功能衰竭期和尿毒症期。肾储备功能降低期也称代偿期，而后三期属于失代偿期。

一般以内生肌酐清除率和血肌酐来判断肾功能水平，前者为衡量 GFR 的较好指标，后者能反映氮质血症的严重程度。慢性肾功能衰竭各期与内生肌酐清除率、氮质血症及主要临床表现的关系见表 17-2。

1. 肾储备功能降低期　在这一期里，肾实质轻度或中度受损，但未受损的肾单位通过代偿仍能维持内环境稳定，患者不出现肾功能衰竭的临床症状，内生肌酐清除率已降至 50～80 mL/min，而血浆肌酐清除率仍在正常范围，为 133～177 μmol/L（1.5～2.0 mg/dL）。但肾脏的储备功能已降低，肾功能的适应范围缩小，若水、钠、钾的负荷突然增加，患者会出现内环境紊乱。

2. 肾功能不全期　肾脏进一步受损，未受损的肾单位进一步减少，肾脏储备功能已完全丧失，内生肌酐清除率降至 20～50 mL/min，肾维持机体内环境稳定的能力发生障碍。此期常有肾浓缩功能轻度损害，患者表现为夜尿、多尿、尿比重降低，血肌酐和尿素氮水平常升高，并有一定程度的贫血。此期患者的临床症状轻微，常易被忽视，但若机体出现血容量减少、感染、尿路梗阻或使用肾毒性药物等，则临床症状迅速加重，肾功能明显恶化；而纠正了这些因素后，患者症状可逆转，恢复原来比较稳定的状态。

3. 肾功能衰竭期　此期患者的肾功能严重受损，内环境的稳定性遭到破坏，患者出现较为严重的氮质血症，内生肌酐清除率降至 10～20 mL/min。肾脏浓缩和稀释功能均发生显著障碍，患者易出现水、电解质和酸碱平衡紊乱，如代谢性酸中毒、水中毒、高磷血症和低钙血症等。同时，患者可有严重贫血、食欲减退、恶心、呕吐、全身乏力、精神萎靡不振、注意力不集中等症状。

4. 尿毒症期　随着肾实质破坏的加剧，内生肌酐清除率逐渐降低，血肌酐水平进行性升高，患者临床症状持续加重。内生肌酐清除率降至 10 mL/min 以下时，即进入慢性肾功能衰竭的终末阶段——尿毒症期。这一期的毒性物质在体内明显蓄积，水、电解质和酸碱平衡严重紊乱；体内各个系统严重受损，患者出现多系统器官功能衰竭。此期患者出现一系列自体中毒的临床症状，如不及时进行透析治疗，极易危及患者生命而导致死亡。

表 17-2　慢性肾功能衰竭的发展过程与分期

分期	内生肌酐清除率 /(mL/min)	氮质血症	主要临床表现
肾储备功能降低期	50～80	无	无，但肾脏储备功能降低
肾功能不全期	20～50	轻度或中度	夜尿、多尿，轻度贫血
肾功能衰竭期	10～20	较重	酸中毒，水中毒，高磷血症、低钙血症，严重贫血，恶心呕吐，乏力

续表

分期	内生肌酐清除率 /(mL/min)	氮质血症	主要临床表现
尿毒症期	<10	严重	全身中毒症状,多系统器官功能衰竭,水、电解质和酸碱平衡严重紊乱

(二) 发病机制

慢性肾功能衰竭是各种原因引起肾脏损害并进行性恶化的结果。造成肾脏损害进行性加重的机制复杂,迄今尚无一种理论或学说能完全解释清楚,目前公认的主要学说如下。

1. 健存肾单位学说 1960 年,Bricker 等提出健存肾单位学说,该学说认为慢性肾病时,部分肾单位结构被破坏、功能丧失,其功能由残留下来的损伤较轻或正常肾单位(健存肾单位)来承担。健存肾单位通过增加 GFR、促进肾小管重吸收与分泌功能来进行代偿,并发生代偿性肥大;随着病程的进展,功能丧失的肾单位逐渐增多,健存肾单位数量日益减少,即使健存肾单位加倍工作也无法代偿时,机体就会出现严重的肾功能障碍。因此,健存肾单位的多少是决定慢性肾功能衰竭发展的重要因素。

2. 矫枉失衡学说 在健存肾单位学说的基础上,1972 年 Bricker 等提出矫枉失衡学说。该学说认为,慢性肾功能衰竭时,机体内环境失衡并非完全由肾脏清除减少所致,也可以是机体为了矫正某些内环境紊乱而引起的新的内环境失衡,导致机体进行性损害。例如,GFR 降低时,肾脏排磷减少,导致高磷血症和血钙浓度减低,从而继发性引起机体甲状旁腺激素(PTH)分泌增加以抑制肾近端小管对磷的重吸收,促进尿磷的排出,从而纠正高磷血症和低钙血症。这样可使血钙浓度和血磷浓度在相当长的时间内维持正常,但因健存肾单位进行性减少,GFR 越来越低,PTH 的分泌也越来越多,引起甲状旁腺功能亢进。而 PTH 的降血磷、升血钙作用依赖于健存肾单位对磷的排出增加,但慢性肾功能衰竭晚期时的健存肾单位数量太少,故高水平的 PTH 仍不足以维持磷的充分排出,血磷浓度仍显著增高,血钙浓度亦显著降低,而且持续增多的 PTH 还可引起一系列的自体中毒症状。设法控制血磷,防止继发性甲状旁腺功能亢进,或部分切除甲状旁腺,对减轻或延缓尿毒症的发生有重要意义。

3. 肾小球过度滤过学说 1982 年 Brenner 和 Bricker 等提出肾小球过度滤过学说。该学说认为,慢性肾功能衰竭时,由于多数肾单位被破坏,健存肾单位发生代偿性血流动力学改变,其入球小动脉和出球小动脉阻力下降,且前者阻力下降更为显著,由此引起健存肾单位的血流量和血管内流体静压增高,使其 GFR 也相应增高,从而形成高灌注、高压力与高滤过的"三高"状态。健存肾单位的高灌注、高压力与高滤过使肾小动脉壁增厚和毛细血管壁张力增加,引起内皮细胞损害、系膜细胞和基质增生,导致肾小球硬化,进一步破坏健存肾单位,使健存肾单位进一步减少,肾功能进一步恶化。

4. 肾小管-肾间质损害学说 约 20% 的慢性肾功能衰竭是由肾小管-肾间质疾病引起的,慢性肾小球肾炎等肾小球疾病也往往伴有不同程度的肾小管-肾间质损害。其主要病理变化为肾小管明显肥大,伴有囊性变、萎缩、间质炎症与纤维化,肾小管管腔内细胞显著增生、堆积、堵塞管腔。肾小管-肾间质损害是多种病理因素综合作用的结果,来自血液、组织液和尿液中的多种损伤因素如尿蛋白、细胞因子、炎症介质和补体成分等使部分肾小管上皮细胞凋亡甚至坏死脱落,引起肾小管萎缩,也可使受非致死性损伤的肾小管上皮细胞活化而增殖,并合成多种血管活性物质、趋化因子、生长因子和细胞因子,它们与间质中的巨噬细胞、淋巴细胞及成纤维细胞相互作用,促进炎症和纤维化的发展。肾小管-肾间质的损害使肾功能进一步恶化,并使肾单位的损害持续进展。大量研究表明,肾小管-肾间质病变程度是反映肾功能下降程度和判断其预后的决定性因素。以肾小管-肾间质纤维化机制为切入点,进行早期干预可延缓病程进展。

三、慢性肾功能衰竭时的功能代谢变化

（一）泌尿功能障碍

1. 尿量的变化 在慢性肾功能衰竭的早、中期，患者主要表现为夜尿、多尿，晚期则发展成为少尿。

（1）夜尿：正常成人 24 h 的排尿量约为 1500 mL，且具有一定的昼夜节律，通常白天尿量约占总尿量的 2/3，夜间尿量仅占 1/3。若夜间尿量增多，接近甚至超过白天尿量，称为夜尿（nocturia）。慢性肾功能衰竭早期即有夜尿，其发生机制尚不清楚。

（2）多尿：成人 24 h 尿量超过 2000 mL，称为多尿（polyuria）。慢性肾功能衰竭时多尿的发生机制如下：①原尿流速增快：由于大量肾单位被破坏，流经健存肾单位的血流量代偿性增多，原尿流量大，流速快，与肾小管接触的时间短，肾小管上皮细胞来不及充分重吸收，尿量增多。②渗透性利尿：肾单位被破坏使肾小球滤过面积减少，GFR 降低，原尿总量少于正常，机体不能充分排出体内的代谢产物，致使血液及原尿中尿素等溶质含量增多，渗透压增高，从而产生渗透性利尿作用。③肾浓缩功能降低：慢性肾病损害髓袢功能，使肾髓质高渗环境难以形成，尿液不能被充分浓缩，引起多尿。

多尿的慢性肾功能衰竭患者，因其整体上肾小球滤过率降低，滤过的原尿总量少于正常人，不能充分排出体内的代谢产物，因此在出现多尿的同时仍会发生氮质血症。

（3）少尿：慢性肾功能衰竭晚期，健存肾单位极度减少，尽管此时单个健存肾单位原尿生成仍较多，但因总滤过面积太小，每 24 h 的尿量仍可少于 400 mL。

2. 尿渗透压的变化

（1）低渗尿：尿渗透压的变化在临床上一般以尿比重来衡量，正常尿比重为 1.003～1.030。慢性肾功能衰竭早期，因肾浓缩功能减退而稀释功能正常，患者出现低比重尿（尿比重最高只能达到 1.020）或低渗尿。

（2）等渗尿：慢性肾功能衰竭晚期，因肾浓缩与稀释功能均发生障碍，尿渗透压接近血浆晶体渗透压（266～300 mOsm/L），尿比重固定在 1.008～1.012，称为等渗尿。

3. 尿液成分改变

（1）蛋白尿：尿液中蛋白质的含量超过 150 mg/24 h，称为蛋白尿（proteinuria）。慢性肾功能衰竭患者的肾小球滤过膜通透性增高，蛋白质由肾小球滤过增多，或肾小管上皮细胞功能受损，使滤过多的蛋白质重吸收减少，进而出现蛋白尿。值得注意的是，蛋白尿既是肾小管上皮细胞受损的后果，也是肾小管上皮细胞受损的重要原因。过多的蛋白质进入管腔，近端小管大量重吸收尿蛋白可直接导致肾小管上皮细胞受损，并进一步造成肾小管-肾间质的损害。目前普遍认为，蛋白尿本身即是引起慢性肾病持续进展的重要因素。

（2）血尿、脓尿：当慢性肾功能衰竭患者的肾小球基底膜严重受损时，红细胞、白细胞可从肾小球滤过，随尿液排出，分别称为血尿和脓尿。

（3）管型尿：慢性肾功能衰竭时，蛋白质可在肾小管内凝固，形成各种管型，随尿液排出，其中以颗粒管型最为常见。

（二）氮质血症

慢性肾功能衰竭时，由于肾单位被大量破坏，GFR 显著降低，尿素、尿酸、肌酐、多肽类、胍类、氨基酸等含氮代谢产物排出减少而在体内蓄积，血液中非蛋白氮增多（>28.6 mmol/L 或 >40 mg/dL），称为氮质血症。由于非蛋白氮的测定受各种因素的影响很大，因此目前已被分别测定血尿素氮、血肌酐以及血尿酸氮浓度的方法所替代。

1. 血尿素氮 肝脏将由蛋白质分解代谢产生的氨转变为尿素，并主要经肾脏排泄。慢性肾功能衰竭早期，GFR 虽然降低，但在降低到正常值的 50% 以前，血尿素氮（blood urea nitrogen，BUN）的浓度虽然缓慢地增加，但仍可维持在正常范围内。当 GFR 进一步降低，降低到正常值的 20% 以下时，

BUN 浓度就会明显上升,甚至可高达 71.4 mmol/L(200 mg/dL)以上。由此可见,BUN 的浓度变化并不是反映早期肾功能改变的敏感指标,只有在较晚期才能明显地反映肾功能损害程度。并且,BUN 值还与外源性尿素负荷(蛋白质摄入量)和内源性尿素负荷(如感染、肾上腺皮质激素的应用、胃肠道出血等)的大小有关。因此,根据 BUN 值判断肾功能变化时,应考虑这些尿素负荷的影响。

2. 血肌酐 血肌酐(creatinine)浓度与蛋白质的摄入量无关。在慢性肾功能衰竭的早期,血肌酐浓度变化亦不能敏感反映肾功能的改变。因此,在临床上采用了同时测定血肌酐浓度和尿肌酐浓度的方法,并据此计算内生肌酐清除率[(尿肌酐浓度/血肌酐浓度)×每分钟尿量]来反映 GFR,反映健存肾单位数目。内生肌酐清除率的高低与 GFR 的变化呈正相关,内生肌酐清除率越低,肾功能障碍越严重。但在肾功能衰竭伴有严重食欲丧失和恶病质时,由于肌肉组织分解代谢明显增强,内生肌酐形成过多,故血肌酐浓度可迅速增高,此时内生肌酐清除率明显降低并不能确切地反映 GFR 的变化。

3. 血尿酸氮 血尿酸氮浓度在慢性肾功能衰竭时升高,但较尿素和肌酐为轻。这主要是因为慢性肾功能衰竭时,肠道分泌和分解尿酸增多,肾脏远曲小管分泌尿酸增多。血尿酸氮的影响因素较多,对肾小球滤过功能的改变不太敏感。

(三)水、电解质和酸碱平衡紊乱

1. 水钠代谢障碍 慢性肾功能衰竭时,由于健存肾单位数量少以及肾脏浓缩与稀释功能障碍,肾脏对水负荷的调节能力减退。当水的摄入量增加时,机体可因肾脏不能相应增加水的排泄而发生水潴留、水肿、水中毒甚至充血性心力衰竭,若水的摄入过少或伴有呕吐、腹泻、多尿等而引起体液丢失,则机体易出现血容量减少、脱水等。若血容量持续减少,则将进一步降低肾血流量,使肾功能进一步恶化。

水代谢异常可引起血钠浓度过高或过低,此外,钠代谢异常也常合并水代谢障碍。慢性肾功能衰竭早期,在 GFR 减少的同时,肾小管重吸收钠的能力亦下降,尿钠含量较高,患者血钠水平仍能在较长时间内保持在正常范围,但此时肾脏调节钠平衡的能力远较正常人低,平衡的上、下限度较小。随着慢性肾功能衰竭的进展,患者由于尿钠排出量明显增多而出现低钠血症,其主要原因如下:①通过残存肾单位排出的尿素、尿酸、肌酐等溶质增多,产生渗透性利尿作用,妨碍肾小管对钠的重吸收。②体内甲基胍等肾毒物的蓄积亦可直接抑制肾小管对钠的重吸收。③呕吐、腹泻等可进一步导致钠的丢失;不适当地限制患者钠盐的摄入或不适当地应用利尿剂可加重钠的缺乏。低钠血症常引起软弱乏力、血压偏低、嗜睡和昏迷等症状。慢性肾功能衰竭晚期,由于肾小管对钠的排泄受损,当钠盐摄入过多时,机体易出现水钠潴留,导致血容量过高、水肿、高血压及心力衰竭等。

2. 钾代谢障碍 慢性肾功能衰竭患者,虽有 GFR 降低,但由于多尿、健存肾单位远端小管泌钾和肠道代偿性排钾增多等原因,血钾可在相当长的时间内维持正常。如果患者有厌食使钾摄入不足,呕吐、腹泻或长期应用排钾性利尿剂引起钾丢失过多,可出现低钾血症;晚期 GFR 降至 10 mL/min 以下,出现少尿或无尿时,则易引起高钾血症。此外,组织分解代谢增强、酸中毒、溶血等使细胞内 K^+ 移出,亦可促进高钾血症的发生。

3. 镁代谢障碍 慢性肾功能衰竭患者 GFR<30 mL/min 时,肾排镁明显减少,可出现高镁血症。若同时摄入含镁的药物,如使用硫酸镁降血压或导泻,可进一步促进高镁血症的发生。高血镁可引起恶心、呕吐、血管扩张、中枢神经抑制等症状。当血镁浓度>3 mmol/L 时,可导致反射消失、呼吸麻痹、神志昏迷、心脏停搏等严重后果。

4. 钙、磷代谢障碍 慢性肾功能衰竭时,钙、磷代谢障碍常常表现为血磷浓度增高,血钙浓度降低。

(1)高磷血症:血磷浓度>1.6 mmol/L,称为高磷血症。慢性肾功能衰竭时,由于 GFR 降低,肾排磷减少,血磷浓度暂时性增高,并引起血钙浓度降低。后者可通过刺激甲状旁腺使 PTH 分泌增多;PTH 可抑制健存肾单位近端小管重吸收磷,使肾脏对磷的排出增多,血磷水平恢复正常。因此,慢性肾功能衰竭患者血磷浓度在一定时间内可不出现明显升高。但当病情进展,GFR降至 25 mL/min 以下时,PTH增多已不能使磷充分排出而导致血磷浓度增高,并且 PTH 的显著增多可加强其溶骨活性,使骨骼磷酸盐释放增多,大量骨磷入血则进一步增高血磷浓度,从而形成恶性循环。此外,高磷饮食如奶制品和蛋黄等摄入较多时,因肾脏不能适应相应的磷负荷,尿磷增加很少,磷在体内蓄积,亦可引起高磷血症。

(2)低钙血症:血钙浓度<2.25 mmol/L,即为低钙血症。引起低钙血症的主要原因如下:①血磷浓度增高。血磷浓度与血钙浓度的乘积为一常数,血磷浓度增高则血钙浓度降低。血磷浓度增高时,磷酸根从肠道分泌增多,磷酸根在肠内与钙结合成难以吸收的磷酸钙并从肠道排出,使肠吸收钙减少,进一步加重低钙血症。此外,血磷浓度增高可刺激甲状腺滤泡旁细胞分泌降钙素,抑制肠道对钙的吸收,亦加重低钙血症。②$1,25\text{-}(OH)_2D_3$减少。肾实质的破坏使肾脏 1α-羟化酶缺乏,羟化维生素 D_3 的功能障碍,使 $1,25\text{-}(OH)_2D_3$ 生成减少,从而使肠道吸收钙和肾小管重吸收钙减少,导致低钙血症。③慢性肾功能衰竭时,体内潴留的毒物可损害小肠黏膜,影响肠道对钙的吸收。此外,厌食或低蛋白饮食等可使钙摄入不足。

5. 代谢性酸中毒 慢性肾功能衰竭早期,肾小管上皮细胞泌 NH_3 障碍引起 H^+ 分泌减少,使 $NaHCO_3$ 重吸收减少,HCO_3^- 从尿液丢失,此时,血 Cl^- 增多,AG 正常,同时,尿液中 NH_4^+ 排出减少,减少的幅度与肾单位数目减少相平行。当 GFR 降至 10 mL/min 以下时,磷酸、硫酸和有机酸等难以经肾排出而在体内蓄积,血液中固定酸增多,此时,AG 增高,血 Cl^- 正常。此外,机体分解代谢增强,使酸性代谢产物生成增多,亦可促进代谢性酸中毒的发生。

(四)肾性高血压

肾病所引起的高血压称为肾性高血压(renal hypertension),绝大多数慢性肾功能衰竭患者可发生肾性高血压。在慢性肾小球肾炎引起的慢性肾功能衰竭患者中,高血压的发生率为 90%;在糖尿病肾病所致慢性肾功能衰竭患者中,高血压的发生率几乎为 100%。同时,高血压能增加肾小球毛细血管张力,增加肾小球的滤过负荷,加速肾小球硬化。

慢性肾功能衰竭引起高血压的机制如下。

1. 水钠潴留 慢性肾功能衰竭的晚期,肾排钠功能降低,造成体内钠潴留,并继发水潴留,从而使血容量增多,引起心排血量增加,血压升高。这类主要由水钠潴留所致的高血压称为钠依赖性高血压。

2. 肾素-血管紧张素系统活性增强 慢性肾小球肾炎、肾动脉硬化等慢性肾病可引起肾缺血,从而激活肾素-血管紧张素系统,导致血管收缩和外周阻力提高。这类主要由于肾素-血管紧张素系统活性增强引起的高血压,水钠潴留不明显,故称为肾素依赖性高血压。

3. 肾脏降压物质生成减少 肾单位大量被破坏,肾脏所合成 PGE_2、PGA_2、PGI_2、激肽等扩血管物质减少,引起血管收缩,进一步提高外周阻力。

(五)肾性贫血与出血倾向

1. 肾性贫血 97%的慢性肾功能衰竭患者伴有贫血,且贫血的严重程度与氮质血症的严重程度之间有密切关系。肾性贫血出现较早,有时甚至是部分慢性肾功能衰竭患者早期就诊的唯一原因。肾性贫血的机制较为复杂,主要有如下几个方面。

(1)促红细胞生成素减少:由于肾实质被破坏,促红细胞生成素形成减少,导致骨髓红细胞生成减少。当血尿素氮浓度>35.7 mmol/L(100 mg/dL)时,肾脏几乎不再产生促红细胞生成素。也有部分慢性尿毒症患者促红细胞生成素含量高于正常,但仍较同等程度贫血的非慢性肾功能衰竭患者低,这类患者常存在促红细胞生成素与促红细胞生成素抑制因子的平衡失调,促红细胞生成素抑制因子含量增加,使骨髓对促红细胞生成素不敏感。

(2)骨髓造血功能受抑制:严重肾功能衰竭时,PTH、甲基胍、胺类、酚类等物质在体内蓄积,可以抑制骨髓的造血功能。

（3）红细胞生存期缩短：将尿毒症患者红细胞输给正常人，其存活时间正常，反之，将正常人的红细胞输给尿毒症患者，其半衰期仅为正常的 $1/3 \sim 1/2$，说明尿毒症患者血浆中有使红细胞生存期缩短的因素存在。可能与体内蓄积的毒素作用有关。

（4）铁代谢障碍：慢性肾功能衰竭患者单核吞噬细胞系统对铁的转运发生障碍，同时肠道对铁的吸收减少，导致血清铁含量降低，供给骨髓造血的原料铁缺乏，使红细胞生成减少。

（5）出血：慢性肾功能衰竭患者常有出血（详见下文），可促进和加重贫血。

2. 出血倾向 慢性肾功能衰竭患者常有出血倾向（hemorrhagic tendency），一般为轻度出血，主要临床表现为鼻衄、牙龈出血、皮下淤斑、紫癜等，严重者可出现消化道出血、尿血甚至颅内出血等症状。出血倾向的主要原因是血小板功能障碍，慢性肾功能衰竭患者体内的毒性代谢产物可抑制血小板第三因子释放，使凝血酶原激活物生成减少，并且血小板的黏附性和聚集性降低。此外，部分患者血小板数量减少，也可能是出血的原因之一。

（六）肾性骨营养不良

肾性骨营养不良（renal osteodystrophy）又称肾性骨病，是指慢性肾功能衰竭时，由钙、磷及维生素 D 等代谢障碍所引起的骨骼损害，主要包括儿童的肾性佝偻病和成人的纤维性骨炎、骨质硬化症、骨质疏松及骨软化症等。其发生机制如下。

1. 钙、磷代谢障碍及继发性甲状旁腺功能亢进 慢性肾功能衰竭时，由于肾脏排磷减少，血磷浓度增高，血钙浓度降低，后者刺激甲状旁腺功能亢进，分泌大量 PTH，使骨的破坏、旧骨的吸收及新骨的形成均异常活跃，破骨与成骨均处于高水平的平衡状态。若骨的纤维化相当突出，则机体出现骨硬化，若骨的吸收占优势，则机体出现骨质疏松。

2. 维生素 D 代谢障碍 慢性肾功能衰竭时，$1,25\text{-}(OH)_2D_3$ 生成减少，进而引起骨盐沉积障碍而引起骨软化症。此外，$1,25\text{-}(OH)_2D_3$ 的缺乏还可使肠道对钙的吸收减少，促进低钙血症的发生，导致骨质钙化障碍，并加重继发性甲状旁腺功能亢进而促进肾性骨营养不良的发生。

3. 酸中毒 慢性肾功能衰竭患者通常伴有慢性代谢性酸中毒。体液中[H^+]持续升高时，机体动员骨盐以缓冲血液中过多的 H^+，从而导致骨盐溶解，出现骨质脱钙；同时，酸中毒还干扰 $1,25\text{-}(OH)_2D_3$ 的合成，并抑制肠道对钙的吸收，引起低钙血症。并且，低钙血症又引起 PTH 分泌增多，促进肾性骨营养不良的发生。

第四节 尿 毒 症

急、慢性肾功能衰竭发展到严重阶段，机体除存在水、电解质和酸碱平衡紊乱及内分泌功能失调外，还有代谢产物和内源性毒物在体内蓄积，从而引起一系列自体中毒症状，称为尿毒症（uremia）。尿毒症是急、慢性肾功能衰竭患者最危重的变化，对患者的生命构成严重威胁。

一、尿毒症时的功能代谢变化

尿毒症时，除少尿或无尿，以及水、电解质和酸碱平衡紊乱，氮质血症，肾性高血压，肾性贫血，出血倾向等一系列症状进一步加重外，机体还出现全身各系统器官的功能障碍和物质代谢紊乱。

（一）物质代谢紊乱

1. 脂质代谢异常 尿毒症患者常有高脂血症，主要表现为高甘油三酯（TG）血症。其主要机制如下：①血液中脂蛋白酯酶活性降低，甘油三酯清除减少。②肝和小肠甘油三酯合成增加。③高胰岛素血症促进脂质合成，甘油三酯含量增加。此外，患者血液中极低密度脂蛋白（VLDL）、低密度脂蛋白（LDL）和脂蛋白 a（Lpa）的含量常显著升高，而高密度脂蛋白（HDL）和多不饱和脂肪酸含量减少。脂质代谢改变不仅是肾病的继发性代谢改变，还可能直接参与肾小球疾病的发展过程。高脂血症可引起肾小球和肾小管-间质内脂质和脂蛋白沉积,系膜细胞增殖和细胞外基质积聚,单核-巨噬细胞浸润,从而导致肾小球肥大及硬化,加速肾功能恶化。低脂饮食及降脂治疗能减轻肾损伤。

2. 蛋白质与氨基酸代谢异常 尿毒症时,患者常出现负氮平衡和低蛋白血症。其机制如下:①尿毒症患者厌食,或采用低蛋白饮食,使蛋白质摄入减少。②感染、酸中毒及某些毒性物质的增加使蛋白质分解增多。③蛋白尿使蛋白质丢失增多,且透析患者常因透析液中蛋白质的丢失,使低蛋白血症更加明显。氨基酸代谢紊乱的主要特征是必需氨基酸如支链氨基酸等减少,非必需氨基酸增多。此外,组氨酸和酪氨酸减少,临床若补充必需氨基酸而未补充组氨酸,则仍有负氮平衡和相关症状,补充组氨酸则可使症状消失,因而,人们认为对于慢性肾功能衰竭患者,组氨酸也属必需氨基酸。蛋白质与氨基酸的代谢异常,可促进肾性水肿发生,且患者常十分消瘦,呈恶病质。

3. 糖代谢异常 50%~70%的尿毒症患者有葡萄糖耐量降低,糖耐量曲线与轻型糖尿病相似,而空腹高血糖仅见于少数人。患者血液中胰高血糖素及生长激素均增多,部分患者血液中胰岛素也增多,但外周组织对胰岛素的敏感性降低,血液透析或肾移植可显著提高外周组织对胰岛素的敏感性,使糖耐量恢复正常。

(二)各系统器官功能障碍

1. 神经系统 神经系统症状为尿毒症患者最常见的症状,主要表现为中枢神经系统功能障碍和周围神经系统病变。

(1)中枢神经系统功能障碍:早期症状常表现为记忆力减退,注意力不集中,计算力和工作效力减退以及疲乏无力等。随着病情加重,患者出现抑郁或焦躁,精神错乱,扑翼样震颤、肌阵挛、抽搐、癫痫发作,最后出现嗜睡与昏迷,称为尿毒症性脑病。其病理形态学变化缺乏特异性,可见脑点状出血、脑水肿、胶质细胞增生、脑细胞呈弥漫退行性变等。尿毒症性脑病的发生机制尚不十分清楚,可能是尿毒症毒素的作用、脑能量代谢障碍、脑细胞膜 Na^+-K^+-ATP 酶活性障碍、高血压、水和电解质代谢紊乱及酸中毒等因素共同作用的结果。

(2)周围神经系统病变:表现为痛觉障碍,以痛觉降低为主,少数病例痛觉过敏或异常。由于感觉障碍,患者常有肢体麻木、胀痛、蚁走或烧灼感,活动后可以减轻,严重者可出现神经麻痹、运动障碍,此外,部分患者可有听力障碍。周围神经系统症状可能与尿毒症毒素的作用有关,患者血液中 PTH、甲基胍、胍基琥珀酸等物质积聚,抑制神经中的转酮醇酶,导致神经脱髓鞘和轴索变形。

2. 心血管系统 尿毒症患者的心血管系统损害较为常见,是尿毒症患者死亡的重要原因之一。主要表现为充血性心力衰竭、心律失常、动脉粥样硬化和尿毒症心包炎。尿毒症患者的动脉粥样硬化进展迅速,其发生可能与高脂血症、高血压、PTH 以及晚期糖基化终末产物增多有关。充血性心力衰竭是尿毒症患者常见的临床并发症,其突出特征为左心室肥大和舒张功能障碍。高血压和容量负荷过重被认为是充血性心力衰竭的主要原因,此外,贫血、动脉粥样硬化、高钾血症、酸中毒以及尿毒症毒素等均可促进心力衰竭的发生和发展。随着心功能障碍加剧,各种心律失常的发生率明显升高,约有半数患者死于急性室性心律失常及严重的传导阻滞而非心力衰竭本身。尿毒症心包炎为尿毒症晚期的并发症,尿素、尿酸、肌酐、PTH 等尿毒症毒素可能是心包炎的主要原因。尿毒症心包炎是一种危重情况,可迅速发生而危及生命。

3. 呼吸系统 尿毒症患者因有酸中毒,呼吸常加深加快;严重酸中毒时则可抑制呼吸中枢,引起潮式呼吸或深而慢的呼吸(Kussmaul 呼吸)。肺部并发症包括肺炎、胸膜炎、肺水肿与肺钙化。肺水肿的发生与低蛋白血症、水钠潴留、贫血、充血性心力衰竭、尿毒症毒素使肺泡毛细血管通透性增高等有关。尿素对胸膜的刺激,心力衰竭引起胸膜毛细血管内压增高,以及低蛋白血症引起血浆胶体渗透压降低等因素与胸膜炎的发生有关。肺钙化则可能与 PTH 分泌增多引起磷酸盐在肺组织沉积有关。

4. 消化系统 尿毒症时,消化系统症状出现最早,而且最为突出,主要表现为恶心、呕吐、腹泻、厌食、口腔黏膜溃疡、胃肠道溃疡和出血等。其发生机制可能与消化道内尿素的含量增高有关。尿毒症时严重的氮质血症可导致过多的尿素从消化道排出,尿素在唾液尿素酶和肠道细菌尿素酶的作用下

NOTE

分解并生成氨,后者刺激消化道黏膜引起炎症和多发性浅表性溃疡,严重时甚至引起胃肠道出血。此外,PTH增多促使胃泌素释放增多,刺激胃酸分泌,从而促进胃肠道溃疡的形成。

5. 皮肤改变 皮肤瘙痒是尿毒症患者较常见的症状,约半数患者表现为全身瘙痒,其机制被认为与PTH分泌增加使钙盐沉积在皮肤和神经末梢有关。某些毒性物质也可刺激皮肤感觉神经末梢,引起瘙痒。尿毒症患者可因贫血而出现面色苍白,若黑色素及胡萝卜素沉着较重则面色常呈黄褐色。此外,尿毒症患者还常有皮肤干燥、脱屑、皮疹、少汗和眼皮肿胀等症状。有的尿毒症患者皮肤表面可见有细小的白色尿素结晶沉着,称为"尿素霜"。

6. 免疫系统 尿毒症患者常有免疫功能低下,机体抵抗力降低。主要表现为细胞免疫功能低下,迟发型变态反应及淋巴细胞转化试验反应减弱,中性粒细胞吞噬和杀菌能力低下,恶性肿瘤发生率增高。多数患者常有严重感染,合并感染为尿毒症患者死亡的主要原因之一。尿毒症时,体液免疫功能也可降低。免疫系统功能异常可能与尿毒症毒素的作用有关。

7. 内分泌系统 尿毒症患者除促红细胞生成素、$1,25\text{-}(OH)_2D_3$、PGA_2及PGE_2等肾脏自身所产生的激素和生物活性物质减少外,尚有性激素分泌减少而常有性功能异常。女性患者可出现月经失调、闭经或月经过多、不孕、流产等;男性患者可有性功能减退、睾丸缩小伴精子数目减少或精子活力障碍、男性乳房女性化等;小儿则表现为性成熟迟缓。尿毒症时,黄体生成素水平升高,可能是男性乳房女性化的原因;同时,黄体生成素释放激素水平也常升高,而血浆总睾酮及卵泡刺激素水平则常低于正常。此外,多种经肾脏降解和排泄的激素,如胰岛素、胰高血糖素等在血浆中的浓度增高,并引起一系列的临床表现。

二、尿毒症的发病机制

尿毒症的发病机制十分复杂,至今尚未完全阐明。目前认为,代谢产物和内源性毒性物质在体内蓄积是导致尿毒症的主要原因。尿毒症患者体内有两百多种代谢产物或毒性物质含量高于正常值,其中有一些物质被认为与尿毒症的特异性症状直接相关,称为尿毒症毒素(uremia toxin),主要包括蛋白质和氨基酸代谢产物(如尿素、肌酐、肌酸、胍类、多胺、肌醇、苯酚、吲哚和β2-微球蛋白等)、糖基化终产物、促生长因子和胰岛素作用抑制剂、中分子物质和甲状旁腺激素等,降低血液中该类物质浓度,有利于减轻尿毒症症状。

1. 甲状旁腺激素 甲状旁腺激素(parathyroid hormone,PTH)是由甲状旁腺分泌的一种内分泌激素,正常人血液中存在一定量的PTH。几乎所有尿毒症患者都普遍存在甲状旁腺功能亢进和血液中PTH水平异常增高;而切除甲状旁腺则可使尿毒症的多种症状减轻或消失,说明PTH在尿毒症的发生中起到重要作用。PTH对机体的影响:①引起肾性骨营养不良。②引起皮肤瘙痒和软组织坏死。③刺激胃泌素分泌,促使溃疡形成。④引起中枢和外周神经损害。⑤引起氮质血症、高脂血症等。

2. 胍类化合物 胍类化合物是体内精氨酸的代谢产物,主要包括甲基胍、胍基琥珀酸和肌酐等。正常情况下,精氨酸主要在肝脏通过鸟氨酸循环合成尿素、胍乙酸和肌酐。慢性肾功能衰竭患者肝脏中精氨酸水平增高,并有精氨酸代谢异常,使胍类化合物的生成增多,且肾脏排泄功能障碍,导致胍类化合物在体内蓄积。甲基胍被认为是胍类化合物中毒性最强的毒素。正常人脑脊液中检测不出甲基胍的存在,血液中的甲基胍含量甚微,约为$8\ \mu g/dL$。慢性肾功能衰竭患者及动物脑脊液中均可检出甲基胍,血液中的甲基胍含量可达$600\ \mu g/dL$。甲基胍是NO合成的抑制剂,它可以:①抑制乙酰胆碱诱导的血管扩张,引起血管收缩、高血压、缺血性肾小球损伤。②造成免疫缺陷。③引起神经传导速度下降、意识障碍。④引起肌张力亢进、肌痉挛,诱导抽搐。⑤抑制骨髓造血功能,促进红细胞自溶,从而促进贫血。此外,胍基琥珀酸能抑制血小板功能,引起出血、溶血、心功能异常等;肌酐可导致溶血和嗜睡等。

3. 尿素 尿素是体内含量最高的蛋白质终末代谢产物,尿素作为一种尿毒症毒素在尿毒症发生中的作用目前仍颇具争议。持肯定意见者认为,尿素或其分解代谢产物——氰酸盐可引起部分尿毒症症状,如厌食、恶心、呕吐、腹泻、出血倾向、糖耐量降低、体温下降及昏迷等。近年来研究证明,氰酸

NOTE

盐与蛋白质作用后,产生氨基甲酰衍生物。若突触膜蛋白发生氨基甲酰化,可损害高级神经中枢的整合功能,机体出现疲乏、头痛、嗜睡等症状;而各种酶与激素的氨基甲酰化能使其活性降低,影响物质代谢和器官功能。

4. 胺类 胺类包括脂肪族胺(1-甲胺、2-甲胺、3-甲胺等)、芳香族胺(酪胺、苯丙胺)和多胺(精胺、亚精胺、腐胺和尸胺),多为细菌的代谢产物。脂肪族胺可引起感觉迟钝、精神异常、肌阵挛、扑翼样震颤,并可引起溶血;芳香族胺对脑组织的琥珀酸氧化酶以及多巴羧化酶活性均有抑制作用,可抑制脑组织氧化过程;脂肪族胺和芳香族胺有神经毒性作用,与尿毒症脑病有关;多胺可引起厌食、恶心、呕吐、共济失调、癫痫发作、免疫缺陷,并可抑制促红细胞生成素的生成,促进红细胞溶解,还可抑制 Na^+-K^+-ATP 酶活性,增加微血管壁的通透性,促进腹水、肺水肿和脑水肿的发生。

5. 中分子物质 中分子物质是指分子质量在 500~5000 kD 的一类尿毒症毒素,包括正常代谢产物、细胞代谢产生的多肽、细胞或细菌裂解产物等。高浓度的中分子物质可引起神经系统病变、痉挛、运动失调、意识障碍、注意力不集中、嗜睡、昏迷等;可抑制红细胞生长,抑制血小板功能;能够降低细胞免疫功能,抑制抗体的产生;可抑制脂蛋白酶活性,降低胰岛素活性,并使内分泌腺萎缩和性功能低下等。

6. 其他 近来研究表明,肌酐可引起溶血、嗜睡;血液中尿酸水平高可并发心包炎;酚类可促进溶血,抑制血小板聚集,抑制血小板第三因子的活性,还可引起中枢神经抑制和肝细胞活性抑制,可干扰肾小管对溶质的转运,诱导和促进肾小球硬化;晚期糖基化终末产物与尿毒症时心血管并发症及透析相关的淀粉样变性的发生有关。

综上所述,尿毒症是一个复杂的临床综合征,很难将尿毒症的某些症状归因于某种单一的毒素,往往是多因素综合作用的结果。除了尿毒症毒素外,尿毒症的发生还可能与水、电解质及酸碱平衡紊乱,内分泌功能障碍有密切关系。

二、慢性肾功能衰竭与尿毒症防治的病理生理基础

(一)治疗原发病

积极治疗原发病,可防止或减轻肾实质的继续破坏,使患者肾功能得到改善。

(二)避免和消除加速肾病进展的因素

控制感染,解除尿路梗阻,降低高血压,治疗心力衰竭,控制蛋白尿,降血脂,纠正水、电解质和酸碱平衡紊乱,增加肾的血液供应,避免使用血管收缩药物和肾毒性药物,合理休息等。

(三)饮食疗法

给予低蛋白、低磷、高热量和高生物效价饮食,补充钙、必需氨基酸和多不饱和脂肪酸,适当补充 B 族维生素、维生素 E 及微量元素锌和铁等。

(四)透析疗法

透析疗法是非常有效的治疗肾功能衰竭的方法,包括腹膜透析和血液透析(又称"人工肾")。在透析过程中,透析膜两侧溶液通过弥散和超滤作用,可达到清除体内蓄积的毒性物质和纠正水、电解质代谢紊乱的目的。

(五)肾移植

肾移植是治疗慢性肾功能衰竭和尿毒症的最根本、最有效的方法。目前在多种器官移植中,成活率最高的是肾移植。

案例分析

学习小结

1. 某烧伤面积达 14% 的女性患者,24 h 尿量为 280 mL,尿比重为 1.035,尿钠浓度为 13

mmol/L。

请问：此患者是否有急性肾功能衰竭？如果有,是功能性还是器质性急性肾功能衰竭？

2. 李某,男,4 岁。因感染采用大剂量磺胺嘧啶治疗。用药 3 日后,连续 3 日尿量少于 100 mL/d,急诊入院。实验室检查:血肌酐 480 μmol/L(正常值≤178 μmol/L),尿钠 100 mmol/L(正常值≤20 mmol/L),尿比重为 1.008。

请问：该患者是否发生了肾功能不全？其发生机制是什么？患者为什么会出现尿少,血肌酐、尿钠浓度增高,而尿比重降低？

复习思考题

1. 急性肾功能衰竭的发生机制主要有哪些？

2. 急性肾功能衰竭少尿期最危险的并发症是什么？请简述其发生机制。

3. 急性肾功能衰竭患者为什么可以出现多尿的症状？

4. 何谓慢性肾功能衰竭？简述其发展过程和分期。

5. 慢性肾功能衰竭患者的病情为什么会进行性加重？

6. 慢性肾功能衰竭患者为何会发生肾性骨营养不良？

7. 何谓尿毒症？常见的尿毒症毒素有哪些？

（郭 芳）

第十八章 脑功能不全

本章PPT

学习目标

1. 掌握 认知障碍和意识障碍的发病原因、发病机制以及临床表现；短暂性脑出血、阿尔茨海默病的常见病因、临床表现和发病机制。

2. 熟悉 认知障碍和意识障碍对机体的影响。

3. 了解 认知障碍与意识障碍的预防和治疗。短暂性脑出血、阿尔茨海默病的预防和治疗原则。

人脑是由数亿个神经细胞（神经细胞胞体和神经纤维）、胶质细胞组成的，具有极其复杂的精细结构和功能。神经细胞（又称神经元）具有接受、整合、传递信息的功能，是神经系统的基本结构和功能单位，整个神经系统的活动是由一系列神经元的活动来实现的。神经胶质细胞是神经系统的重要组成部分，对神经元起支持、营养、绝缘、保护和修复等作用，并参与血脑屏障的组成。脑功能不全可由脑本身的损伤引起，也可由脑以外的器官组织功能不全引起。神经纤维（神经元突起）的基本生理特性是具有高度的兴奋性和传导性，其功能是传导兴奋。人类的进化、长期生产劳动和社会生活，促进了大脑功能的高度发展，产生了更高级的感觉和运动中枢，大脑还成为语言文字、学习记忆、思维意识、认知情感等精神活动的物质基础。

引起脑功能不全的常见原因有以下几个方面：①脑血管疾病：主要分为缺血性脑血管疾病和出血性脑血管疾病。缺血性脑血管疾病（ischemic cerebrovascular disease）是指由各种原因使颅内动脉血流量减少或阻断，脑组织缺血坏死的疾病，主要包括脑梗死（cerebral infarction）和短暂性脑缺血发作（transient ischemic attack，TIA）等。出血性脑血管疾病（hemorrhagic cerebrovascular disease）是指高血压、颅内动脉瘤、血管畸形等脑血管破裂出血所引起的疾病，包括脑出血（cerebral hemorrhage）和蛛网膜下腔出血（subarachnoid hemorrhage）等。②感染性疾病：按病因分为细菌、病毒、真菌、螺旋体和寄生虫等引起的疾病。③神经退行性变性疾病：一组由慢性进行性中枢神经组织退行性变性而导致的疾病，如阿尔茨海默病（Alzheimer disease，AD）和帕金森病（Parkinson disease，PD）。④创伤：主要导致脑实质损伤和脑膜损伤。脑实质损伤包括脑挫伤、脑撕裂等。脑膜损伤主要引起硬脑膜外出血和硬脑膜下出血。⑤肿瘤：包括颅内原发性肿瘤和转移性肿瘤。颅内肿瘤可因压迫或破坏周围组织而引起局部神经症状，如瘫痪、运动障碍等；也可因颅内占位病变引起颅内高压等。⑥遗传性疾病：有单基因遗传病（如亨廷顿病）、多基因遗传病（如癫痫）和染色体病（如先天愚型）等。⑦代谢性疾病：全身性疾病在脑的表现，如肝性脑病、肺性脑病、肾性脑病及韦尼克脑病等。⑧中毒：如金属、有机物和各种毒素中毒等所致的神经损害。⑨先天性疾病：如脊柱裂、先天性脑积水、巨脑回畸形和脑性瘫痪等。⑩脱髓鞘性疾病（demyelinating disease）：如急性播散性脑脊髓炎和多发性硬化等。

脑功能不全的常见表现如下：①头痛（headache）：头痛是临床中最常见的症状，由于引起的病因和性质不同，表现为胀痛、跳痛、钻痛、割痛、剧痛、隐痛等。②抽搐（twitch）：患者发作的肌肉突然发生不自主的强直收缩，表现为肌肉僵硬，时常有意识障碍，可出现言语不利等。③瘫痪（paralysis）：常发生在脑外伤、脑肿瘤、脑出血、脑栓塞等时。由于损伤的范围、轻重不同，患者可出现单侧或双侧肢体瘫痪，脑部病损严重。损伤范围广泛，危及两侧运动区皮质或皮质脊髓束时，则出现脑性四肢瘫痪。④麻木：表现为感觉减退、感觉缺失和感觉异常。⑤眩晕（dizziness）：患者会感觉自身旋转和转动或外界旋转和转动。⑥晕厥(syncope):因为一过性广泛脑供血不足,大脑皮质高度抑制而突然发生短暂的意识丧失,为短暂的、自限性的意识丧失,常常导致晕倒。⑦其他:由脑神经损伤而引起的脑功能不全的表现还有很多,如咀嚼无力、耳鸣、耳聋、失语、失认、大小便失禁、谵妄、昏迷、精神障碍、意识障碍、认知障碍等。

由于脑结构和功能的复杂性,脑功能不全不仅表现为脑对机体器官系统功能活动的调节和感觉和(或)运动异常,还表现为语言文字、学习记忆、思维意识、认知情感等脑高级功能的异常。

第一节 认知障碍

认知(cognition)也称为认识,认知是指人认识外界事物的过程,或者说是对作用于人的感觉器官的外界事物进行信息综合、加工的过程。它包括感觉、知觉、记忆、思维等心理现象。认知障碍是指与学习记忆以及思维判断有关的大脑高级智能加工过程出现异常,从而引起严重的学习、记忆障碍,同时伴有失语、失用、失认或执行功能障碍等改变的病理过程。其中学习、记忆障碍是重要的表现形式。

一、认知障碍的临床表现

(一)学习、记忆障碍和痴呆

1. 学习、记忆障碍 学习是获取外界信息的过程;记忆是信息获取、储存以及巩固、再现和读出的神经过程。记忆障碍有多种不同的分类方法,如按时间长短可分为瞬时记忆、短期记忆和长期记忆障碍等。

2. 痴呆(dementia) 一种获得性、持续性智能损害综合征,至少包括以下三项精神障碍:记忆、认知和思维功能障碍,或伴有语言、情感、人格障碍。

(二)失语(aphasia)

由脑损伤引起的语言理解和表达能力的后天获得性障碍。其诊断前提:①意识清晰;②无精神和严重智能障碍;③无视觉与听觉缺损;④无口、咽、喉发音器官瘫痪;⑤无共济失调。主要类型:①运动性失语;②感觉性失语;③混合性失语。

(三)失用(apraxia)

患者无法在全身动作的配合下,正确使用部分肢体功能去完成习惯动作。其诊断前提:①无运动和感觉障碍;②无意识与智能障碍。但患者可在不经意情况下完成该动作。主要类型:①观念性失用;②观念运动性失用;③运动性失用;④结构性失用;⑤穿衣性失用。

(四)失认(agnosia)

患者不能通过某一种感觉辨认熟知物体,但可通过其他感觉认识。其诊断前提:①无视觉、听觉和触觉障碍;②无意识与智能障碍。主要类型:①触觉性失认;②听觉性失认;③身体体位性失认。

(五)执行功能障碍(executive dysfunction)

执行功能是正确运用知识达到目的的能力。患者表现为综合运用能力下降,不能确定自己的目标和制订、修正及实施计划,从而不能进行有目的的活动,如只能从事简单活动,被要求扫地、擦桌子时,可以完成任务,但不会主动去做。谈吐正常,但不能招待客人。

(六)其他精神、神经活动的改变

患者常有唠叨、焦虑、性格改变、欣快等精神、神经活动异常。

二、认知障碍原因

(一)颅脑外伤

颅脑外伤包括脑挫裂伤及颅内血肿等。外伤造成脑组织的损害和脑结构的改变,对学习、记忆和智能有不同程度的影响,轻者有失眠和健忘,中度者可暂时失去知觉和近事遗忘,重度者可出现学习、记忆严重障碍。

(二)脑缺血性损伤

1. ATP减少与酸中毒 在缺血、缺氧状态下,ATP生成减少,Na^+-K^+-ATP酶的活性降低;同时无氧酵解增强,引起代谢性酸中毒,H^+-K^+交换增强,导致细胞内K^+外流增多,Na^+、Cl^-及Ca^{2+}大量进入细胞,从而引起细胞损伤。

2. 脑细胞内钙超载 钙超载干扰氧化磷酸化,使ATP生成障碍。破坏神经细胞骨架,促使大量自由基产生,从而激活血小板,促进微血栓形成,增加缺血区梗死范围,加重脑损害,导致血管收缩、痉挛,加重组织缺血、缺氧。

3. 自由基损伤 脑缺血时,黄嘌呤氧化酶系统被激活,中性粒细胞通过细胞色素系统产生大量自由基;三羧酸循环发生障碍,不能充分将O_2还原成H_2O,从而生成·O_2^-增多;激活磷脂酶A、花生四烯酸增多,代谢后使自由基增多。

4. 谷氨酸兴奋性毒性 谷氨酸、天冬氨酸对神经元有极强的兴奋作用,被称为兴奋性氨基酸(excitatory amino acid,EAA)。兴奋性毒性是指脑缺血、缺氧造成的能量代谢障碍直接抑制细胞膜上的Na^+-K^+-ATP酶的活性,使胞外K^+浓度显著增高,神经元去极化,EAA在突触间隙大量释放,过度激活EAA受体,使突触后神经元过度兴奋并最终死亡的病理过程。EAA引起兴奋性毒性的具体机制:氨基羟甲基异噁唑丙酸受体过度兴奋,发生Na^+内流和H_2O被动内流,造成神经细胞损伤。N-甲基-D-天冬氨酸(NMDA)受体所介导的神经细胞发生Ca^{2+}内流,造成神经细胞损伤。

5. 炎性细胞因子失衡损害 在脑缺血、缺氧或神经退行性变性疾病时,机体可产生多种炎性细胞因子,如白细胞介素-1(IL-1)、白细胞介素-6(IL-6)、肿瘤坏死因子-α(TNF-α)和转化生长因子-β(TGF-β)等,直接或间接地造成神经元损伤。如小胶质细胞释放IL-1和IL-6引起脑细胞损伤。阿尔茨海默病(AD)患者脑内活化的小胶质细胞成簇分布在老年斑周围和包裹老年斑,妨碍小胶质细胞对Aβ-淀粉肽的吞噬作用,并可合成多种炎性物质,产生IL-1、IL-6等大量炎性因子,诱发脑内炎症反应或直接损伤神经元,同时产生补体成分,导致脑内发生自身免疫反应,加重神经元的损伤。合成的多种炎性物质,如IL-1、IL-6、前列腺素、受体和补体等,导致脑内发生免疫反应和炎症反应,如IL-6是导致认知障碍的危险因素,老年人血浆中IL-6水平升高和认知功能损害有密切的关系。

(三)脑组织中蛋白质异常积聚

1. 基因变异引发的蛋白质异常聚集 可见于一大类脑神经细胞退行性变性疾病如AD、PD、亨廷顿病(HD)、海绵状脑病(GJD);AD中常见Aβ-淀粉肽异常聚集,Aβ-淀粉肽是老年斑的主要成分。Aβ-淀粉肽的神经毒性:①低血糖和兴奋性氨基酸等毒性效应的放大。②直接细胞毒性:破坏细胞钙稳态、促进自由基产生和tau蛋白过度磷酸化。

2. 蛋白质合成后的异常修饰 如AD患者,tau蛋白可被异常磷酸化、糖基化和泛素化修饰,形成神经纤维包涵体,从而使细胞骨架受到损伤,干扰细胞的轴浆转运,影响神经末梢和突触传递的结构和功能,导致突触丧失及神经元退行性病变,而使细胞变性坏死。此外,组蛋白过度去甲基化与记忆障碍有关。

(四)环境因素和慢性全身性疾病

环境因素包括药物、酒精、毒品或重金属等,随着这些物质负荷的增加,人的学习记忆能力逐渐降低。慢性全身性疾病患者如糖尿病、高血压、心力衰竭、肝性脑病、肺性脑病等患者可出现认知障碍。

（五）脑老化

认知能力一般随年龄增高而下降。如在 PD 患者的神经元中,30 岁以后多巴胺含量可随年龄增长而递减。老年人脑的合成和分解代谢以及对毒素的清除能力降低,可造成脑细胞受损,导致认知功能降低。

（六）精神、心理活动异常

愉快的心情和良好的社会、心理因素能促进大脑皮质细胞的增长,保持良好的脑功能状态。相反,则会成为认知障碍的诱因。

（七）其他因素的影响

社会地位、受教育程度高和经济生活状况好等与良好的认知功能有关。反之,可能会影响认知功能。

三、学习、记忆障碍的发生机制

学习、记忆是认知的基础,学习、记忆障碍是认知障碍的最重要表现形式。

（一）神经调节分子及其受体异常

1. 神经递质及其受体异常 兴奋性神经递质乙酰胆碱、多巴胺减少,抑制性神经递质去甲肾上腺素、谷氨酰胺与 γ-氨基丁酸增多,具体如下。

（1）多巴胺减少:多巴胺是中枢神经系统中重要的儿茶酚胺类神经递质,脑内多巴胺系统的损害可造成学习、记忆障碍;多巴胺含量显著降低可导致智能减退等高级神经功能活动障碍,如帕金森病;而多巴胺过多也可导致认知功能的异常。

（2）去甲肾上腺素升高:去甲肾上腺素是去甲肾上腺素能神经末梢释放的主要神经递质,在脑内通过 α1、α2 和 β 受体发挥作用。α1 受体持续、过度激活可致认知异常、α2 受体激动与维持正常的认知功能有关。在应激状态下个体产生大量去甲肾上腺素,α1 受体功能占优势,是长期处在应激状态下的个体容易出现认知功能异常的机制之一。

（3）乙酰胆碱减少:乙酰胆碱是与学习、记忆和认知功能密切相关的神经递质之一。资料显示,出现学习、记忆障碍的脑震荡患者的 Meynert 基底区胆碱能神经元明显减少;阿尔茨海默病（AD）患者早期大脑皮质、海马区胆碱乙酰转移酶减少,与同年龄正常对照组相比减少 50%～90%;血管性痴呆患者脑脊液中乙酰胆碱含量降低程度与血管性痴呆的评分呈显著正相关。

（4）谷氨酸:哺乳动物脑内最终的兴奋性神经递质,异常增高时,可引起"兴奋性毒性"损伤。

2. 神经肽异常 神经肽广泛存在于脑内,是一类重要的神经递质。

（1）精氨酸加压素:精氨酸加压素能巩固记忆和回忆过程,脑缺血后会显著减少。海马内精氨酸加压素含量降低时,会引起学习、记忆障碍。

（2）生长抑素:在皮质、海马、基底节和丘脑下部含量较高,参与学习与记忆过程,脑缺血可使大脑生长抑素反应阳性的细胞及其投射纤维损伤,生长抑素水平显著下降。

（3）神经肽 Y、P 物质:神经肽 Y 是中枢神经系统中含量较多的多肽之一,能促进记忆的巩固和再现。给予神经肽 Y 可改善由乙酰胆碱拮抗剂东莨菪碱或蛋白质合成抑制剂茴香霉素所致的遗忘症。P 物质是脑内重要的生物活性肽,与学习和记忆能力密切相关,帕金森病患者的大脑苍白球和黑质中 P 物质水平降低。

3. 神经营养因子异常 神经营养因子是对中枢神经系统有营养活性的蛋白质,能促进神经系统生长发育,保护与修复受损神经细胞,提高认知与记忆能力。动物实验提示神经营养因子可以缓解阿尔茨海默病患者记忆障碍症状,脑源性神经营养因子可缓解脑缺血后记忆障碍。

4. 雌激素水平异常 雌激素主要影响女性学习、记忆能力,对胆碱能神经元有保护作用,可诱导海马等脑区产生新的突触和树突,并可促进神经生长因子的产生及其受体表达。如雌激素可通过增加突触素的表达而改善阿尔茨海默病患者的学习、记忆能力。

（二）蛋白质磷酸化失衡

蛋白质磷酸化是指由蛋白质激酶催化,把 ATP 或 GTPγ 位的磷酸基转移到底物蛋白质氨基酸残基上的过程,是一种比较普遍的翻译后修饰现象,通过磷酸化可以调节离子通道开关的大小和快慢以及神经递质释放的速度。蛋白质磷酸化失衡主要引起短期记忆障碍。

（三）新蛋白质合成受阻

cAMP 反应元件结合蛋白(cAMP response element binding protein,CREB)在学习、记忆过程中发挥重要作用,新蛋白质的合成是维持长期记忆的物质基础,故新蛋白质的合成受阻主要引起长期记忆障碍。

（四）突触功能异常

突触是神经元之间的功能联系部位,突触可塑性在学习、记忆中承担信息传递功能。突触可塑性是神经元在外界刺激下结构和功能的适应性变化,包括长时程增强和长时程抑制等。长时程增强(long-term potentiation,LTP)是突触前神经元在短时间内受到快速重复刺激后,在突触后神经元快速形成持续时间较长的突触传递效能增强的现象,表现为兴奋性突触后电位的波幅增高和潜伏期缩短。长时程抑制(long-term depression,LTD)是突触前神经元受到持续慢刺激后,在突触后神经元形成持续较长时间的突触传递效能降低的现象,表现为兴奋性突触后电位的波幅降低和潜伏期延长。突触功能异常使人的学习、记忆发生障碍。导致突触传递障碍的因素有突触前递质释放失衡、突触间隙递质清除异常和突触后异常。

1. 突触前递质释放失衡 如脑缺血、缺氧时,钙内流增加,导致兴奋性神经递质大量释放,对神经元产生损伤。

2. 突触间隙递质清除异常 如阿尔茨海默病患者的胆碱脂酶活性增高导致乙酰胆碱过度降解,突触间隙乙酰胆碱水平降低而使学习、记忆发生障碍。

3. 突触后异常 树突棘数量和形态发生改变,膜受体数量降低,受体与配体亲和力下降,都可使学习、记忆能力受损。

（五）神经回路功能异常

1. Papez 环路功能异常 海马主要由 CA1、CA3 和齿状回所组成,位于颞叶内侧面的基底部,参与边缘系统的组成。海马回路与学习记忆和长期记忆密切相关。海马回路即 Papez 环路,由海马结构-穹隆-下丘脑乳头体-乳头丘脑束-丘脑前核-内囊膝状体-扣带回-海马环路组成。

2. 海马的三突触环路与单突触环路异常 ①海马的三突触环路:内嗅皮层-齿状回-CA3 区-CA1 区-内嗅皮层;②海马的单突触环路:内嗅皮层-CA1 区-内嗅皮层。两个环路参与空间记忆的形成,损伤后会产生学习、记忆障碍。

四、认知障碍对机体的影响

1. 影响患者的日常生活 认知障碍患者的生活能力和生活质量大幅下降,认知障碍对日常生活能力的影响可超过躯体功能障碍对生活的影响。严重者需要专业护理。

2. 影响患者的预后 认知障碍患者的记忆、注意、理解等都有不同程度的障碍,不能将注意力长时间集中在所进行的康复训练上,康复训练效果差,需要长时间的反复训练,他们的肢体运动功能恢复比认知功能正常者的运动功能恢复慢。

五、认知障碍防治的病理生理基础

（1）消除损害脑功能的病因,针对水、电解质平衡紊乱,感染,心力衰竭及各种代谢障碍对症治疗。

对有明显精神、神经症状的患者根据病情进行抗抑郁、抗焦虑、镇静等治疗。

（2）应用不同的脑循环改善剂、能量代谢激活剂、神经递质和神经生长因子保护剂保护神经细胞。

（3）利用胆碱脂酶抑制剂阻断神经细胞突触间隙乙酰胆碱的降解，提高乙酰胆碱的含量，达到治疗目的。

（4）手术治疗：应用苍白球切除术、丘脑切除术和立体定位埋植脑刺激器的方法能缓解患者症状。目前，立体定位埋植脑刺激器已用于临床，该治疗方法通过破坏黑质-纹状体通路，降低纹状体乙酰胆碱含量，使乙酰胆碱（Ach）与多巴胺（DA）维持低水平的平衡，在帕金森病的治疗中取得了一定疗效。

（5）针对性制订康复计划进行认知康复训练。

第二节　意　识　障　碍

意识（consciousness）是指人体对自身状态和环境的感知以及对外界刺激做出恰当反应的能力，是人脑反映客观世界现实的最高形式。意识由觉醒度和意识内容两个方面组成。脑干网状上行激活系统（brain stem ascending activating system）激活大脑皮质，使其维持一定的兴奋性，机体保持觉醒状态，在此基础上形成意识内容。意识内容是大脑皮质广泛联系活动的结果，包括记忆、思想、定向、情感等，并能通过视觉、语言、技巧性运动和复杂的机体反应与外界环境保持正常的联系。意识障碍是急性脑功能不全的重要表现之一，是病情变化的重要信号，其程度为反映病情轻重的重要指标。意识障碍时机体意识清晰状态受到破坏，大脑皮层的兴奋性有了病理性改变，对外界事物和自体感觉不能形成清晰的印象，即：①不能正确认识自身状态和（或）客观环境。②不能对环境刺激做出恰当反应。

一、意识障碍的临床表现

意识障碍包括觉醒程度降低（量方面的障碍）和意识内容的异常变化（质方面的障碍）。

1. 觉醒程度降低

（1）恍惚：对直接刺激可有反应，表现淡漠，能对话。

（2）嗜睡（somnolence）：一种病理性倦睡。机体处于持续、延长的睡眠状态，可唤醒，持续觉醒时间短。刺激撤除后又迅速入睡。能进行简短而正确的交谈，或执行命令。

（3）昏睡（sopor）：比嗜睡深而又较昏迷浅的意识障碍，睡眠时觉醒水平、意识内容及随意运动均减弱至最低限度，对强烈的疼痛刺激有反应，觉醒时对刺激有短暂反应，无刺激重新入睡。昏睡时可见到运动性震颤、不宁或刻板的动作、强握和吸吮反射、角膜反射、瞳孔对光反射存在。

（4）昏迷（coma）：意识障碍最严重的阶段，机体意识完全丧失，对外界刺激无反应，可出现无意识运动、瞳孔对光反射等多种生理反射消失、二便失禁等。按严重程度分类如下：①浅昏迷：无自发言语和有目的的动作，在强烈疼痛刺激下可出现痛苦的表情、回避且脑干反射保留，睁眼反应消失。②中昏迷：对一般刺激无反应，在强烈刺激下有防御反射，角膜反射弱或消失，呼吸节律紊乱。③深昏迷：机体意识全部丧失，对任何刺激均无反应，深、浅反射均消失。瞳孔散大，脑干反射消失，生命体征明显变化，机体仅能维持呼吸与血液循环功能。

2. 意识内容异常　发生轻度、中度意识障碍时，机体可出现以下意识内容异常变化。

（1）精神错乱：轻度意识障碍，思维紊乱，记忆障碍，辨析力低。

（2）谵妄（delirium）：有轻度或中度意识障碍，思维混乱、注意或定向障碍，出现幻觉、错觉、妄想、精神运动性兴奋，间或正确识别周围事物。

（3）意识错乱（confusion）：反应淡漠，对复杂事物识别力和理解力差，记忆障碍，时间、空间定向障碍，运动协调能力障碍，呈无欲状。

（4）朦胧状态(twilight state)：出现错觉和幻觉，可突然出现无目的行为，行为多接近正常。

二、意识障碍的原因

正常大脑皮质-丘脑-脑干网状结构的结构和功能是维持意识处于正常状态的基础，中毒和代谢紊乱引起的意识障碍及时治疗后可以逆转，而颅内脑组织结构损伤所致意识障碍难以恢复。造成意识障碍的原因分以下两类。

（一）颅内疾病

1. 颅内局限性病变 常见于颅脑外伤、脑内血液循环障碍和颅内占位性病变。

2. 脑弥漫性病变 常见于颅内感染（如各种脑炎等）、颅脑外伤（如脑挫裂伤等）、蛛网膜下腔出血、脑水肿、脑退行性变性及脱髓鞘性病变。

3. 癫痫发作 癫痫除简单的部分发作外大部分伴有不同程度的意识障碍。

（二）代谢紊乱和中毒

1. 营养物质缺乏 常见于缺血、缺氧者。如心排血量减少的各种心律失常、心力衰竭、休克、一氧化碳中毒、严重贫血等患者。

2. 内源性毒素积聚 常见于肝性脑病、肾性脑病、肺性脑病和乳酸酸中毒等患者。

3. 外源性毒素积聚 常见于各种工、农业毒物（如氰化物、砷、汞、百草枯、有机磷农药等）中毒患者。

4. 酸碱和电解质平衡紊乱 常见于酸中毒、碱中毒、高渗性昏迷、低渗性昏迷、低钾血症、高钠血症等患者。

5. 体温过高或过低 见于损伤中枢神经系统的病毒性脑炎和镇静催眠药中毒等患者。

三、意识障碍的发生机制

意识的正常维持是大脑皮质-丘脑-脑干网状结构之间结构上相互联系、功能上互相影响的结果，脑干网状上行激活系统（ARAS）是保持大脑觉醒、意识存在的主要结构。大脑皮质是意识的高级中枢，在皮质觉醒机制支持下方能正常工作。意识障碍的发生机制如下。

（一）ARAS 受损

1. 脑桥上端以上水平受损 通过特异性上行传导系统侧支传入的神经冲动被阻断，ARAS 的兴奋性下降，不能维持大脑皮层的觉醒状态。

2. 中脑网状结构-丘脑-大脑皮质-中脑网状结构之间的正反馈环路受损 正常状态下，感觉神经冲动经特异性上行投射系统传入大脑皮质后再经皮质将冲动沿皮质边缘网状激动系统下行传到中脑ARAS，然后汇集来自上行到大脑的非特异性投射系统的冲动形成环路，以维持大脑皮质的兴奋状态。此环路遭破坏后不能维持大脑皮层的觉醒状态，机体出现意识障碍。

（二）大脑皮质的广泛损伤及功能抑制

大脑有正常的结构，保持正常的兴奋状态和代谢状态，特别是能量代谢正常，机体才能保持正常的意识活动。脑内弥漫性损伤或功能抑制、全身代谢紊乱、原发性或继发性脑功能异常、毒素或毒物对突触的攻击等均可引起意识障碍。

（三）丘脑功能障碍

丘脑由大量特异性和非特异性神经核团组成。特异性丘脑核组成丘脑特异性投射系统并向大脑皮质传递特异性感觉信息，非特异性丘脑核接受脑干网状结构上行纤维并向大脑皮质投射构成非特异性投射系统，以维持大脑皮质的觉醒状态。丘脑神经核团受损会导致意识障碍。

四、意识障碍对机体的影响

导致意识障碍的病因在损害脑干网状结构和大脑皮质的同时,也会影响各种生命活动中枢,甚至威胁患者的生命。因此,意识障碍特别是重度意识障碍,对机体有严重的危害。重度意识障碍时,由于机体的感知能力及对外界刺激做出恰当反应的能力降低或丧失,容易对机体造成严重危害。

1. 呼吸功能障碍 呼吸功能障碍是重度意识障碍患者最常见的损害。颅内各种病变、弥漫性脑损害等引起颅内压增高,压迫脑干、脑桥及延髓呼吸中枢,引起通气不足,造成缺氧、CO_2 潴留。意识障碍可引起吞咽反射减弱而造成误吸、咳嗽反射减弱及气道清除能力的下降,容易引起肺部感染。意识障碍患者需建立人工气道。气管切开、插管等侵入性操作是导致肺部感染的高危因素。感染造成高热、毒素释放等进一步加重意识障碍。

2. 循环功能障碍 意识障碍的许多原发病因可引起脑组织灌流不足,脑水肿引起颅内压增高,血管活性因子失常导致脑血管痉挛,呼吸功能障碍引起脑缺氧,心血管运动中枢受损等造成继发性脑灌流不足,可加重意识障碍,患者可出现心率、心律和血压的异常,甚至心脏停搏。

3. 水、电解质和酸碱平衡失调 重度意识障碍患者的主观感觉和调节能力都减弱,如与血容量和渗透压调节相关的渴感和饮水行为,与体温调节相关的冷热感以及与物质代谢相关的饥饿感和摄食行为等。如果给予意识障碍患者利尿等治疗,患者可出现各种不同的水、电解质和酸碱平衡失调,而水、电解质和酸碱平衡失调又可加重内环境紊乱,进一步加重意识障碍。

4. 其他功能代谢紊乱 体温调节中枢功能紊乱,可导致体温过高或过低;丘脑下部和脑干受压可引起应激性溃疡;不能主动进食引起负氮平衡等。

五、意识障碍防治的病理生理基础

意识障碍时中枢神经系统对全身各系统、器官功能的调控能力严重受损,是临床上的危重病症,诊治及时与否和患者的预后密切相关。应当采取各种紧急治疗措施,保护脑功能、防止中枢神经系统进一步受损,还要注重针对原发病的病因进行治疗,实时监测生命体征和意识状态。

（一）紧急抢救措施

如果患者出现严重意识障碍(如昏迷等),一定要保持患者呼吸道的通畅,防止患者出现呼吸和循环衰竭。对于脑干损伤等严重情况,要立即采取手术降低颅内压、气管插管等紧急处理措施。

（二）尽快明确诊断并对因治疗

针对意识障碍的病因进行治疗,减轻脑损伤和脑水肿。对颅内出血、脑梗死患者,要及时给予相应的治疗措施,挽救患者生命;对毒物或药物中毒患者,要及时洗胃排出毒物,并且使用相应的拮抗药物。

（三）实时监测生命指征和意识状态

重度意识障碍患者的生命指征和意识状态随时有可能出现变化,故必须实时监测患者的各项生命体征,如体温、脉搏、呼吸、血压、心跳,以及瞳孔对光反射、角膜反射等各种神经反射。

（四）保护脑功能

保护脑功能的措施对于意识障碍特别是重度意识障碍的患者而言非常重要,保护措施可减轻原发性和继发性脑损伤。脑保护措施包括降低颅内压、改善脑的血液灌流、改善脑代谢和控制抽搐等。

第三节　临床常见的脑功能障碍

脑功能障碍的表现主要有神志改变、性格变化、虚弱、乏力、认知障碍、意识障碍、抽搐、昏迷等,交感神经兴奋症状主要有肌肉颤抖、心悸、焦虑、出汗、饥饿感等。常见的脑功能障碍有脑创伤、脑出血、脑梗死、肿瘤、炎症和退行性变性等,如阿尔茨海默病、短暂性脑缺血发作等。

一、短暂性脑缺血发作

短暂性脑缺血发作(transient ischemic attack,TIA)的定义:由颈内动脉或椎-基底动脉系统突然缺血发作导致的相应供血区域的组织(主要为脑组织和视网膜)发生短暂的、可逆的、局灶性或全面性的中枢神经系统或视网膜功能障碍,持续时间典型者为5~10 min,大多数不超过1 h,最长不超过24 h,症状和相关的体征在最长限定时间内完全恢复,属可逆性脑功能障碍,常多次发作,排除非血管源性病因,强调常见和最长缺血持续时间以及临床征象在24 h内消失,但到目前为止仍有争议。现代TIA定义则强调使用客观检查手段,排除中枢神经系统功能障碍或视网膜梗死的必要性,不能仅依赖临床表现持续时间最长不超过24 h来界定。

(一)病因及发病机制

目前认为大多数TIA患者与颅内外动脉发生粥样硬化病变有关。其发病机制如下。

1. 微栓塞 主要来源于房颤、瓣膜性心脏病和颅内外大动脉粥样硬化斑块脱落形成的微小栓子。当微小栓子崩解或向血管远端移动后,局部血流恢复,症状消失。

2. 脑血管痉挛 在动脉粥样硬化等病变基础上,血管发生痉挛,造成动脉狭窄甚至闭塞,血流无法通过,使受累血管远端缺血。当这些可逆性动脉狭窄、痉挛解除时,血流恢复,症状随即消失。

3. 血流动力学改变 在动脉管腔狭窄的基础上,血压突然降低或血压波动时,脑局部血流一过性减少。当血压恢复后,脑局部血流恢复正常,TIA的症状消失。

4. 其他 血液成分发生改变所致高凝状态,如真性红细胞增多症、白血病、血小板增多症等,容易诱发TIA。

(二)临床表现

TIA好发于50~70岁,男性多于女性,患者多伴有高血压、高脂血症、糖尿病、冠心病等疾病。近些年来TIA逐渐受到人们的重视,如颈内动脉颅外段病变的脑卒中患者中,50%~70%的患者之前有TIA发作。

1. 临床特点

(1)发病迅速:大多数局灶性中枢神经系统或视网膜功能缺损症状达高峰不超过5 min,通常少于2 min。

(2)持续时间短:症状、体征一般持续10~15 min,每次发作症状持续时间不超过24 h,不遗留任何后遗症和体征。

(3)反复发作:发作时间不一,多则每日数次,少则数月或数年发作一次。

TIA发病持续时间短暂,症状不严重者尤其容易被忽视。TIA常为脑血栓形成的先兆,颈动脉TIA发病1个月内约有半数、5年内有25%~40%患者发生完全性卒中;约1/3发作自然消失或继续发作。高龄体弱、高血压、糖尿病、心脏病等均影响预后,主要死亡原因为完全性脑卒中和心肌梗死。

2. 临床分类

(1)颈内动脉系统:可表现为对侧发作性肢体麻木、单瘫、偏瘫、舌面瘫,常常同时伴有感觉障碍。如偏盲、突发的意识模糊、癫痫大发作或失语、失用、交叉性黑蒙、偏瘫等。特征性表现:病变侧单眼一过性黑蒙或失明,对侧偏瘫及感觉障碍,失语和失用;或出现空间定向障碍;可出现人格和情感障碍。

(2)椎-基底动脉系统:患者表现为眩晕、晕厥、恶心、呕吐,伴有或不伴有复视、眼震、单侧或双侧面部和口周麻木、黑蒙、遗忘、失认等。多种症状常同时出现,仅不足1%的患者表现为单一症状。特征性表现是跌倒发作(drop attack),突发双下肢无力而倒地,但意识清楚,多在转头或转颈后出现,由脑干网状结构下部一过性缺血引起。短暂性全面性遗忘(transient global amnesia,TGA),表现为突发的一过性记忆丧失,伴有时间、空间定向障碍,但书写、计算和对话等功能仍保留。多在数分钟或数小时后缓解,较少超过 12 h。

TIA 发作常有诱因,每次发作症状持续时间不超过 24 h,发作间期不留后遗症,影像学检查(如 CT、MRI)无确认病灶。病史应询问起病急缓、症状的特点、有何诱因、既往有无类似发作、症状持续的时间及发作间期的症状等。

(三) 预防

脑血管病的危险因素包括可预防的危险因素和不可预防的危险因素,应积极控制可预防的危险因素,减少 TIA 和脑血管病的发生或复发。首先针对吸烟、酗酒、肥胖、体力活动少等危险因素,采取改变生活方式等一级预防措施。二级预防关键在于对脑缺血病因的诊断及危险因素的认识,充分利用现有的有循证医学证据的检查手段,对患者进行全面的风险评估及病因诊断,针对不同病因,根据危险因素的多寡和严重程度,对有不同复发风险的患者进行分层,制订出具有针对性的个体化的治疗方案,重点是危险因素的药物控制。如高血压是脑卒中和 TIA 的主要危险因素,高血压患者要控制血压;糖尿病患者要控制血糖;脂代谢紊乱患者要控制胆固醇水平;对心房颤动、瓣膜性心脏病患者进行抗凝治疗。

(四) 治疗

TIA 是脑卒中的高危因素,一旦发生,必须紧急积极治疗,控制其发作和预防脑卒中的发生。

1. 抗血小板聚集 对有脑卒中危险因素的 TIA 患者,采用抗血小板聚集治疗能有效预防脑卒中的发生。抗血小板药物的选择以单药为主。但有急性冠状动脉疾病或近期做支架成形术的患者,最好联合应用氯吡格雷和阿司匹林。

2. 抗凝治疗不作为 TIA 患者的常规治疗 伴有心房颤动、风湿性二尖瓣病变、二尖瓣关闭不全、人工机械瓣膜患者使用华法林口服治疗。有出血倾向、消化性溃疡、严重高血压及肝肾疾病的患者禁用抗凝治疗。

3. 其他 针对危险因素及可能的病因进行治疗。伴有脑血管病危险因素(如高血压、糖尿病、血脂水平增高等)的患者要进行积极治疗。一般高血压患者降压目标应达到 140/90 mmHg,伴有糖尿病和血脂水平增高的患者,除需要控制血糖和血脂外,降压目标应达到 130/80 mmHg。

二、痴呆和阿尔茨海默病

(一) 痴呆

痴呆(dementia)是大脑智能减退、脑功能障碍的重要表现形式之一,指在意识清醒状态下,出现记忆(memory)、认知(cognition)和思维障碍,或伴有语言、视空间感觉、情感及人格障碍的获得性、持续性障碍综合征。随着我国人口老龄化的日益严重,老年期痴呆的发生率越来越高。痴呆成为影响老年人健康和生活质量的常见病理过程。老年期痴呆是指 60 岁以后(欧美国家为 65 岁以后)发生的痴呆。临床上多种疾病可引起痴呆,如阿尔茨海默病、帕金森病、亨廷顿病、皮质下动脉硬化性脑病、脑淀粉样血管病、脑外伤、甲亢等,这些疾病的病因和神经病理学改变截然不同,但临床表现相同,比较常用的分类方法是把老年期痴呆分为脑变性痴呆、血管性痴呆和继发性痴呆三大类型(表 18-1)。其中老年人常见的痴呆依次是阿尔茨海默病引起的脑变性痴呆、血管性痴呆等。尽管不同疾病引起的痴呆有不同的特征,但其基本临床表现特点类似,表现为记忆、思维、认知障碍及性格改变、情感和精神异常等。

表 18-1 老年性痴呆的分类

痴呆的类型	常见疾病及病理过程
脑变性痴呆	帕金森病、路易体痴呆、阿尔茨海默病、皮克病、亨廷顿病、肌萎缩侧索硬化、进行性核上性麻痹、肝豆状核变性

痴呆的类型	常见疾病及病理过程
血管性痴呆	多发性脑梗死、脑淀粉样血管病、结节性多动脉炎、皮质下动脉硬化性脑病
继发性痴呆	中毒(重金属中毒、酒精中毒)、感染性疾病(皮质纹状体脊髓变性、神经梅毒)、神经系统意外(拳击手痴呆、脑外伤)、正常颅内压脑积水、代谢营养障碍

(二)阿尔茨海默病

阿尔茨海默病(AD)为典型的老年期痴呆,是一种以进行性、不可逆的痴呆为主的神经变性疾病,其特征是脑神经的神经原纤维缠结、大脑皮层及边缘系统的神经元弥漫性缺失和细胞外淀粉样物质沉积而形成老年斑。AD是引起老年人痴呆和慢性脑功能不全的常见原因,严重影响老年人的健康和生活质量。据统计,全球约3500万人患有AD,在美国,有530万人罹患AD。每20年AD患病率增加1倍,AD占老年期痴呆的55%。AD的发病率在急剧增长,给社会和家庭带来沉重的负担。

1. 病因

(1)遗传:大量研究发现,许多基因异常可促进AD的发生和发展。这些异常基因包括淀粉样前体蛋白(amyloid precursor protein, APP)基因、早老蛋白-1(presenilin-1, PS-1)基因、早老蛋白-2(presenilin-2, PS-2)基因、α-巨球蛋白基因、载脂蛋白E(apolipoprotein E, ApoE)等位基因、糖原合成酶激酶-3β基因等。

(2)雌激素和雌激素受体缺乏:雌激素具有增强老年人记忆的功能。AD的发病可能与雌激素和雌激素受体缺乏有关。流行病学调查表明,绝经后女性AD的发病率较同年龄组的男性高1.5～3倍;同为AD患者,女性认知障碍比男性重;给予一定量雌激素替代治疗,可降低或延缓AD的发生,并且与剂量和时间呈正相关,最大效用可使发病率下降50%。这些现象提示雌激素缺乏可导致学习、记忆障碍,患者有患AD的危险性。

(3)颅脑外伤史:早年脑外伤是AD发生的危险因素之一,有意识丧失(昏迷)的脑震荡或脑外伤史者易患AD。也有研究认为,颅脑外伤需要通过与ApoEε4的协同作用才能增加AD发生的危险性。

(4)年龄和性别:阿尔茨海默病患者中男女比例为1:2,65岁以上老年人中AD的发病率为7%～10%,80岁以上人群发病率可增至40%。

2. 发病机制 AD是典型的神经变性疾病,其脑内可出现神经炎性斑(又称老年斑)(图18-1)、神经原纤维缠结、神经元丢失、自由基增多、神经递质异常、免疫反应异常、钙平衡失调、兴奋性氨基酸增多等多种异常改变,该病特征性的改变是脑内神经原纤维缠结和神经炎性斑。这些改变可选择性地损害新皮质、海马、丘脑、杏仁核、尾状核、黑质、蓝斑、导水管旁灰质、中脑、脑桥、延髓、小脑皮质和脊髓以及脑干内的一些神经核团。这些损害会产生各种后果,如新皮质联系区内的基底脑胆碱能神经系统、海马以及内侧颞叶皮质内神经元环路的损害是AD患者出现记忆障碍的主要因素。杏仁核、丘脑及脑干内投向海马区的单胺能神经元及颞叶皮质损害可能是AD患者行为和情绪异常的重要因素。

(1)脑内淀粉样物质沉淀:AD患者受损脑区可见明显的老年斑。这些老年斑的中心部分是沉积的淀粉样物质,被营养不良性肥大的轴突、神经毡细丝(neuropil thread)以及星形胶质细胞和小胶质细胞的突起包裹。淀粉样物质是纤维样肽的组织学名称,其主要核心是Aβ蛋白,Aβ蛋白是由前体蛋白(APP)裂解产生的。

①Aβ-淀粉肽的代谢:淀粉样前体蛋白(amyloid precursor protein, APP)降解产生Aβ-淀粉肽。APP是一组糖基化跨膜蛋白,定位于人类第21号染色体长臂中段(21q21),存在于神经元胞体、树突以及轴突中。长约190kb,含19个外显子。外显子16、17编码Aβ。APP包括三种异构体,可由α-分泌酶、β-分泌酶、γ-分泌酶三种酶分解,这三种异构体都包含Aβ-淀粉肽,是AD时Aβ-淀粉肽最重要的来源。Aβ-淀粉肽是由39～43个氨基酸组成的多肽,分子质量约4kD,APP在胞质内被片段化可产

NOTE

扫码看彩图

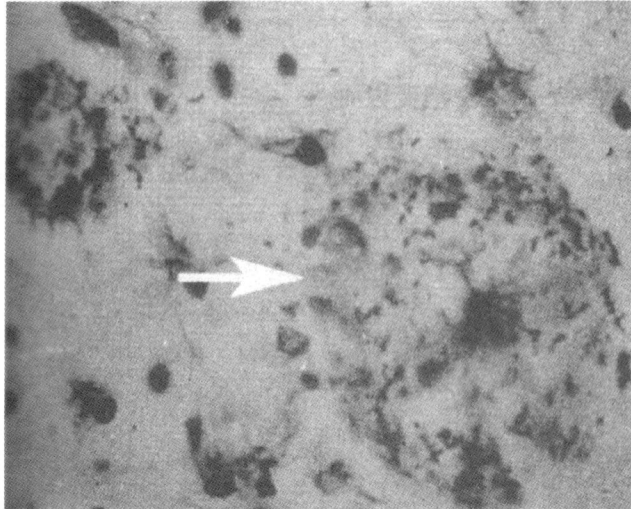

图 18-1　AD 患者脑中的神经炎性斑
注：斑块核心周围有很多炎性神经突起。

生不同类型的 Aβ-淀粉肽，如 Aβ-40、Aβ-42 和 Aβ-43 等，Aβ-淀粉肽纤维化后形成淀粉样沉积，产生细胞毒性，引起伴淀粉样缠结的神经退行性变和炎症变化。

②Aβ-淀粉肽的细胞毒性作用：Aβ-淀粉肽对神经元具有双重作用，低浓度 Aβ-淀粉肽有营养神经和促进神经突起生长、分化的作用。而高浓度 Aβ-淀粉肽对神经元有毒性作用。正常情况下，Aβ-淀粉肽的产生与清除保持平衡状态。AD 时，Aβ-淀粉肽的生成和降解不平衡，导致其在细胞外沉积而引起疾病。Aβ-淀粉肽的沉积起始于 Aβ-42 和 Aβ-43 两种淀粉肽，但沉积最多的是 Aβ-40 淀粉肽。这些过量沉积的 Aβ-淀粉肽对神经元产生损伤作用，从而导致 AD 的发生。Aβ-淀粉肽的神经毒性作用已经被公认是 AD 形成和发展的关键因素，其神经毒性表现在两个方面：一是放大各种伤害刺激如低血糖、兴奋毒素、自由基等细胞损伤效应。二是具有直接细胞毒性效应，破坏细胞内钙稳态，促进自由基的形成；通过氧化应激反应直接影响线粒体，导致线粒体功能障碍；引起 tau 蛋白的过度磷酸化，影响微管的连接和结合作用；降低钾通道的功能；增加炎性细胞因子引起的炎症反应、激活补体系统，增加脑内兴奋性氨基酸（主要是谷氨酸）的含量等。

③Aβ-淀粉肽增多的机制：一些基因的变异可促进 Aβ-淀粉肽的沉积而增高早发性 AD 的发生率。第 21 号染色体长臂（21q21）上的 APP 基因异常可能是一些家族性 AD 的发病原因之一，这些患者往往较早出现记忆、认知障碍。如早、中期 AD 患者的脑脊液中 Aβ-42 水平升高。APP 基因有三种同源体表达，包括 APP695、APP751 和 APP770。这一基因变异导致 APP 的 Aβ 区域或其两侧区域内氨基酸的异常，如可使 APP770 中第 717 位或 APP695 中第 642 位上的碱基点突变，缬氨酸被异亮氨酸、甘氨酸或苯丙氨酸所取代。表达这一异常 APP 的细胞可产生更多的 Aβ-42 和 Aβ-43，这些 Aβ-42 和 Aβ-43 利于更快地形成淀粉样沉淀，而对神经细胞产生毒性作用，引起伴随淀粉样缠结的神经退行性变和炎症变化。另外，APP 的第 670、671 位点变异使其位点上正常的赖氨酸-蛋氨酸序列被天冬氨酸-亮氨酸序列所取代，突变的 APP 蛋白经过 α-分泌酶、β-分泌酶的剪切使 Aβ-42 大量增加。例如，APP 的第 693 位点（相当于 Aβ-淀粉肽的第 22 位点）的谷氨酸被甘氨酸替代后，会使 Aβ-淀粉肽在血管壁的沉积大大增加。发生这种变异的细胞产生的 Aβ-淀粉肽是正常细胞的 6～8 倍，AD 患病率增高 3～10 倍。

早老蛋白有早老蛋白-1 和早老蛋白-2 两种亚型，早老蛋白-1（PS-1）是由 467 个氨基酸组成的蛋白质，其基因位于第 14 号染色体 14q24.3 上，长约 17 kb，由 12～13 个外显子构成。早老蛋白-2（PS-2）基因位于第 1 号染色体的 1q31.41。PS-2 含有 448 个氨基酸，其拓扑结构与 PS-1 非常相似，它们的同源性为 67%。提示这两种早老蛋白之间有类似的生物学功能。早老蛋白基因的突变也是促进 Aβ-

淀粉肽形成的原因之一,如血液检查显示有这些基因变异的 AD 患者血液中 Aβ-42 和 Aβ-43 的水平明显高于未变异者。在早发性 AD 中,30% 有早老蛋白-1(PS-1)基因的异常。另外,位于 1 号染色体上的早老蛋白-2(PS-2)基因突变也是早发性 AD 常见的基因变异。

载脂蛋白 E(apolipoprotein E,ApoE)是参与胆固醇代谢的重要载脂蛋白之一,ApoE 等位基因异常表达促进 AD 发生的机制不甚清楚。大量的研究表明,ApoEε4 等位基因与 AD 患者海马萎缩有关,ApoE 抗体可以在老年斑和嗜刚果红性血管病的管壁上标记出来,在 AD 患者脑中 Aβ-淀粉肽阳性的老年斑中可测出 ApoE 的免疫反应性。ApoE 的等位基因与散发型或迟发型 AD 有明显的相关性,现证实 ApoE 是 AD 的易感基因。而且,ApoE 的不同基因型与高脂血症、AD、血管性痴呆有关。没有 ApoEε4 基因异常的人也有可能患 AD。因此,不能根据 ApoEε4 基因来预测是否会患 AD,只能将其看作 AD 危险因素之一。

α2 巨球蛋白(α2-macroglobulin,α2M)在肝细胞和单核-巨噬细胞中合成,具有广泛的蛋白酶抑制作用。α2M 基因位于第 12 号染色体 12p12.3~p13.3 上,由 36 个外显子组成。α2M 可清除突触等部位的 Aβ-淀粉肽,因此,其被称为 Aβ-淀粉肽的"清道夫"。α2M 基因变异后,可使 α2M 清除突触等部位 Aβ-淀粉肽的功能受损,促使 Aβ-淀粉肽的沉积,促进 AD 的发生。

(2)神经原纤维缠结:AD 患者受损的神经元较常出现的变化之一是神经原纤维缠结(neurofibrillary tangles,NFT),在神经元胞体以及轴突和树突内形成神经原纤维包涵体(图 18-2),从而使细胞骨架受损。微管是细胞骨架的主要组成成分,由微管蛋白(tubulin)和微管相关蛋白(microtubule-associated protein,MAP)组成,构成细胞内在的支持结构并参与轴突运输,对维持细胞结构、神经元胞体与轴突间营养物质运输(如轴浆转运等)至关重要的细胞结构。这些结构的损害会干扰细胞的轴浆转运,影响神经末梢和突触传递系统的结构和功能,神经原纤维缠结会导致突触丧失及逆行性神经元退行性病变,最终可使细胞死亡。

扫码看彩图

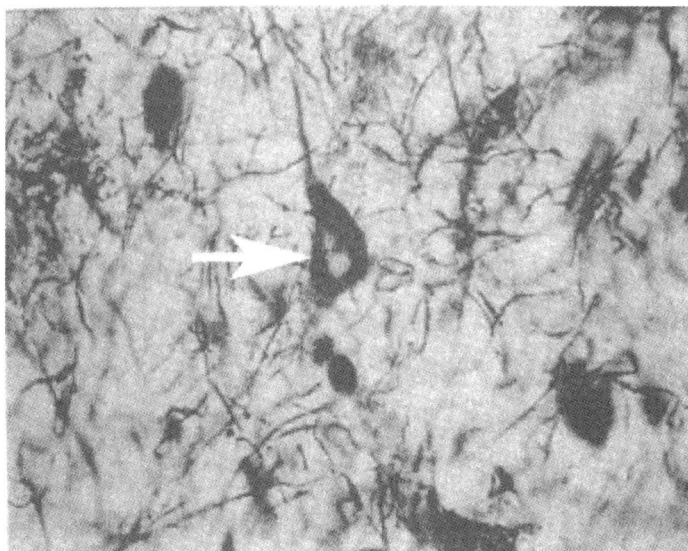

图 18-2 AD 的神经原纤维缠结
注:海马的神经原纤维缠结和异常炎性神经突起。

tau 蛋白过度磷酸化是导致神经原纤维缠结的主要机制,神经原纤维缠结的基本结构是双螺旋状神经原纤维或长度为 15 nm 的直的神经原纤维,这些神经原纤维由一大类蛋白质构成,包括微管蛋白、tau 蛋白、泛素、中间细丝蛋白和聚糖,其中最主要的成分是磷酸化的不溶性 tau 蛋白。

与 tau 蛋白代谢相关的酶类主要有两种,一种是蛋白激酶,功能是促进 tau 蛋白的合成,另一种是磷酸化酶,促进 tau 蛋白过度磷酸化。在细胞内,tau 蛋白位于轴索和胞体中,多与细胞内微管上的微管蛋白相结合,呈可溶性,有促进微管聚合和稳定的作用。正常成年人 tau 蛋白处于低磷酸化状态,

延伸阅读

AD患者脑中的tau蛋白呈现过度磷酸化。已发现双螺旋纤维细丝(PHFs)的tau蛋白至少在21个位点发生过度磷酸化。过度磷酸化的tau蛋白从微管上解离,再与泛素结合形成不溶性的PHFs,由可溶性的tau蛋白变为不溶性tau蛋白,tau蛋白自我聚集成PHFs,进而产生神经原纤维缠结(NFT)。此外,过度磷酸化的tau蛋白可与正常tau蛋白竞争性结合微管蛋白,阻断微管蛋白的组装,抑制微管聚集,使微管解体及细胞骨架破坏,破坏神经元的生理结构,结果导致突触丧失及逆行性神经元退行性病变,引起细胞功能紊乱和神经元的死亡。糖基化(glycosylation)指在特定糖基转移酶的作用下,将糖基以共价键形式连接到蛋白质分子形成糖蛋白的过程。磷酸化的tau蛋白常常被异常糖基化修饰,从而使AD患者脑中神经原纤维缠结更加稳固,并导致细胞膜脂成分和膜流动性异常。tau蛋白基因的这些改变能影响神经元内的正常结构,形成AD特征性病理表现。

(3)雌激素(estrogen)和雌激素受体:大脑是雌激素的靶器官,大脑中分布有大量雌激素受体。雌激素具有增强老年人记忆的能力。初步研究证明,激素能够调节β淀粉样前体蛋白代谢,减少β淀粉样蛋白的生成,也能减轻β淀粉样蛋白引起的免疫炎症反应、氧化应激对细胞造成的损伤和对抗细胞凋亡。雌二醇可调节抗凋亡蛋白Bcl-2和凋亡蛋白Bax的表达而抑制神经元凋亡,有助于改善AD大鼠模型的认知能力。雌激素受体α受体和β受体主要分布在海马锥体层神经元的胞质中。雌激素水平降低可能是AD发病的因素之一。

(4)泛素(ubiquitin):泛素是一种含76个氨基酸残基并且与蛋白质降解有关的小分子蛋白质,含量丰富,进化上高度保守,存在于所有真核细胞中,以自由分子或泛素结合蛋白(或蛋白质泛素化)形式存在。泛素广泛分布于各种组织,其主要功能是参与蛋白质的降解。在微管蛋白被蛋白酶降解的过程中,泛素可与靶蛋白共价结合以传递降解信息,去除异常或受损的蛋白。在有功能的泛素连接酶系统的催化下,各种细胞蛋白被泛素化修饰,进而在溶酶体和非溶酶体两大系统参与下泛素化蛋白被降解。泛素化修饰包括细胞内蛋白的选择性降解和细胞对各种有害刺激的应激反应及对细胞损伤的保护反应。泛素也是AD患者神经原纤维缠结(NFT)和老年斑(SP)的组成成分之一。

(5)神经递质及其受体异常:脑内胆碱能神经有缺陷是AD患者的显著病变之一,其大脑皮质和海马胆碱能神经元大量丢失,胆碱乙酰转移酶(乙酰胆碱的生物合成酶)活性显著下降,导致乙酰胆碱不足。胆碱乙酰转移酶活性下降使正常神经传导速度减慢。从基底前脑到大脑皮层的胆碱能投射系统缺陷或变性是AD中胆碱能系统被破坏的主要表现。这种胆碱能功能异常和认知损害之间密切相关。AD患者脑内去甲肾上腺素水平明显下降,与苯乙醇胺氮位甲基移位酶(PNMT)活性下降有关,PNMT活性下降可能是蓝斑神经元变性导致突触前神经元退行性变性的结果。AD患者额叶海马回和扣带回的去甲肾上腺素浓度明显减少,大脑的5-羟色胺减少,多巴胺投射系统严重受损,氨基酸递质及其受体也可出现异常。此外,AD患者脑的神经原纤维缠结与谷氨酸较多的部位吻合,兴奋性谷氨酸可能作用于神经元,使细胞过度兴奋而中毒死亡。许多脑区如额叶、颞叶、顶叶中的生长抑素减少,应用生长抑素类似物可以改善患者的认知功能。

额叶皮质乙酰胆碱(Ach)不足被认为是AD最有特征性的神经生化改变,而AD患者基底前脑的胆碱能神经元缺失后乙酰胆碱减少,是导致患者学习、记忆能力下降的基础。AD患者在服用胆碱酯酶抑制剂后能够延缓记忆力下降的情况。

3.临床表现

(1)记忆障碍:AD患者最早出现的临床表现,是贯穿于整个病程的核心症状,也是早期最有诊断价值的特征。患者表现为近期记忆减退,学习能力下降,后期表现为远期记忆逐渐衰退。严重的记忆障碍造成定向紊乱、走出后不认家门、对曾经熟识的人变得不认识等。

(2)认知、思维障碍:不能理解掌握一般学识或技术,对抽象名词的概念理解模糊,病情进一步发展则对一般常识也不能理解,出现失认、失用、失计算等。

(3)妄想:有半数以上的AD患者早期存在妄想症状,如被偷、被害妄想,也是早期较有诊断价值的特征之一。

（4）性格改变：多数患者表现为原有性格的病态演变，如性格开朗者变为浮夸，谨慎者变为退缩。情感淡漠，缺乏主动性，对新事物不感兴趣，不主动与人打招呼。

（5）精神异常：患者表现为忧郁、呆滞、退缩或有盲目的欣快感等。易激惹，可有发作性暴怒和冲动行为，也可出现精神症状，如幻觉、妄想等。

（6）中、晚期患者认知功能明显受损：随病情发展，AD 患者逐渐不认识亲人和朋友，不知道自己的年龄和"镜中的自己"，甚至出现谵妄、睡眠节律改变、昼夜颠倒等。晚期患者往往出现四肢蜷缩，卧床不起，小便失禁，最后大部分死于肺炎、尿路感染等并发症。

4. 预防和治疗

（1）预防：AD 最大的危险因素是年龄，可针对其他相关发病因素进行预防。例如，摄入高纤维、低脂肪、多水果和谷类的食物；保持良好的心理状态，重视老年人退休、丧失配偶、社交圈窄等社会和心理问题。

（2）治疗：药物治疗原则如下。延缓和阻止痴呆的发展，减轻痴呆、改善记忆。减少痴呆的并发症，延长生存年限，提高痴呆患者的日常生活能力，提高生活质量。

①胆碱酯酶抑制剂：改善痴呆患者的认知功能，延缓认知功能的衰退。加强神经递质的合成，恢复大脑的代谢和信息传递功能，改善脑血流供应及脑细胞对氧和葡萄糖等营养物质的利用。

②抗氧化剂（抗自由基药）：通过清除自由基和抗氧化作用改善代谢，抑制肾上腺素能受体的减少。增加海马区域胆碱的重吸收，改善学习和记忆障碍。

③改善脑代谢：促进脑内 ATP 生成，促进乙酰胆碱合成并增强神经兴奋的传导，具有促进脑内代谢的作用。

④神经修复：阻断谷氨酸浓度病理性升高导致的神经元损伤，通过恢复谷氨酸能神经元系统的自身稳定来改善记忆障碍。

⑤其他：使用改善脑循环的药物，针对精神行为紊乱症状使用抗精神病药物。

案例分析

1. 患者，男，53 岁。吸烟史 25 年，10～20 支/天。平时血脂、血压高于正常，自服降脂、降压药物治疗。一个月前出现短暂性单眼黑蒙和视物不清；一周前出现左侧口角轻度歪斜 5 min，未治疗，自行好转。今晨再次出现说话不清，有命名性失语，但意识清楚。检查：BP 167/100 mmHg，T 37 ℃，P 90 次/分，R 20 次/分。

请问：该患者最有可能的诊断是什么？出现上述症状的可能原因是什么？

2. 患者，女，82 岁。一年前经常怀疑保姆偷窃财产，加害于她，恐惧、多疑、失眠，在当地专科医院诊断为老年期精神障碍，服用奥氮平、七叶神安片治疗，疗效尚可。一个月前患者夜间突然连续尿床两次，逐渐出现昼睡夜醒，并且怀疑自己肺部长肿瘤不能治愈，不能自我控制，出现恐惧、紧张、失眠、出汗等症状，服用奥氮平 10 mg，1 次/天，疗效不明显。血生化、胸部 CT、心电图、胃镜检查均未见明显异常。

请问：该患者的诊断是什么？为何出现上述临床表现？

复习思考题

1. 试述脑功能不全的常见原因。

2. 试述引起认知障碍的原因。

3. 简述认知障碍的发生机制。

4. 试述引起意识障碍的原因。

5. 简述意识障碍的发生机制。

学习小结

6. 简述 TIA 的常见病因和表现。

7. 简述 TIA 的发生机制。

8. 简述 AD 的常见表现。

9. 简述 AD 的发生机制。

（王建丽）

第十九章 全身炎症反应综合征与多器官功能障碍综合征

学习目标

1. 掌握 全身炎症反应综合征、多器官功能障碍综合征、脓毒症、脓毒性休克的概念。
2. 熟悉 全身炎症反应综合征的病因,发生、发展过程和发病机制;多器官功能障碍综合征的分型及其器官功能和代谢障碍。
3. 了解 多器官功能障碍综合征的防治原则。

第一节 全身炎症反应综合征和脓毒症的认识

1991 年 8 月美国胸科医师学会(American College of Chest Physicians,ACCP)与危重病医学会(Society of Critical Care Medicine,SCCM)的联合会议 (sepsis 1.0)对全身炎症反应综合征(systemic inflammatory response syndrome,SIRS)和脓毒症(sepsis)的定义进行了统一。SIRS 是感染或非感染因素作用于机体而引起的一种难以控制的全身性瀑布式炎症反应综合征,由感染引起的全身炎症反应综合征被称为脓毒症。该会议同时也明确了严重脓毒症(severe sepsis)、脓毒性休克(septic shock)及多器官功能障碍综合征(multiple organ dysfunction syndrome,MODS)的概念。严重脓毒症指伴有器官功能障碍的脓毒症;脓毒性休克指脓毒症引起的循环衰竭,表现为经充分液体复苏仍不能纠正的低血压、组织低灌注等。MODS 是 SIRS 发展的最终结果,在机体遭受严重感染、创伤、烧伤、休克或大手术等严重损伤后,短时间内同时或相继出现两个或两个以上的器官功能损害,导致机体内环境的稳定必须靠临床干预才能维持的临床综合征。

MODS 是重症监护病房、手术和创伤患者死亡的重要原因,占重症监护病房(intensive care unit,ICU)死亡病例的 50%~80%,患者死亡率随呼吸衰竭、肾功能衰竭等器官衰竭的增加而增高。

2001 年 12 月,SCCM、ACCP、欧洲重症监护医学会 (European Society of Intensive Care Medicine,ESICM)、美国胸科协会(American Thoracic Society,ATS)及外科感染学会等在美国华盛顿召开联席会议(sepsis 2.0),鉴于 SIRS 的诊断标准过于敏感且缺乏特异性,提出更为严格的脓毒症诊断标准,包括感染或可疑感染、炎症反应、器官功能障碍、血流动力学、组织灌流等 21 个指标及参数。

随着对脓毒症研究的逐渐深入,人们发现以感染和 SIRS 为核心的脓毒症诊断标准存在很大的局限性,脓毒症不仅仅是一种全身性炎症反应,更应该以器官功能障碍为核心,于是 2016 年提出了 sepsis 3.0 的定义。sepsis 3.0 指出:脓毒症是机体对感染的反应失调而导致危及生命的器官功能损害。该定义强调感染导致器官功能损害的严重性,提示其病理机制的复杂性。基于临床病例大数据的统计学分析,提出了脓毒症相关性序贯器官衰竭评分(SOFA)标准,对于 ICU 的感染或可疑感染患者,当 SOFA≥2 分(即存在器官功能障碍)时,可诊断为脓毒症。此外,对脓毒性休克进行重新定义,人们认为脓毒性休克是脓毒症的一种形式,其存在明显的循环衰竭和细胞代谢异常,表现为经充分液体复苏仍需要血管升压药维持平均动脉压 65 mmHg 以上,并且血清乳酸浓度升高到 2 mmol/L 以上。

第二节 全身炎症反应综合征

一、病因

SIRS 常在严重创伤、低血容量性休克、严重感染、急性胰腺炎、自身免疫性疾病,尤其是当接受大手术、大量输血输液等治疗时,更容易发生。因此,病因常常是复合性的。SIRS 的病因可概括为感染性因素和非感染性因素两类。

(一) 感染性因素

70% 左右的 SIRS 由感染引起。尤其是严重感染引起的脓毒症。引起脓毒症的病原菌主要为大肠埃希菌和铜绿假单胞菌。近年来,金黄色葡萄球菌等革兰阳性菌引起的脓毒症发病率也显著上升。腹腔内感染也是引起 SIRS 的主要原因。腹腔内有感染的患者术后 SIRS 发生率达 30%~50%,死亡率高达 80% 以上。此外,肺部感染也是常见的原因,主要发生在老年人。

有些 SIRS 患者血液中细菌培养阳性,有感染症状,但找不到感染灶,可能原因是肠源性细菌感染。有些患者在 SIRS 发生后,有全身感染表现,但找不到感染灶,血培养阴性,因此,有人称其为"非菌血症性临床脓毒症",可能是由肠源性内毒素血症或炎症介质所引起。

(二) 非感染性因素

1. 严重创伤、烧伤或大手术 严重创伤、大面积烧伤、多发性骨折和大手术后,由于组织损伤、坏死、脱落、失血和失液等,患者可能发生 SIRS,其中肺、心、肾、肝、消化道和神经系统等脏器容易受累。急性坏死性胰腺炎造成的组织坏死也是引起 SIRS 的重要原因之一。

2. 休克与休克后复苏 低血容量性休克引起多个组织器官的微循环血液灌流不足,或休克晚期微循环中形成大量微血栓,导致或加重组织缺血、缺氧,引起各器官的功能损害;临床上,有些休克患者在心肺复苏后,易发生 MODS,可能与缺血-再灌注损伤引发的"二次打击"有关。

3. 大量输血、输液及药物使用不当 创伤后早期给予患者输注大量库存血是创伤后引发 SIRS 的独立危险因素,储存时间较长的库存血液中含有复杂的生物活性物质(如 IL-6 和 TNF-α 等),因此,大量输血可引起高炎症反应,直接导致 SIRS 的发生。过量输液可增加心脏容量负荷,引起急性左心功能障碍和肺间质水肿。

4. 免疫功能低下 自身免疫性疾病患者服用免疫抑制剂,免疫缺陷性疾病、持续应激、肿瘤患者接受化疗或放疗等均可导致全身免疫功能低下,患者易继发严重感染。老年人器官的代偿能力及免疫功能低下也是引起 SIRS 的重要危险因素。此外,大剂量使用激素引起免疫抑制、消化道溃疡出血以及继发感染等也可能是导致 SIRS 的原因。

二、SIRS 的发生、发展过程

从病因作用于机体,到 SIRS 出现,再发展到 MODS,是一个有规律的发病过程。典型的 SIRS 的发病通常经过以下三个阶段。

(一) 局限性炎症反应阶段

严重创伤、大量失血、缺血-再灌注以及感染能使血液和组织中的炎症细胞活化,趋化并聚集在受损组织部位(如缺血器官的微循环中或坏死组织的周围等),释放炎症介质,如溶酶体酶、氧自由基、前列腺素和多种细胞因子。上述适量的生物活性物质在受损组织局部杀死细菌,中和毒素,清除坏死细胞,使炎症局限化并促进组织恢复,发挥有益的作用。由此可见,该阶段对促进机体康复具有重要意义。如果损伤或刺激较重或较持久,则病程继续进展到有限性全身炎症反应阶段。

（二）有限性全身炎症反应阶段

在严重创伤、休克、感染等致伤因素作用强烈或持久时，最初启动的局部炎症反应不足以将引起炎症反应的因素清除，导致病程继续进展及炎症反应失控。血清补体以及中性粒细胞、单核-巨噬细胞、淋巴细胞和内皮细胞等炎症细胞和免疫细胞处于活化状态，释放大量炎症介质，泛滥入血，引起全身炎症反应。

为了防止过度应激和炎症失控对机体造成损害，体内还有许多抗炎介质和天然抑制物参与了炎症调节过程。此阶段，促炎和抗炎两种力量基本持平，促炎稍占上风，故为"有限性"的全身炎症反应阶段。此时临床表现为 SIRS 的典型征象：患者出现发热、呼吸频率加快、高代谢和高动力循环等。在此阶段及时给予临床干预仍具有积极的意义。

（三）SIRS/CARS 失衡阶段

轻度 SIRS 时机体可动员体内防御力量克服其损伤作用，但中、重度的 SIRS 则会加重组织损伤。在 SIRS 发展过程中随促炎介质的增多，机体内内源性抗炎介质的产生也增多。适量的抗炎介质有助于控制炎症，恢复内环境稳定；若抗炎介质释放过量并占优势，则引起免疫功能的抑制及对感染的易感性增高，导致代偿性抗炎症反应综合征（compensatory anti-inflammatory response syndrome, CARS）。SIRS 与 CARS 是对立统一的，两者保持平衡则内环境保持稳定。SIRS 过强则导致炎症反应失控，使细胞因子由保护作用转为损伤性作用，局部组织及远隔器官遭到损伤而导致细胞凋亡、坏死及器官功能障碍甚至 MODS；或是由于 CARS 过强导致全身免疫功能严重低下，引发全身性感染而导致 MODS。二者均为 SIRS/CARS 失衡的严重后果。

三、发病机制

无论是感染性因素还是非感染性因素，均可通过不同途径激活炎症细胞，释放 TNF-α、IL-1 等促炎介质，参与机体防御反应，以抵御外来伤害的刺激。然而，这些炎症介质可进一步促进炎症细胞的大量激活以及炎症介质的过量释放，并在体内形成"瀑布效应"，使炎症反应不断扩大。当超出机体代偿能力时，机体内出现过度的炎症反应，引起广泛组织细胞损伤，产生全身炎症反应综合征。

（一）炎症细胞活化

机体在遭受创伤、感染、休克后，人体固有的防御反应维持着内环境的稳定，这种反应的重要表现之一就是激活炎症细胞产生炎症介质。炎症细胞主要包括中性粒细胞、单核-巨噬细胞、血小板和内皮细胞。它们一旦受到各种损伤性刺激，就会发生细胞变形、黏附、趋化、迁移、脱颗粒及释放等反应，这个过程称为炎症细胞活化。

在激活炎症细胞的各种因素中内毒素（endotoxin）是重要因素之一。内毒素又称脂多糖（lipopolysaccharide, LPS），是革兰阴性菌外壁的一种成分。LPS 进入血液循环后，会与脂多糖结合蛋白（lipopolysaccharide binding protein, LBP）结合形成复合物。这种复合物通过与单核细胞或巨噬细胞表面高亲和力的受体 CD14 结合再作用于 TLR4，激活下游的信号转导通路，从而促进炎症介质的表达上调和释放，继而引起瀑布式的炎症级联反应。

细菌和内毒素除了从感染部位直接进入血液循环外，另一个重要途径是肠道移位。SIRS 时多种病因均可造成肠黏膜的机械屏障结构或功能受损，使大量细菌和内毒素进入血液循环和淋巴系统，启动全身性炎症反应。细菌透过肠黏膜侵入肠外组织的过程称为细菌移位（bacterial translocation）。这些感染来源于肠道称为肠源性感染。肠屏障被破坏后，大量细菌和内毒素被吸收入血，通过门静脉系统进入肝，正常时被肝巨噬细胞清除，而危重患者常有单核-巨噬细胞系统功能明显降低，即肝巨噬细胞对内毒素的滤过灭活能力下降，造成细菌和内毒素进入体循环，继而激活各处的效应细胞释放多种炎症介质，促使 SIRS 的发生和发展。故 SIRS 患者可无明显的感染灶，但其血培养中可见到肠道细菌。

（二）炎症介质的大量释放

炎症细胞被激活后主要通过释放炎症介质参与 SIRS 的发生、发展过程。炎症介质(inflammatory mediator)是指在炎症过程中由炎症细胞释放或从体液中产生,参与或引起炎症反应的化学物质的总称。炎症介质分为细胞源性和血浆源性两大类。感染或非感染因素作用于炎症细胞,通过激活丝裂原活化蛋白激酶(mitogen-activated protein kinase,MAPK)、JAK-STAT 信号转导途径(Janus kinase-signal transducer and activator of transcription pathway,JAK/STAT)等细胞内信号转导通路,使细胞源性炎症介质的产生增加。近年来,有关内毒素(LPS)诱导炎症介质产生的信号转导机制的研究取得了一些重要进展。LPS 启动炎症因子基因的转录首先需要与 LPS 结合蛋白(LBP)结合,从而识别单核-巨噬细胞膜上 LPS 受体分子 CD14,激活具有信号转导功能的 TLR4,在 MD-2 的辅助下,LPS 信号被转导至细胞内,并通过接头蛋白 MyD88 激活 IL-1 受体相关激酶 4(IRAK-4)和 TNF 受体相关因子 6(TRAF-6),并通过激活丝裂原活化蛋白激酶(MAPK)导致 NF-IL6、AP-1、CREB 及 NF-κB 等转录因子的活化,启动如 TNF-α、IL-1、NOS 等炎症因子的基因转录。

1. 细胞因子 研究表明,有多种细胞因子参与了 SIRS 的发生、发展过程,如 TNF-α、IL-1、IL-2、IL-6、IL-8、IFN、IL-5、IL-12、IL-17、集落刺激因子、趋化因子等,其中 TNF-α 和 IL-1 是参与 SIRS 和 MODS 重要的早期炎症因子。

TNF-α 具有广泛生物学作用:①启动瀑布式炎症级联反应:促进多种促炎介质的生成。②参与创伤后的高代谢:引起发热、蛋白消耗、机体耗氧量增加等。③激活凝血系统和补体系统,抑制纤溶反应,促发 DIC。④参与组织细胞损伤。IL-1 在全身炎症反应中的作用除了不能使中性粒细胞活化外,其余与 TNF-α 相似,在调节炎症介质基因表达、介导组织细胞损伤等方面同样起着十分关键的作用。

近年研究发现,高迁移率族蛋白 B1(high mobility group box 1 protein,HMGB1)可能作为新的"晚期"炎症因子参与了 SIRS 的发展过程。当 HMGB1 由激活的单核-巨噬细胞等主动分泌或由坏死细胞被动释放到细胞外时,可激活单核-巨噬细胞产生多种细胞因子,诱导内皮细胞黏附分子的表达及损伤上皮细胞屏障功能等,在炎症反应过程中发挥着重要的效应。由于 HMGB1 出现在内毒素刺激后 16～24 h,明显晚于其他早期炎症因子,并且持续时间更长,因此,HMGB1 被认为是参与脓毒症、SIRS 发生、发展的重要晚期炎症介质。

2. 二十烷类炎症介质泛滥 二十烷类炎症介质主要包括前列腺素、白三烯、血栓素等具有二十个碳原子的一大类炎症介质,它们的前体均为花生四烯酸。细胞膜结构被破坏后,膜上磷脂在磷脂酶 A2 的作用下,产生花生四烯酸。

(1)环氧合酶产物:花生四烯酸经环氧合酶作用,产生前列腺素类(prostaglandins,PGs)和血栓素类(thromboxanes,TXs),其中重要的是 TXA_2、PGE_2 和 PGI_2。①TXA_2:促进血小板聚集及血管收缩,参与 ARDS 时肺微循环内的血栓形成、肺动脉高压及通气-血流比例失调的发生。②PGE_2:使小血管扩张,血管壁通透性增加,形成局部炎性水肿。PGE_2 是发热的中枢调节介质,但可抑制巨噬细胞的功能,因此又是重要的抗炎介质。③PGI_2:使血管扩张,血管壁通透性增加,参与 SIRS 时广泛性渗出和脓毒性休克时低血压的形成。

(2)脂加氧酶产物:花生四烯酸经 5-脂加氧酶作用,产生白三烯类(leukotrienes,LTs),包括 LTB4、LTC4 和 LTD4 等。LTs 的主要作用:活化多形核白细胞(PMN)和使平滑肌收缩,其中 LTB4 的作用以前者为主,LTC4 和 LTD4 的作用以后者为主。

3. 血小板活化因子(platelet activating factor,PAF) 可由多种细胞产生,是一种很强的炎症介质,具有活化血小板,引起血小板黏附、聚集及释放组胺等作用;活化 PMN 和单核-巨噬细胞,使其分泌细胞因子;活化内皮细胞,使其表达黏附分子。小剂量的 PAF 可使炎症细胞对炎症介质的敏感性升高,大剂量时可引起低血压和急性肺损伤。

4. 黏附分子表达增多 炎症、烧伤、创伤、休克等病理过程中,中性粒细胞是血液循环中最多、最先到达损伤部位的炎症细胞。黏附分子在中性粒细胞发挥致炎作用方面起着重要的作用。这些黏附分子主要包括整合素、选择素和免疫球蛋白等。在炎症介质的刺激作用下，黏附分子介导中性粒细胞和内皮细胞的黏附反应。内皮细胞在 TNF-α、IL-1 等细胞因子作用下，细胞间黏附分子-1 (intercellular adhesion molecule-1)表达可增加 30 倍，E-选择素则可增加 100 倍。中性粒细胞-内皮细胞相互作用导致的组织损伤是细菌、内毒素、细胞因子和缺血-再灌注损伤引起 SIRS 及 MODS 的共同环节。

5. 氧自由基与 NO 氧自由基(oxygen free radical，OFR)造成的组织损伤也是 SIRS 及 MODS 的重要发病机制。氧自由基的主要来源：①在严重创伤、失血性休克时缺血、缺氧，容量复苏后，由于氧的大量重新摄入，黄嘌呤氧化酶分解次黄嘌呤，同时产生氧自由基。②在全身性炎症反应时，激活的白细胞(主要是中性粒细胞)、巨噬细胞等，由于吞噬细菌可被内毒素激活，引起耗氧量增加，并将还原型烟酰胺腺嘌呤二核苷酸磷酸(reduced nicotinamide adenine dinucleotide phosphate，NADPH)的电子传递给氧而产生大量的氧自由基，这一过程称为呼吸爆发(respiratory burst)。

氧自由基可以攻击细胞的所有成分，但脂类、蛋白质和核酸易受其损害，从而损伤细胞膜，使许多酶失活，造成染色体基因突变和细胞损伤等。自由基除具有细胞毒性外，它还可作为信使分子参与多种细胞的信号转导过程。自由基可上调与炎症反应有关的多种基因表达，从而引起和(或)放大炎症反应，如促进黏附分子、IL-8 及 TNF-α 的表达。

但并不是所有的自由基都是有害的，典型的例子就是内皮细胞产生的 NO，它能够稳定溶酶体膜，抵抗自由基的损伤；减少白细胞和血小板的黏附，减少血管损伤；还可以舒张血管平滑肌，扩张血管，增加缺血器官的灌注。但如果 NO 释放过多，则会导致血管的低反应性，造成难治性低血压。

6. 血浆源性炎症介质大量活化 组织损伤还可激活补体、激肽系统、凝血系统和纤溶系统等，从而释放 C3a、C5a、缓激肽、凝血酶、纤维蛋白降解产物等血浆源性炎症介质，它们作用于全身各个组织、器官，引起功能紊乱。C3a、C5a 可作为趋化因子吸引中性粒细胞到达炎症部位，促进其呼吸爆发，从而释放氧自由基和溶酶体酶等；还刺激嗜碱性粒细胞和肥大细胞释放组胺。组胺是一种很强的舒血管物质，它与 C3a、C5a、激肽一起扩张血管，增加血管通透性，造成血管损害。组织损伤时，内、外源性凝血途径均被激活，产生大量的凝血酶，使凝血级联反应不断扩大，形成血栓，造成器官微循环障碍。早期，纤溶系统被激活，有利于血栓溶解，但其过度激活可造成严重的出血倾向。后期，纤溶系统因凝血因子耗竭而转入抑制状态。

（三）促炎介质-抗炎介质平衡失调

SIRS 时，活化的炎症细胞既能产生促炎介质，也能产生抗炎介质。在促炎介质释放的过程中，机体通过代偿机制，可同时产生各种内源性抗炎介质，拮抗炎症反应，有助于控制炎症。抗炎介质是一类具有抑制炎症介质释放、对抗促炎介质功能以及控制炎症反应的免疫调节分子，主要包括 PGE₂、IL-10、IL-4、IL-11、IL-13、可溶性 IL-1 受体拮抗剂、可溶性 TNF-α 受体、转化生长因子-β(TGF-β)和糖皮质激素等。

1. 抗炎介质

(1) 前列腺素 E₂(PGE₂)：创伤、感染早期巨噬细胞产生 PGE₂，这是最重要的内源性抗炎介质。PGE₂可诱导 2 型辅助性 T 细胞(helper T lymphocyte 2，Th2)和巨噬细胞释放 IL-4、IL-10 等抗炎介质，又可抑制 TNF-α、IL-1 等促炎介质释放，因此 PGE₂可强烈抑制免疫功能，对抗 SIRS。

(2) IL-4：IL-4 主要通过抑制 IL-1β、TNF-α、IL-6、IL-8 及一氧化氮的产生发挥抗炎作用。用 IL-4 预处理的肝细胞、单核-吞噬细胞在受到 LPS 刺激时，可溶性 IL-1 受体拮抗剂(sIL-1RA)表达增多。sIL-1RA 是脓毒症时急性期蛋白的重要组成部分，其大量分泌能显著减轻脓毒症时 IL-1 的刺激作用，从而抑制炎症反应的进一步发展。

(3) IL-10：在鼠及灵长类动物的内毒素攻击模型中，以及缺血-再灌注和烧伤动物模型中，IL-10 均通过减弱促炎细胞因子(如 IL-1α、IL-1β、IL-6、IL-10、IL-12、IL-18)、TNF、PAF、单核细胞趋化蛋白(monocyte chemoattractant protein，MCP)-1 和 MCP-5、IL-8、干扰素诱导蛋白(IP-10)等的产生而降低死亡率。IL-10 还可上调体内细胞因子拮抗剂 sIL-1RA 及可溶性的 p55、p75 TNFR 基因的表达，从而拮抗 IL-1、TNF 的促炎作用。

IL-11、IL-13、可溶性 TNF-α 受体、sIL-1RA、转化生长因子-β(TGF-β)等都可在炎症反应过程中被释放出来参与抗炎反应。

2. 抗炎性内分泌激素　糖皮质激素与儿茶酚胺是参与 CARS 的主要抗炎性内分泌激素之一。内毒素、TNF 均能作用于下丘脑-垂体-肾上腺皮质轴和交感-肾上腺髓质系统而促发上述激素的大量释放。糖皮质激素有强烈的抗炎作用，可抑制 TNF-α、IL-1 等促炎介质的释放，但对免疫系统的抑制作用亦很强，提示其可能是导致机体免疫功能下降及对感染易感性增加的重要原因，这使其在临床上的应用受到限制。

随着炎症反应逐渐发展加重，机体的抗炎反应也随之加强，维持促炎与抗炎反应间的动态平衡。适度产生的抗炎介质可避免炎症反应的过度发展，但抗炎介质的过度表达如果释放入血，则可引起 CARS，进而导致免疫系统功能的广泛抑制，促进感染的扩散和增加机体对感染的易感性，患者往往由于严重、持续的感染而死亡。然而，在一些严重烧伤、创伤和出血的患者中，免疫功能低下也可出现在炎症反应的早期，甚至主导整个炎症反应过程，而缺乏明确或强烈的促炎反应，这种因抗炎介质产生过多或促炎与抗炎失衡引起的免疫抑制现象称为免疫麻痹(immune paralysis)。

第三节　多器官功能障碍综合征

一、分型

从多器官功能障碍综合征(MODS)的发病形式看，一般认为 MODS 包括以下两种类型。

(一) 单相速发型

由损伤因子直接引起，原无器官功能障碍的患者同时或短时间内相继出现两个或两个以上器官系统的功能障碍。临床上多见于严重创伤、失血、休克患者。此类型患者常在休克复苏后 12～36 h 发生呼吸衰竭，继而发生其他器官系统的功能障碍和衰竭，患者在短期内恢复或死亡。病变由原始损伤引起，病变的进程只有一个时相即只有一个器官衰竭高峰。故又称其为一次打击型。

(二) 双相迟发型

此类型的患者常在创伤、休克、失血等致伤因素作用下出现第一个器官衰竭高峰，数天内经处理缓解，但随后受到迅速发生的脓毒症或其他促炎因子的影响，病情急剧恶化，发生第二次器官衰竭高峰。因此病情发展呈双相，即病程中有两个器官衰竭高峰出现。此型 MODS 并非仅由原始损伤直接引起，而要经历病情较重的"二次打击"，故又称其为二次打击型。

二、多器官功能障碍综合征的发生机制

(一) 过度的炎症反应损伤组织细胞

过度的炎症反应使组织的微循环灌流发生障碍，炎症介质直接介导细胞损伤，从而引起广泛的组织细胞缺血、缺氧损伤，导致器官功能障碍，其主要机制如下：①血管扩张：由于 PGE_2、组胺、一氧化氮和激肽等舒血管物质的大量产生以及 SIRS 时血管对交感神经的低反应性，血管发生强烈扩张，造成脓毒症时顽固性低血压和组织低灌注，组织细胞发生缺血、缺氧。②微血管的栓塞：炎症状态下红细胞的变形能力降低、活化的白细胞和血小板聚集在微血管内、组织因子的表达上调激活外源性凝血途径以及纤溶受抑制，从而使血液处于高凝状态，机体容易发生微血管栓塞，造成组织的灌流障碍。③血管内皮功能紊乱：黏附分子介导的中性粒细胞-内皮细胞的相互作用使活化的中性粒细胞游走到

组织间隙,内皮细胞的血管通透性增加,PGE_2、组胺等炎症介质也增加血管的通透性,从而引起组织水肿,加重组织的灌流障碍。④白细胞介导的损伤:白细胞的游走以及白细胞释放的降解酶、细胞因子、活性氧造成内皮细胞以及其他组织细胞的损伤。

(二)"二次打击"和"双相预激"学说

MODS 的发病过程中存在迟发双相类型,因此有学者提出,MODS 的发生可用"二次打击"和"双相预激"学说解释。该学说认为,在机体遭受创伤、烧伤或休克等早期损伤阶段,各种炎症细胞与炎症介质不仅参与了早期阶段的炎症反应,更为重要的是这些炎症细胞被激活而处于一种"预备激活状态",之后如果病情加重或又受到损伤因素的第二次打击,即可导致炎症和应激反应的放大效应,此时即使第二次打击的强度明显小于第一次打击,也能造成处于预激状态的炎症细胞产生更为剧烈的反应,释放过量的炎症介质。而这些炎症介质又可激活更多来自组织或血液的炎症细胞产生更多、更新的介质,如此形成恶性循环和"瀑布样反应",最终导致多个组织细胞损伤和 MODS 的发生。

(三)肠道细菌移位及肠源性内毒素血症

正常情况下,肠黏膜上皮是防止细菌或毒素从胃肠道进入体循环的重要机械防御屏障。肠黏膜持续缺血或继发浅表溃疡等可引起肠黏膜上皮的损伤,肠黏膜上皮的天然防御屏障功能减弱,细菌和内毒素进入肠壁组织,通过肠淋巴管和肠系膜淋巴结进入门静脉和体循环,引起全身感染和内毒素血症,这种肠内细菌侵入肠外组织的过程称为细菌移位。SIRS 产生的炎症介质也可直接损伤肠黏膜上皮。正常情况下,进入门静脉系统的少量肠道细菌和内毒素能够被肝脏中的巨噬细胞清除,因此,肝脏的巨噬细胞作为防止肠源性感染的第二道防线发挥关键作用。在创伤、休克或大手术等危重病患者中,往往存在肝脏供血不足、肝细胞和巨噬细胞功能受损,此时清除肠源性毒素或细菌的能力丧失,容易引发全身性感染或内毒素血症,促进 MODS 的发生。

由各种因素导致的肠黏膜长时间缺血缺氧、肝功能以及单核-巨噬细胞系统的功能障碍、危重病患者长期禁食、机体免疫功能低下以及大剂量应用抗生素等情况,均可导致肠黏膜屏障防御功能降低,内毒素不能被清除而转移,吸收入血进入体循环,是引起肠源性内毒素血症的常见的原因和条件。进入体循环的内毒素一方面可直接激活炎症细胞和内皮细胞,合成和释放多种炎症介质和蛋白酶类等物质;同时可激活补体系统,促使炎症细胞的进一步激活,导致前列腺素、白三烯、TNF-α 等炎症介质的大量释放;另一方面,内毒素可直接损伤血管内皮细胞,使凝血与纤溶系统异常激活,引发 DIC。总之,内毒素可引起大量炎症介质的释放、微血栓的形成及微循环功能障碍,加重组织细胞的结构损伤与破坏,促进各个器官功能障碍甚至衰竭,最终导致 MODS 的发生。

(四)缺血-再灌注损伤

严重损伤因素通过神经-内分泌反应使机体处于严重的应激状态,导致交感-肾上腺髓质系统和肾素-血管紧张素系统兴奋,引起组织器官持续性缺血、缺氧以及微血栓形成。此时,线粒体的结构功能亦发生损伤,氧利用障碍,因此,缺氧引起的能量代谢障碍和细胞结构的损伤是 MODS 发生的病理基础。临床资料显示,部分患者在缺血状态改善后,其器官功能障碍仍呈进行性加剧的趋势。再灌注后出现 MODS 的机制尚未完全明了,可能与自由基产生、钙超载、白细胞与内皮细胞的相互作用及组织间质水肿等有关。

(五)细胞凋亡

细胞凋亡参与 MODS 的发生过程。严重创伤后,机体的各个脏器中均发现有一定程度的组织细胞凋亡,其中胸腺、脾脏、骨髓、淋巴结及全身淋巴组织等较易发生细胞凋亡,这可能是创伤后机体免疫力低下的直接原因。此外,在脓毒症并发的 MOF 死亡患者中肠上皮细胞和淋巴组织也存在明显的凋亡,血管内皮细胞的凋亡可能是微循环功能障碍的主要原因。某些炎症介质如 HMGB1 和 TNF-α 可促进多种细胞发生凋亡。

（六）应激基因的表达与遗传因素

应激基因的异常过度表达和个体遗传基因的多态性变化对 MODS 和 SIRS 的发生、发展也具有重要影响。应激基因是指个体对环境应激原刺激做出的应答反应，可程序性表达并受严格调控的一类基因。所有遭受 MODS 病因打击的患者都会发生应激反应，全身性炎症反应能促进应激基因的表达，如 MODS 患者中皮质醇、ADH、胰高血糖素、胰岛素、人体生长激素以及内啡肽的表达显著增高。应激基因的过度表达，可导致机体不再对最初或之后的打击做出反应，是导致细胞功能代谢障碍、MODS 发生的主要原因之一。

此外，基因多态性在决定个体对应激打击的易感性、耐受性、临床表现的多样性及治疗策略的反应差异性等方面也具有重要的影响，如某些炎症相关因子特定的遗传基因型存在发生 SIRS 的高风险。

三、机体主要器官的功能和代谢障碍

MODS 在发生过程中几乎可以累及体内每个重要系统、器官的功能和代谢。这些变化既构成了 MODS 临床表现的病理生理基础，又为临床诊断提供了依据。现将 MODS 时机体主要器官的功能、代谢变化介绍如下。

（一）肺功能障碍

MODS 患者中急性肺功能障碍的发生率高达 83%～100%。SIRS 发生时往往最先累及肺，一般在原发病发生后 24～72 h 即可出现急性呼吸功能障碍，严重的可发展为急性呼吸窘迫综合征（acute respiratory distress syndrome，ARDS）。呼吸功能障碍在 MODS 中发生率较高，据临床资料统计，MODS 患者中 83%～100% 发生肺功能衰竭。

肺容易受损伤的主要原因如下：①肺循环接受来自全身各组织的静脉血，以及包含在其中的细菌、内毒素、炎症介质和代谢产物等，这些有害物质将在肺内被吞噬、灭活、转化或阻留。②肺组织内富含巨噬细胞，机体发生 SIRS 时容易被激活，释放出多种血管活性物质和炎症介质，损伤肺组织，明显削弱肺防御功能，更利于细菌从呼吸道入侵。③肺内小血管中，活化的炎症细胞易与血管内皮细胞发生黏附和激活反应，释放活性氧、溶酶体酶、血管活性物质和炎症介质等。以上变化是 MODS 时肺水肿、肺出血、肺不张和肺泡内透明膜形成的病理生理基础。临床上，MODS 患者可出现 ARDS 的临床表现，如呼吸窘迫、发绀、进行性呼吸困难和低氧血症，因肺防御功能障碍，易引起呼吸道感染。此外，由于肺水肿，患者肺部可闻及湿啰音，呼吸音减弱。

（二）肝功能障碍

MODS 患者的肝功能障碍发生率可高达 95%，往往由创伤和全身感染引起。肝容易受累的主要原因如下：①肝脏含有大量的巨噬细胞，占体内巨噬细胞总量的 85% 左右，是导致炎症介质产生和泛滥的基础。②由致病因素导致的肝血流量显著减少，影响肝细胞和巨噬细胞的能量代谢，同时肝组织细胞中的黄嘌呤氧化酶含量丰富，容易发生缺血-再灌注损伤。③肝脏是肠道细菌和毒素入血接触的首个器官，这些有害物质可直接损伤肝组织细胞或激活巨噬细胞而产生大量的炎症介质，造成对肝组织的损害，并损伤肝内的血管内皮细胞，促进微血栓形成。肝脏是机体重要的代谢与解毒器官，其功能障碍可表现为黄疸、白蛋白和凝血因子合成减少、肝功能指标的异常，甚至引起肝性脑病。肝脏是机体防御的重要器官。各种严重致伤因素引起肝功能障碍，使肝对毒素的清除功能削弱，蛋白质合成能力下降，这些变化反过来又加重机体的损伤，从而形成恶性循环。临床观察发现，在感染引起的 MODS 患者中，如果出现严重的肝功能障碍，则病死率较高。

（三）肾功能障碍

急性肾功能障碍常发生于 MODS 患者中，发生率为 40%～55%，仅次于肺和肝。MODS 时，肾功能障碍最初表现为肾小球滤过率下降，随后出现蛋白尿和肾小管细胞管型。肾损伤的机制如下：①休克、创伤等致伤因素引起血流在体内重新分布,肾血液灌流量减少,先损害肾皮质造成肾小球缺血,继而累及髓质造成肾小管缺血。②循环中一些有毒物质(如肌红蛋白、内毒素等)可损伤已缺血的肾小管,造成急性肾小管坏死。肾的功能代偿状态在决定病情转归中起关键作用。MODS患者如有急性肾功能衰竭,则预后较差,因此对危重患者要密切观察肾功能。

(四)胃肠道功能障碍

胃肠道系统对于缺血及炎性损伤非常敏感。休克或严重感染时,全身微循环血液灌流量减少,胃肠道组织缺血、缺氧,引起胃肠道黏膜的变性、糜烂、坏死和通透性增高,或者长期静脉高营养引起的胃肠黏膜萎缩,这些情况可导致肠黏膜的屏障防御功能减弱,是肠道细菌移位或毒素进入血液循环的主要原因。此时,由于入血的细菌或毒素数量大且毒性强,肝脏无法完全从血液循环中清除这些有害物质,细菌或毒素进入体循环,促进SIRS的发生、发展,加重机体损害。胃肠道功能障碍表现为呕血、便血、肠梗阻、应激性溃疡、腹泻、便秘、呕吐、厌食、腹痛等。因此,MODS时若有胃肠黏膜损害,则内毒素血症、脓毒症的发生率很高。

(五)心功能障碍

MODS时,心功能障碍的发生率为10%~23%。心功能损伤的表现与感染性休克类似,早期心功能损伤一般较轻,晚期才发生心功能障碍。临床上,患者易出现心动过速、洪脉、心排血量增加、外周血管阻力降低、低血压、心律失常等。导致心功能障碍的主要原因如下:①高代谢、高心排血量使心脏负担加重。②内环境紊乱导致的酸中毒和高血钾对心肌具有直接抑制作用。③心脏冠状动脉血流减少或心肌细胞摄氧能力减弱。④内毒素、心肌抑制因子(myocardial depressant factor,MDF)、TNF-α和IL-1对心肌细胞的抑制作用。患者如同时发生急性肺损伤,可出现进行性低氧血症、肺循环阻力增加,加重缺氧,进一步影响心肌细胞的收缩和舒张功能。

(六)免疫系统功能障碍

在MODS发生的早期阶段,固有免疫系统被激活,患者血浆中C3a和C5a水平升高,不但增加血管壁的通透性,而且激活组织细胞和白细胞释放炎症介质,推进SIRS的进程。此外,内毒素具有抗原性,可形成免疫复合物(immune complex,IC),除进一步激活补体系统产生过敏毒素(C3a和C5a)外,IC可沉积于微循环的血管内皮细胞表面,吸引白细胞黏附、聚集、活化,释放多种毒素,进一步导致细胞膜、线粒体和溶酶体的损伤破坏,最终引起细胞变性坏死,器官功能障碍。在MODS晚期,整个免疫系统处于全面抑制状态,出现中性粒细胞吞噬功能缺失、单核-巨噬细胞功能被抑制、辅助性T细胞/抑制性T细胞(Th/Ts)值降低和分泌抗体的能力降低,患者的抵抗能力完全缺失,容易引起感染扩散,是病情恶化的重要原因。

(七)凝血与抗凝血功能障碍

据统计,MODS死亡病例中82%有凝血功能障碍,患者可表现为明显和难以纠正的出血倾向或出血、血小板减少、凝血时间和凝血酶原时间延长等。凝血与抗凝血功能的紊乱主要与血管内皮细胞损伤、肝功能障碍、单核-巨噬系统功能障碍、坏死组织的产生等因素相关。

(八)中枢神经系统功能障碍

休克、创伤及严重感染时,胰高血糖素和皮质激素等使蛋白质分解的激素分泌增多。肌肉组织蛋白质分解后产生的氨基酸中,支链氨基酸较少,芳香族及含硫氨基酸较多。后两者可在外周及中枢形成假性神经递质。假性神经递质干扰正常的神经传导,使中枢正常的兴奋性不能维持而转为抑制。患者可表现为反应迟钝、意识混乱、轻度定向障碍,最后出现进行性昏迷。

MODS早期阶段,机体通过血液重分布和脑血流的自身调节作用,维持脑的血液供应,患者仅出现紧张、烦躁不安等应激表现。MODS后期,循环系统功能失代偿,血压进行性下降,使脑血流的自身调节功能丧失,甚至出现脑血管内DIC,引起脑供血严重不足,脑细胞严重缺血缺氧、能量代谢障碍、水钠潴留、神经递质产生和释放障碍等,进一步引起脑细胞和脑间质水肿、颅内压升高,甚至引起脑疝,危及生命。脑功能障碍患者可出现头痛、反应迟钝、意识和定向障碍,严重的可出现惊厥和昏迷。

(九)代谢障碍

SIRS 和 MODS 患者普遍存在细胞代谢障碍尤其是细胞的氧代谢障碍,主要表现在以下几个方面。

1. 高分解代谢　高分解代谢和高动力循环是 SIRS 及 MODS 患者的主要临床特征,可持续 2~3 周。主要表现为静息时全身耗氧量和能量消耗增高,糖、脂肪、氨基酸利用增加,肌肉蛋白质分解加强,尿素氮增多,体内蛋白质代谢出现负氮平衡。

创伤后的高代谢状态本质上是机体对致伤因素积极的防御性应激反应,但是高代谢过剧、持续时间过长,将加重心肺负担,能量物质消耗过多,从而促进 MODS 的发生、发展。

2. 组织氧债增大　机体所需的耗氧量与实测耗氧量之差称为氧债(oxygen debt),组织氧债增大说明组织缺氧。MODS 死亡患者氧债大而持续时间长,存活者氧债较少。氧债程度与器官衰竭的严重程度及存活与否有密切关系。

3. 组织利用氧障碍　MODS 患者微循环内常有微血栓使血流中断、组织水肿使氧弥散到细胞的距离增大、微血管的自主调节舒缩能力丧失,使细胞摄取氧受限。

4. 能量代谢障碍　组织灌流减少和再灌注损伤都可损害线粒体的结构和功能,使氧化过程发生障碍,抑制三羧酸循环,使 ATP 生成减少而发生器官功能损害。

第四节　防治原则

MODS 一旦发生,救治十分困难,因此应该重在预防,即要加强对休克、创伤、感染的早期处理,以消除产生过度炎症反应的条件。防治的目标主要是控制感染、纠正组织缺氧、尽快恢复血容量、维持各个组织器官的正常功能。目前临床上主要采用对症治疗和器官功能支持疗法。支持治疗几乎涉及全身所有的器官或系统,包括血流动力学支持、呼吸支持、肾替代治疗、抗凝治疗、营养支持、恰当使用镇静药/麻醉药、免疫调理,以及其他支持治疗等。

一、防治感染和创伤

防治感染和创伤的目的是去除 SIRS 及 MODS 的病因。对于严重感染的患者,应及早清除感染灶,引流脓液,给予适当的抗生素。对于创伤、烧伤患者,彻底清除创面坏死组织和血肿以除去炎症灶,预防感染的发生。对于休克患者,应积极纠正酸中毒、补充血容量、维持血细胞比容、合理制订补液容量,改善微循环的血液灌流量,合理使用血管活性药物等,尽可能缩短休克时间。保持肠道通畅,恢复肠道屏障功能,避免肠源性感染。骨折要早期固定以减少进一步的组织创伤及限制炎症反应。此外,应尽量减少侵入性诊疗操作,加强 ICU 机械设备的消毒、灭菌和减少医源性感染。

二、改善氧代谢,纠正组织缺氧

氧代谢障碍是 MODS 的特征之一,纠正组织缺氧是 MODS 的重要治疗目标,其治疗措施包括增加全身氧输送、降低氧需、改善内脏器官血流灌注等。

(一)增加全身氧输送

提高氧输送是目前改善组织缺氧最可行的手段,可以通过支持动脉氧合、支持心排血量和支持血液携氧能力三个方面来增加全身氧输送。

1. 支持动脉氧合　提高动脉血氧分压或动脉血氧饱和度是增加全身氧输送的基本手段。氧疗、无创/有创机械通气、保护性肺机械通气策略和体外膜氧合(extracorporeal membrane oxygenation,

ECMO)是支持动脉氧合的常用方法。关于支持动脉氧合的目标,不同类型的患者有不同的要求。对于非急性呼吸窘迫综合征或非急性呼吸衰竭患者,支持动脉氧合的目标是将动脉血氧分压维持在 80 mmHg 以上或动脉血氧饱和度维持在 94% 以上;对于急性呼吸窘迫综合征或急性呼吸衰竭患者,目标是将动脉血氧分压维持在 55 mmHg 以上或动脉血氧饱和度维持在 90% 以上。

2. 支持心排血量　及时补充血容量保证适当的前负荷、应用正性肌力药物和降低心脏后负荷是支持心排血量的主要方法。监测中心静脉压或肺动脉楔压,可指导前负荷的调整。

3. 支持血液携氧能力　维持适当的血红蛋白浓度保证血液携氧能力,但过高的血红蛋白浓度有可能导致血液黏滞度增加而最终影响氧合。通常血红蛋白浓度目标水平在 80~100 g/L 或血细胞比容维持在 30%~35%。

（二）降低氧需

氧需增加是导致组织缺氧和 MODS 的原因之一。导致重症患者氧需增加的因素有发热、疼痛、烦躁、抽搐、呼吸困难等。为降低氧需,对发热患者及时降温,同时防止寒战。有效镇静镇痛、防止抽搐、改善呼吸困难以降低呼吸肌氧需等对 MODS 的防治具有重要意义。

（三）改善内脏器官血流灌注

MODS 可导致全身血流分布异常,肾脏和肠道等内脏器官常常处于缺血状态,持续的缺血、缺氧将导致急性肾功能衰竭和肠道功能衰竭,加重 MODS。在过去的临床实践中常用小剂量多巴胺,以提高血压,改善肾脏和肠道血流灌注。但越来越多的研究显示,多巴胺可加重肾脏和肠道缺血,而去甲肾上腺素在明显提高血压的同时并不引起内脏组织缺血,与多巴胺相比,反而有助于恢复组织的氧供需平衡。因此,去甲肾上腺素是有效治疗脓毒性休克的血管活性药物。多巴酚丁胺是 β 受体激动剂,在增加心排血量和全身氧输送的同时,改善胃肠道血流灌注,在合并心功能障碍时可以联合应用。

三、阻断炎症及免疫调节治疗

由于 MODS 是多种炎症介质引起的失控性全身炎症反应的结果,因此适当应用炎症介质的阻断剂和拮抗剂在理论上有重要的意义。用大剂量糖皮质激素来抑制炎症,可阻断有害的细胞反应,但同时也阻断了免疫机制,削弱了抗感染能力,抑制创面细胞的再生和修复,因此不建议使用大剂量糖皮质激素。近年发现,对于严重脓毒症或脓毒性休克伴有肾上腺皮质功能相对不全患者,使用小剂量糖皮质激素的休克逆转率显著升高,病死率显著降低。一般糖皮质激素可选用氢化可的松,而不建议选用地塞米松。针对治疗脓毒症的目的,推荐严重脓毒症或脓毒性休克患者每日静脉使用氢化可的松的用量小于 300 mg。

此外还有学者采用非类固醇性抗炎药(吲哚美辛等)、鱼油,临床上还尝试应用血液净化(包括血液灌流、血液滤过、血浆置换等)方法清除炎症介质、细胞因子以达到降低炎症反应及恢复 SIRS 与 CARS 平衡的目的,从而起到调节免疫的作用。

四、代谢支持与调理

MODS 患者处于应激状态,机体的分解代谢明显高于合成代谢,蛋白质、脂肪分解和糖异生明显增加,糖利用能力降低,器官及组织细胞的功能维护和组织修复依赖于细胞得到适当的营养底物,因此,加强营养支持、改善全身情况和维持内环境稳定是治疗的基础。在 MODS 早期,代谢支持和调理的目标应当是减轻营养底物不足,防止细胞代谢紊乱。在摄入的营养中,非蛋白质摄入量<35 kcal/(kg·d)(1 kcal=4.18 kJ),提高蛋白质和氨基酸的比例,使热氮比≤100 kcal∶1 g;控制血糖水平<150 mg/dL(8.3 mmol/L)。在 MODS 的后期代谢支持的同时,应用一些药物和生物制剂(重组人生长激素和生长因子)进行代谢调理,促进蛋白质合成,改善负氮平衡,进一步加速组织修复,促进患者康复。

在给患者进行营养支持时,主张尽可能采用经口或经胃肠营养,静脉营养可作为胃肠营养不足的补充。因肠内营养对维持肠黏膜屏障功能极为重要,只有胃肠完全需要禁食时,才考虑全胃肠外营养,并尽可能缩短禁食时间。而且最好在摄入的营养中补充谷氨酰胺,它是目前唯一可供临床使用的胃肠特需的营养物质,可提高机体对创伤和休克的耐受力。谷氨酰胺不仅是蛋白质合成的前体物质、氮源的提供者,而且还是许多代谢途径的中介物。MODS 患者体内谷氨酰胺明显缺乏。应提高蛋白质、氨基酸尤其是支链氨基酸的摄入量,减少负氮平衡,保证每天的热量供应。

学习小结

复习思考题

1. 根据临床发病过程,MODS 可分为哪两种类型? 各型的特点是什么?

2. 脓毒症 SIRS、CARS、MODS 三者之间的关系是怎样的?

3. 为什么 SIRS 可以导致各器官功能障碍?

4. 为何肠道细菌移位和肠源性内毒素血症在 MODS 的发生、发展中具有重要的地位?

5. MODS 患者会出现哪些方面的功能代谢变化? 为什么?

6. MODS 患者易出现肺功能损伤的原因是什么?

(张华莉)

中英文对照

2,3-diphosphoglyceric acid 　2,3-二磷酸甘油酸

acid-base balance 　酸碱平衡

acquired immune deficiency syndrome,AIDS
获得性免疫缺陷综合征

actin 　肌动蛋白

activated protein C,APC 　活化蛋白 C

actual bicarbonate,AB 　实际碳酸氢盐

acute phase protein,AP 　急性期蛋白

acute phase response 　急性期反应

acute renal failure,ARF 　急性肾功能衰竭

acute respiratory distress syndrome,ARDS
急性呼吸窘迫综合征

acute tubular necrosis,ATN 　急性肾小管坏死

Adams Stokes syndrome 　阿-斯综合征

adenylyl cyclase 　腺苷酸环化酶

adhesion molecule 　黏附分子

advanced glycation end-products
晚期糖基化终末产物

agnosia 　失认

agonal stage 　濒死期

Alzheimer disease 　阿尔茨海默病

amyloid precursor protein,APP
淀粉样前体蛋白

anaerobic threshold 　无氧阈

anaphylactic shock 　过敏性休克

anasarca 　全身性水肿

anatomical shunt 　解剖分流

anemia 　贫血

angiotensin Ⅱ 　血管紧张素 Ⅱ

animal experiment 　动物实验

anion gap,AG 　阴离子间隙

annexin A1 　膜联蛋白 A1

antidiuretic hormone 　抗利尿激素

antithrombin,AT 　抗凝血酶

aphasia 　失语

apolipoprotein,apo 　载脂蛋白

apoptosis 　细胞凋亡

apraxia 　失用

arginine vasopressin,AVP 　精氨酸加压素

aromatic amino acid,AAA 　芳香族氨基酸

asterixis 　扑翼样震颤

atherosclerosis,As 　动脉粥样硬化

ATP-binding cassette transporter A1,ABCA1
三磷酸腺苷结合盒转运子 A1

atrial natriuretic peptide 　心房钠尿肽

autoantibody to insulin 　胰岛素自身抗体

autophagolysosome 　自噬溶酶体

autophagy 　自噬

azotemia 　氮质血症

bacterial translocation 　细菌移位

base excess,BE 　碱剩余

blood urea nitrogen,BUN 　血尿素氮

bradykinin,BK 　缓激肽

brain death 　脑死亡

branched chain amino acid,BCAA 　支链氨基酸

brown adipose tissue,BAT 　棕色脂肪组织

buffer base,BB 　缓冲碱

burn shock 　烧伤性休克

C-reactive protein,CRP 　C-反应蛋白

calcium 　钙

carboxyhemoglobin 　碳氧血红蛋白

cardiac insufficiency 　心功能不全

cardiac output 　心排血量

cardiac reserve 　心力储备

cardiogenic shock 　心源性休克

cell cycle 　细胞周期

cell differentiation 　细胞分化

cell proliferation 　细胞增殖

cell surface receptor 　细胞表面受体

cellular experiment 　细胞实验

central nervous system,CNS 　中枢神经系统

central venous pressure 　中心静脉压

cerebral hemorrhage 　脑出血

cerebral infarction 　脑梗死

chaperon-mediated autophagy，CMA
分子伴侣介导的细胞自噬

checkpoint 检查点

cholesterol ester transfer protein，CETP
胆固醇酯转运蛋白

chronic renal failure，CRF 慢性肾功能衰竭

chylomicron，CM 乳糜微粒

ciliary neurotrophic factor，CNTF
睫状神经营养因子

circulatory hypoxia 循环性缺氧

cisplatin 顺铂

clinical study 临床研究

coagulation factor 凝血因子

cognition 认知

coma 昏迷

compensatory anti-inflammatory response
syndrome，CARS 代偿性抗炎症反应综合征

complete recovery 完全康复

concentric hypertrophy 向心性肥大

condition 条件

confusion 意识错乱

corticotropin-releasing hormone，CRH
促肾上腺皮质激素释放激素

creatine phosphate 磷酸肌酸

creatinine 肌酐

cyanosis 发绀

cyclin-dependent kinase inhibitor，CDKI
CDK 抑制因子

cyclin-dependent kinase，CDK
周期蛋白依赖性激酶

cyclin 周期蛋白

cyclooxygenase，COX 环氧合酶

cytoglobin 胞红蛋白

cytotoxic T lymphocyte-associated antigen-4
细胞毒性 T 细胞相关性抗原 4

death 死亡

dehydration 脱水

delirium 谵妄

dementia 痴呆

diabetes mellitus 糖尿病

diacylglycerol，DG 二酰甘油

diastolic heart failure 舒张性心力衰竭

disease 疾病

disseminated intravascular coagulation，DIC
弥散性血管内凝血

dizziness 眩晕

drug target 药物靶标

dyspnea 呼吸困难

early goal-directed therapy，EGDT
早期目标导向治疗

eccentric hypertrophy 离心性肥大

edema 水肿

endogenous antibody 内源性抗体

endogenous pyrogen，EP 内生致热原

endosome 内核体

endothelin 内皮素

endotoxin，ET 内毒素

enterogenous cyanosis 肠源性发绀

epidemiology survey 流行病学调查

epidermal growth factor 表皮生长因子

equal pressure point 等压点

erythropoietin，EPO 促红细胞生成素

estrogen 雌激素

etiocholanolone 本胆烷醇酮

etiology 病因学

European Society of Intensive Care Medicine，
ESICM 欧洲重症监护医学会

euthanasia 安乐死

excitatory amino acid 兴奋性氨基酸

exogenous pyrogen 外致热原

exotoxin 外毒素

experiment on isolated organ 离体器官实验

experimental pathology 实验病理学

expiratory dyspnea 呼气性呼吸困难

extracellular domain 细胞外结构域

extracellular matrix 细胞外基质

extrinsic pathway 外源性凝血途径

exudate 渗出液

familial hypercholesterolemia，FH
家族性高胆固醇血症

fever 发热

fibrin，Fbn 纤维蛋白

fibrinogen，Fbg 纤维蛋白原

fibroblast growth factor 成纤维细胞生长因子

filtration coefficient，Kf 肾小球滤过系数

filtration fraction 滤过分数

free fatty acid,FFA	游离脂肪酸	homeostasis control	自稳态调节
G-protein coupled receptor	G 蛋白偶联受体	hospice care	临终关怀
G-protein	G 蛋白	human immunodeficiency virus,HIV	
gene knockout animal model	基因敲除动物模型		人类免疫缺陷病毒
general adaptation syndrome,GAS		hydrops	积液
	全身适应综合征	hyperbilirubinemia	高胆红素血症
genetic predisposition	遗传易感性	hypercalcemia	高钙血症
glomerular basement membrane	肾小球基底膜	hyperglycemia	高血糖症
glomerular filtration rate,GFR	肾小球滤过率	hyperkalemia	高钾血症
glucagon	胰高血糖素	hyperlipidemia	高脂血症
glucocorticoid receptor,GR	糖皮质激素受体	hyperlipoproteinemia	高脂蛋白血症
glucocorticoid,GC	糖皮质激素	hypermagnesemia	高镁血症
glucose	葡萄糖	hyperthermia	过热
glycogen synthase kinase-3	糖原合酶激酶-3	hypertonic dehydration	高渗性脱水
glycosylation	糖基化	hypocalcemia	低钙血症
health	健康	hypoglycemia	低血糖症
heart failure	心力衰竭	hypokalemia	低钾血症
heart rate	心率	hypokalemic periodic paralysis	
heat shock protein,HSP	热休克蛋白		低钾型周期性麻痹
helper T lymphocyte 2,Th2	2 型辅助性 T 细胞	hypokinetic hypoxia	低动力性缺氧
hemic hypoxia	血液性缺氧	hypoparathyroidism	甲状旁腺功能减退
hemorrhagic cerebrovascular disease		hypophosphatemia	低磷血症
	出血性脑血管疾病	hypotonic dehydration	低渗性脱水
hemorrhagic shock	失血性休克	hypotonic hypoxia	低张性缺氧
hemorrhagic tendency	出血倾向	hypoxemic respiratory failure	
heparin	肝素		低氧血症型呼吸衰竭
hepatic coma	肝昏迷	hypoxia-inducible factor-1	缺氧诱导因子-1
hepatic encephalopathy,HE	肝性脑病	hypoxia	缺氧
hepatic failure	肝功能衰竭	hypoxic pulmonary hypertension	
hepatic insufficiency	肝功能不全		缺氧性肺动脉高压
hepatitis B virus,HBV	乙型肝炎病毒	hypoxic pulmonary vasoconstriction	
hepatorenal syndrome,HRS	肝肾综合征		缺氧性肺收缩
HFpEF（heart failure with preserved ejection		immune paralysis	免疫麻痹
fraction）	射血分数保留的心力衰竭	immunoreactive PTH,IPTH	
HFrEF（heart failure with reduced ejection			免疫反应性甲状旁腺激素
fraction）	射血分数下降的心力衰竭	incomplete recovery	不完全康复
high altitude polycythemia	高原红细胞增多症	induced differentiation	诱导分化
high density lipoprotein,HDL	高密度脂蛋白	infirmity	衰弱
high mobility group box 1 protein,HMGB1		inflammatory mediator	炎症介质
	高迁移率族蛋白	inositol triphosphate,IP$_3$	三磷酸肌醇
high output heart failure	高输出量性心力衰竭	inspiratory dyspnea	吸气性呼吸困难
high-altitude pulmonary edema	高原肺水肿	insulin autoimmune syndrome	
histocompatibility antigen	组织相容性抗原		胰岛素自身免疫综合征

insulin degradation enzyme	胰岛素降解酶	long-term potentiation，LTP	长时程增强
insulin receptor gene	胰岛素受体基因	low density lipoprotein，LDL	低密度脂蛋白
insulin receptor substrate	胰岛素受体底物	low output heart failure	低输出量性心力衰竭
intensive care unit，ICU	重症监护病房	low salt syndrome	低盐综合征
intercalated cell	闰细胞	LVEDP (left ventricular end diastolic pressure)	
intercellular adhesion molecule-1，ICAM-1			左心室舒张末压
	细胞间黏附分子-1	LVEF (left ventricular ejection fraction)	
interferon，IFN	干扰素		左心室射血分数
interleukin-1	白细胞介素-1	lymphedema	淋巴水肿
interleukins，ILs	白细胞介素	macroautophagy	巨自噬
intermediate density lipoprotein，IDL		macrophage inflammatory protein-1，MIP-1	
	中间密度脂蛋白		巨噬细胞炎症蛋白-1
International Society for Pathophysiology，ISP		metabolic acidosis	代谢性酸中毒
	国际病理生理学会	metabolic alkalosis	代谢性碱中毒
intracellular receptor	细胞内受体	methemoglobinemia	高铁血红蛋白血症
intrinsic pathway	内源性凝血途径	methemoglobin	高铁血红蛋白
invasiveness	侵袭力	microangiopathic hemolytic anemia，MHA	
ischemia-reperfusion injury，IRI			微血管病性溶血性贫血
	缺血-再灌注损伤	microautophagy	微自噬
ischemic cerebrovascular disease		microtubule-associated protein，MAP	
	缺血性脑血管疾病		微管相关蛋白
ischemic preconditioning，IPC	缺血预适应	mitogen-activated protein kinase，MAPK	
islet cell antibody	胰岛细胞抗体		丝裂原活化蛋白激酶
isotonic dehydration	等渗性脱水	mixed acid-base disturbance	
isotonic hypoxia	等张性缺氧		混合型酸碱平衡紊乱
jaundice	黄疸	molecular adsorbent recirculating system，	
juxtapulmonary capillary receptor		MARS	分子吸附再循环系统
	肺毛细血管旁感受器	molecular biology	分子生物学
ketoacidosis	酮症酸中毒	molecular chaperone	分子伴侣
Kupffer cell	肝巨噬细胞	molecular disease	分子病
lactic acidosis	乳酸酸中毒	molecular medicine	分子医学
lecithin-cholesterol acyltransferase，LCAT		molecular pathology	分子病理学
	卵磷脂-胆固醇酰基转移酶	molecular policeman	分子警察
left heart failure	左心衰竭	monocyte chemoattractant protein，MCP	
leukotriene	白三烯		单核细胞趋化蛋白
lipocortin-1	脂皮质蛋白-1	multiple organ dysfunction syndrome，MODS	
lipopolysaccharide binding protein，LBP			多器官功能障碍综合征
	脂多糖结合蛋白	multiple system organ failure，MSOF	
lipopolysaccharide，LPS	脂多糖		多系统器官功能衰竭
lipoprotein lipase，LPL	脂蛋白脂肪酶	muramyl dipeptide，MDP	胞壁酰二肽
lithocholic acid	石胆酸	myocardial depressant factor，MDF	
liver transplantation，LT	肝移植		心肌抑制因子
long-term depression，LTD	长时程抑制	myocardial stunning	心肌顿抑

myoglobin	肌红蛋白	personal medicine	个体化医疗
myosin light chain	肌球蛋白轻链	phenotype	表型
myosin	肌球蛋白	phosphatidylinositol 3-kinase	
necrosis	坏死		磷脂酰肌醇 3 激酶
neurofibrillary tangles	神经原纤维缠结	phosphatidylinositol, PIP_2	磷脂酰肌醇
neuropeptide Y, NPY	神经肽 Y	phosphoenolpyruvate carboxykinase	
neuropil thread	神经毡细丝		磷酸烯醇式丙酮酸羧激酶
nitric oxide synthase, NOS	一氧化氮合酶	phospholipase C, PLC	磷脂酶 C
nitric oxide, NO	一氧化氮	phospholipid transfer protein, PLTP	
no-reflow phenomenon	无复流现象		磷脂转运蛋白
nocturia	夜尿	phosphorus	磷
non-alcoholic fatty liver disease, NAFLD		plasminogen activator inhibitor type-1, PAI-1	
	非酒精性脂肪性肝病		纤溶酶原激活物抑制物-1
norepinephrine, NE	去甲肾上腺素	plasminogen activator, PA	纤溶酶原激活物
nuclear receptor	核受体	plasminogen	纤溶酶原
oral glucose tolerance test	葡萄糖耐量试验	plasmin	纤溶酶
organum vasculosum of laminae terminalis, OVLT	下丘脑终板血管器	platelet activating factor, PAF	血小板活化因子
		polyuria	多尿
orthopnea	端坐呼吸	positive expiratory end pressure, PEEP	
oxidative stress	氧化应激		呼气末正压通气
oxidized low density lipoprotein, oxLDL		post-genome era	后基因组时代
	氧化低密度脂蛋白	posttraumatic stress disorder, PTSD	
oxygen binding capacity	血氧容量		创伤后应激障碍
oxygen burst	呼吸爆发	prekallikrein	前激肽释放酶
oxygen content	血氧含量	preload	前负荷
oxygen debt	氧债	preoptic anterior hypothalamus, POAH	
oxygen free radical, OFR	氧自由基		视前区下丘脑前部
oxygen intoxication	氧中毒	prerenal acute renal failure	
oxygen saturation of hemoglobin	血氧饱和度		肾前性急性肾功能衰竭
oxygen therapy	氧疗	presenilin-1, PS-1	早老蛋白-1
paralysis	瘫痪	presenilin-1, PS-2	早老蛋白-2
parathyroid hormone, PTH	甲状旁腺激素	pressure load	压力负荷
Parkinson disease	帕金森病	principal cell	主细胞
paroxysmal nocturnal dyspnea		prostacyclin I_2, PGI_2	前列环素 I_2
	夜间阵发性呼吸困难	prostacyclin	前列环素
partial pressure of carbon dioxide, $PaCO_2$		prostaglandin E , PGE	前列腺素 E
	动脉血二氧化碳分压	prostaglandin, PG	前列腺素
pathogenesis	发病学	protein kinase B	蛋白激酶 B
pathological process	病理过程	protein kinase C	蛋白激酶 C
pathophysiology	病理生理学	protein tyrosine kinase, PTK	蛋白酪氨酸激酶
PCWP(pulmonary capillary wedge pressure)		proteinuria	蛋白尿
	肺毛细血管楔压	prothrombin	凝血酶原
permeability transition pore, PTP		psychological dwarfism	心理性侏儒
	通透性转换孔		

psychosomatic disease	心身疾病	severe acute respiratory syndrome，SARS	
pulmonary artery wedge pressure	肺动脉楔压		严重急性呼吸综合征
pulmonary artery	肺动脉	severe sepsis	严重脓毒症
pulmonary encephalopathy	肺性脑病	shock kidney	休克肾
pyrogenic activator	发热激活物	shock lung	休克肺
pyruvate dehydrogenase	丙酮酸脱氢酶	shock	休克
reactive oxygen species，ROS	活性氧	signal molecule	信号分子
receptor tyrosine kinase	受体酪氨酸激酶	signal transduction pathway	信号转导途径
receptor	受体	signal transduction system	信号转导系统
recombinant human growth hormone		signaling cascade	信号级联反应
	重组人生长激素	simple acid-base disturbance	
recovery	康复		单纯型酸碱平衡紊乱
reduced nicotinamide adenine dinucleotide phosphate，NADPH		Society of Critical Care Medicine，SCCM	
			危重病医学会
	还原型烟酰胺腺嘌呤二核苷酸磷酸	somnolence	嗜睡
remodeling	重塑	spoor	昏睡
renal failure	肾功能衰竭	stable plaque	稳定斑块
renal hypertension	肾性高血压	stage of biological death	生物学死亡期
renal insufficiency	肾功能不全	stage of clinical death	临床死亡期
renal osteodystrophy	肾性骨营养不良	standard bicarbonate，SB	标准碳酸氢盐
renal tubular acidosis，RTA	肾小管酸中毒	state of complete well-being	完好状态
renin-angiotensin-aldosterone system，RAAS		stem cell	干细胞
	肾素-血管紧张素-醛固酮系统	steroid	类固醇
respiratory acidosis	呼吸性酸中毒	stress protein，SP	应激蛋白
respiratory alkalosis	呼吸性碱中毒	stress ulcer，SU	应激性溃疡
respiratory burst	呼吸爆发	stressor	应激原
respiratory failure	呼吸衰竭	stress	应激
respiratory hypoxia	呼吸性缺氧	stretch receptor	牵张感受器
respiratory muscle fatigue	呼吸肌疲劳	sub-health	亚健康
resuscitation	复苏	subarachnoid hemorrhage	蛛网膜下腔出血
reverse cholesterol transport，RCT		substance P，SP	P 物质
	胆固醇逆向转运	sudden death	猝死
right heart failure	右心衰竭	syncope	晕厥
right ventricular end diastolic pressure，RVEDP		syndrome of inappropriate ADH secretion，SIADH	ADH 分泌失调综合征
	右心室舒张末压	systemic inflammatory response syndrome，SIRS	全身炎症反应综合征
risk factor	危险因素	systemic pathophysiology	系统病理生理学
saline-resistant alkalosis	盐水抵抗性碱中毒	systolic heart failure	收缩性心力衰竭
saline-responsive alkalosis	盐水反应性碱中毒	thrombomodulin，TM	血栓调节蛋白
scavenger receptor，SR	清道夫受体	thromboxane A_2，TXA_2	血栓素 A_2
second messenger	第二信使	thromboxanes，TXs	血栓素类
sepsis	脓毒症	tissue factor，TF	组织因子
septic shock	脓毒性休克		
set point，SP	调定点		

tissue-type plasminogen activator,tPA
组织型纤溶酶原激活物

total cholesterol,TC　　　　　　　总胆固醇

toxic shock syndrome toxic-1
中毒休克综合征毒素-1

transgenic animal model　　转基因动物模型

transient ischemic attack,TIA
短暂性脑缺血发作

translational medicine　　　　　转化医学

transudate　　　　　　　　　　漏出液

traumatic shock　　　　　　　创伤性休克

triglycerides,TG　　　　　　　甘油三酯

tropomyosin　　　　　　　　原肌球蛋白

troponin　　　　　　　　　　肌钙蛋白

tumor necrosis factor-α,TNF-α 肿瘤坏死因子-α

tumor necrosis factor　　　肿瘤坏死因子

twilight state　　　　　　　　朦胧状态

twitch　　　　　　　　　　　　抽搐

ubiquitin-proteasome system，UPS
泛素-蛋白酶体系统

ubiquitin　　　　　　　　　　　泛素

uremia toxin　　　　　　　　尿毒症毒素

uremia　　　　　　　　　　　　尿毒症

urokinase-type plasminogen activator,uPA
尿激酶型纤溶酶原激活物

vascular endothelial cell,VEC　血管内皮细胞

vascular endothelial growth factor
血管内皮生长因子

vegetative state　　　　　　　植物状态

venous admixture　　　　　　静脉血掺杂

ventral septal area,VSA　　　　腹中隔

ventricular compliance　　　心室顺应性

ventricular hypertrophy　　　心室肥厚

ventricular remodeling　　　　心室重塑

very low density lipoprotein,VLDL
极低密度脂蛋白

vicious cycle　　　　　　　　恶性循环

volume load　　　　　　　　容量负荷

von Hippel-Lindau tumor suppressor protein
希佩尔-林道病肿瘤抑制蛋白

vulnerable plaque　　　　　　易损斑块

water intoxication　　　　　　水中毒

World Health Organization,WHO
世界卫生组织

xanthine dehydrogenase,XD　黄嘌呤脱氢酶

xanthine oxidase,XO　　　　黄嘌呤氧化酶

参考文献

[1]　王建枝,殷莲华. 病理生理学[M]. 8 版. 北京:人民卫生出版社,2013.

[2]　姜志胜. 病理生理学[M]. 北京:人民卫生出版社,2009.

[3]　陈国强,冉丕鑫. 基础病理生理学[M]. 上海:上海科学技术出版社,2009.

[4]　肖献忠. 病理生理学[M]. 3 版. 北京:高等教育出版社,2013.

[5]　Kaufman C E, McKee P A. Essentials of Pathophysiology(病理生理学精要)[M]. 北京:中国协和医科大学出版社,2002.

[6]　李桂源. 病理生理学[M]. 2 版. 北京:人民卫生出版社,2010.

[7]　王斌,陈命家. 病理学与病理生理学[M]. 7 版. 北京:人民卫生出版社,2014.

[8]　商战平,卢彦珍. 病理生理学[M]. 北京:中国医药科技出版社,2016.

[9]　商战平,王万铁. 病理生理学[M]. 南京:江苏科学技术出版社,2010.

[10]　葛均波,徐永健. 内科学[M]. 8 版. 北京:人民卫生出版社,2013.

[11]　施海明,邹和建. 内科学新理论新进展[M]. 上海:上海科学技术出版社,2012.

[12]　查锡良,药立波. 生物化学与分子生物学[M]. 8 版. 北京:人民卫生出版社,2013.

[13]　王迪浔,金惠铭. 人体病理生理学[M]. 3 版. 北京:人民卫生出版社,2008.

[14]　周新,府伟灵. 临床生物化学与检验[M]. 4 版. 北京:人民卫生出版社,2007.

[15]　杨永宗. 动脉粥样硬化性心血管病基础与临床[M]. 2 版. 北京:科学出版社,2009.

[16]　姜志胜. 动脉粥样硬化学[M]. 北京:科学出版社,2017.

[17]　赵水平. 临床血脂学[M]. 北京:人民卫生出版社,2006.

[18]　Ross R. Atherosclerosis-an inflammatory disease[J]. N Engl J Med,1999,340(2):115-126.

[19]　范建高. 非酒精性脂肪肝的病因和发病机制[J]. 胃肠病学,2003,8(6):363-365.

[20]　王建枝,钱睿哲. 病理生理学[M]. 9 版. 北京:人民卫生出版社,2018.

[21]　崔茂香,宋维芳. 病理学与病理生理学[M]. 武汉:华中科技大学出版社,2015.

[22]　谭基明. 外科病理生理学[M]. 2 版. 北京:人民卫生出版社,2009.

[23]　孟凡星,高维娟. 轻松学习病理生理学[M]. 2 版. 北京:北京大学医学出版社,2015.

[24]　Awasthy N,Khan N,Radhakrishnan S. Methemoglobinemia:arterial blood gas as a diagnostic tool[J]. Indian Heart J,2014,66(3):394-395.

[25]　Sharp F R,Bernaudin M. HIF1 and oxygen sensing in the brain[J]. Nat Rev Neurosci,2004,5(6):437-448.

[26]　牛春雨,王万铁. 病理生理学[M]. 北京:人民军医出版社,2013.

[27]　Sessa B. MDMA and PTSD treatment:"PTSD:from novel pathophysiology to innovative therapeutics"[J]. Neurosci Lett,2017,649:176-180.

[28]　李桂源. 病理生理学[M]. 2 版. 北京:人民卫生出版社,2010.

[29]　翟中和,王喜忠,丁明孝. 细胞生物学[M]. 4 版. 北京:高等教育出版社,2011.

[30]　Chen N,Karantza-Wadsworth V. Role and regulation of autophagy in cancer[J]. Biochim Biophys Acta,2009,1793(9):1516-1523.

[31]　卢建,余应年,吴其夏. 新编病理生理学[M]. 3 版. 北京:中国协和医科大学出版社,2011.

[32]　吴立玲. 病理生理学[M]. 4 版. 北京:北京大学医学出版社,2014.

[33] Toh C H, Alhamdi Y. Current consideration and management of disseminated intravascular coagulation[J]. Hematology Am Soc Hematol Educ Program,2013,2013:286-291.

[34] Thachil J. Disseminated intravascular coagulation-new pathophysiological concepts and impact on management[J]. Expert Rev Hematol,2016,9(8):803-814.

[35] 黄玉芳,刘春英.病理学[M].10版.北京:中国中医药出版社,2016.

[36] 曹霞,严米娅.病理生理学[M].武汉:华中科技大学出版社,2013.

[37] 陈思锋,钱睿哲.病理生理学[M].上海:复旦大学出版社,2015.

[38] 肖献忠.病理生理学[M].3版.北京:高等教育出版社,2013.

[39] 唐朝枢,刘志跃.病理生理学[M].3版.北京:北京大学医学出版社,2013.

[40] Eltzschig H K, Eckle T. Ischemia and reperfusion—from mechanism to translation[J]. Nat Med,2011,17(11):1391-1401.

[41] 王学江,姜志胜.病理生理学[M].2版.北京:人民卫生出版社,2013.

[42] Elwir S, Rahimi R S. Hepatic Encephalopathy: An Update on the Pathophysiology and Therapeutic Options[J]. J Clin Transl Hepatol,2017,5(2):142-151.

[43] Bass N M, Mullen K D, Sanyal A, et al. Rifaximin treatment in hepatic encephalopathy[J]. N Engl J Med,2010,362(12):1071-1081.

[44] Hassanein T I, Tofteng F, Brown R S, et al. Randomized controlled study of extracorporeal albumin dialysis for hepatic encephalopathy in advanced cirrhosis[J]. Hepatology,2007,46(6):1853-1862.

[45] Vilstrup H, Amodio P, Bajaj J, et al. Hepatic encephalopathy in chronic liver disease:2014 Practice Guideline by the American Association for the Study of Liver Diseases and the European Association for the Study of the Liver[J]. Hepatology,2014,60(2):715-735.

[46] 唐朝枢.病理生理学[M].北京:北京大学医学出版社,2004.

[47] 黄如训,苏镇培.脑卒中[M].2版.北京:人民卫生出版社,2012.

[48] 贾建平.临床痴呆病学[M].北京:北京大学医学出版社,2008.

[49] 贾建平,崔丽英.神经病学[M].北京:人民卫生出版社,2019.

[50] 徐文炜.脑器质性精神障碍[M].北京:人民卫生出版社,2012.

[51] 陈主初.病理生理学[M].北京:人民卫生出版社,2005.

[52] 邓小明,李文志.危重病医学[M].4版.北京:人民卫生出版社,2016.

[53] 康焰.临床重症医学教程[M].北京:人民卫生出版社,2015.

[54] Gotts J E, Matthay M A. Sepsis:pathophysiology and clinical management[J]. BMJ,2016,353:i1585.

[55] Yang R, Tenhunen J, Tonnessen T I. HMGB1 and Histones Play a Significant Role in Inducing Systemic Inflammation and Multiple Organ Dysfunctions in Severe Acute pancreatitis[J]. Int J Inflam,2017,2017:1817564.

[56] Levy M M, Fink M P, Marshall J C, et al. 2001 SCCM/ESICM/ACCP/ATS/SIS International Sepsis Definitions Conference[J]. Crit Care Med,2003,31(4):1250-1256.

[57] Singer M, Deutschman C S, Seymour C W, et al. The Third International Consensus Definitions for Sepsis and Septic Shock (Sepsis-3)[J]. JAMA,2016,315(8):801-810.